LE

Lacombe

Lamarre, une marque Wolters Kluwer France.
Éditions Lamarre
1, rue Eugène-et-Armand-Peugeot
92500 Rueil-Malmaison

ISBN : 978-2-7573-0273-6

Michel Lacombe | 30e édition

ÉTUDIANTS IFSI

LE Lacombe

Précis d'anatomie et de physiologie humaines

texte

les fondamentaux

EDITIONS LAMARRE

Sommaire

Cellules et tissus [chapitre 1]

- Cytologie — page 2
- Étude morphologique de la cellule — page 2
- Les constituants chimiques de la cellule — page 3
- La vie cellulaire — page 4
- Étude des principaux tissus — page 5
- Notions d'embryologie — page 6

Notions de génétique [chapitre 2]

- Bases biochimiques de l'hérédité — page 10
- Phénomènes cellulaires de l'hérédité — page 11
- Applications pratiques de la génétique — page 13

Ostéologie [chapitre 3]

- Étude des os en général — page 18
- Étude du squelette — page 20

Arthrologie [chapitre 4]

- Classification des articulations — page 26
- Étude des différents types d'articulations — page 26
- Exemple d'articulation — page 27

Myologie [chapitre 5]

- Structure des muscles — page 30
- Physiologie des muscles — page 31
- Anatomie descriptive des muscles — page 34

Le système nerveux [chapitre 6]

- La cellule nerveuse ou neurone — page 40
- Les fibres nerveuses — page 40
- Les connexions des cellules nerveuses — page 41
- Physiologie du neurone — page 41
- Constitution du système nerveux — page 42
- Le système nerveux cérébro-spinal — page 42
- Le système nerveux végétatif — page 50
- Méninges et liquide céphalo-rachidien — page 54
- Mécanisme de la douleur — page 55
- Le sommeil — page 56

Le mouvement, notions de dynamique et de statique [chapitre 7]

- Accomplissement des mouvements — page 60
- Notions de statique : l'équilibre — page 63
- Notions de dynamique — page 64
- Observation des possibilités de mobilisation — page 65

L'appareil circulatoire [chapitre 8]

- Le cœur — page 68
- Les vaisseaux — page 69
- Le système lymphatique — page 73
- Physiologie de la circulation — page 73

Le sang [chapitre 9]

- Caractères et composition du sang — page 80
- Formation et renouvellement du sang — page 80
- Rôle des éléments figurés du sang — page 81
- Coagulation du sang et hémostase — page 82
- Les groupes sanguins — page 85
- Les groupes tissulaires et le système HLA — page 88
- Le système réticulo-endothélial — page 89

L'appareil respiratoire [chapitre 10]

- Les voies respiratoires — page 92
- Les poumons — page 93
- Les organes de la mécanique respiratoire — page 94
- Physiologie de la respiration — page 95
- Fonctions accessoires du poumon — page 99
- Exploration de la fonction respiratoire — page 99

L'appareil digestif [chapitre 11]

Anatomie de l'appareil digestif — page 102
Topographie générale de l'abdomen — page 108

La nutrition [chapitre 12]

Les fonctions de nutrition — page 110
Dégradation des aliments, digestion — page 110
Le transit intestinal — page 111
L'alimentation — page 117
Utilisation par l'organisme des substances alimentaires — page 121
Élimination des déchets — page 122
Faim et soif — page 122

L'appareil urinaire [chapitre 13]

Structure générale — page 124
Anatomie de l'appareil urinaire — page 124
Physiologie du rein — page 126
Étude des grandes fonctions d'élimination — page 128
Fonctions du rein — page 129
La miction — page 131
Observation de la diurèse — page 132
Exploration des reins et de la fonction rénale — page 132

L'œil [chapitre 14]

Anatomie — page 136
Physiologie — page 138

L'oreille [chapitre 15]

Anatomie — page 144
Physiologie — page 145

Organes des sens [chapitre 16]

Le sens du goût ou gustation — page 150
Le sens de l'odorat ou olfaction — page 151
Le sens du toucher ou tact — page 153

L'appareil génital [chapitre 17]

Généralités — page 158
L'appareil génital de l'homme — page 158
L'appareil génital de la femme — page 160
Formation et maturation des cellules sexuelles — page 162
Généralités, les étapes de la vie génitale — page 163
Physiologie de l'appareil génital mâle — page 163
Physiologie de l'appareil génital femelle — page 163
La reproduction — page 165
Physiologie du sein — page 167

Principales glandes endocrines [chapitre 18]

Généralités — page 170
Le corps thyroïde — page 170
Les glandes parathyroïdes — page 172
Les glandes surrénales — page 173
Le pancréas endocrine — page 176
Le testicule — page 177
L'ovaire — page 178
L'hypophyse — page 179
L'hypothalamus — page 180
Autres glandes endocrines, autres hormones — page 181

Notions d'immunologie et de défense de l'organisme [chapitre 19]

La défense de l'organisme — page 184
Éléments d'immunologie — page 185

Régulation des métabolismes [chapitre 20]

Le milieu intérieur, l'homéostasie — page 194
Métabolisme basal — page 194
La régulation de la température — page 195
Régulation des différents métabolismes — page 195

Notions d'imagerie du corps humain [chapitre 21]

Exploration ultrasonore, examen doppler — page 204
Tomodensitométrie, scanographie, scanner — page 205
Résonance magnétique nucléaire — page 206

Annexes — page 209

Index — page 214

[chapitre 1]

Cellules et tissus

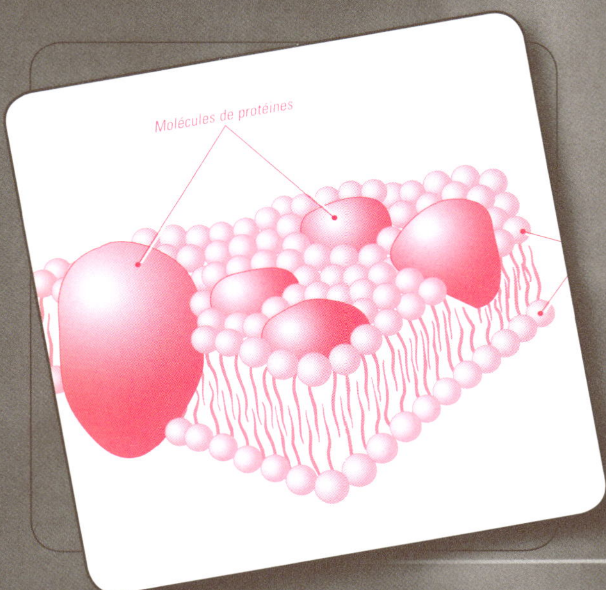

Tous les êtres vivants sont constitués d'éléments microscopiques auxquels on donne le nom de cellules.

Les êtres vivants les plus simples sont composés d'une seule cellule ; on leur donne le nom d'êtres unicellulaires (exemple : l'amibe).

Mais au fur et à mesure que l'on s'élève dans l'échelle des êtres vivants, la complexité des organismes et, par conséquent, le nombre de leurs cellules constitutives s'accroît ; ce sont les êtres pluricellulaires ; à titre d'exemple, l'être humain est formé par la juxtaposition de plusieurs milliards de cellules.

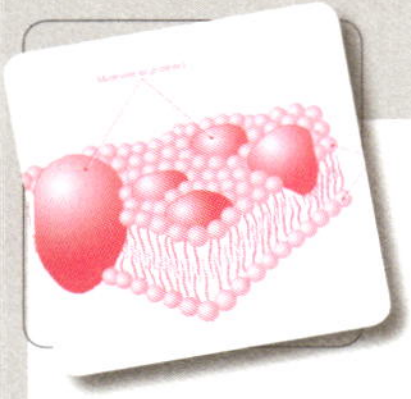

Cytologie

L'étude des cellules est la cytologie. La cytologie comporte différentes parties :

➔ étude de la forme des cellules ;

➔ étude de leur composition chimique ;

➔ étude de la vie cellulaire.

Étude morphologique de la cellule

Moyens d'étude de la cellule

En raison de la petitesse de sa taille et de son invisibilité à l'œil nu, la cellule ne peut être étudiée que par l'examen au microscope.

Le microscope optique classique, qui ne permet que des grossissements modérés (environ 2 000 fois), a été supplanté au cours des dernières années par le microscope électronique qui permet des grossissements beaucoup plus importants : de l'ordre de 200 000 fois et jusqu'à 2 millions de fois en combinant le pouvoir de l'appareil et l'agrandissement des photographies obtenues grâce à lui. Le dernier-né des microscopes (microscope à balayage à effet tunnel) permet des grossissements atteignant ou dépassant 100 millions de fois et autorise la visualisation directe des atomes. Il permet ainsi leur identification, la détermination de leur situation dans l'espace, sans altération de l'échantillon observé, et constitue un instrument d'exploration d'une précision et d'un intérêt extraordinaires. Des progrès considérables ont été ainsi réalisés dans la connaissance des structures et de la vie cellulaires.

L'examen au microscope peut porter soit sur des cellules vivantes, soit sur des cellules mortes, tuées au moyen de poisons cellulaires (cellules dites fixées). L'examen des cellules vivantes renseigne sur la structure et surtout la physiologie cellulaires ; il a grandement bénéficié des techniques de microcinématographie. L'examen des cellules fixées permet une étude plus précise de la structure intime de la cellule en s'aidant de microphotographies.

La mise au point de micro-instruments et de micromanipulateurs a permis de véritables interventions chirurgicales à l'échelon cellulaire, utiles pour étudier la fonction de chaque organite intracellulaire.

Taille de la cellule

Elle varie suivant l'espèce animale et suivant l'organe considérés. Elle est en moyenne de l'ordre du micron (millième de millimètre), mais peut être bien plus importante : par exemple, les globules rouges du sang ont une taille de 7 microns, mais certaines cellules musculaires peuvent atteindre plusieurs centimètres de longueur.

Forme et structure de la cellule

Elle varie aussi d'un organe ou d'un tissu à l'autre. Mais toutes les cellules ont un certain nombre de propriétés et de structures communes ; ce sont ces caractères communs que nous étudierons dans ce chapitre. Nous verrons ensuite en étudiant les différents tissus (osseux, musculaire, nerveux, etc.) quelles modifications de structure présentent ces cellules particulières par rapport au schéma standard.

Toutes les cellules comprennent un corps cellulaire, le cytoplasme, au sein duquel se trouve une partie plus colorable, le noyau (figure 1).

Le cytoplasme

Il est constitué d'une substance visqueuse, hyaline (le hyaloplasme), renfermant des granulations ou inclusions cytoplasmiques.

Le **hyaloplasme** est une substance transparente, homogène, dont la viscosité varie beaucoup selon les cellules considérées. Il est limité à la périphérie de la cellule par une membrane, la membrane cellulaire, qui sépare la cellule du milieu extérieur.

La **membrane cellulaire** apparaît comme constituée de trois bandes juxtaposées : deux bandes opaques formées de protéines séparées par une bande centrale claire formée elle-même de deux couches de lipides ou corps gras (figure 2). Sa surface présente des pores en liaison avec les systèmes internes de communication de la cellule et qui mettent cette dernière en communication avec l'extérieur. La membrane cellulaire est le siège des échanges entre la cellule et le milieu extérieur ; ces échanges nécessitent des transports actifs dans les deux sens. Elle est aussi le siège de réactions chimiques complexes (synthèse de protéines ou de lipides par exemple) et le siège de récepteurs spécifiques (zones sensibles) sur lesquels viennent se fixer et agir les substances hormonales ou chimiques extérieures à la cellule.

Les inclusions cytoplasmiques. Elles sont nombreuses :

➔ le **chondriome** ou **appareil mitochondrial** est constitué par un ensemble de granulations, tantôt isolées (les mitochondries), tantôt groupées en filaments ou en bâtonnets (les chondriocontes). Les mitochondries sont limitées par deux membranes : la membrane limitante externe et la membrane interne. L'intérieur d'une mitochondrie se trouve ainsi divisé en deux chambres : une externe comprise entre les deux membranes et l'autre centrale, limitée par la membrane interne. La membrane interne envoie à l'intérieur des replis appelés crêtes mitochondriales. L'espace interne de la mitochondrie est occupé par un milieu liquide (figure 3). Les mitochondries sont les centrales qui fournissent à la cellule l'énergie dont elle a besoin. Cette énergie est libérée au cours de réactions chimiques qui se produisent essentiellement au niveau des crêtes mitochondriales et qui aboutissent à la dégradation du glucose (sucre) ;

➔ l'**appareil de Golgi** est constitué par un réseau irrégulier de cavités (les citernes et les vésicules de Golgi) entourant le noyau. Il intervient dans l'activité sécrétoire des cellules ;

➔ les **lysosomes** sont des granulations qui réalisent la dégradation des substances alimentaires de la cellule ;

→ le **réticulum endoplasmique** est un réseau de cavités de forme tubulaire ou aplatie qui constitue un véritable système de communication intracellulaire et qui assure le transport et le stockage des matériaux à l'intérieur du corps de la cellule (figure 4) ;

→ les **ribosomes** sont des granulations, en contact habituellement avec la membrane du réticulum endoplasmique, qui assurent la synthèse des protéines cellulaires. Chaque ribosome est divisé en deux parties ou sous-unités de taille différente, une grande et une petite. Les ribosomes sont le plus souvent groupés à la surface des canalicules du réticulum endoplasmique (figure 22 à 24).

Dans les cellules, en période d'activité intense, le réticulum endoplasmique et les ribosomes deviennent très nombreux et très riches, et l'ensemble de ces deux formations prend le nom d'**ergastoplasme** :

→ le **centre cellulaire** ou **centrosome** est formé de quatre organes appelés centrioles qui sont groupés en deux paires de deux. Chaque centriole est formé de 27 tubes réunis en neuf groupes de trois, l'ensemble ayant une forme cylindrique et se disposant perpendiculairement à son compagnon (figure 5). Le centrosome est le centre qui dirige la division cellulaire ;

→ les **vacuoles** sont de petites cavités contenant les substances de réserve ou de déchets.

Le cytosquelette. Toutes les cellules possèdent une armature, le cytosquelette, qui donne à la cellule sa forme, sa plasticité, sa mobilité. Le cytosquelette intervient dans le maintien de la forme de la cellule, les changements de forme qui peuvent survenir au cours des mouvements et le retour à la forme initiale. Le cytosquelette est constitué par trois sortes de filaments :

→ les **filaments d'actine** (protéine contractile) qui maintiennent la forme cellulaire ;

→ les **microtubules**, constitués d'une protéine spéciale, la tubuline, et qui rayonnent à travers le cytoplasme à partir de la région du centrosome ;

→ les **filaments intermédiaires**, constitués de plusieurs protéines différentes, qui forment des faisceaux onduleux sillonnant le cytoplasme.

Le noyau

C'est un élément fondamental et constant de la structure cellulaire.

Sa forme varie avec la nature et l'âge de la cellule : il peut être sphérique, ovoïde, parfois polylobé.

Une structure complexe. Il est limité par une membrane qui le sépare du cytoplasme, la membrane nucléaire (figure 6). La membrane nucléaire, comme la membrane cellulaire, apparaît au microscope électronique comme formée de plusieurs couches et interrompue par de nombreux pores au niveau desquels le contenu du noyau est en contact avec le cytoplasme. Les pores sont régulièrement disposés à la surface du noyau et sont entourés d'une paroi cylindrique appelée anneau. L'existence des pores permet les échanges entre le noyau et le cytoplasme.

À l'intérieur de la membrane nucléaire se trouve une substance visqueuse : le suc nucléaire ou nucléoplasme, tenant en suspension des éléments figurés. Ceux-ci sont :

→ les **nucléoles**, petites sphères homogènes très colorables ; les nucléoles sont essentiellement constitués d'acide ribonucléique (voir ci-après et chapitre 2) ;

→ la **chromatine** formée de très nombreux corpuscules formant un véritable réseau à l'intérieur du noyau. La chromatine est formée de fibres enroulées en spirale et constituées d'acide désoxyribonucléique enrobé dans un manchon de protéines (figure 7). Quand la cellule va se diviser, les fibres chromatiniennes se transforment en filaments qui sont de nombre et de forme immuables pour une même espèce ; ces filaments portent le nom de chromosomes. Ce sont les chromosomes qui sont le support des caractères héréditaires et en assurent la transmission, car, lors de la division cellulaire, leur scission aboutit à la formation de deux moitiés rigoureusement identiques dont chacune sera transmise à l'une des cellules filles.

Un rôle fondamental. Le noyau est indispensable à la vie cellulaire, son ablation déterminant la mort de la cellule. Il assure la reproduction des cellules et la transmission des caractères héréditaires : cette transmission se fait grâce aux chromosomes qui sont constitués d'acide désoxyribonucléique ou ADN ; l'ADN est en quelque sorte le « cerveau » de la cité cellulaire puisqu'il est le support de l'hérédité et de la synthèse par la cellule de sa matière vivante. Le noyau transmet aux organites intra-cytoplasmiques, ribosomes en particulier, des informations qui permettent à ces derniers d'élaborer les protéines de la cellule. Ces informations sont transmises par un acide proche de l'ADN, l'acide ribonucléique ou ARN.

Les constituants chimiques de la cellule

De très nombreux éléments chimiques entrent dans la composition de la cellule. On en connaît au moins 40 sur les 85 corps simples connus. Les plus importants sont : le carbone, l'hydrogène, l'oxygène, l'azote ; viennent ensuite des métaux alcalins (potassium, sodium), alcalino-terreux (calcium) et magnésiens (magnésium, fer, zinc), et des métalloïdes (phosphore, soufre, chlore, iode, brome, fluor).

Ces différents éléments simples se combinent entre eux pour former des molécules complexes qui entrent dans la composition de la matière vivante. Ces corps chimiques complexes peuvent être classés en deux grands groupes : les substances organiques (composées uniquement de carbone, d'hydrogène, d'oxygène et d'azote) et les substances minérales (contenant des métaux et métalloïdes).

Les substances organiques

Selon leurs propriétés chimiques, on les divise en 3 catégories.

Les protides

Ils se composent de carbone, d'hydrogène, d'oxygène et d'azote. Les protides les plus simples sont les acides aminés ;

la combinaison de plusieurs acides aminés forme les polypeptides ; enfin, la combinaison des polypeptides forme les protéines, qui sont les plus complexes des protides. Les protéines sont les constituants chimiques les plus importants de la matière vivante, il n'en existe pas en dehors des êtres vivants. Bien plus, dans chaque espèce, leur structure est spécifique.

Les lipides

Ce sont les corps gras ; ils se composent de carbone, d'hydrogène et d'oxygène. Les lipides se trouvent à l'intérieur de la cellule sous deux formes : les uns sous forme de gouttelettes bien visibles à l'intérieur du cytoplasme (enclaves lipidiques), les autres invisibles et combinés aux molécules de protéines. Les lipides entrent également dans la constitution de la membrane cellulaire et de la membrane nucléaire.

Les glucides

Ce sont les sucres ; ils se composent de carbone, d'hydrogène et d'oxygène. Les glucides sont les aliments de la cellule par excellence.

Les substances minérales

L'eau

Élément prépondérant de la constitution de la cellule, l'eau représente en effet les deux tiers du poids total du corps humain et peut, chez certains animaux, constituer à elle seule les neuf dixièmes de la masse totale du corps. L'eau se trouve dans l'organisme sous deux formes : eau dite combinée (entrant dans la constitution chimique de la matière vivante) et eau non combinée (eau libre du sang ou de la lymphe et eau dite de gonflement unissant les différentes substances organiques).

Les composés minéraux

Ils regroupent les chlorures de sodium, de potassium, de magnésium, sulfates alcalins, phosphate de calcium, carbonate de calcium, bicarbonate de sodium, etc. Ceux-ci sont dissociés en leurs ions constitutifs : par exemple, le chlorure de sodium, NaCl, n'existe pas tel quel dans la cellule, mais il est dissocié en ion Na^+ et ion Cl^-. Cette dissociation facilite les passages à travers la membrane cellulaire.

La vie cellulaire

Tout être vivant passe au cours de sa vie par une série de phases successives : naissance, croissance, maturité, reproduction, sénescence et mort. La vie cellulaire n'échappe pas à cette succession et reproduit à une échelle infiniment petite les fonctions élémentaires de la vie que l'on retrouve chez les organismes les plus évolués.

Ces fonctions élémentaires de la vie sont les suivantes.

La fonction de nutrition et le métabolisme

Pour qu'une cellule puisse vivre, il faut qu'elle emprunte au milieu où elle se trouve les matières premières indispensables à sa croissance, à l'entretien de son activité, à la réparation de son usure. Ces matériaux franchissent la membrane cellulaire au niveau de pores qui permettent le passage des petites molécules et des ions. Certaines substances solubles peuvent franchir directement la membrane en se dissolvant dans ses constituants lipidiques (substances liposolubles).

Cette absorption peut être soit passive, effectuée avec le concours de forces étrangères à la cellule (pression osmotique, différence de potentiel électrique de chaque côté de la membrane), soit plus souvent active, c'est-à-dire moyennant l'emploi d'énergie fournie par la cellule elle-même.

L'absorption par la cellule de particules volumineuses se fait parfois par des processus particuliers (figure 8) :

→ la **phagocytose** : la cellule émet des prolongements (les pseudopodes) qui entourent la particule et l'incluent finalement dans le cytoplasme ;

→ la **pinocytose** : mécanisme comparable au précédent ; la membrane se plisse à l'intérieur du cytoplasme, entraînant les particules dans un canal qui se ferme ensuite par coalescence de ses bords.

Une partie des matériaux ingérés est utilisée immédiatement par la cellule, soit pour élaborer de la matière vivante qui remplacera les constituants usés de la cellule, soit pour produire de l'énergie qui va se manifester sous forme de mouvements cellulaires, de chaleur, d'électricité, ou être utilisée pour l'absorption des aliments, les transports et les synthèses intracellulaires. L'autre partie de ces matériaux peut être accumulée dans la cellule sous forme de réserves qui lui permettront de subsister si les conditions extérieures deviennent défavorables. La synthèse par la cellule de sa propre matière vivante porte le nom d'**anabolisme**.

Parallèlement, l'activité de la cellule, l'usure progressive de ses constituants provoquent la formation de déchets que la cellule va éliminer dans le milieu extérieur. La dégradation par la cellule des aliments ou de ses constituants usés porte le nom de **catabolisme**.

Il existe ainsi entre la cellule et le milieu extérieur des échanges constants de matières, un trafic ininterrompu orienté dans les deux sens. La cellule apparaît ainsi comme une véritable cité perpétuellement au travail.

L'ensemble des transformations et des réactions dont elle est le siège constitue le métabolisme cellulaire.

La respiration

À l'intérieur de la cellule, en présence d'oxygène, se produisent des réactions chimiques aboutissant à la dégradation des glucides (ou sucres) avec formation de gaz carbonique et d'eau. Ces phénomènes chimiques comportant une consommation d'oxygène et la formation de gaz carbonique et d'eau par la cellule constituent la respiration cellulaire ; il s'agit en réalité de phénomènes d'**oxydo-réduction**. Ces réactions chimiques produisent de l'énergie qui est ensuite utilisée par la cellule. L'endroit où s'effectuent ces réactions est situé au niveau de la membrane interne des mitochondries et plus précisément au niveau des crêtes mitochondriales.

Certaines cellules empruntent l'oxygène nécessaire au milieu extérieur (courant sanguin, liquides interstitiels) : ces cellules sont dites **aérobies**. D'autres forment cet oxygène en elles-mêmes, grâce à des réactions chimiques particulières : ces cellules sont dites **anaérobies**.

La croissance et la reproduction

De sa naissance à sa maturité, la cellule croît grâce à son anabolisme. Parvenue à maturité, la cellule va se diviser et donner ainsi naissance à deux cellules filles.

La division cellulaire peut s'effectuer selon deux modes différents : la division directe ou **amitose** et la division indirecte ou **mitose**.

La division directe ou amitose ne s'observe que chez les êtres unicellulaires : l'étranglement progressif du cytoplasme et du noyau aboutit à la formation de deux cellules filles qui ne sont que grossièrement semblables (figure 9).

La division indirecte ou mitose est le seul mode de division cellulaire observé chez les êtres pluricellulaires. Elle aboutit à la formation de deux cellules filles qui sont rigoureusement semblables entre elles et qui sont identiques à la cellule dont elles sont issues (figure 10). La mitose comporte plusieurs phases successives :

→ la prophase : migration des centrioles vers les pôles de la cellule et individualisation des chromosomes, à l'intérieur du noyau. Ceux-ci sont de nombre et de forme immuables et caractéristiques de chaque espèce et ils en constituent le support des caractères héréditaires ;

→ la métaphase : formation d'un fuseau entre les deux pôles de la cellule et disposition des chromosomes sur l'équateur de ce fuseau ;

→ l'anaphase : division longitudinale de tous les chromosomes en deux moitiés rigoureusement identiques et migration de chaque moitié vers un pôle différent de la cellule ;

→ la télophase : formation des deux noyaux fils, division du cytoplasme et formation des cellules filles.

Ce mode de division assure la transmission à chaque cellule fille des caractères héréditaires.

La période comprise entre deux mitoses successives porte le nom d'interphase. C'est pendant l'interphase que la division cellulaire se prépare, car la cellule synthétise activement durant cette phase, et notamment elle double son stock d'ADN, phénomène nécessaire à la mitose. Immédiatement après la mitose, la cellule pourra ne plus se diviser et remplir une fonction spécialisée (cellule nerveuse par exemple), ou continuera à se diviser, mettant alors en jeu les processus de synthèse nécessaires à la division suivante.

L'activité mécanique de la cellule

La cellule est sensible à des excitations diverses, c'est-à-dire à des variations brusques du milieu ambiant. L'excitation peut être de nature mécanique, mais aussi thermique (chaleur), lumineuse, chimique. À ces excitants, la cellule réagit par des mouvements : ceux-ci sont parfois les mêmes pour une même excitation, on leur donne alors le nom de tropisme ou de tactisme.

Les mouvements de la cellule sont variables, mais peuvent se ramener à quelques types simples : la turgescence (gonflement cellulaire), la contraction (raccourcissement particulier aux cellules musculaires) et l'amiboïsme (possibilité de ramper) ; cette reptation est rendue possible par l'émission et la rétraction de prolongements cellulaires ou pseudopodes.

Certaines cellules sont douées d'une très grande mobilité propre. Leur locomotion est assurée par un organite particulier, le flagelle.

La mort cellulaire

On dit que la cellule est morte quand l'anabolisme a définitivement cessé. La mort peut survenir de façon brutale par coagulation du protoplasme ; elle peut survenir lentement et elle est précédée d'une période d'agonie où l'on peut observer la mort des organes intracellulaires, la mort de l'un d'eux entraînant progressivement celle des autres. La mort, dans ce cas, n'est pas un phénomène instantané et la détermination du moment de la mort est difficile.

Il y a donc, à l'échelon cellulaire, une certaine analogie avec ce qui est observé chez les êtres supérieurs dont les différents organes ne meurent pas en même temps : le cerveau peut être mort alors que le cœur continue à battre et les poumons à respirer (coma dépassé ou état de mort cérébrale).

Certaines altérations cellulaires sont témoins de la sénescence de la cellule et précèdent l'agonie et la mort. Ces altérations portent le nom de dégénérescence : dégénérescence graisseuse, hyaline, amyloïde, muqueuse, colloïde. Hormis les cas de mort cellulaire brutale par agression physique ou chimique, chaque cellule a une durée de vie limitée, programmée dans ses gènes. Ceux-ci induisent la mort de la cellule par un processus actif nommé **apoptose** qui est parfois déclenché par un stimulus précis. L'apoptose se traduit par des modifications morphologiques : formation de bulles renfermant des organites (corps apoptotiques), modifications membranaires, condensation de la chromatine et fragmentation de l'ADN

Après la mort, survient la période de nécrose, caractérisée par la destruction de la cellule. Les enzymes libérées par les lysosomes attaquent les constituants de la cellule et il se produit une véritable autodigestion. Ce qui reste du cadavre cellulaire est phagocyté par d'autres cellules (macrophages). Il est rare que le cadavre cellulaire soit conservé par momification.

Toutes les fonctions vitales se trouvent, chez les êtres unicellulaires, réunies dans la même cellule ; on dit que cette cellule est indifférenciée. En revanche, chez les êtres pluricellulaires chaque fonction est dévolue à un groupe de cellules spécialisées ; toutes les cellules de ces organismes pluricellulaires sont donc spécialisées pour une fonction donnée ; on dit qu'elles sont différenciées.

Étude des principaux tissus

On donne le nom de tissu à un ensemble de cellules différenciées en vue de la même fonction et groupées à cet effet selon un certain ordre. Il faut insister sur le fait qu'un tissu déterminé n'est pas forcément composé d'éléments semblables, mais d'éléments qui concourent à une même fonction et qui peuvent avoir des aspects très divers. Exemples de tissus : tissus musculaire, glandulaire, nerveux, conjonctif, etc.

Un ensemble de tissus différents concourant à une même fonction constitue un organe : par exemple, l'intestin est un organe composé de tissus glandulaire, musculaire, nerveux concourant à la digestion.

Enfin, l'ensemble des organes qui participent à la même fonction constitue un appareil. Exemples : l'appareil locomoteur comprend les os, les articulations et les muscles ; l'appareil digestif comprend l'estomac, l'intestin, les glandes annexées au tube digestif, etc.

Dans ce chapitre de généralités, nous n'étudierons que les tissus épithéliaux et conjonctif ; les autres tissus (osseux, musculaire, nerveux, etc.) seront étudiés avec les appareils dont ils font partie.

L'étude des tissus est l'**histologie**.

Les tissus épithéliaux ou épithéliums

On nomme ainsi des tissus composés de cellules juxtaposées, qui limitent les organes vers l'extérieur ou vers une cavité naturelle de l'organisme.

On les divise en : épithéliums de revêtement et épithéliums glandulaires (figures 11 et 12).

Les épithéliums de revêtement

Ils ont un simple rôle de protection vis-à-vis des tissus sous-jacents.

La forme des cellules qui les constituent permet de distinguer des épithéliums : prismatique, cylindrique, cubique et pavimenteux (c'est-à-dire formé de cellules aplaties).

Les épithéliums peuvent être constitués d'une seule couche cellulaire, ils sont alors appelés épithéliums simples ; ils peuvent être formés de plusieurs couches de cellules superposées, ce sont les épithéliums stratifiés.

Les cellules épithéliales sont parfois porteuses de prolongements mobiles (cils vibratiles, flagelles, bordure en brosse, plateau strié).

Les épithéliums glandulaires

On appelle ainsi les épithéliums dont les cellules élaborent des produits particuliers qu'elles déversent en dehors d'elles.

Les cellules glandulaires sont groupées et constituent des organes spéciaux, les glandes. Les variétés de glandes sont extrêmement nombreuses :

→ suivant leur forme, on distingue : des glandes tubuleuses (en forme de tube) et acineuses (en forme de grains de raisin) ;

→ suivant la façon dont elles déversent leur produit de sécrétion, on distingue : les glandes à sécrétion externe ou glandes exocrines qui possèdent un canal excréteur dans lequel elles déversent leurs sécrétions, les glandes à sécrétion interne ou glandes endocrines qui déversent leurs sécrétions directement dans le sang et les glandes mixtes, à la fois exo- et endocrines (figure 12).

Le tissu conjonctif

C'est un tissu de remplissage intercalé entre les organes et qui comble les vides laissés entre ceux-ci. Il est constitué par :

→ des cellules conjonctives ou fibrocytes, de forme étoilée, réunies les unes aux autres par des prolongements extrêmement ténus. Ces cellules dénuées de toute mobilité sont dites cellules fixes ;

→ des cellules mobiles, les histiocytes, douées d'un pouvoir phagocytaire important ;

→ une substance interstitielle, qui comble tous les espaces libres entre les cellules. Cette substance porte le nom de collagène ;

→ des fibres entrecroisées situées dans la substance intercellulaire. Ces fibres sont de deux sortes :

- des fibres collagènes, de gros diamètre, très longues et qui ne se fusionnent jamais entre elles ;
- des fibres élastiques, beaucoup plus minces, qui se réunissent entre elles et forment un réseau (figure 13).

Le tissu conjonctif forme du tissu fibreux lorsque les fibres y dominent, du tissu conjonctif lâche dans les autres cas. La transformation de l'un à l'autre est d'ailleurs possible ; le tissu conjonctif peut aussi subir d'autres transformations : surcharge graisseuse de ses cellules (donnant le tissu adipeux), transformation de sa substance interstitielle (donnant alors les tissus osseux ou cartilagineux).

Bien souvent, un épithélium de revêtement est doublé à sa face profonde par une lame de tissu conjonctif.

L'association de ces deux tissus forme :

→ tantôt une **muqueuse**, tissu qui tapisse la cavité de tous les organes creux et de tous les orifices naturels de l'organisme (exemples : muqueuses buccale, intestinale, vésicale, etc.) ;

→ tantôt une **séreuse**, tissu qui enveloppe les organes et favorise les mouvements de ceux-ci (exemples : le péricarde, séreuse entourant le cœur ; la plèvre, séreuse entourant les poumons ; le péritoine, séreuse entourant le tube digestif). Nous étudierons plus en détail les séreuses avec les organes dont elles font partie.

Notions d'embryologie

Les êtres unicellulaires naissent toujours de la division d'une cellule préexistante, la cellule mère donnant naissance à deux cellules filles qui vont alors se développer indépendamment.

Mais les êtres pluricellulaires ont un développement plus complexe. Ils naissent tous d'une cellule unique qui, par ses divisions successives, va reconstituer un organisme pluricellulaire. Cette cellule unique, initiale, porte le nom d'œuf. L'étude du développement des êtres pluricellulaires et de la multiplication de l'œuf constitue l'embryologie.

L'œuf

L'œuf résulte de l'union, au moment de la fécondation, de deux cellules sexuelles, auxquelles on donne le nom de gamètes.

Il existe ainsi :

→ un gamète mâle ou **spermatozoïde**, venu des glandes génitales mâles ; c'est une cellule petite, très grêle, douée d'une très grande mobilité ;

→ un gamète femelle ou ovule, venu des glandes génitales femelles ; c'est une cellule volumineuse, immobile, pleine de substances de réserve qui seront utilisées pendant les premiers stades du développement de l'œuf.

Contrairement à toutes les autres cellules de l'organisme, les cellules sexuelles ne possèdent que la moitié du nombre des chromosomes contenus dans les autres cellules. Ce nombre est, nous l'avons vu, fixe et immuable, pour toutes les cellules d'une même espèce (46 chromosomes pour l'être humain), exception faite pour les cellules sexuelles.

Ceci tient au fait que, au cours de leur développement, les cellules sexuelles présentent une mitose d'un caractère particulier, la **méiose** ou **mitose réductionnelle** qui aboutit à la formation de cellules ne possédant que la moitié du nombre des chromosomes des cellules dont elles sont issues (figure 14). La méiose comporte exactement les mêmes phases que la mitose. La seule différence est l'absence de division des chromosomes de la cellule au cours de la métaphase ; les chromosomes se rangent deux par deux au niveau de la plaque équatoriale et chaque membre d'une paire migre vers un pôle différent de la cellule. Les gamètes humains, par exemple, ont donc au terme de la méiose 23 chromosomes.

Il en résulte que la fusion des deux cellules sexuelles mâle et femelle va reconstituer un œuf contenant un nombre normal de chromosomes. L'œuf contient donc un patrimoine chromosomial qui lui vient pour moitié du père et pour moitié de la mère. On conçoit l'importance de ces faits dans le mécanisme de l'hérédité (chapitre 2).

Développement de l'œuf

L'œuf ainsi formé se divise activement et aboutit à la formation d'un amas sphérique de cellules, la **morula**. La morula est formée par un amas cellulaire central, le **bouton embryonnaire**, entouré d'une couche cellulaire périphérique, le **trophoblaste**.

Puis, dans cette masse de cellules, deux cavités se creusent : la cavité amniotique et le lécithocèle (ou vésicule vitelline). L'œuf est alors au stade de blastula. Entre cavité amniotique et lécithocèle se trouve l'ébauche du futur embryon ; à ce stade, elle est constituée de deux couches cellulaires ou feuillets : l'**ectoblaste** et l'**entoblaste**.

Au 14e jour, se produit à la face dorsale de l'ébauche embryonnaire, selon une ligne longitudinale médiane, une invagination des cellules de l'ectoblaste : celles-ci migrent entre ectoblaste et entoblaste et forment un troisième feuillet, le **mésoblaste** ou **chordomésoblaste**. Ce stade de développement porte le nom de **gastrula**.

Parallèlement :

→ la cavité amniotique s'agrandit progressivement ;

→ le lécithocèle donne naissance à deux cavités secondaires, la vésicule ombilicale et l'allantoïde ;

→ le trophoblaste prolifère énormément et forme ainsi le chorion, dont une partie, appelée placenta, servira à la nutrition de l'embryon grâce aux échanges sanguins qui se produisent à ce niveau avec l'organisme maternel (figure 15).

Des trois feuillets qui constituent initialement l'embryon :

→ l'ectoblaste formera : le système nerveux, l'épiderme et ses annexes (glandes sudoripares, organes des sens) ;

→ l'entoblaste formera : le revêtement épithélial du tube digestif, de l'arbre respiratoire et des glandes annexes ;

→ le mésoblaste formera : les os, les muscles, le sang et tous les éléments conjonctifs de l'organisme.

Détermination du sexe de l'embryon

Le sexe de l'embryon est déterminé dès la formation de l'œuf. Chaque gamète est en effet porteur d'un chromosome particulier, le **chromosome sexuel** ; il existe deux chromosomes sexuels différents, le chromosome X et le chromosome Y. L'ovule ne possède qu'un chromosome X, le spermatozoïde possède tantôt un chromosome X, tantôt un chromosome Y. Or c'est la présence du chromosome Y qui détermine le caractère mâle de l'organisme.

La fusion des deux gamètes aboutira donc :

→ soit à un œuf porteur de chromosomes X et X : œuf femelle ;

→ soit à un œuf porteur de chromosomes X et Y : œuf mâle.

Cellules souches embryonnaires

Les cellules formées lors des toutes premières divisions de l'œuf sont les **cellules souches embryonnaires**. Elles sont douées :

→ d'un potentiel très élevé de multiplication : une seule d'entre elles, isolée des autres, peut reconstituer un organisme entier normal :

→ d'un potentiel très élevé de différenciation puisque ce sont ces cellules qui vont donner naissance à tous les tissus et organes du corps humain. Pour ces raisons elles sont dites **totipotentes** (« qui peuvent tout »).

Leur utilisation éventuelle en médecine régénérative offre des perspectives exceptionnelles puisqu'il est possible, en théorie, de reconstituer tel ou tel organe à partir de ces cellules.

Mais cette utilisation pose des problèmes moraux et éthiques tenant au respect de la vie et de l'embryon. Aussi, cette utilisation est-elle très encadrée par le législateur : seuls peuvent être utilisés pour la recherche médicale les embryons congelés résultant d'une fécondation in vitro et pour lesquels il n'existe aucun projet parental. Par ailleurs, seules certaines équipes de recherche sont autorisées à de telles études, sur des protocoles très précis faisant l'objet d'un examen attentif avant autorisation.

[chapitre 2]

Notions de génétique

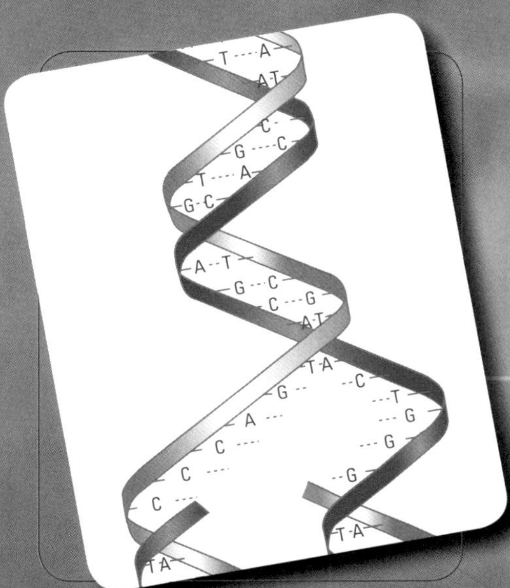

La génétique est la science de l'hérédité.

Elle étudie la transmission des caractères héréditaires et ses anomalies.

Celles-ci peuvent être responsables de malformations congénitales, de maladies du métabolisme.

La génétique a fait au cours des dernières années des progrès considérables.

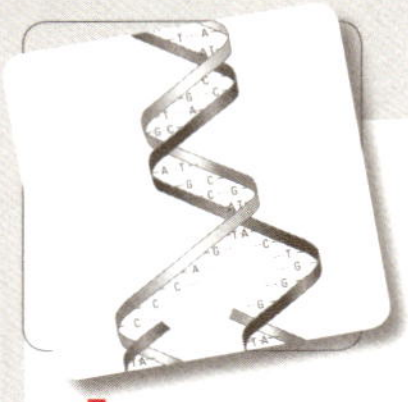

Bases biochimiques de l'hérédité

L'étude des mécanismes chimiques, grâce auxquels la transmission des caractères héréditaires s'effectue, constitue la génétique moléculaire.

Schéma de la transmission de l'information génétique

Les caractères héréditaires ont pour support l'acide désoxyribonucléique ou ADN. L'ADN existe dans toutes les espèces animales ; c'est un constituant très général des êtres vivants.

L'ADN est situé exclusivement à l'intérieur du noyau de toutes les cellules et il est le constituant essentiel et caractéristique des chromosomes. Il assure la permanence des caractères d'un individu et la transmission de ceux-ci d'une génération à l'autre.

L'ADN est le support de l'information génétique. Mais la taille de sa molécule est énorme et ne lui permet pas de sortir du noyau pour transmettre cette information aux petits organes contenus dans le cytoplasme de la cellule et en particulier aux ribosomes qui fabriquent les protéines.

La transmission de l'information génétique depuis l'ADN jusqu'aux organites cellulaires est assurée par l'acide ribonucléique ou ARN. L'ARN a une structure analogue à celle de l'ADN et il est élaboré par copie de celui-ci, chaque copie ne reproduisant qu'un fragment de la molécule d'ADN Il existe donc plusieurs ARN ayant des fonctions différentes.

La molécule d'ARN est beaucoup plus petite que celle d'ADN et passe à travers les pores de la membrane nucléaire pour gagner le cytoplasme et transmettre aux ribosomes l'information génétique ; grâce à cette information, les ribosomes vont élaborer les protéines constitutives de la cellule et de l'organisme. Celles-ci ont une structure moléculaire différente chez chaque individu et caractéristique de celui-ci car elles sont élaborées par copie à partir de l'ADN dont l'arrangement moléculaire varie d'un sujet à l'autre.

L'ADN et l'ARN sont désignés sous le nom général d'**acides nucléiques**.

Structure des acides nucléiques

Structure de l'ADN

L'ADN est constitué par un grand nombre d'unités élémentaires appelées nucléotides. Les nucléotides sont unis les uns aux autres de façon à constituer une chaîne.

Chaque nucléotide *(figure 16)* est formé par :

→ une molécule d'acide phosphorique ;

→ une molécule de sucre, le désoxyribose ; la molécule de désoxyribose est de forme pentagonale ;

→ une molécule de base ; quatre bases seulement sont rencontrées dans l'ADN : l'adénine, la guanine, la cytosine, la thymine.

Les nucléotides sont unis entre eux par la molécule d'acide phosphorique. La molécule d'ADN peut contenir plusieurs millions de nucléotides et son poids moléculaire dépasse 10 millions (10×10^6).

L'originalité de l'ADN tient à sa structure dans l'espace. La molécule d'ADN est constituée par deux chaînes de nucléotides qui se font face par leurs bases *(figure 17)*. Chaque chaîne décrit une spirale dans l'espace et les deux chaînes s'enroulent ainsi en spirale l'une autour de l'autre ; les deux chaînes sont unies l'une à l'autre par les bases qui se font face. L'ensemble prend l'aspect d'une échelle dont les montants sont formés par les molécules de désoxyribose et d'acide phosphorique et dont les barreaux sont formés par les bases. Cette structure en deux chaînes, structure bicaténaire, est, depuis sa description princeps par Watson et Crick, universellement connue sous le nom de **structure en double hélice de l'ADN** *(figure 18)*. De plus, chaque chaîne est complémentaire de celle qui lui fait face, car les liaisons entre les bases des deux chaînes s'effectuent d'une façon unique et rigoureusement déterminée : l'adénine ne peut être liée qu'à la thymine et la cytosine à la guanine et inversement ; les couples de bases sont donc obligatoires. À l'intérieur de la molécule l'ordre de succession des bases est libre, ce qui explique le nombre infini des combinaisons du code génétique.

Au moment de la division des chromosomes, les deux chaînes de l'ADN vont se séparer et chaque moitié va reconstituer par synthèse la chaîne manquante, ce qui reconstituera une molécule d'ADN identique à celle du début.

Structure de l'ARN

L'ARN est, comme l'ADN, constitué par un plus ou moins grand nombre de nucléotides disposés en chaîne.

Les différences entre ARN et ADN sont les suivantes :

→ la molécule de sucre de chaque nucléotide est le ribose (molécule de forme pentagonale également) ;

→ pour les bases, la thymine est remplacée par l'uracile ; les quatre bases de l'ARN sont donc : l'adénine, la guanine, la cytosine et l'uracile ;

→ l'ARN est constitué d'une seule chaîne (structure monocaténaire) et le nombre de nucléotides qui le constituent est très inférieur à celui qui constitue l'ADN

Il existe en réalité plusieurs ARN de fonction différente. Tous sont formés par copie, dans le noyau, de la chaîne d'ADN dont ils représentent un fragment. On distingue ainsi :

→ l'ARN messager, ou mARN, qui transmet l'information génétique du noyau aux organes du cytoplasme ;

→ l'ARN ribosomique, ou rARN, qui siège au niveau des ribosomes et intervient dans la synthèse des protéines ;

→ l'ARN de transfert, ou tARN, qui assure le transport des acides aminés lors de la synthèse des protéines ; la chaîne unique dont il est formé est repliée sur elle-même en feuille de trèfle *(figure 19)*.

Physiologie des acides nucléiques

Les deux fonctions fondamentales dévolues aux acides nucléiques sont :

→ d'une part, la permanence des caractères génétiques liée aux possibilités de dédoublement et de réplication de l'ADN ;

→ d'autre part, la transmission de l'information génétique permettant la synthèse des protéines spécifiques.

Réplication de l'ADN

On désigne sous ce nom l'ensemble des phénomènes qui aboutissent au dédoublement d'une molécule d'ADN et à la formation de deux nouvelles molécules identiques à la molécule initiale. Ces phénomènes sont rendus possibles par la structure bicaténaire de l'ADN

Une cellule sur le point de se diviser double sa quantité d'ADN nucléaire. Cette synthèse d'ADN correspond à une transformation de la double hélice dont les deux chaînes se séparent, chacune d'elles reconstituant ensuite une nouvelle molécule bicaténaire.

La séparation des deux chaînes se fait par rupture des liaisons unissant entre elles les bases, à la manière de l'ouverture d'une fermeture éclair. Au fur et à mesure de cette séparation, chaque chaîne reconstitue la chaîne complémentaire *(figure 20)* ; cette reconstitution est rigoureusement identique à l'original puisque chaque base libre ne peut s'unir qu'à une base déterminée (couples obligatoires : adénine-thymine et cytosine-guanine). Les deux nouvelles molécules d'ADN possèdent la disposition en double hélice, sont identiques entre elles et identiques à la molécule initiale.

Transmission de l'information génétique

L'ADN renferme, sous forme codée, le capital génétique hérité des parents. Chaque caractère héréditaire est déterminé au niveau de la molécule d'ADN par un gène. Le gène est un fragment de la molécule d'ADN formé d'une séquence plus ou moins longue de nucléotides (de 900 à 3 500 nucléotides) ; l'arrangement de ses nucléotides forme le code qui correspond à la synthèse de telle protéine, de telle enzyme, caractéristique de l'individu.

Le maillon intermédiaire transmettant l'information génétique du noyau au cytoplasme est l'**ARN messager**. Celui-ci a une structure monocaténaire. Il est élaboré au niveau du noyau par copie de l'une des chaînes de l'ADN par un processus analogue à la réplication *(figure 21)* ; la succession des bases de l'ARN messager est complémentaire de celle des bases de l'ADN, l'adénine de ce dernier étant couplée avec l'uracile au niveau de l'ARN. La molécule d'ARN messager est beaucoup plus petite que celle d'ADN et peut donc quitter le noyau par les pores de la membrane nucléaire. Après le passage de la molécule d'ARN messager dans le cytoplasme, quatre à cinq ribosomes vont se fixer le long de sa chaîne ; ces ribosomes groupés portent le nom de **polysomes** *(figure 22)*. Schématiquement, l'ARN messager représente le programme de fabrication des protéines et les ribosomes fixés sur lui constituent la chaîne de montage.

L'ARN ribosomique est, comme l'ARN messager, élaboré au niveau du noyau et plus particulièrement des nucléoles. Le mécanisme est le même que celui de la formation de l'ARN messager : transcription de l'ADN. L'ARN ribosomique passe ensuite dans le cytoplasme pour être concentré dans les ribosomes dont il est l'élément constitutif essentiel.

Les ARN de transfert élaborés, comme les précédents, au niveau du noyau sont de plus petite taille (70 nucléotides environ) ; leur molécule est repliée sur elle-même en forme de feuille de trèfle avec, au sommet de la boucle centrale, une séquence de trois nucléotides qui conditionne la nature de l'acide aminé transporté. Les ARN de transfert ont en effet pour fonction de transporter les molécules d'acide aminé utilisées dans la synthèse des protéines. Il existe autant d'ARN de transfert différents que d'acides aminés, soit 20, car chacun d'eux est spécifique d'un acide aminé donné. Cette spécificité est donnée par les trois nucléotides de la boucle centrale de l'ARN de transfert dont la nature constitue un code ; ce groupement de trois nucléotides est appelé anticodon et ses trois bases sont complémentaires d'un codon porté par l'ARN messager qui est lui-même complémentaire de trois bases (triplet) portées par l'ADN ; le triplet est donc identique à l'anticodon *(figures 19 et 21)*.

Synthèse des protéines

Après le passage de l'ARN messager dans le cytoplasme, une série de ribosomes, espacés les uns des autres, va se fixer le long de la chaîne d'ARN messager. Chaque ribosome est constitué de deux parties ou sous-unités (60 S et 40 S) qui se déplacent le long de la chaîne d'ARN messager et lisent le code des bases à la façon dont une tête de lecture déchiffre la bande magnétique d'un magnétophone *(figure 23)*.

Le ribosome lit le premier codon (succession de trois bases) et « appelle » l'ARN de transfert qui porte l'anticodon complémentaire. Cet ARN a fixé à son autre extrémité un acide aminé dont la nature est déterminée par le code des bases de l'anticodon. L'ARN de transfert s'accroche au codon par son anticodon tandis que l'acide aminé va constituer le début de la chaîne protéique. Le ribosome se déplace alors pour lire l'un après l'autre les codons suivants. À chaque fois, l'acide aminé véhiculé est accroché au précédent pour former une chaîne tandis que son ARN de transfert est libéré dans le cytoplasme pour un nouveau transport *(figure 24)*.

Cette synthèse est terminée lorsque le ribosome atteint un codon qui ne correspond à aucun acide aminé. Ce codon constitue la ponctuation du code. Le ribosome se sépare alors de l'ARN messager en se dissociant en ses deux sous-unités. La chaîne d'acides aminés formée est libérée dans le cytoplasme et y prend sa conformation définitive dont dépendent ses propriétés.

PHÉNOMÈNES CELLULAIRES DE L'HÉRÉDITÉ

L'étude des phénomènes cellulaires, observables au microscope, qui assurent la transmission des caractères héréditaires constitue la **cytogénétique**.

L'ADN se présente, dans le noyau cellulaire, sous deux formes différentes selon que la cellule est au repos ou en période de division. Lorsque la cellule est au repos, l'ADN apparaît sous la forme de **chromatine** ; lors de la division, il se transforme et constitue les **chromosomes**.

La chromatine

La chromatine se présente, à l'intérieur du noyau, sous forme de blocs très colorables, variables de taille et de forme, et éparpillés dans le suc nucléaire ou **nucléoplasme**.

L'étude au microscope électronique de la chromatine a permis d'observer que celle-ci est formée par des fibres appelées **fibres chromatiniennes**. Toutes les fibres chromatiniennes sont constituées d'ADN dont la double hélice est entourée d'un manchon plus ou moins épais formé de protéines. L'ensemble de l'ADN et de son manchon est enroulé en spirale formant ainsi un filament qui, à son tour, est torsadé sur lui-même *(figure 7)*.

Le chromosome

Le chromosome représente l'état structuré que prend le matériel héréditaire, en l'occurrence l'ADN, au moment de la division cellulaire, mais il s'agit uniquement d'un simple changement d'aspect, l'ADN et les chromosomes étant des éléments permanents de la cellule.

Chaque chromosome est constitué de deux parties appelées chromatides réunies par une zone rétrécie, le centromère. Chaque chromatide possède deux bras. Les chromatides sont constituées par la fibre chromatinienne. Celle-ci est enroulée en spirale. L'enroulement de l'ADN comporte 5 niveaux successifs dont chacun est formé par l'enroulement du précédent : au niveau 1, la double hélice de l'ADN forme des **nucléosomes** ; au niveau 2, l'enroulement de la fibre contenant les nucléosomes forme le solénoïde ; au niveau 3, l'enroulement des solénoïdes forme des boucles (en 8 de chiffre) ; au niveau 4, l'enroulement de 6 boucles forme une rosette ; enfin, au niveau 5, l'enroulement en spirale des rosettes constitue un gros rouleau ; chacun étant constitué de 30 rosettes *(figure 25)*.

La division cellulaire : mitose et méiose

Toute espèce animale possède dans le noyau de chacune de ses cellules, un nombre constant de chromosomes caractéristique de l'espèce. Chez l'homme, ce nombre est de 46. La disposition de ces 46 chromosomes en 23 paires, leur identification et l'étude de leur groupement permet de dresser une carte des chromosomes appelée **caryotype**.

Les chromosomes sont répartis par paires, chaque paire réunissant deux chromosomes morphologiquement identiques dont l'un est d'origine paternelle et l'autre d'origine maternelle. Ces chromosomes sont dits **chromosomes homologues** ou **autosomes**.

La mitose

Elle est caractérisée *(chapitre 1)* par la division de chacun des chromosomes du noyau pour aboutir à deux cellules filles dont le patrimoine génétique est identique et identique à celui de la cellule dont elles sont issues.

La méiose

Elle constitue en revanche un mode de division particulier qui aboutit à la formation de cellules ayant la moitié du nombre initial des chromosomes. Seules les cellules sexuelles ou gamètes se divisent suivant ce processus. La fusion des gamètes mâle et femelle aboutira à la formation de l'œuf qui possède le nombre normal de chromosomes.

Lors de la méiose et avant leur migration le long du fuseau, les chromosomes de chaque paire se rapprochent et sont réunis l'un à l'autre par un élément intermédiaire appelé **synapton** *(figure 26)*. Les chromatides de chaque chromosome peuvent entrer en contact avec celles du chromosome apparié ; les points de contact sont appelés chiasmas. Au niveau des chiasmas, les chromosomes échangent leur ADN ; les échanges sont toujours rigoureusement équilibrés et concernent des segments de même longueur et des points strictement homologues des deux molécules d'ADN *(figures 27 et 28)*.

La migration des chromosomes s'effectue ensuite, sans division de ceux-ci. Les chromosomes d'origine paternelle et maternelle se séparent au hasard et migrent vers un pôle du fuseau ou vers l'autre selon toutes les combinaisons possibles.

Du fait des échanges d'ADN entre chromosomes et des mélanges au moment de la migration, il se produit un brassage très important des caractères génétiques au moment de la méiose, avec un nombre infini de combinaisons possibles au niveau de chaque gamète *(figure 28)*.

Transmission des caractères héréditaires

Dans chaque chromosome, les gènes, dont chacun détermine un caractère héréditaire, sont alignés en occupant une place bien définie appelée **locus**. Le même gène occupe toujours le même locus sur le même chromosome.

Pour chaque paire de chromosomes (dont l'un est d'origine paternelle et l'autre d'origine maternelle), un caractère donné est gouverné par deux gènes dont chacun occupe un locus identique sur chaque chromosome de la paire ; ces deux gènes sont dits **allèles** ou **allélomorphes** *(figure 29)*.

L'ensemble des gènes d'un individu constitue son **génotype** et les caractères que déterminent ces gènes constituent le **phénotype**.

Si les deux gènes allélomorphes sont identiques, le sujet est dit homozygote pour le caractère considéré. Si au contraire les deux gènes allélomorphes sont différents, le sujet est dit **hétérozygote** pour le caractère considéré. Dans ce dernier cas, les deux gènes peuvent avoir une force ou une influence identique : les gènes sont alors dits codominants ; ils peuvent avoir une force ou une influence différente : l'un est fort (c'est le **gène dominant**), l'autre est faible (c'est le **gène récessif**). Lorsque les deux gènes sont codominants, les caractères du phénotype correspondent au mélange ou à la juxtaposition des caractères déterminés par les deux gènes ; lorsqu'un des gènes est dominant, il impose le caractère qu'il porte au niveau du phénotype et le gène récessif n'a aucune traduction au niveau du phénotype *(figure 29)*

Lois de Mendel

Tous les caractères de notre organisme se transmettent héréditairement et peuvent être suivis de génération en génération. Il en va ainsi des caractères morphologiques (couleur des yeux, forme des cheveux, du nez, des oreilles, etc.), des caractères physiologiques (groupes sanguins, timbre de la voix, etc.) et même des caractères psychologiques et intellectuels. La transmission à la descendance des chromosomes d'origine paternelle et maternelle explique l'héritage par les descendants des caractères de leurs ascendants.

Les échanges d'ADN au moment de la méiose ainsi que la migration au hasard des chromosomes paternels et maternels, à ce moment, expliquent que les gamètes ne soient jamais identiques entre eux. Leur conjugaison forme un nouvel individu qui restera unique par sa constitution génique et ne sera jamais reproduit identique à lui-même : « À la loterie de la naissance, le même numéro ne sort jamais deux fois. » Seul le cas des jumeaux vrais échappe à cette règle, mais ils sont issus d'un œuf unique et partagent donc le même patrimoine génétique.

Les lois de la transmission des caractères héréditaires ont été énoncées dès 1865 par Mendel. Les études récentes ont simplement permis de comprendre leur mécanisme qui est résumé dans les lois suivantes. Elles expliquent les modalités de transmission d'une paire de gènes allèles.

Loi d'association

Lorsque deux individus sont homozygotes pour un caractère donné, leurs descendants de première génération sont tous semblables : ils sont hétérozygotes pour le caractère envisagé. Il y a donc association des caractères parentaux mâle et femelle chez les descendants *(figure 30)*.

Loi de pureté des gamètes

Les gamètes normaux ne contiennent qu'un seul des deux gènes allèles qui existaient au départ sur une paire de chromosomes homologues. Chez les sujets homozygotes pour un caractère donné, les gamètes sont tous identiques et porteurs du même allèle. Chez les sujets hétérozygotes, les gamètes forment deux groupes égaux en nombre mais différents par l'allèle qu'ils contiennent *(figure 30)*.

Loi de disjonction

Les descendants de première génération de deux sujets hétérozygotes pour un caractère donné, présentent le phénomène de la disjonction c'est-à-dire le retour à un génotype homozygote dans la proportion de 25 % pour chaque allèle ; les 50 % restants sont des hétérozygotes semblables à leurs parents *(figure 31)*

Loi de dominance

Les caractères héréditaires sous la dépendance d'un couple d'allèles peuvent :

→ s'exprimer tous deux dans le phénotype si les deux allèles ont la même puissance : les deux allèles sont dits codominants et l'hérédité est codominante *(figure 31)* ;

→ ne pas s'exprimer tous deux dans le phénotype si les deux allèles n'ont pas la même puissance. L'un des deux allèles est dit dominant et impose son expression au phénotype. L'autre est dit récessif et n'a aucune traduction au niveau du phénotype. L'individu qui présente un phénotype correspondant à l'allèle récessif est obligatoirement homozygote *(figure 31)*.

APPLICATIONS PRATIQUES DE LA GÉNÉTIQUE

Séquençage du génome

Depuis la fin des années 1980, un programme de déchiffrage complet de la composition chimique de l'ADN humain (**séquençage du génome**) a été lancé à l'échelon international. Cette analyse a été rendue possible par l'utilisation d'appareils d'analyse automatique et par l'utilisation d'enzymes particulières permettant de sectionner les chaînes de nucléotides en des points très précis, ce qui fragmente l'ADN en segments plus petits et facilite l'analyse de chaque segment, analyse combinée ensuite avec celle des segments voisins.

Ces méthodes ont permis l'identification des 3,5 milliards de bases qui constituent l'ADN humain.

Ce programme a été achevé en 2001, date à laquelle ont été publiées les séquences complètes du génome humain. Depuis cette date, la constitution du génome de nombreuses autres espèces, animales ou végétales, a été élucidée.

Ces études ont permis de préciser la structure générale des gènes. Ceux-ci sont formés de segments plus ou moins longs des chaînes d'ADN : entre quelques centaines et plusieurs milliers de nucléotides. Elles ont montré que le nombre de **gènes actifs** c'est-à-dire de gènes commandant un caractère particulier est de l'ordre de 30 000 dans l'espèce humaine, ce qui représente un très faible pourcentage de l'ensemble des nucléotides des chaînes d'ADN. La majeure partie des séquences nucléotidiques est muette. Ces séquences inactives (ou **introns**) alternent avec les gènes actifs (ou **exons**), l'ensemble ressemblant à la transcription graphique de l'alphabet morse.

Le séquençage complet du génome constitue un progrès considérable en matière de génétique. Mais de nombreuses inconnues demeurent :

→ chaque nucléotide constitue, en quelque sorte, une lettre de l'alphabet génétique et la succession des nucléotides forme des mots qui, pour le moment, échappent à toute compréhension ;

→ le mécanisme d'action des gènes, les interactions entre gènes, les fonctions d'un grand nombre d'entre eux sont, pour le moment, inconnus. Notamment, chaque gène ne produit pas une seule protéine associée à une fonction définie mais en produit plusieurs dont la fonction n'est pas toujours précisée : par exemple, le gène qui code pour l'insuline code pour quatre protéines différentes et trois hormones. De plus, les gènes actifs interagissent entre eux et avec les gènes inactifs, ce qui module leur action ;

→ le rôle des séquences nucléotidiques inactives n'est pas précisé avec exactitude, non plus que leurs interactions avec les gènes actifs ;

→ l'influence de l'environnement (mode de vie, exposition aux toxiques, stress, etc.) sur les gènes reste à déterminer.

Carte chromosomique

Le déchiffrage du génome a accéléré l'établissement de la carte chromosomique qui permet de situer sur chaque chromosome l'emplacement exact des gènes et, notamment, de ceux responsables des maladies. Il a complété les données fournies par les autres méthodes de cartographie chromosomique :

→ la méthode familiale qui étudie la répartition des caractères à travers les générations ;

→ la méthode de l'hybridation cellulaire qui consiste à fusionner des cellules d'espèces différentes (homme et souris, par exemple) mises en culture et à étudier leur activité enzymatique ;

→ la cytogénétique, qui étudie les conséquences pathologiques chez l'homme des anomalies chromosomiques et leur transmission ;

→ les méthodes de génie génétique qui permettent de segmenter l'ADN en fragments plus petits, comme indiqué ci-dessus, de les recombiner différemment, de les transférer dans d'autres cellules (bactéries par exemple) et d'étudier les conséquences de cette « chirurgie » de l'ADN à l'échelon moléculaire.

Toutes ces méthodes ont permis d'élaborer les cartes décrivant l'organisation de l'ADN :

→ les **cartes cytogénétiques** correspondent à l'aspect microscopique des chromosomes et sont basées sur l'étude des bandes qui les constituent ;

→ les **cartes génétiques** sont basées sur les caractères héréditaires et établissent les localisations de leurs marqueurs ;

→ les **cartes physiques** utilisent les segments d'ADN fragmentés et leurs marqueurs spécifiques.

La localisation précise de plusieurs milliers de gènes, sur chacun des chromosomes, est maintenant connue. Par exemple, l'analyse du chromosome 7 a montré qu'il comportait 153 millions de paires de bases et 1 150 gènes actifs avec plus de 20 loci en rapport avec des maladies génétiques. Parmi les gènes bien localisés, citons, entre autres :

→ les gènes commandant les groupes sanguins du système A, B, O, sur le bras long du chromosome 9 et ceux du système Rhésus sur la partie terminale du chromosome 1 ;

→ les gènes du système d'histocompatibilité (système HLA) sur le bras court du chromosome 6 ;

→ les gènes de la mucoviscidose sur le chromosome 7, de la chorée de Huntington sur le chromosome 4, de la polykystose rénale sur le chromosome 16, du mélanome malin sur le chromosome 9, de la maladie d'Alzheimer sur le chromosome 14, plusieurs gènes de prédisposition ou de susceptibilité au cancer sur les chromosomes 7, 11, 13, 17, 18.

La pathologie génétique

De très nombreuses anomalies, malformations ou maladies, sont liées à des troubles affectant soit l'architecture des gènes, soit le nombre et la forme des chromosomes. Ces troubles sont responsables, chez le sujet porteur, de maladies qui peuvent se transmettre à sa descendance.

Dans ce cadre, il faut distinguer :

→ les maladies **génétiques** ou **génotypiques** provoquées par l'altération de l'organisation moléculaire d'un gène. Ces maladies se transmettent selon les lois classiques de Mendel et de façon dominante ou récessive selon la force du gène atteint ;

→ les maladies **chromosomiques** provoquées par des anomalies de nombre et de forme de certains chromosomes. La transmission à la descendance n'est pas obligatoire car la méiose peut rétablir au niveau des gamètes une structure chromosomique normale.

Sur le plan clinique, les maladies héréditaires se classent en trois rubriques :

→ les **morphodysplasies** qui sont des malformations affectant soit l'aspect extérieur d'un individu, soit la forme, la situation, la disposition ou l'organisation d'un viscère interne ;

→ les **histodysplasies** qui sont des affections atteignant un feuillet embryonnaire et entraînant des modifications de structure de l'ensemble des tissus dérivés de ce feuillet ;

→ les **chimiodysplasies** caractérisées soit par la synthèse de protéines anormales, soit par le déficit ou l'absence de fabrication de protéines normales.

Signalons enfin que des prédispositions génétiques ont été incriminées à l'origine de certains états (terrain diabétique, allergique, hypertendu, ulcéreux, goutteux, arthritique, etc.), sans que leur mécanisme exact soit connu.

Le diagnostic prénatal de nombre de ces maladies héréditaires est devenu possible.

Transmission héréditaire des caractères normaux

La transmission des caractères morphologiques d'une génération à l'autre est la plus facilement observable (ressemblance, couleur des yeux, des cheveux, etc.). La transmission des caractères biologiques obéit aux lois de l'hérédité et joue un rôle très important dans l'identité de chaque individu. Nous en donnerons quelques exemples.

Transmission des groupes sanguins A, B, O

Les groupes sanguins sont commandés par trois allèles (A, B, et O) situés sur un seul locus au niveau du bras long du chromosome 9.

Les allèles A et B sont codominants et tous deux dominent l'allèle O.

La combinaison de ces trois allèles donne :

→ trois génotypes homozygotes : AA, BB, OO correspondant respectivement aux groupes sanguins (phénotypes) A, B et O ;

→ trois génotypes hétérozygotes : AB, AO, BO correspondant respectivement aux groupes sanguins (phénotypes) AB, A et B.

On voit donc que les sujets du groupe O sont tous obligatoirement homozygotes pour ce caractère, que les sujets du groupe AB sont obligatoirement hétérozygotes et que les sujets des groupes A et B sont tantôt homozygotes (AA et BB), tantôt hétérozygotes (AO et BO).

Les études récentes ont montré que le groupe sanguin A comporte en fait deux antigènes A_1 et A_2 (sous-groupes de A) codés par des allèles différents (A_1 et A_2). Le schéma de combinaison des allèles ci-dessus comporte en réalité :

→ quatre génotypes homozygotes au lieu de trois, le génotype AA comportant deux variantes A_1A_1 et A_2A_2 (groupes A_1 et A_2) ;

→ six génotypes hétérozygotes au lieu de trois : A1A2 et A1O correspondant tous deux au groupe A1, A1B correspondant au groupe A1B, A2B correspondant au groupe A2B, A2O correspondant au groupe A2, BO correspondant au groupe B.

Transmission des groupes sanguins Rhésus

Le système Rhésus est commandé par trois allèles occupant des loci contigus au niveau du chromosome 1. Chacun de ces allèles comporte deux variétés. Ce sont les allèles C et c, D et d, E et e. Leur combinaison donne huit possibilités différentes : DCE, DcE, Dce, DCe, dCE, dcE, dCe, dce.

C'est la présence de D qui gouverne le caractère Rhésus positif classique.

Les études modernes ont mis en évidence le caractère hétérogène de D, qui comporte plusieurs variations, et ont permis d'isoler de nouveaux antigènes, mais le système DdCcEe demeure le plus important.

Transmission d'autres caractères

À côté des groupes sanguins classiques ont été identifiées, dans le sérum, toute une série de protéines dont chacune est spécifique de l'individu et présente une structure différente d'un individu à l'autre. Les variations de structure ont permis de décrire différentes familles de groupes sériques.

Parmi les protéines sanguines dont la transmission génétique a été particulièrement étudiée, citons : les haptoglobines, les transferrines, les immunoglobulines.

Le système d'histocompatibilité (système HLA) qui sera étudié plus loin est également transmis génétiquement *(chapitre 9)*.

Applications médico-légales

La constitution de l'ADN étant différente d'un individu à l'autre, il est possible de dresser pour chaque être humain une véritable « carte d'identité » génétique. Les applications possibles en sont : les fichiers d'empreintes génétiques et la recherche de paternité.

Les fichiers d'empreintes génétiques

Ils sont basés sur les cartes cytogénétiques. Celles-ci déterminent la structure des chromosomes, structure caractéristique de chaque individu et aussi spécifique à lui que le sont les empreintes digitales. L'identification d'un individu à partir des empreintes génétiques est donc possible. La réalisation de ces empreintes nécessite simplement un frottis de la muqueuse jugale, ce qui permet de recueillir des cellules desquamées dont le capital chromosomique est analysé.

Le législateur a autorisé la constitution d'un fichier national d'empreintes génétiques répertoriant actuellement les délinquants sexuels mais appelé à être étendu à d'autres crimes et délits.

La recherche de paternité

Les caractères génétiques d'un individu étant hérités de son père et de sa mère, la recherche en exclusion ou en probabilité de paternité repose sur deux principes :

→ l'enfant ne peut pas être porteur d'un allèle qui n'existe ni chez sa mère, ni chez son père présumé ;

→ lorsque le génotype des parents comporte un caractère à transmission obligatoire, l'enfant doit en être porteur.

Les recherches de paternité font appel à la détermination de nombreux facteurs dont les plus utilisés sont :

→ la détermination des différents groupes et sous-groupes sanguins érythrocytaires ;

→ la détermination des antigènes du système HLA ;

→ l'étude des systèmes de groupes sériques ;

→ l'étude des systèmes de groupes salivaires.

Diagnostic prénatal des anomalies génétiques

Le prélèvement de liquide amniotique par ponction permet, par l'observation des cellules du fœtus desquamées dans le liquide, non seulement la détermination du sexe de l'enfant mais également le diagnostic précoce des maladies héréditaires graves, ce qui peut avoir pour sanction l'interruption de la grossesse.

La ponction amniotique ou amniocentèse est habituellement effectuée vers la 17e semaine d'aménorrhée. On prélève 15 à 20 ml de liquide amniotique par ponction transabdominale. Les cellules fœtales desquamées sont mises en culture ; il est possible d'étudier sur ces cellules la carte chromosomique, la chromatine sexuelle (sexe du fœtus) et de faire ainsi le diagnostic d'aberrations chromosomiques. Les études chimiques et enzymologiques du liquide permettent le diagnostic des maladies métaboliques.

L'amniocentèse tardive au cours de la grossesse permet de déterminer la gravité de l'incompatibilité Rhésus fœto-maternelle, l'appréciation de la maturité fœtale et le dépistage de certaines malformations.

Manipulations génétiques et thérapies géniques

Le développement des recherches en génétique et les retombées de celles-ci connaissent depuis une vingtaine d'années des développements prodigieux.

Les modifications génétiques à l'échelon cellulaire, par introduction de gènes naturels ou synthétiques, sont devenues possibles. Des gènes actifs ont été isolés et introduits dans le patrimoine génétique de cellules qui étaient normalement dépourvues de ces gènes. On a créé ainsi des bactéries capables de synthétiser des substances hormonales identiques aux hormones humaines (insuline, érythropoïétine, hormone de croissance), des facteurs de coagulation (facteurs antihémophiliques), des antibiotiques, des anticorps, des protéines alimentaires, etc. Ces procédés de fabrication sont désormais utilisés à l'échelon industriel par les firmes pharmaceutiques et l'utilisation thérapeutique de ces produits chez l'homme connaît de nombreuses applications.

Les manipulations génétiques des cellules reproductrices sont possibles chez les animaux et les végétaux. Elles permettent la création de nouvelles espèces de plantes (céréales à hauts rendements, plantes résistantes aux virus ou aux parasites, etc.) et d'animaux porteurs de caractéristiques particulières (production de lait, de viande, caractéristiques physiques, etc.).

L'identification et la caractérisation des gènes de nombreuses maladies génétiques de l'homme permettent le diagnostic prénatal de ces maladies. À terme, la génétique va permettre de révéler les prédispositions de chaque être humain à être atteint de maladies non seulement génétiques mais aussi acquises (diabète, certaines formes de cancers, etc.), ouvrant la voie à une médecine prédictive et préventive.

Les processus de reproduction ont bénéficié des progrès de la génétique. Les techniques de procréation artificielle (insémination artificielle, fécondation *in vitro*) constituent le remède de certaines formes de stérilité *(chapitre 17)*. La sélection des gamètes permet la conception d'enfants au sexe prédéterminé.

Cependant, un consensus s'est dégagé dans la communauté internationale des chercheurs pour proscrire formellement les manipulations génétiques sur les cellules reproductrices humaines : la modification du patrimoine héréditaire (qui serait transmis à la descendance) est moralement inadmissible d'autant que peuvent s'y ajouter des risques de tératogenèse. Ainsi, l'introduction de nouveaux gènes dans les gamètes, les manipulations d'œufs fécondés, les tentatives de reproduction asexuée à partir de cellules somatiques dédifférenciées porteuses de l'intégralité du patrimoine héréditaire sont-elles formellement proscrites chez l'homme.

Les thérapies géniques sont arrivées maintenant au stade de l'application humaine et l'on assiste actuellement à un foisonnement d'essais thérapeutiques :

→ l'introduction dans les cellules de gènes normaux pour corriger les défauts génétiques est possible comme indiqué ci-dessus. Chez l'homme, cette introduction est proscrite au niveau des cellules reproductrices ; elle ne peut être effectuée qu'au niveau des cellules somatiques (non reproductrices). On peut traiter ainsi les déficits immunitaires congénitaux, la mucoviscidose, la myopathie de Duchenne, l'hypercholestérolémie congénitale familiale ;

→ la thérapeutique des maladies acquises, et notamment du cancer, comporte différentes voies de recherche puisque l'introduction des gènes (essentiellement dans les lymphocytes du malade) vise selon les cas à obtenir un effet anti-tumoral (traitement du mélanome, du cancer du rein), à stimuler les défenses immunitaires locales (cancer du poumon), à détruire les cellules tumorales par un gène suicide (traitement de tumeurs cérébrales, du Sida) ;

→ les gènes impliqués dans la neurotransmission et les facteurs de croissance des cellules nerveuses ont un grand intérêt pour la mise au point de nouveaux traitements des maladies nerveuses dégénératives (maladies de Parkinson, d'Alzheimer).

D'une façon générale, les gènes sont introduits dans les cellules grâce à des virus auxquels ces gènes ont été incorporés ; ces virus injectent à l'intérieur des cellules cibles leur ARN porteur du gène et celui-ci va être intégré au génome cellulaire. Il est impératif que les virus utilisés soient non dangereux pour l'homme.

L'explosion actuelle des méthodes de thérapie génique soulève d'importants problèmes de morale médicale et imposent un renforcement du rôle des comités d'éthique afin d'éviter les manipulations génétiques abusives.

[chapitre 3]

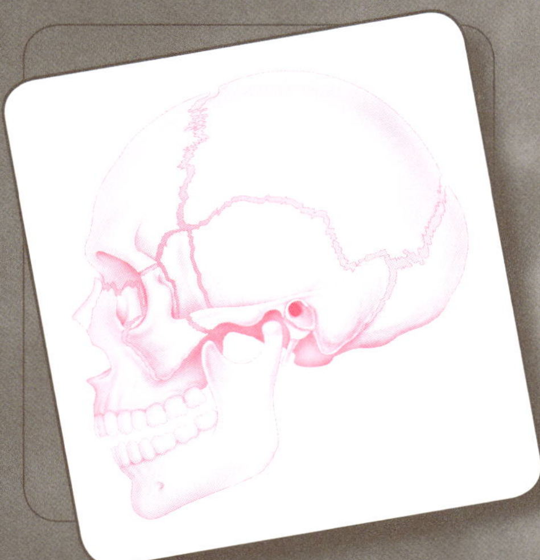

OSTÉOLOGIE

L'ostéologie est l'étude des os.

L'ensemble des os constitue le squelette
qui forme la charpente du corps,
sert de soutien aux parties molles et joue un rôle
protecteur vis-à-vis de nombreux viscères.

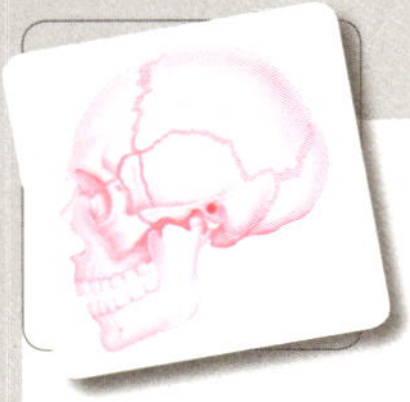

[Étude des os en général

Conformation extérieure des os

La forme des os

Elle diffère d'un os à l'autre. On distingue cependant trois grands types d'os : les os longs, les os plats et les os courts *(figure 32)*.

Les os longs. Ce sont les os dont une dimension, la longueur, l'emporte de beaucoup sur les deux autres, largeur et épaisseur. Exemples : fémur, tibia.

Les os longs présentent :

→ une partie moyenne, le corps de l'os ou diaphyse ;

→ deux extrémités renflées ou épiphyses. Des deux épiphyses, la plus rapprochée du tronc, est dite épiphyse proximale, la plus éloignée, épiphyse distale.

Les os plats ou larges. Ce sont les os dont deux dimensions, la longueur et la largeur, prédominent sur la troisième, l'épaisseur. Exemple : os du crâne.

Les os plats présentent :

→ deux faces : une externe tournée vers l'extérieur et une interne répondant à une cavité qu'ils limitent ;

→ des bords dont le nombre varie suivant l'os considéré.

Les os courts. Ce sont ceux dont les trois dimensions sont à peu près égales. Exemple : les vertèbres.

La couleur des os

Elle est blanc rosé chez le sujet jeune, jaunâtre chez le vieillard.

La surface des os

Elle est rendue irrégulière par la présence de saillies, de dépressions et d'orifices.

Les saillies. Elles sont de formes et de dimensions très variables et pour cette raison sont diversement dénommées : apophyse, tubercule, tubérosité, épine, crête, ligne. Elles sont déterminées essentiellement par l'insertion des muscles sur l'os, et par l'existence de surfaces articulaires avec les os voisins.

Les dépressions. Ici encore, elles peuvent être articulaires (articulation avec un os voisin) ou non articulaires (déterminées par une insertion musculaire).

Les orifices. Ce sont des trous de passage destinés à la pénétration dans l'os des nerfs et des vaisseaux nourriciers de celui-ci.

Composition chimique des os

Les os sont constitués par deux éléments chimiques : l'osséine et les sels minéraux.

L'osséine

Elle est obtenue en soumettant l'os à l'action de l'acide chlorhydrique étendu : dans ces conditions, les sels minéraux sont dissous et l'on obtient un os dont la forme est conservée mais qui est devenu mou et flexible, car il a perdu les éléments minéraux et calciques qui lui conféraient sa dureté et sa solidité.

L'osséine forme environ le tiers du poids de l'os. Elle représente la matrice de l'organe, sur laquelle viendront se déposer les éléments minéraux.

Du point de vue chimique, l'osséine est une protéine, c'est-à-dire une substance organique complexe formée par la combinaison d'un grand nombre d'acides aminés *(chapitre 1)*. Sous l'influence de l'ébullition, l'osséine se transforme en gélatine.

Les sels minéraux

On les isole en calcinant les os à l'air, ce qui a pour effet de détruire l'osséine.

Les sels minéraux représentent les deux tiers du poids de l'os. Ce sont eux qui confèrent aux os leur rigidité et leur solidité.

Les sels minéraux constitutifs de la substance osseuse sont essentiellement :

→ le phosphate de calcium : 80 % des sels minéraux ;

→ le carbonate de calcium : 14 % des sels minéraux ;

→ le fluorure de calcium : 4 % des sels minéraux ;

→ le phosphate de magnésium : 2 % des sels minéraux.

Le calcium, sous la forme de ses différents sels, est donc le constituant chimique essentiel de l'os : toute perturbation portant sur l'apport ou l'élimination de calcium retentira immédiatement sur le squelette en y déterminant des troubles plus ou moins sévères.

Structure des os

Tous les os sont constitués par un tissu spécial, le **tissu osseux** ; nous étudierons la structure de celui-ci, puis ses variations au niveau de chaque os.

Le tissu osseux

Examiné au microscope, le tissu osseux apparaît formé de cellules osseuses logées à l'intérieur d'une substance interstitielle dure, la substance fondamentale osseuse *(figure 33)*.

Les cellules osseuses. On leur donne également le nom d'**ostéocytes** ou d'**ostéoblastes**.

Elles sont logées dans de petites cavités creusées à l'intérieur de la substance fondamentale osseuse, les **ostéoplastes**.

Comme toutes les cellules, les ostéocytes comprennent un cytoplasme et un noyau. Le cytoplasme des ostéocytes émet des prolongements très fins qui unissent l'une à l'autre les cellules osseuses.

Ce sont les cellules osseuses qui élaborent la substance fondamentale, au sein de laquelle elles sont logées.

La substance fondamentale osseuse. Fabriquée par les ostéocytes, elle est constituée d'osséine et de sels minéraux, comme nous l'avons vu précédemment.

Elle est disposée en lamelles osseuses stratifiées, les cellules élaborant la substance fondamentale en couches successives.

Les variétés du tissu osseux. Selon la disposition de ses cellules et la densité plus ou moins grande de sa substance fondamentale, le tissu osseux peut prendre deux aspects différents :

→ le **tissu compact** : comme son nom l'indique, la substance fondamentale y est particulièrement dense, les lamelles osseuses étroitement appliquées les unes contre les autres forment un os épais, homogène et solide. Le fait essentiel à connaître est que, dans le tissu compact, les cellules et la substance fondamentale ne sont pas disposées indifféremment, mais ont un ordonnancement bien précis : les ostéocytes sont disposés en couronne autour de fins canaux creusés dans la substance osseuse, les canaux de Havers, à l'intérieur desquels cheminent les vaisseaux nourriciers de l'os ; les lamelles de la substance fondamentale forment donc une série de couches concentriques autour des canaux de Havers. L'ensemble formé par un canal de Havers, les ostéocytes et les lamelles osseuses satellites, réalise un système de Havers. Les canaux de Havers communiquent les uns avec les autres. À la limite du tissu osseux compact, les ostéocytes et les lamelles osseuses changent d'orientation et se disposent parallèlement à la surface du tissu compact formant les systèmes lamellaires externe et interne *(figure 34)* ;

→ le **tissu spongieux** : il est beaucoup moins dense et, de ce fait, beaucoup plus léger. On n'y trouve pas de canaux de Havers. Les lamelles osseuses sont disposées en travées entre lesquelles se trouvent limitées des cavités ou aréoles remplies par la moelle rouge où se forment les globules du sang. La disposition en réseau des lamelles osseuses rappelle la structure de l'éponge, d'où le nom de tissu spongieux. Ici encore les lamelles osseuses sont disposées suivant un ordre bien précis : elles sont orientées dans le sens des pressions et des forces auxquelles l'os est soumis, ce qui confère au tissu spongieux le maximum de résistance à l'égard des sollicitations mécaniques qu'il subit.

Structure des différents os

Structure des os longs. Elle varie au niveau de la diaphyse et des épiphyses *(figure 35)* :

→ la diaphyse est formée de tissu osseux compact. Celui-ci affecte la forme d'un cylindre creux. L'épaisseur de ce cylindre osseux compact est considérable ; il forme la corticale ou cortex de l'os. La cavité creusée dans la diaphyse, au milieu du cylindre compact, est la cavité médullaire ou canal médullaire. Le canal médullaire est rempli de moelle osseuse, moelle dite jaune, car elle est formée essentiellement de tissu graisseux ;

→ les épiphyses sont formées de tissu spongieux dont les mailles sont, comme nous l'avons vu, comblées de moelle osseuse rouge. Une très mince couche de tissu compact engaine le tissu spongieux. Les surfaces articulaires des épiphyses sont recouvertes d'un tissu cartilagineux ; nous y reviendrons à l'étude des articulations ;

→ la diaphyse et les épiphyses sont entourées par une membrane fibro-élastique, à laquelle on donne le nom de périoste. Le périoste contient de nombreux vaisseaux sanguins et fournit à l'os une partie de ses vaisseaux nourriciers ; il adhère à l'os, mais de façon inégale suivant les endroits. Le périoste apparaît au microscope comme composé de deux couches : une superficielle fibreuse et une profonde dont les cellules élaborent de la substance osseuse (couche ostéogène d'Ollier). Le périoste enveloppe l'os entier, sauf au niveau des surfaces articulaires cartilagineuses où il fait défaut : il s'arrête en effet à la limite de celles-ci. Il joue un rôle fondamental dans l'ossification, participant à l'accroissement de l'os en épaisseur.

Structure des os plats et des os courts. Ils sont constitués d'une gaine assez mince de tissu compact, entourant du tissu spongieux. Dans les os plats, la couche de tissu spongieux est particulièrement mince. Au niveau des os plats de la voûte du crâne, on appelle tables externe et interne les deux lames de tissu compact et diploé le tissu spongieux.

Développement et croissance des os

Le mode de formation du tissu osseux porte le nom d'**ostéogenèse**.

Développement des os, l'ostéogenèse

Les os peuvent se former par deux processus différents : ossification dite fibreuse d'une part, ossification dite enchondrale d'autre part.

Ossification enchondrale. Elle est caractérisée par le fait que chaque os est précédé d'une ébauche cartilagineuse. C'est le processus observé pour la majorité des os du corps humain *(figure 36)*.

L'ébauche cartilagineuse se forme chez l'embryon par transformation des cellules conjonctives embryonnaires en cartilage : celui-ci est formé de cellules cartilagineuses ou **chondrocytes** élaborant une substance fondamentale contenant de la **chondrine**.

Le processus par lequel l'ébauche cartilagineuse devient l'os définitif est complexe, mais d'une façon générale s'effectue de la façon suivante :

→ l'ébauche cartilagineuse est envahie par des vaisseaux sanguins accompagnés de cellules spéciales, les ostéoclastes. Ostéoclastes et vaisseaux vont progressivement résorber le tissu cartilagineux ;

→ dans les zones de résorption, vont se déposer de nouvelles cellules amenées par le sang, les ostéoblastes, qui vont élaborer la substance osseuse fondamentale définitive, créant ainsi les systèmes de Havers.

L'ossification de l'ébauche cartilagineuse ne se fait pas de façon anarchique ; elle commence toujours en des points rigoureusement déterminés pour chaque os, les **points d'ossification**. Il existe pour les os longs un point d'ossification diaphysaire et un ou plusieurs points d'ossification épiphysaires.

Les points d'ossification apparaissent pour chaque os à un âge rigoureusement déterminé, si bien que l'examen radiologique du squelette d'un enfant permet de déterminer son âge : inversement, connaissant l'âge de l'enfant, la non-apparition d'un point d'ossification viendra témoigner d'une maladie osseuse (rachitisme, tuberculose osseuse, etc.).

La zone de cartilage qui, dans un os long, sépare le point diaphysaire des points épiphysaires, porte le nom de **cartilage de conjugaison** ou **d'accroissement** ; c'est, en effet, à son niveau que s'effectue la croissance de l'os en longueur.

Ossification fibreuse. Elle est caractérisée par l'absence de maquette cartilagineuse. Ce processus n'est rencontré que pour les os de la voûte du crâne et de la face.

Les cellules du tissu conjonctif de l'embryon forment une ébauche conjonctive de l'os futur. Puis, elles se transforment directement en cellules osseuses ou ostéoblastes qui vont élaborer l'os définitif. On donne aux os ainsi formés le nom d'os de membrane.

Croissance des os

L'accroissement en longueur. Il se fait grâce au cartilage de conjugaison. Au fur et à mesure que ce cartilage se transforme en tissu osseux sur ses deux faces, au contact des points d'ossification diaphysaire et épiphysaire, il se renouvelle par la multiplication des éléments cellulaires de sa partie moyenne.

Le cartilage persiste jusqu'à ce que l'os ait atteint son complet développement ; il cesse alors de se régénérer et il est envahi par les points d'ossification diaphysaire et épiphysaire qui se réunissent. L'allongement osseux est terminé. Cet arrêt de croissance se produit à un âge variable suivant les os et les individus, en moyenne entre 18 et 25 ans.

L'accroissement en épaisseur. Il s'effectue grâce au périoste. Celui-ci, par sa couche profonde, ostéogène, élabore des couches successives d'os, apposées successivement sur les couches plus profondes. L'expérience de Duhamel met en évidence ce fait : un cercle d'argent entourant l'os, placé entre périoste et os, se trouve au bout de quelques semaines inclus dans l'épaisseur de l'os ; il a en effet été recouvert par l'os nouveau d'origine périostique.

Au fur et à mesure que l'os s'épaissit par apposition de couches osseuses d'origine périostique, le centre de la diaphyse se résorbe et disparaît, formant le canal médullaire. Cette résorption est due à des cellules spéciales : les **ostéoclastes**. Cette résorption peut également être démontrée par l'expérience de Duhamel, l'anneau d'argent étant finalement retrouvé à l'intérieur de la cavité médullaire, témoin de la résorption du cylindre diaphysaire primitif. La formation du canal médullaire conserve à l'os une solidité considérable, tout en l'allégeant beaucoup.

Étude du squelette

Le squelette de l'homme adulte comprend 200 os, non compris certains os inconstants (les os wormiens du crâne) ou variables (les os sésamoïdes des membres).

Ces 200 os sont les suivants (*figure 37*) :

- crâne et face : 22 os ;
- colonne vertébrale (en comptant sacrum et coccyx pour 1 os chacun) : 26 os ;
- côtes et sternum : 25 os ;
- os hyoïde : 1 os ;
- membres supérieurs : 64 os ;
- membres inférieurs : 62 os.

Ces os sont groupés de la façon suivante : un squelette dit axial, formé par le crâne, les vertèbres et la cage thoracique, auquel est appendu le squelette dit appendiculaire, formé par le squelette des membres supérieur et inférieur.

Le squelette axial

Comme nous venons de le voir, il est formé par le crâne, les vertèbres et la cage thoracique. Il est ainsi nommé car il forme l'axe de soutien du corps humain.

Le squelette du crâne

Il comprend deux parties : le crâne proprement dit et la face.

Le crâne proprement dit. Il est formé par huit os, dont quatre sont impairs et deux pairs et symétriques (*figure 38*). Ces huit os sont :

- le **frontal** : os impair et médian. Il forme le front et le plafond des cavités orbitaires et des fosses nasales ;
- l'**ethmoïde** : os impair et médian situé en arrière du frontal. Il entre également dans la constitution des fosses nasales et des cavités orbitaires ;
- le **sphénoïde** : os impair et médian, il est situé en arrière du frontal et de l'ethmoïde. Il est de forme très irrégulière et contribue à former la partie la plus reculée des fosses nasales. Son corps est creusé d'une cavité, la selle turcique, dans laquelle se trouve une glande endocrine importante, l'hypophyse ;
- l'**occipital** : os impair et médian, il est situé en arrière du sphénoïde. Il est creusé d'un large orifice, le trou occipital, par lequel la cavité crânienne communique avec le canal rachidien et qui livre passage au bulbe rachidien unissant encéphale et moelle épinière (*chapitre 6*). De part et d'autre du trou occipital, l'os présente deux surfaces articulaires pour la première vertèbre cervicale, sur laquelle il repose ; c'est en effet au niveau de l'occipital que se fait l'articulation du crâne avec la colonne vertébrale ;
- les **temporaux**, au nombre de deux, pairs et latéraux, sont situés en arrière du sphénoïde. Le temporal résulte de la soudure de trois os qui sont distincts chez l'embryon : l'écaille, le tympanal et le rocher. Les temporaux sont creusés de nombreuses cavités : canal de passage de l'artère carotide interne, canal de passage du nerf facial, cavités de l'oreille moyenne et de l'oreille interne ;
- les **pariétaux**, au nombre de deux, pairs et latéraux, sont situés en arrière du frontal, au-dessus des temporaux. Les deux pariétaux s'articulent entre eux sur la ligne médiane du sommet du crâne.

Ces huit os forment une boîte osseuse à l'intérieur de laquelle est contenue la masse de l'encéphale. La paroi supérieure de la boîte est la voûte du crâne, formée par le frontal, les deux pariétaux, les deux temporaux et l'occipital. Le fond de la boîte est la base du crâne : la **base du crâne** est formée par le frontal, l'ethmoïde, le sphénoïde, les deux temporaux et l'occipital ; elle est percée par un très grand nombre d'orifices livrant passage à des vaisseaux et nerfs venant de l'encéphale ou s'y rendant.

La face. Elle est formée par 14 os qui se groupent en deux massifs osseux : la mâchoire supérieur et la mâchoire inférieure *(figure 39)*.

Ces 14 os sont les suivants :

→ les deux maxillaires supérieurs : ce sont les deux os les plus volumineux du massif facial ; ils entrent dans la constitution des parois des fosse nasales, des cavités orbitaires et de la cavité buccale ; ils sont porteurs des dents de la mâchoire supérieure ;

→ les deux malaires : ce sont les os de la pommette ;

→ les deux os propres du nez : ils forment le squelette de cet organe ;

→ les deux unguis ou os lacrymaux : ils entrent dans la constitution de la paroi interne de l'orbite ;

→ les deux palatins : os complexes entrant dans la constitution des fosses nasales et de la voûte du palais ;

→ les deux cornets inférieurs : ce sont deux os très minces, enroulés sur eux-mêmes et appliqués à la paroi externe des fosses nasales ; ils sont recouverts par la muqueuse des fosses nasales ;

→ le vomer : os impair et médian entrant dans la constitution de la cloison des fosses nasales.

Ces 13 os forment en s'articulant entre eux un massif osseux solide et immobile, la mâchoire supérieure ;

→ le maxillaire inférieur : os impair et symétrique, il est porteur des dents de la mâchoire inférieure. C'est le seul os mobile de la face, il s'articule de chaque côté avec le temporal et forme à lui seul la mâchoire inférieure.

Au squelette de la face, nous rattacherons l'os hyoïde, petit os situé à la partie supérieure de la face antérieure du cou, immédiatement au-dessous du maxillaire inférieur. Il forme le squelette de la langue, dont tous les muscles s'insèrent sur lui, et il est rattaché aux temporaux, aux deux maxillaires, aux cartilages du larynx par des muscles et des ligaments nombreux *(figure 40)*.

La colonne vertébrale ou rachis

Elle est formée par 33 ou 34 pièces osseuses superposées, les vertèbres *(figure 41)*.

Suivant la région à laquelle elles appartiennent, on distingue :

→ les vertèbres cervicales : au nombre de 7 ;

→ les vertèbres dorsales : au nombre de 12 ;

→ les vertèbres lombaires : au nombre de 5 ;

→ les vertèbres sacrées : au nombre de 5, elles sont soudées entre elles et forment un os unique, le sacrum ;

→ les vertèbres coccygiennes : au nombre de 4 ou 5, elles sont également soudées et forment le coccyx.

Caractères généraux des vertèbres. Chaque vertèbre est constituée par *(figure 42)* :

→ un corps vertébral, formant la partie antérieure de la vertèbre, arrondi, en forme de cylindre, dont les faces supérieure et inférieure s'articulent avec les vertèbres voisines auxquelles elles sont reliées par un bourrelet fibreux et élastique, le disque intervertébral ;

→ un arc osseux, l'arc postérieur, implanté sur la partie postérieure du corps vertébral et limitant avec celui-ci un orifice, le trou rachidien. L'arc postérieur est formé par : en avant, une portion rétrécie, le pédicule, qui s'implante sur le corps vertébral, et en arrière une portion plus large, la lame, qui forme la paroi postérieure du trou rachidien. Sur cet arc postérieur s'implantent plusieurs apophyses : en arrière et sur la ligne médiane, à l'union des deux lames, l'apophyse épineuse ; latéralement, à l'union des pédicules et des lames, l'apophyse transverse ; en haut et en bas, à l'union des pédicules et des lames, les apophyses articulaires supérieure et inférieure, grâce auxquelles l'arc postérieur s'articule avec celui des vertèbres voisines. Entre les pédicules de deux vertèbres voisines se trouve limité un orifice, le trou de conjugaison, par lequel font issue les nerfs rachidiens. Enfin, la superposition des trous rachidiens des différentes vertèbres forme à l'intérieur de la colonne vertébrale un canal continu, le canal vertébral ou rachidien qui contient la moelle épinière et les méninges.

Caractères particuliers de chaque vertèbre.

Les vertèbres cervicales sont les plus grêles : leurs corps est petit, le canal rachidien est particulièrement large. Les deux premières vertèbres cervicales ont une forme tout à fait spéciale :

→ la première vertèbre cervicale ou atlas est formée par deux masses latérales articulées avec le crâne, réunies par deux arcs osseux antérieur et postérieur *(figure 43)* ;

→ la deuxième vertèbre cervicale ou axis possède sur la face supérieure du corps une grosse apophyse verticale, l'apophyse odontoïde, qui s'engage dans le canal rachidien de l'atlas *(figure 44)*.

Les vertèbres dorsales présentent sur la face latérale du corps des petites facettes qui sont des surfaces articulaires avec les côtes *(figure 45)*.

Les vertèbres lombaires sont celles dont le corps est le plus volumineux *(figure 46)*.

Le sacrum et le coccyx, enfin, présentent des saillies transversales qui sont la trace de la soudure des vertèbres de cette région.

La colonne vertébrale dans son ensemble. Dans son ensemble, la colonne vertébrale forme un tube osseux, creux, qui représente l'axe du tronc. La colonne vertébrale n'est pas rectiligne, mais présente une série de courbures dans le plan antéro-postérieur. De haut en bas, existent :

→ une courbure cervicale, à convexité antérieure ;

→ une courbure dorsale, à concavité antérieure ;

→ une courbure lombaire, à convexité antérieure ;

→ une courbure sacrée, à concavité antérieure.

La colonne vertébrale peut être le siège de déviations de ces courbures : la cyphose est l'exagération d'une courbure à convexité postérieure, la lordose, l'exagération d'une courbure à convexité antérieure, la scoliose, l'apparition d'une courbure à convexité latérale.

La colonne vertébrale, enfin, abrite à l'intérieur du canal rachidien la moelle épinière, qui descend jusqu'à la hauteur de la deuxième vertèbre lombaire. La moelle est entourée par les méninges, à l'intérieur desquelles circule le liquide céphalo-rachidien. La moelle fournit les nerfs rachidiens qui sortent du rachis par les trous de conjugaison.

La cage thoracique

Le squelette de la cage thoracique est formé : en arrière par la portion dorsale de la colonne vertébrale, latéralement par les côtes, en avant par le sternum *(figure 47)*.

Les côtes. Elles sont au nombre de 12 de chaque côté.

Chaque côte est un os plat et courbe présentant à étudier :

→ une extrémité postérieure par laquelle la côte s'articule avec la colonne vertébrale. Cette extrémité présente deux saillies : la **tête** de la côte qui s'articule par une surface articulaire avec un disque intervertébral et les deux vertèbres voisines, et la **tubérosité** de la côte qui s'articule avec l'apophyse transverse de la vertèbre correspondant à la côte. La tête est réunie à la tubérosité par une portion rétrécie, le **col** de la côte ;

→ une partie moyenne, le **corps** de la côte, aplati de dedans en dehors ;

→ une extrémité antérieure qui s'articule avec le **cartilage costal**.

On distingue trois grands groupes de côtes :

→ les **vraies** côtes caractérisées par le fait qu'elles s'étendent en avant par l'intermédiaire de leur cartilage jusqu'au sternum. Ce sont les sept premières paires de côtes. Parmi celles-ci, insistons sur la forme particulière de la première côte, aplatie de haut en bas, et dont la face supérieure présente des gouttières où glissent artère et veine sous-clavières séparées par le tubercule de Lisfranc ;

→ les **fausses** côtes qui se terminent en avant par un cartilage commun. Ce sont les 8e, 9e et 10e paires de côtes. Le cartilage commun à ces côtes s'unit à celui de la 7e pour gagner le sternum ;

→ les côtes **flottantes** (11e et 12e côtes) qui ne s'étendent pas jusqu'au sternum et dont le cartilage se termine par une extrémité libre.

Le sternum. Situé à la partie antérieure et médiane du tronc, il est aplati d'avant en arrière et présente : une face postérieure répondant à la cavité de la cage thoracique et une face antérieure bien palpable sous la peau, et sur laquelle s'insère le muscle grand pectoral.

Le sternum est divisé en trois parties : une partie supérieure, le **manubrium**, une partie moyenne, le corps du sternum, et une extrémité inférieure effilée, l'appendice xiphoïde.

Les bords latéraux du sternum s'articulent avec : les clavicules en haut et les sept premiers cartilages costaux.

Le thorax. L'ensemble formé par la colonne vertébrale, les côtes et le sternum constitue le thorax, qui contient le cœur et les poumons. Grâce aux mouvements des côtes, le thorax peut augmenter ou diminuer sa capacité, ces mouvements jouant un rôle fondamental au cours de la respiration.

Le squelette appendiculaire

C'est le squelette des deux membres supérieur et inférieur.

Membre supérieur

Le squelette du membre supérieur comprend quatre segments : la ceinture scapulaire qui rattache le membre au tronc, le bras, l'avant-bras et la main *(figure 48)*.

La ceinture scapulaire. Elle est constituée de chaque côté par deux os : la clavicule et l'omoplate.

La **clavicule** est un os long situé à la partie haute de la face antérieure du thorax. Il est incurvé en forme de S italique et s'articule en dedans avec le sternum et en dehors avec l'omoplate.

L'**omoplate** est un os plat et triangulaire situé à la partie haute de la face postérieure du thorax. Son angle externe présente une cavité, la cavité glénoïde, qui est articulaire avec l'humérus. Son bord supérieur présente une apophyse, l'apophyse coracoïde, où s'insèrent des muscles et des ligaments. Sa face postérieure présente également une grosse apophyse, l'épine de l'omoplate, palpable sous la peau, dont l'extrémité externe, aplatie, porte le nom d'acromion et présente une surface articulaire avec la clavicule.

Le bras. Le squelette du bras est formé par un seul os, l'humérus. L'humérus présente :

→ une extrémité supérieure qui comporte : une surface articulaire de forme sphérique, la tête humérale, qui répond à la cavité glénoïde de l'omoplate ; deux saillies sur lesquelles s'insèrent des muscles : ce sont la grosse tubérosité (ou trochiter) et la petite tubérosité (ou trochin) ; entre les deux tubérosités se trouve une gouttière, la coulisse bicipitale, où glisse le tendon du biceps ;

→ un corps ou diaphyse qui donne insertion aux muscles du bras. À sa face postérieure existe une gouttière, où passe le nerf radial plaqué directement contre l'os (lésion possible du nerf dans les fractures de l'os) ;

→ une extrémité inférieure qui comporte deux surfaces articulaires, l'une interne en forme de poulie, la trochlée, articulaire avec le cubitus, l'autre externe, sphérique, le condyle, articulaire avec le radius. De part et d'autre de ces surfaces se trouvent deux saillies d'insertions musculaires, l'épicondyle en dehors et l'épitrochlée en dedans.

L'avant-bras. Le squelette de l'avant-bras est formé par deux os : le radius en dehors et le cubitus en dedans.

Le **cubitus** présente :

→ une extrémité supérieure présentant deux faces articulaires : la plus grande d'entre elles la grande cavité sigmoïde du cubitus, s'articule avec la trochlée humérale ; elle est limitée par deux apophyses, l'olécrane en arrière et l'apophyse coronoïde en bas et en avant. La plus petite des surfaces articulaires, la petite cavité sigmoïde du cubitus, est située sur le côté externe de l'apophyse coronoïde et s'articule avec le pourtour de la tête du radius ;

→ une diaphyse sur laquelle s'insèrent les muscles de l'avant-bras ;

→ une extrémité inférieure présentant une saillie arrondie, la tête du cubitus qui s'articule avec l'extrémité inférieure du radius, et une apophyse, l'apophyse styloïde du cubitus qui donne insertion à des ligaments de l'articulation du poignet.

Le **radius** présente :

→ une extrémité supérieure avec :

> un renflement cylindrique, la tête du radius qui s'articule par sa face supérieure excavée avec le condyle de l'humérus et par son pourtour avec la petite cavité sigmoïde du cubitus ;

- une portion rétrécie, le col du radius qui supporte la tête ;
- à la base du col, une saillie, la tubérosité bicipitale, sur laquelle s'insère le biceps ;

→ une diaphyse sur laquelle s'insèrent des muscles de l'avant-bras ;

→ une extrémité inférieure avec :

- en dedans une surface articulaire avec la tête du cubitus, c'est la petite cavité sigmoïde du radius ;
- en dehors une apophyse saillante, l'apophyse styloïde du radius, qui donne insertion à des ligaments de l'articulation du poignet ;
- à sa face inférieure une surface articulaire avec le carpe.

Le radius et le cubitus sont réunis l'un et l'autre par deux articulations, supérieure et inférieure, et par une membrane fibreuse qui les réunit sur toute la hauteur de leurs diaphyses, la **membrane interosseuse**. Ces deux os sont mobiles l'un par rapport à l'autre, le radius pouvant tourner autour du cubitus ; ce mouvement est appelé mouvement de pronosupination ; l'avant-bras est dit en supination lorsque, sur le sujet au garde-à-vous, la paume de la main regarde en avant ; il est dit en pronation lorsqu'elle regarde en arrière *(figures 49 et 49 bis)*.

La main. Le squelette de la main est constitué par 27 os que l'on divise en trois parties : le carpe, le métacarpe et les phalanges.

Le **carpe**, ou squelette du poignet, est formé par huit os disposés en deux rangées :

→ la rangée supérieure comprend de dehors en dedans : le scaphoïde, le semi-lunaire, le pyramidal, le pisiforme ;

→ la rangée inférieure comprend de dehors en dedans : le trapèze, le trapézoïde, le grand os, l'os crochu.

Le **métacarpe**, ou squelette de la paume de la main, est formé par cinq os longs, les métacarpiens, articulés en haut avec le carpe et en bas avec les phalanges. Le premier métacarpien (métacarpien du pouce) jouit d'une mobilité particulière qui permet à ce doigt des mouvements très étendus.

Les **phalanges**, squelette des doigts, sont au nombre de deux pour le pouce et de trois pour les autres doigts.

Membre inférieur

Comme le membre supérieur, le squelette du membre inférieur est divisé en quatre parties : la ceinture pelvienne qui rattache ce membre au tronc, la cuisse, la jambe et le pied *(figure 50)*.

La ceinture pelvienne. Elle est constituée par le sacrum en arrière et par les deux os iliaques latéralement et en avant.

Nous avons déjà étudié le sacrum. Celui-ci s'encastre entre les deux os iliaques, avec lesquels il s'articule par deux surfaces : les **surfaces auriculaires**.

L'**os iliaque** est un os plat, de forme complexe, et qui résulte de la soudure de trois os distincts chez l'embryon : l'ilion, l'ischion et le pubis. Il présente à étudier :

→ une face externe divisée elle-même en trois parties :

- une partie supérieure, large, l'aile iliaque, où s'insèrent les muscles fessiers ;
- une partie moyenne occupée par une surface articulaire qui répond au fémur. Cette surface articulaire de forme hémisphérique porte le nom de cavité cotyloïde : sa partie périphérique en forme de croissant est en contact avec la tête du fémur, sa partie centrale rugueuse est l'arrière-fond ;
- une partie inférieure occupée par un large orifice ovalaire, le trou ischio-pubien ou obturateur. Chez le vivant, il est obturé par une membrane (membrane obturatrice) et par des muscles (muscles obturateurs) et livre passage par un orifice étroit aux vaisseaux et au nerf obturateurs ;

→ une face interne divisée en deux parties :

- la limite entre ces deux parties est formée par une crête saillante, la ligne innominée ;
- au-dessus de cette ligne, l'os est évasé et forme la fosse iliaque interne. Tout à fait en arrière, il s'articule avec le sacrum par la surface auriculaire ;
- au-dessous de cette ligne, nous retrouvons le trou obturateur et son cadre osseux ;

→ quatre bords : le bord supérieur (crête iliaque) est palpable sous la peau ; le bord antérieur est largement échancré ; le bord postérieur est échancré et se termine en bas par une volumineuse saillie, la **tubérosité ischiatique** ; le bord inférieur enfin présente tout à fait en avant une surface articulaire ovalaire, la **symphyse pubienne**, par laquelle les deux os iliaques s'articulent entre eux.

L'union du sacrum et des deux os iliaques forme le bassin osseux. Celui-ci revêt la forme d'un entonnoir largement ouvert et évasé vers le haut, plus étroit au contraire vers le bas. La partie évasée constitue le **grand bassin**, la partie étroite le **petit bassin**. La limite entre ces deux segments est formée par la ligne innominée des deux os iliaques et en arrière par une crête saillante du sacrum, l'ensemble formant le détroit supérieur.

La cuisse. Le squelette de la cuisse est formé par un seul os, le **fémur**. Celui-ci présente :

→ une extrémité supérieure avec :

- une surface articulaire répondant à la cavité cotyloïde de l'os iliaque ; cette surface de forme sphérique, la tête fémorale, est supportée par une partie rétrécie, le col du fémur (zone de grand intérêt chirurgical en raison de la fréquence des fractures à ce niveau) ;
- à la base du col, à sa jonction avec la diaphyse, existent deux grosses apophyses où s'insèrent de nombreux muscles : le **grand** et le **petit trochanters** ;

→ une diaphyse, très solide, de forme sensiblement triangulaire à la coupe, avec un bord postérieur particulièrement saillant en raison du nombre et de l'importance des insertions musculaires à ce niveau ; ce bord est la ligne âpre du fémur ;

→ une extrémité inférieure présentant trois surfaces articulaires :

- une antérieure pour la rotule : c'est la **trochlée** ;
- deux postérieures pour le tibia : ce sont les **condyles**, interne et externe. Les deux condyles sont séparés l'un de l'autre par une profonde échancrure, l'échancrure intercondylienne.

Signalons ici la **rotule**, petit os aplati, situé dans l'épaisseur même du tendon du quadriceps, en avant de la trochlée fémorale avec laquelle elle s'articule.

La jambe. Le squelette de la jambe est formé par deux os : le tibia en dedans et le péroné en dehors.

Le **tibia** présente :

→ une extrémité supérieure présentant deux surfaces articulaires, les cavités glénoïdes externe et interne qui s'articulent chacune avec le condyle fémoral correspondant. Entre les deux cavités glénoïdes se trouve un petit massif osseux en saillie, l'épine tibiale, sur lequel s'insèrent des ligaments de l'articulation du genou ;

→ une diaphyse, de forme triangulaire à la coupe, avec un bord antérieur particulièrement saillant, nettement palpable sous la peau, la crête tibiale, dont l'extrémité supérieure se renfle et forme la tubérosité antérieure du tibia ;

→ une extrémité inférieure qui présente : à sa face externe une surface articulaire pour le péroné ; à sa face inférieure une surface pour le tarse ; enfin, elle se prolonge en dedans par une saillie osseuse, la malléole tibiale ou malléole interne.

Le **péroné** présente :

→ une extrémité supérieure avec : un renflement, la tête du péroné articulée avec le tibia, supportée par une portion rétrécie, le col du péroné ;

→ une diaphyse avec plusieurs crêtes très saillantes marquées par des insertions musculaires ;

→ une extrémité inférieure, articulaire avec le tibia, et formant également une forte saillie, la malléole péronière ou malléole externe.

Le tibia et le péroné sont réunis l'un à l'autre par deux articulations, supérieure et inférieure, et par une membrane fibreuse qui les réunit l'un à l'autre sur toute la hauteur de leurs diaphyses, la **membrane interosseuse**.

Le pied. Le squelette du pied est constitué par 26 os que l'on divise en trois parties : le tarse, le métatarse et les phalanges.

Le **tarse** est formé par sept os :

→ les deux os situés en arrière forment le tarse postérieur ; ce sont : le calcanéum, ou os du talon, et l'astragale qui s'articule en haut avec les os de la jambe et en bas repose sur le calcanéum ;

→ les autres os forment le tarse antérieur ; ce sont : le scaphoïde, le cuboïde et trois cunéiformes.

Le **métatarse** est formé par cinq métatarsiens. Le premier est le plus volumineux, il est dépourvu de toute mobilité par rapport aux autres.

Les **phalanges** forment le squelette des orteils. Il existe deux phalanges pour le gros orteil, et trois pour chacun des autres orteils.

Cette étude nous montre une homologie parfaite entre les deux membres supérieur et inférieur, le nombre de leurs segments, la disposition de leur squelette étant semblable pour chacun d'eux.

Nomenclature

La nomenclature anatomique internationale prévaut actuellement pour l'enseignement de l'anatomie et les exposés des travaux d'anatomie. Elle a changé le nom de plusieurs pièces du squelette. Les nouvelles dénominations sont :

Au niveau du crâne

Os lacrymal (= unguis), **os zygomatique** (= malaire), **mandibule** (= maxillaire inférieur).

Au membre supérieur

Scapula (= omoplate), **ulna** (= cubitus), **lunatum** (= semi-lunaire), **capitatum** (= grand os).

Au membre inférieur

Os coxal (= os iliaque), **fibula** (= péroné), **talus** (= astragale), **calcaneus** (= calcaneum), **os naviculaire** (= scaphoïde).

[chapitre 4]

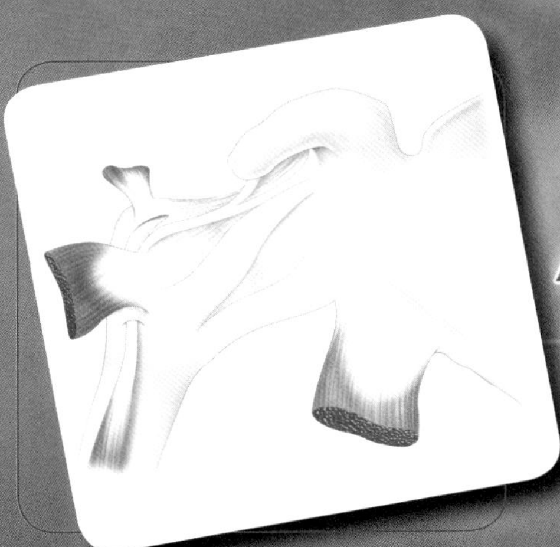

ARTHROLOGIE

L'arthrologie est l'étude des articulations.

On nomme articulation ou jointure l'union entre elles des différentes pièces du squelette, cette union pouvant être plus ou moins serrée selon l'articulation considérée.

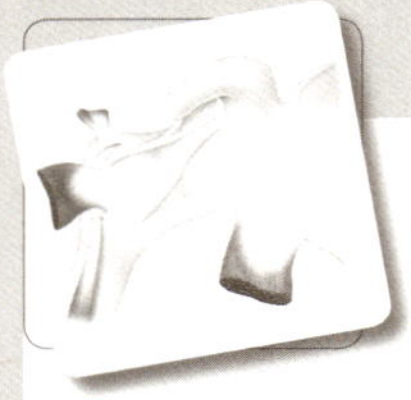

Classification des articulations

Selon l'étendue de leur mobilité, on divise les articulations en trois catégories :

→ les articulations mobiles ou diarthroses ;

→ les articulations semi-mobiles ou amphiarthroses ;

→ les articulations immobiles ou synarthroses.

Étude des différents types d'articulations

Les synarthroses

Les synarthroses ou articulations fixes, sont simplement des engrènements d'os voisins : le type en est représenté par les sutures qui relient entre eux les os du crâne.

Les amphiarthroses

Ce sont des articulations très peu mobiles, dans lesquelles deux surfaces osseuses sont unies par des trousseaux fibreux très courts n'autorisant que des déplacements réduits : par exemple, les disques intervertébraux.

Les diarthroses

Ce sont les articulations les plus typiques, et ce sont elles surtout que nous aurons en vue dans cette étude. Chaque diarthrose est constituée par des surfaces articulaires réunies par des moyens d'union (capsule et ligaments) et mobiles l'une par rapport à l'autre, grâce à un organe de glissement (la synoviale).

Surfaces articulaires

Ce sont les zones au niveau desquelles deux os voisins entrent en contact. Sur l'os sec, les surfaces articulaires apparaissent lisses ; sur l'os frais, elles sont recouvertes d'une couche plus ou moins épaisse de cartilage, le **cartilage articulaire**. Le cartilage articulaire est lisse, poli, souple, extensible et compressible, ce qui lui permet de supporter sans dommage des pressions importantes ; c'est grâce à lui que s'effectue de façon harmonieuse le jeu de chaque jointure ; toute altération de ce cartilage (rhumatisme par exemple) entraîne de graves troubles dans le fonctionnement de l'articulation. Histologiquement, le cartilage articulaire est formé de cellules arrondies, les cellules cartilagineuses ou **chondrocytes**, noyées dans une substance interstitielle constituée d'une substance chimique spéciale, la **chondrine** *(figure 51)*.

La forme des surfaces articulaires est variable et permet de classer les diarthroses en six variétés différentes *(figure 52)* :

→ les **énarthroses**, ou articulations à surfaces sphériques, dans lesquelles les surfaces sont deux segments de sphère, l'un concave, l'autre convexe (exemple : l'épaule ou la hanche) ;

→ les **condyliennes**, dans lesquelles une surface articulaire en forme d'ellipsoïde convexe s'emboîte dans un ellipsoïde concave (exemple : l'articulation radio-carpienne) ;

→ les articulations par **emboîtement réciproque** où chacune des surfaces présente une forme complexe, concave suivant un axe, convexe suivant l'autre, à la façon d'une selle (exemple : l'articulation trapézo-métacarpienne du pouce) ;

→ les **trochléennes**, où l'une des surfaces est en forme de poulie, avec une gorge ; dans cette gorge glisse la crête d'une surface en dos-d'âne qui s'enroule autour de la poulie (exemple : l'articulation huméro-cubitale au niveau du coude) ;

→ les **trochoïdes**, où l'une des surfaces a la forme d'un cylindre plein tournant sur son axe et répondant à un segment de cylindre concave (exemple : l'articulation radio-cubitale supérieure) ;

→ les **arthrodies** qui sont des articulations à surfaces planes, ne permettant que des mouvements de glissements (exemple : l'articulation acromio-claviculaire).

Dans un certain nombre d'articulations, les dimensions ou les courbures d'une des surfaces en présence ne répondent pas exactement aux dimensions ou aux courbures de l'autre surface. La congruence entre les deux surfaces est alors rétablie par des formations fibro-cartilagineuses, auxquelles on donne le nom de bourrelets ou de ménisques.

Les **bourrelets** sont des anneaux de tissu fibreux implantés à la périphérie d'une surface articulaire, destinés à en augmenter l'étendue ou la profondeur, dont l'une des faces adhère à l'os et dont l'autre est revêtue de cartilage articulaire (exemple : le bourrelet glénoïdien de l'omoplate).

Les **ménisques** ont le même rôle, mais ils sont simplement interposés entre les deux surfaces articulaires et n'adhèrent à aucune d'elles (exemple : les ménisques du genou) *(figure 53)*.

Les bourrelets et les ménisques sont fixés, par leur périphérie, à la face profonde de la capsule articulaire.

Moyens d'union

Au niveau de chaque articulation, les surfaces osseuses en présence sont maintenues en contact par une capsule articulaire et par des ligaments.

La **capsule** est un manchon fibreux étendu d'un os à l'autre. Elle s'insère sur les extrémités osseuses, au voisinage des surfaces articulaires et entoure complètement celles-ci. Son épaisseur et sa laxité varient d'une articulation à l'autre et dépendent de la mobilité de l'article : plus la capsule est large, plus le jeu de la jointure est ample.

La capsule est renforcée à certains endroits par des trousseaux fibreux denses et résistants, auxquels on donne le nom de **ligaments**. Certains ligaments ne sont que des zones épaissies de la capsule articulaire et sont indissociables de celle-ci ; d'autres ligaments sont bien individualisés et sont indépendants de la capsule ; d'autres, enfin, dépendent des tendons qui s'insèrent au voisinage de l'articulation.

Organe de glissement

Il est représenté par la **synoviale**. C'est une membrane mince qui s'insère au pourtour des surfaces cartilagineuses et qui tapisse la face profonde de la capsule articulaire. Elle forme ainsi avec les surfaces cartilagineuses une cavité close, la **cavité articulaire**.

La cavité articulaire contient une petite quantité de liquide clair, visqueux, filant, le liquide synovial ou **synovie** ; ce liquide est sécrété par la synoviale. Il joue le rôle de lubrifiant et facilite les mouvements des surfaces articulaires l'une par rapport à l'autre.

En certains endroits, la synoviale est exubérante et forme des franges synoviales ; les **franges synoviales** viennent combler les vides qui se produisent entre les surfaces articulaires au cours des mouvements de la jointure.

Au voisinage de l'articulation existent parfois des organes de glissement facilitant le jeu des tendons sur le plan squelettique. On leur donne le nom de **bourses séreuses**. Ces bourses sont le plus souvent autonomes, mais peuvent communiquer avec la cavité articulaire.

[Exemple d'articulation

Nous décrirons en détail l'articulation de l'épaule ou articulation scapulo-humérale. Celle-ci unit l'humérus à l'omoplate *(figure 54)*.

Surfaces articulaires

Ce sont :

→ en dehors, la **tête humérale**, arrondie, de forme sphérique, supportée par une zone rétrécie, le col anatomique de l'humérus ;

→ en dedans, la **cavité glénoïde** de l'omoplate, située à l'angle externe de cet os. La cavité glénoïde est de forme ovalaire ; elle est concave, cette concavité répondant à la convexité de la tête humérale. Le fait essentiel est que la cavité glénoïde est beaucoup plus petite que la tête humérale ; sa surface et sa profondeur sont augmentées par un bourrelet fibro-cartilagineux implanté à la périphérie de la cavité glénoïde, le **bourrelet glénoïdien**. La disproportion qui existe entre les surfaces articulaires explique que l'épaule soit douée de mouvements très étendus dans tous les plans de l'espace.

Moyens d'union

La capsule articulaire s'insère :

→ en dedans, à la périphérie du bourrelet glénoïdien et sur la partie voisine de l'omoplate ;

→ en dehors, sur toute l'étendue du col anatomique de l'humérus.

La capsule forme un manchon fibreux entourant complètement les extrémités articulaires en présence. Elle est relativement lâche, ce qui explique également la grande amplitude des mouvements de l'article.

La capsule est renforcée par plusieurs ligaments :

→ les ligaments antérieurs sont au nombre de trois ; on leur donne le nom de ligaments **gléno-huméraux** supérieur, moyen et inférieur. Ils sont étendus du bord antérieur de la cavité glénoïde à la face antérieure du col anatomique de l'humérus. Ils sont confondus avec la capsule dont ils ne représentent que des zones particulièrement épaisses ;

→ le ligament supérieur est, contrairement aux précédents, distinct de la capsule à laquelle il n'adhère pas. Il porte le nom de ligament **coraco-huméral**. Il est étendu de l'apophyse coracoïde au col anatomique de l'humérus, près de la coulisse bicipitale.

Enfin, de nombreux muscles péri-articulaires viennent renforcer la capsule et peuvent être considérés comme de véritables moyens d'union, au même titre que la capsule et les ligaments. Ce sont : en avant le **sous-scapulaire**, en arrière le **sous-épineux** et le **petit rond**, en haut le **sus-épineux**, en bas le **triceps**. Un tendon possède un trajet particulier, c'est le tendon de la longue portion du biceps qui traverse la partie supérieure de l'articulation à l'intérieur de la capsule, puis en sort, accompagné par un prolongement de la synoviale.

Moyens de glissement

La synoviale s'insère au pourtour des surfaces articulaires cartilagineuses et tapisse la face profonde de la capsule.

De nombreuses bourses séreuses facilitent le glissement des tendons péri-articulaires sur le plan capsulaire. Beaucoup d'entre elles communiquent avec la synoviale articulaire à travers des brèches de la capsule.

Physiologie

L'épaule est douée de mouvements très étendus dans tous les plans de l'espace. Ainsi est-elle le siège de mouvements d'**antépulsion** et de **rétropulsion** (projection du bras en avant et en arrière), d'**abduction** et d'**adduction** (écartement et rapprochement du bras du corps), de **rotation externe et interne**, de **circumduction** (combinaison de tous les mouvements précédents). L'amplitude de la mobilité de l'épaule résulte en fait de l'addition des mouvements de l'articulation scapulo-humérale proprement dite et des déplacements de l'omoplate sur le thorax : par exemple, le mouvement global d'abduction du bras a une amplitude totale de 180° (bras à la verticale) dont seulement 90° s'effectuent au niveau de la scapulo-humérale, les 90° restants s'effectuant par bascule de l'omoplate

[chapitre 5]

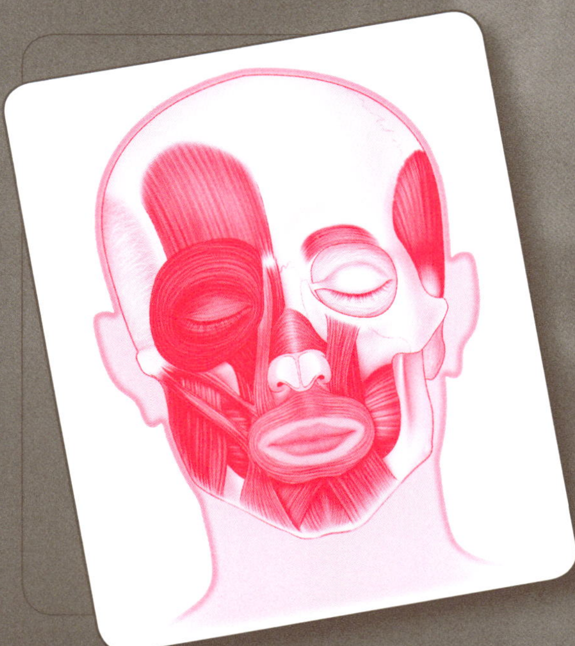

Myologie

La myologie est l'étude des muscles ; ceux-ci sont des organes charnus dont le rôle est, par leur contraction, de mouvoir activement les segments osseux sur lesquels ils s'insèrent ou les viscères auxquels ils sont affectés. Ce sont donc les organes actifs du mouvement.

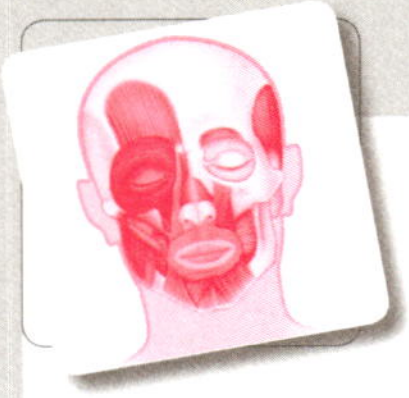

Structure des muscles

Aspect morphologique

On distingue deux grandes variétés de muscles : les muscles striés et les muscles lisses.

Les muscles striés

Ce sont les muscles de la vie de relation. Ils sont en effet innervés par le système nerveux cérébro-spinal et leur contraction est soumise au contrôle de la volonté.

D'une façon générale, chaque muscle strié comporte : une partie moyenne, le corps charnu, et deux extrémités par lesquelles il s'insère.

La forme du **corps charnu** permet de distinguer *(figure 55)* :

→ des muscles **longs** : le corps charnu est ici fusiforme et se termine à chaque extrémité par un tendon fait de fibres conjonctives serrées. Quelquefois, le corps charnu donne naissance à une de ses extrémités à plusieurs tendons ; il est appelé, selon le nombre de ces tendons, muscle biceps, triceps, quadriceps. Parfois, un muscle comporte deux corps charnus bout à bout, réunis par un tendon intermédiaire : il s'agit d'un muscle digastrique ;

→ des muscles **plats** : le corps charnu est ici étalé en éventail et le muscle ne présente pas de tendon à une ou à ses deux extrémités, les fibres musculaires s'insérant directement sur une grande surface ;

→ des muscles **courts** : le corps charnu est très court, les tendons font défaut, les fibres charnues s'insèrent directement ;

→ des muscles **annulaires** : le corps charnu est circulaire et entoure tantôt un orifice naturel (paupières, bouche), on l'appelle alors muscle orbiculaire ; tantôt un viscère creux (urètre, anus), on l'appelle alors sphincter.

Les insertions des muscles striés se font en général sur des saillies de la surface des os (apophyses), mais parfois à la face profonde de la peau (muscles dits peauciers). La façon dont les muscles striés s'insèrent est variable et se fait :

→ tantôt par l'intermédiaire de fibres conjonctives solides, qui font suite aux fibres musculaires et dont l'ensemble forme un tendon ;

→ tantôt, notamment au niveau des muscles larges, par des fibres conjonctives étalées, formant en quelque sorte un tendon aplati, auquel on donne le nom d'**aponévrose d'insertion** ;

→ tantôt enfin par implantation directe des fibres charnues.

Les enveloppes des muscles striés : chaque muscle strié est situé à l'intérieur d'une double enveloppe conjonctive *(figure 75)* :

→ une mince enveloppe, entourant les fibres musculaires, située à leur contact, adhérant à elles et constituant la gaine propre du muscle : c'est le **périmysium** ;

→ une seconde enveloppe, distincte du périmysium, n'adhérant pas aux fibres musculaires ni au périmysium : c'est l'**aponévrose d'enveloppe**. Les aponévroses d'enveloppe séparent les muscles les uns des autres, les séparent des téguments ou des organes.

Les organes de glissement des muscles striés : lorsqu'un tendon coulisse sur un plan squelettique résistant, il se forme entre l'os et lui une **bourse séreuse** destinée à faciliter les mouvements de glissement. Par ailleurs, les tendons de certains muscles sont enveloppés d'une **gaine synoviale** qui facilite la course de ces tendons.

Les muscles lisses

Ce sont des muscles dont la contraction échappe au contrôle de la volonté ; ils sont dits à fonctionnement involontaire. Ils échappent à la commande du système nerveux cérébro-spinal et ne sont soumis qu'aux indications d'une partie spéciale du système nerveux, le **système végétatif**, qui règle le fonctionnement de tous les viscères de l'organisme.

On rencontre en effet les muscles lisses dans : les viscères creux du tube digestif, les voies biliaires, les voies urinaires, les voies respiratoires, l'appareil génital mâle et femelle, les vaisseaux sanguins, les téguments (muscles horripilateurs).

Habituellement grêles et incolores, les muscles lisses sont disposés en nappe dans la paroi des viscères et se présentent sous un aspect rubanné ou annulaire ou bien sous l'aspect d'un muscle creux (utérus).

Étude histologique

L'examen au microscope du tissu musculaire montre que celui-ci est composé de cellules, qu'en raison de leur forme allongée on nomme fibres musculaires. L'aspect des fibres musculaires est différent pour les muscles striés et les muscles lisses.

La fibre musculaire striée

C'est une cellule de très grande dimension (elle peut atteindre en effet 15 cm de long) et cylindrique avec des extrémités arrondies *(figure 56)*.

Comme toutes les cellules, elle présente :

→ le cytoplasme auquel on donne le nom de **sarcoplasme** et qui contient de nombreuses enclaves, notamment des mitochondries ;

→ le cytoplasme est limité par une membrane cellulaire, le **sarcolemme** ;

→ les noyaux sont très nombreux (jusqu'à 100 noyaux pour une même cellule) et disposés à la périphérie de la cellule ;

→ enfin, le cytoplasme contient des éléments particuliers aux cellules musculaires, les **myofibrilles**. Les myofibrilles sont constituées par des faisceaux de longs filaments allongés à l'intérieur de la cellule, tout au long de celle-ci. Chaque myofibrille est formée par la succession régulière de parties claires, les bandes claires ou **bandes I**, et de parties sombres, les bandes sombres ou **bandes A**. Chaque bande I est divisée en deux parties par une strie dense ou **strie Z**. Chaque bande A comprend une partie médiane, H, plus claire que les parties latérales, avec, au milieu de la bande H, une strie dense, M *(figure 58)*. Fait essentiel, cette alternance est la même pour toutes les myofibrilles d'une même fibre, et les bandes claires ou sombres sont exactement au même niveau à l'intérieur d'une même fibre. Chaque cellule possède donc une double striation caractéristique : striation longitudinale due aux myofibrilles disposées côte à côte et striation transversale due à l'alternance des bandes claires et sombres. C'est cet aspect qui a fait donner à ces cellules le nom de fibres musculaires striées. Les études au microscope électronique ont montré que les myofibrilles étaient constituées par la juxtaposition de nombreux filaments ténus ; ceux-ci sont de deux sortes : les filaments épais entrant dans la constitution de la bande A et les filaments fins constituant la bande I. La strie M est formée par un renflement médian des filaments épais, la strie Z par l'interpénétration des filaments fins entre lesquels sont tendus des ponts unitifs *(figure 58)*.

Chaque fibre musculaire reçoit un filet nerveux qui commande ses contractions. Le contact entre fibre nerveuse et fibre musculaire s'effectue en une zone particulière de la cellule musculaire ; on donne à cette zone le nom de **plaque motrice**.

On distingue parmi les fibres musculaires striées deux variétés de fibres : les **fibres rouges**, à sarcoplasme abondant, qui contiennent une grande quantité d'un pigment voisin de l'hémoglobine du sang, la myoglobine, et les **fibres blanches** à sarcoplasme rare, à fibrilles serrées, pauvres en pigment. Ces deux variétés de fibres peuvent d'ailleurs coexister à l'intérieur d'un même muscle. Cette différence de structure correspond à une différence de fonction, la contraction de la fibre rouge étant plus lente que celle de la fibre blanche.

Les fibres striées sont, à l'intérieur du corps charnu du muscle, groupées en faisceaux ; ceux-ci sont séparés les uns des autres par des cloisons conjonctives provenant de l'enveloppe propre du muscle, le périmysium *(figure 57)*. L'activité des fibres striées est très particulière ; elles ont en effet la propriété de se contracter. La contraction est due à des modifications des bandes sombres et claires au niveau des myofibrilles :

→ lors de la contraction, les myofibrilles, et par conséquent les fibres, se raccourcissent : les bandes sombres A ne changent pas de longueur, les bandes claires T raccourcissent et finissent par disparaître lorsque le raccourcissement du muscle atteint 35 % de sa longueur de repos ; simultanément la zone H disparaît et est remplacée par une zone dense. Au-delà de 35 % de raccourcissement, les bandes sombres A se raccourcissent à leur tour. Ces modifications sont dues à l'interpénétration croissante des filaments fins et des filaments épais, qui glissent l'un dans l'autre, tandis que leur longueur reste invariable *(figure 59)* ;

→ lors de l'allongement du muscle à partir de la position de repos, on observe les phénomènes inverses : allongement des myofibrilles par allongement des bandes I, alors que les bandes A gardent une longueur constante. Ici les filaments fins glissent à l'extérieur des filaments épais.

Le fait essentiel est que la contraction de la fibre striée a pour caractère d'être rapide.

La fibre musculaire lisse

C'est une cellule plus petite que la fibre striée : elle est longue de 20 à 500 microns, large de 5 à 20 microns. Elle a la forme d'un fuseau à extrémités effilées *(figure 60)*.

La fibre lisse présente :

→ un cytoplasme, le sarcoplasme, dépourvu de myoglobine ;

→ un noyau unique, alors que la fibre striée contient, rappelons-le, de très nombreux noyaux ;

→ enfin, le cytoplasme contient également des myofibrilles, mais les myofibrilles de la fibre lisse, contrairement à celles de la fibre striée, sont homogènes, dépourvues de toute striation, dépourvues de disques sombres et de bandes claires.

Comme les fibres striées, les fibres lisses ont la propriété de se contracter, mais ici, la contraction a pour caractères essentiels d'être lente et puissante.

Composition chimique des muscles

Les principaux éléments constitutifs des muscles sont les suivants.

L'eau

Elle forme 75 à 80 % de la masse des muscles. La plus grande partie de cette eau est intracellulaire, à l'intérieur des fibres musculaires ; une petite partie se trouve en dehors des fibres musculaires, dans les espaces interstitiels séparant les fibres.

Des éléments minéraux

Ce sont : sodium, potassium, magnésium, calcium, zinc, phosphore (entrant dans la constitution de composés organiques phosphorés : phosphagène, acide adénosine-triphosphorique, hexoses-phosphates).

Des protéines

Au niveau du sarcoplasme ce sont : la myoglobine, pigment rouge très voisin de l'hémoglobine des globules rouges du sang et qui stocke l'oxygène, et des ferments protéiques utilisés au cours du métabolisme.

Au niveau des myofibrilles, trois constituants protéiques spéciaux sont rencontrés :

→ la **myosine**, qui représente 35 à 40 % des protéines du muscle et qui est le constituant essentiel des filaments épais ;

→ l'**actine**, qui constitue 14 % des protéines musculaires et qui est le composant majeur des filaments fins ; l'actine et la myosine peuvent se combiner formant alors l'actomyosine ;

→ enfin la **tropomyosine**, qui forme 4 à 5 % des protéines musculaires.

[Physiologie des muscles

Propriétés biologiques du muscle strié

Les propriétés essentielles du muscle sont : l'excitabilité, la contractilité, l'élasticité et la tonicité.

L'excitabilité

C'est la propriété que possède le muscle de réagir par sa réponse naturelle, la contraction, à toute excitation portée sur lui. Normalement, le muscle est soumis à l'action de son nerf moteur qui lui transmet les influx nerveux générateurs des contractions musculaires. Mais le muscle réagit également à d'autres types d'excitation : mécanique (pincement), thermique, chimique, électrique. Cette propriété est utilisée pour explorer fonctionnellement les muscles, l'électricité étant l'excitant idéal, car on peut à volonté en régler l'intensité et la durée.

Cette excitabilité au courant électrique, comme d'ailleurs à l'influx nerveux, obéit à certaines lois :

→ la contraction n'est obtenue que par des **variations d'intensité** ;

→ elle n'est obtenue que si l'excitation atteint une intensité minimale, les excitations plus faibles n'entraînant pas de réponse de la part du muscle. On donne à cette intensité minimale le nom d'intensité liminaire ou de **seuil d'excitation**, ou encore de **rhéobase** ;

→ une fois le seuil d'excitation atteint, la puissance de contraction de la fibre musculaire reste constante, quelle que soit l'intensité de l'excitation ; la fibre musculaire donne donc d'emblée, en se contractant, son maximum d'efficacité ; c'est la loi dite du **tout ou rien** ;

→ la variation d'intensité (ouverture ou fermeture du courant, décharge d'un condensateur, etc.) susceptible de déclencher une contraction musculaire doit être brusque, d'une intensité et d'une durée de passage suffisantes. Or, il existe un rapport entre la durée de l'excitation et l'intensité liminaire ; ce rapport porte le nom de **chronaxie**, il est absolument constant pour chaque muscle, il est caractéristique du fonctionnement musculaire : un muscle à chronaxie basse est dit rapide, un muscle à chronaxie élevée est dit lent ; en effet, la chronaxie est le temps nécessaire de passage du courant pour obtenir une contraction lorsqu'on excite le muscle avec un courant électrique d'intensité double de la rhéobase.

La contractilité

C'est la faculté que possède le muscle de se raccourcir à toute excitation, donc de rapprocher ses extrémités, et par là de mouvoir les éléments squelettiques où elles sont fixées.

La contraction musculaire est caractérisée au niveau du muscle par : le raccourcissement, l'épaississement, le durcissement de celui-ci.

On étudie la contraction musculaire à l'aide d'un instrument imaginé par Marey et appelé myographe. Le principe du myographe est de solidariser un stylet inscripteur à l'extrémité d'un muscle isolé, l'autre extrémité étant fixée ; le stylet inscrit ses mouvements sur un cylindre enregistreur tournant *(figure 61)*. On obtient ainsi une courbe qui reproduit les variations de longueur du muscle ; cette courbe porte le nom de myogramme.

L'aspect du myogramme varie selon que l'on réalise une excitation unique ou des excitations répétées du muscle *(figure 62)* :

→ excitation unique : elle provoque une **secousse musculaire**. Le myogramme de la secousse musculaire présente différentes phases :

> une phase de **latence**, nécessaire à la mise en route du muscle, celui-ci ne se contractant pas immédiatement après l'excitation électrique ;

> une phase de **contraction**, qui correspond au raccourcissement du muscle ;

> une phase de **relâchement**, plus longue que la précédente, où le muscle reprend sa longueur initiale ;

> enfin après la secousse, la fibre musculaire présente une pause réparatrice, très courte, au cours de laquelle elle est totalement inexcitable ; c'est la phase **réfractaire** qui ne se traduit par aucun accident sur la courbe enregistrée ;

→ excitations en série : l'aspect du myogramme obtenu avec des excitations répétées varie suivant le rythme des excitations :

> série de stimuli à cadence lente : chaque excitation entraîne une secousse autonome ;

> série de stimuli à un rythme tel que chaque excitation atteint la fibre musculaire dans la phase de relâchement de la secousse précédente : le myogramme a alors l'aspect d'une courbe oscillante, à laquelle on donne le nom de **tétanos imparfait** ;

> série de stimuli à une cadence telle que chaque excitation atteint le muscle pendant la phase de contraction de la secousse précédente : on obtient une courbe régulière et sans oscillations, à laquelle on donne le nom de **tétanos parfait**. Les contractions musculaires volontaires au cours du fonctionnement normal du muscle réalisent en fait un tétanos parfait, la seule différence avec l'expérimentation résidant dans le fait que toutes les fibres d'un même muscle ne sont pas excitées à la fois : le tétanos est dit **asynchrone** ;

> répétition d'un stimulus, de façon telle qu'il atteint le muscle dans la phase réfractaire de la secousse précédente : la secousse ne se reproduit pas.

Le muscle strié squelettique comprend deux types de fibres : les fibres **lentes** ou **ST** *(Slow Twitch)* caractérisées par la lenteur de leur contraction et leur pouvoir élevé d'oxydation, et les fibres **rapides** ou **FT** *(Fast Twitch)* à contraction rapide, pouvoir oxydatif moyen et concentration élevée en glycogène. Ces deux types de fibres existent dans tous les muscles mais en proportions variables selon le muscle considéré. Pour un muscle considéré, la répartition change d'un individu à l'autre et semble caractéristique d'un individu donné. La répartition des deux types de fibres est apparemment prédéterminée génétiquement. Sur le plan physiologique, les fibres à contraction lente sont les plus utilisées dans les efforts d'endurance et les fibres à contraction rapide lors d'un exercice maximal intense.

L'élasticité

C'est la propriété que possède le muscle de se laisser allonger par traction et de revenir à sa position première lorsque cesse cette traction.

On dit de cette élasticité qu'elle est parfaite, ce qui veut dire que le muscle revient complètement et totalement à sa position première après allongement et ne présente pas d'allongement résiduel.

L'élasticité joue le rôle d'amortisseur, supprimant les chocs, évitant les accidents, améliorant le rendement et permettant la fusion des secousses musculaires.

La tonicité

C'est la propriété qu'a le muscle vivant, en dehors de tout mouvement actif, de demeurer dans un état de tension, de légère contraction permanente involontaire : c'est le tonus musculaire.

On démontre ce tonus en sectionnant un muscle au repos : ses deux moitiés s'écartent l'une de l'autre, ou en désinsérant une de ses extrémités : le corps charnu se raccourcit et devient globuleux.

Cette propriété dépend étroitement des connexions nerveuses du muscle avec son nerf moteur et la moelle épinière, toute altération de la moelle, du nerf ou toute inaction prolongée du muscle diminuant ou supprimant la tonicité.

Phénomènes biologiques accompagnant la contraction musculaire

La contraction musculaire s'accompagne de phénomènes thermiques, électriques, hormonaux, mécaniques et chimiques.

Phénomènes thermiques

Tout muscle qui se contracte produit de la chaleur : le réchauffement au cours du travail musculaire est un fait de constatation courante.

Il est possible d'enregistrer la chaleur produite au cours du travail musculaire au moyen d'aiguilles thermo-électriques sensibles aux variations de température enfoncées dans le corps charnu d'un muscle et reliées à un galvanomètre enregistreur.

Même au repos, le muscle produit une petite quantité de chaleur (**chaleur de repos**) : environ 10 calories par minute et par kilogramme de muscle. Cette chaleur correspond au métabolisme de repos de la cellule musculaire et s'explique par l'énergie libérée par les réactions mises en jeu pour maintenir constant le milieu intracellulaire, et en particulier sa concentration en ions par rapport au milieu extracellulaire.

Lors de la contraction se produit une augmentation de la production de chaleur par le muscle :

→ une partie de la chaleur produite se dégage rapidement et brutalement pendant la contraction : c'est la chaleur initiale. Celle-ci comporte en réalité différentes composantes : **chaleur d'activation** (mise en action du mécanisme contractile), **chaleur de maintien** de la contraction, **chaleur de raccourcissement**, **chaleur thermo-élastique** ;

→ l'autre partie de la chaleur produite se dégage après la contraction et persiste pendant plusieurs dizaines de minutes après celle-ci : c'est la chaleur retardée, témoin des réactions de restauration.

Phénomènes électriques

À l'état de repos existe une différence de potentiel électrique entre la surface du muscle et l'intérieur du corps charnu. La surface est en effet chargée positivement et l'intérieur négativement. Cette différence de potentiel porte le nom de **potentiel de repos**.

Lorsque le muscle entre en activité, la surface du muscle se charge négativement (variation négative ou dépolarisation), la différence de potentiel entre surface et profondeur diminue et s'inverse : c'est le courant d'action. La dépolarisation est d'abord localisée au voisinage des plaques motrices (endroit où se produit l'excitation du muscle) et, de là, se propage jusqu'aux deux extrémités des fibres musculaires, de façon comparable à la conduction des influx nerveux le long des fibres nerveuses.

Phénomènes hormonaux

Dans les conditions physiologiques normales, la contraction musculaire est déclenchée par la libération au niveau de la plaque motrice (jonction neuromusculaire), lors du passage de l'influx nerveux, d'une substance chimique spéciale appelée médiateur chimique. Pour les muscles striés, le **médiateur chimique** libéré par le neurone est l'**acétylcholine**. C'est l'acétylcholine qui provoque la dépolarisation de la plaque motrice, dépolarisation qui s'étend ensuite de proche en proche à toute la fibre musculaire.

Phénomènes mécaniques

Tout muscle qui se contracte produit un travail, mais deux cas différents sont à envisager :

→ tantôt le muscle qui se contracte, rapproche ses insertions : la contraction est dite alors **isotonique**. Le déplacement des leviers osseux sur lesquels s'insère le muscle constitue un travail **dynamique**. La valeur de ce travail est égale au produit du poids déplacé par le muscle par la hauteur du déplacement de ce poids : $T = P \times H$. Le travail musculaire peut, dans ce cas, être mesuré et enregistré au moyen d'appareils appelés ergographes ou ergomètres, qui permettent également d'étudier l'influence de la répétition des contractions et de la fatigue musculaire ;

→ tantôt les insertions du muscle qui se contracte restent fixes, par exemple dans le fait de porter un objet. Le travail que fournit le muscle est alors un travail **statique**. La contraction dans ce cas est dite **isométrique**. Le travail musculaire peut alors être mesuré au moyen de dynamomètres.

Phénomènes chimiques

La contraction musculaire entraîne une dépense d'énergie au niveau du muscle. Cette énergie est fournie au muscle par des réactions chimiques : en effet, la décomposition des aliments qui sont apportés au muscle par les vaisseaux sanguins nourriciers de celui-ci s'effectue par une série de transformations ou réactions chimiques, dont chacune libère une quantité d'énergie qui va couvrir les dépenses énergétiques provoquées par la contraction musculaire.

Les aliments dont la transformation fournit l'énergie au muscle sont, classiquement, les glucides, aliments énergétiques. En fait, les travaux modernes ont montré le rôle important des lipides et des acides gras dans la contraction musculaire. La proportion dans laquelle chacun de ces carburants est utilisé dépend de l'intensité et de la durée de l'effort. Plus l'exercice est intense, plus la part d'énergie provenant de la combustion des glucides est prépondérante. Ce n'est que pour des exercices de faible et moyenne intensité que les lipides jouent le rôle le plus important. Lors des exercices de très longue durée, ce sont les acides gras qui sont préférentiellement utilisés.

Les réactions chimiques libérant l'énergie nécessaire à la contraction sont très complexes. Plusieurs mécanismes sont sources d'énergie :

→ la **glycolyse** ou dégradation du glycogène aboutissant à la formation d'acide lactique ;

→ les **oxydations** des glucides et surtout des lipides et des acides gras. Ces oxydations se font grâce à l'oxygène dont la diffusion est assurée par la myoglobine ;

→ l'**hydrolyse** des composés phosphorés (phosphagène acide adénosine di- et triphosphorique) libère une quantité importante d'énergie.

Les réactions chimiques s'effectuent en gros en deux phases :

→ une phase dite **phase de contraction** ou **phase anaérobie**, au cours de laquelle on assiste à la dégradation du glycogène et des composés phosphorés ;

→ une phase dite **phase de restauration**, ou **phase aérobie**, au cours de laquelle s'effectue la reconstitution des réserves du muscle : resynthèse du phosphagène et du glycogène.

L'énergie libérée par ces réactions chimiques est transformée par le muscle en énergie mécanique (travail musculaire), en énergie électrique (courant d'action) et en énergie thermique (chaleur).

Physiologie de la fibre musculaire lisse

Le fonctionnement du muscle lisse obéit aux mêmes lois et ses propriétés biologiques sont les mêmes que celles du muscle strié : élasticité, tonicité, excitabilité et contractilité.

Néanmoins, sa contraction est plus lente que celle du muscle strié : la chronaxie est en effet plus longue, la phase de latence de la contraction est plus prolongée, de même que la durée générale de la contraction. En outre, celle-ci s'effectue souvent sous la forme péristaltique, c'est-à-dire par propagation de proche en proche de l'onde contractile (exemple : la contraction intestinale).

Ces faits mis à part, les phénomènes mécaniques, thermiques, électriques et chimiques que nous venons d'étudier à propos du muscle strié sont identiques au niveau du muscle lisse.

Anatomie descriptive des muscles

Le corps humain possède 637 muscles striés, dont sept sont impairs et 315 pairs et symétriques. Nous les étudierons en fonction de la région à laquelle ils appartiennent.

Muscles de la tête

Ils comprennent trois groupes de muscles :

→ les muscles annexés aux organes et viscères de la tête (muscles de l'oreille, de l'œil, du voile du palais, de la langue, du pharynx), dont nous ferons l'étude avec l'appareil auquel ils appartiennent ;

→ les muscles masticateurs ;

→ les muscles peauciers.

Nous n'envisagerons ici que ces deux derniers groupes de muscles.

Muscles masticateurs

Ce sont les muscles **élévateurs de la mâchoire inférieure**. Les muscles abaisseurs de la mâchoire ne sont pas décrits avec les muscles masticateurs, mais font partie du groupe des muscles sous-hyoïdiens *(voir plus loin)*.

Les muscles masticateurs sont au nombre de quatre de chaque côté. Ce sont :

→ le **temporal** : il s'étend de la fosse temporale située sur la face latérale du crâne au maxillaire inférieur en passant en dedans de l'arcade zygomatique ;

→ le **masséter** : il va de l'arcade zygomatique à la face externe de l'angle de la mâchoire ;

→ le **ptérygoïdien externe** et le **ptérygoïdien interne** : ce sont les plus profonds ; ils vont de l'apophyse ptérygoïde du sphénoïde en haut, au maxillaire inférieur en bas

Muscles peauciers

Ce sont des muscles caractérisés par le fait qu'une, voire leurs deux insertions, se font à la face profonde de la peau qu'ils mobilisent ; ils ont pour cette raison un rôle essentiel dans la mimique. Ils contribuent en outre à l'ouverture et à la fermeture des orifices naturels autour desquels ils sont placés et interviennent par conséquent dans la parole, le chant, etc. Enfin, ils sont tous innervés par le nerf facial (7e paire crânienne) *(figure 63)*.

On distingue cinq groupes de muscles peauciers :

→ muscles peauciers du crâne : ce sont l'occipital en arrière et le frontal en avant, réunis l'un à l'autre par une vaste aponévrose, l'aponévrose épicrânienne, qui recouvre la voûte crânienne. Ces muscles mobilisent le cuir chevelu dans le sens antéro-postérieur ; en outre, le frontal est élévateur des sourcils et des paupières supérieures (muscle de l'étonnement) ;

→ muscles peauciers de l'oreille : ce sont les muscles auriculaires ; ils sont rudimentaires chez l'homme ;

→ muscles des paupières et des sourcils : ce sont l'orbiculaire des paupières qui entoure l'orifice palpébral et sert à son occlusion, et le sourcilier situé à la partie interne de la région sus-orbitaire, dont l'action est de froncer les sourcils (muscle de la colère) ;

→ muscles du nez : ils sont au nombre de quatre : le dilatateur de la narine et le transverse du nez qui agrandissent l'orifice narinaire ; le myrtiforme qui le rétrécit ; enfin le pyramidal qui abaisse la peau de la région intersourcilière ;

→ muscles des lèvres et du menton. Ce sont :

- l'orbiculaire des lèvres qui détermine l'occlusion de l'orifice buccal ;
- les releveurs superficiel et profond de l'aile du nez et de la lèvre supérieure, dont le nom indique l'action ;
- le grand et le petit zygomatiques qui portent en haut et en dehors la commissure labiale (muscles de la joie) ;
- le canin élève la lèvre supérieure au-dessus de la canine (muscle de la menace) ;
- le buccinateur joue un rôle dans l'action de siffler, de souffler ;
- le risorius de Santorini : muscle du sourire ;
- le triangulaire des lèvres : abaisse la commissure labiale ;
- le carré du menton et la houppe du menton : muscles abaisseurs de la lèvre inférieure.

Muscles de la région antérieure et latérale du cou

On divise ces muscles en trois groupes : les muscles profonds ou prévertébraux, les muscles des groupes sus- et sous-hyoïdiens, enfin les muscles latéraux du cou.

Muscles profonds ou prévertébraux

Ils sont au nombre de quatre : le grand droit antérieur, le petit droit antérieur, le droit latéral et le long du cou. Ils sont appliqués profondément contre la face antérieure de la colonne.

Ils sont fléchisseurs de la tête. De plus, leur contraction unilatérale contribue à l'inclinaison latérale de la tête.

Muscles sus- et sous-hyoïdiens

Les muscles sus-hyoïdiens sont au nombre de quatre : le stylo-hyoïdien, le digastrique, le mylo-hyoïdien, le génio-hyoïdien. Par leur contraction, ces muscles abaissent la mâchoire inférieure si l'os hyoïde est fixé (mouvement de mastication) ; si c'est le maxillaire inférieur qui est fixé, ils deviennent élévateurs de l'os hyoïde (mouvement de déglutition).

Les muscles sous-hyoïdiens sont également au nombre de quatre : le sterno-cléido-hyoïdien, le sterno-thyroïdien, le thyro-hyoïdien et l'omo-hyoïdien. Ces muscles sont abaisseurs de l'os hyoïde. Ceux qui se fixent sur le cartilage thyroïde contribuent également aux mouvements du larynx (déglutition, respiration).

Muscles latéraux du cou

De la profondeur à la superficie, on distingue dans la région latérale du cou trois plans musculaires superposés *(figure 64)* :

→ le plan des muscles **scalènes** ou muscles latéraux profonds. Les scalènes sont au nombre de trois ; ils s'étendent des vertèbres cervicales à la face externe des deux premières côtes. Leur contraction élève les côtes quand ils prennent leur point fixe sur la colonne cervicale : ils sont alors inspirateurs accessoires ; quand ils prennent leur point fixe sur le thorax, ils inclinent latéralement la tête (contraction unilatérale) ou fixent la colonne cervicale en position rigide (contraction bilatérale) ;

→ le plan du muscle **sterno-cléido-mastoïdien**. C'est un muscle long, dont la saillie est bien visible sous la peau. Il s'étend de l'occipital et de l'apophyse mastoïde du temporal en haut, au sternum et à l'extrémité interne de la clavicule en bas. La contraction unilatérale du muscle entraîne un triple mouvement de la tête : inclinaison de son côté, flexion, rotation du côté opposé (attitude dite du torticolis) : la contraction bilatérale entraîne la flexion de la tête ; enfin, si les deux muscles prennent leur point fixe sur la tête, ils élèvent le thorax et favorisent l'inspiration ;

→ le plan du muscle **peaucier du cou**. C'est un muscle peaucier dont les fibres sont tendues de la peau de la région sus-claviculaire à celle de la face externe du maxillaire inférieur (muscle de la frayeur).

Muscles de la nuque et du dos

Ils sont extrêmement nombreux, mais l'on peut schématiquement en distinguer deux groupes *(figure 65)*.

Les muscles profonds

Ce sont des muscles allongés verticalement le long de la colonne vertébrale et sur toute sa hauteur et qui prennent des insertions sur chacune des vertèbres.

Au niveau de la nuque, ils portent les noms de splénius, complexus, droits postérieurs et obliques de la tête. Au niveau du tronc, ces muscles, appelés muscles spinaux, forment une volumineuse masse musculaire allongée de chaque côté de la ligne des apophyses épineuses, la masse commune.

Ces muscles sont extenseurs du rachis et de la tête. De plus, leur contraction unilatérale provoque l'inclinaison latérale et la rotation de la colonne et de la tête.

Les muscles superficiels

Ce sont, en allant de la profondeur à la superficie :

→ les muscles petits dentelés postérieurs et les rhomboïdes qui recouvrent les muscles précédents ;

→ enfin, les deux muscles les plus superficiels qui recouvrent toutes les couches musculaires précédentes sont :

- le **trapèze** étendu de l'occipital et de la colonne vertébrale sur les trois quarts supérieurs de sa hauteur, à l'épine de l'omoplate et à la clavicule en dehors. Ce muscle est élévateur du moignon de l'épaule quand il prend son point fixe sur le rachis ; il est extenseur de la tête et élévateur du tronc quand il prend son point fixe sur la ceinture scapulaire ;
- le **grand dorsal** étendu de la moitié postérieure de la crête iliaque et de la moitié inférieure de la hauteur de la colonne vertébrale, à l'extrémité supérieure de l'humérus, en contournant la moitié inférieure du thorax. Ce muscle est adducteur et rotateur interne du bras quand il prend son point fixe sur le tronc ; il est élévateur du tronc quand il prend son point fixe sur l'humérus (action de grimper).

Muscles du tronc

Nous envisagerons les muscles du thorax, de la paroi abdominale et les muscles intérieurs du tronc.

Muscles du thorax

Ce sont essentiellement *(figure 66)* :

→ le **grand pectoral** : étendu de la face antérieure de la paroi thoracique en dedans, à l'extrémité supérieure de l'humérus en dehors. Il est adducteur de l'humérus ;

→ le **petit pectoral**, sous-jacent au précédent, est étendu de l'apophyse coracoïde de l'omoplate à la face externe des 3e, 4e et 5e côtes. Il est abaisseur du moignon de l'épaule et inspirateur ;

→ le **sous-clavier** est étendu de la clavicule à la première côte. Il est inspirateur ;

→ le **grand dentelé** est étendu du bord interne de l'omoplate sur toute sa hauteur aux dix premiers arcs costaux, en s'enroulant sur la paroi latérale du thorax. Quand il prend son point fixe sur le thorax, il détermine l'antépulsion du moignon de l'épaule ; quand son point fixe est scapulaire, il devient inspirateur.

Les muscles **intercostaux**, **sur-costaux** et **sous-costaux**, enfin, sont insérés sur les côtes ; ils ferment les espaces compris entre celles-ci. Ce sont des muscles inspirateurs et expirateurs.

Muscles de la paroi abdominale

Les parois antérieure et latérale de l'abdomen sont formées par cinq muscles de chaque côté *(figure 67)* :

→ le **grand droit** de l'abdomen, vertical, s'étend de la partie antérieure et inférieure de la cage thoracique en haut au pubis en bas. Le grand droit est compris à l'intérieur d'une gaine aponévrotique formée par les autres muscles larges de l'abdomen, dont les aponévroses d'insertion enveloppent le muscle. Les deux muscles grands droits sont séparés l'un de l'autre sur toute leur hauteur par une ligne fibreuse extrêmement épaisse qui résulte de l'entrecroisement sur la ligne médiane des fibres aponévrotiques de la gaine des droits ; on donne à cette ligne fibreuse le nom de ligne blanche abdominale ;

→ le **pyramidal** de l'abdomen est un petit muscle situé en avant de la partie inférieure du grand droit et à l'intérieur de sa gaine ;

→ le **grand oblique** est le plus superficiel des muscles larges de l'abdomen. Il s'étend de la partie inférieure de la paroi latérale du thorax à la crête iliaque et à la ligne blanche, en formant la partie antérieure de la gaine du droit. Ses fibres sont obliques en bas et en avant, d'où son nom ;

→ le **petit oblique**, sous-jacent au précédent, monte obliquement en haut et en avant de la crête iliaque au rebord thoracique et à la ligne blanche, en formant également la gaine du droit ;

→ le **transverse** de l'abdomen est le plus profond des muscles larges. Il s'étend transversalement de la colonne lombaire en arrière à la ligne blanche en avant, en formant la partie postérieure de la gaine du droit.

L'action de tous ces muscles est assez comparable. Outre le rôle de protection des viscères abdominaux qu'ils recouvrent, ils compriment par leur contraction ces mêmes viscères et agissent par conséquent au cours de la défécation, de la miction, de l'expiration forcée. En outre, ils sont fléchisseurs du thorax et, par leur contraction unilatérale, déterminent l'inclinaison latérale de celui-ci.

La paroi abdominale présente cependant des points faibles, siège possible de hernies :

→ au niveau de la cicatrice d'implantation du cordon ombilical, l'**anneau fibreux ombilical**, petite déhiscence de la ligne blanche ;

→ à la partie inférieure de la paroi, le **canal inguinal**, canal qui traverse la paroi et qui est emprunté par les éléments du cordon *(chapitre 17)*. Le canal inguinal peut être le siège de hernies inguinales.

Muscles intérieurs du tronc

Le **diaphragme** est un muscle plat qui sépare le thorax de l'abdomen *(figure 68)*. Il s'insère sur tout le pourtour de l'orifice inférieur du thorax (vertèbres lombaires, côtes et cartilages costaux, sternum) ; de là, ses fibres convergent vers une portion tendineuse centrale, le **centre phrénique**. Le diaphragme a la forme d'un dôme à convexité supérieure, mais l'empreinte du cœur située un peu à gauche de la ligne médiane le divise en deux coupoles, droite et gauche. Le diaphragme est au contact, en haut, du cœur, entouré par le péricarde, des poumons entourés par les plèvres ; en bas, du foie, de l'estomac, de la rate. Il est perforé par un grand nombre d'orifices que traversent des organes allant du thorax à l'abdomen et inversement (aorte, veine cave inférieure, œsophage, nerfs pneumogastriques, splanchniques et sympathique, etc.). Innervé par le nerf phrénique, c'est le muscle essentiel de la respiration ; son rôle sera étudié plus en détail dans le chapitre de la physiologie respiratoire *(chapitre 10)*. Outre son rôle respiratoire, sa contraction repousse en bas les viscères abdominaux et joue ainsi un rôle au cours de la défécation, de la miction, etc.

Le **psoas-iliaque** est étendu de la face latérale de la colonne lombaire et de la face interne de l'aile iliaque, à l'extrémité supérieure du fémur, où il se fixe sur le petit trochanter. Il est fléchisseur de la cuisse sur le bassin.

Le **carré des lombes**, enfin, est appliqué contre la paroi postérieure du tronc. Il est étendu de la crête iliaque à la colonne lombaire et à la 12e côte. C'est un muscle expirateur accessoire ; en outre, il incline de son côté la colonne vertébrale.

Muscles du membre supérieur

Selon le segment de membre auquel ils appartiennent, on distingue différents muscles.

Muscles de l'épaule

Le **deltoïde**, dont la saillie donne au moignon de l'épaule sa forme arrondie. Il s'insère en haut sur la clavicule, l'épine de l'omoplate et l'acromion ; en bas sur la face externe de l'humérus. Il est abducteur du bras.

Le **sus-épineux** s'étend de la face postérieure de l'omoplate, au-dessus de l'épine, à la grosse tubérosité de l'humérus. Il est également abducteur du bras.

Le **sous-épineux** et le **petit rond** vont de la face postérieure de l'omoplate, au-dessous de l'épine, à la grosse tubérosité de l'humérus. Ils sont rotateurs externes du bras.

Le **grand rond** va de l'omoplate à la coulisse bicipitale. Il est adducteur et rotateur interne du bras.

Le **sous-scapulaire** va de la face antérieure de l'omoplate à la petite tubérosité de l'humérus. Son action est la même que celle du grand rond.

Muscles du bras

On les divise en deux groupes.

Les muscles de la loge antérieure *(figure 69)*. Ce sont :

→ le biceps brachial qui s'insère en haut par deux tendons sur l'omoplate et en bas par un seul tendon sur la tubérosité bicipitale du radius ;

→ le coraco-brachial, qui va de l'apophyse coracoïde de l'omoplate à l'humérus ;

→ le brachial antérieur, qui s'étend de la face antérieure de l'humérus à l'apophyse coronoïde du cubitus.

Le coraco-brachial propulse l'humérus en avant et en dedans, le biceps et le brachial antérieur sont fléchisseurs de l'avant-bras sur le bras.

Les muscles de la loge postérieure. Ils sont représentés par un muscle unique et volumineux, le **triceps brachial** *(figure 70)*. Ce muscle s'insère en haut par trois chefs, d'où son nom : l'un sur l'omoplate (longue portion du triceps), les deux autres sur la face postérieure de l'humérus (vaste externe et vaste interne). Ces trois chefs se fusionnent en un seul corps charnu qui s'insère en bas par un tendon sur l'olécrane (cubitus). Le triceps est extenseur de l'avant-bras sur le bras.

Muscles de l'avant-bras

Ils sont disposés en trois groupes.

Les muscles de la loge antérieure. Ils sont disposés sur quatre plans superposés, en allant de la superficie à la profondeur *(figure 71)* :

→ le plan superficiel est formé par quatre muscles :

- le grand palmaire, le petit palmaire, le cubital antérieur, tendus de l'épitrochlée au carpe, sont fléchisseurs de la main sur l'avant-bras ;
- le rond pronateur, tendu de l'épitrochlée et du cubitus au radius, est pronateur de l'avant-bras, comme son nom l'indique ;

→ le plan moyen est formé par un seul muscle, le fléchisseur commun superficiel des doigts, qui s'insère en haut sur les deux os de l'avant-bras et se divise en bas en quatre tendons destinés aux quatre derniers doigts ;

→ le plan profond est formé par deux muscles :

- le fléchisseur commun profond des doigts qui s'insère en haut sur le cubitus et se divise en bas en quatre tendons destinés également aux quatre derniers doigts ;
- le fléchisseur propre du pouce s'étend du radius à la dernière phalange du pouce ;

→ le dernier plan est encore plus profond. Il est formé par un seul muscle, le carré pronateur, tendu transversalement entre les extrémités inférieures du cubitus et du radius. Il est pronateur de la main.

Les tendons de tous les muscles fléchisseurs des doigts sont enveloppés dans leur traversée du poignet, de la paume de la main et des doigts par des gaines synoviales qui facilitent leur glissement : gaine radiale pour le fléchisseur du pouce, gaine cubitale pour le fléchisseur de l'auriculaire et les autres tendons au poignet, trois gaines digitales pour les tendons fléchisseurs des doigts moyens au niveau des doigts *(figure 75)*.

Les muscles de la loge externe. Ils sont au nombre de quatre *(figure 72)* :

→ le court supinateur tendu de l'humérus et du cubitus au radius, dont il contourne le col. Il est supinateur ;

→ le long supinateur tendu de l'humérus au radius. Contrairement à son nom, il n'est pas supinateur, mais uniquement fléchisseur de l'avant-bras sur le bras ;

→ le premier et le deuxième radial tendus de l'humérus aux 2e et 3e métacarpiens. Ils sont extenseurs de la main sur l'avant-bras.

Les muscles de la loge postérieure. Ils sont disposés en deux couches *(figure 73)* :

→ la couche superficielle est formée par quatre muscles :

- l'anconé, tendu de l'humérus au cubitus, est extenseur de l'avant-bras ;
- le cubital postérieur, tendu de l'épicondyle au 5e métacarpien, est extenseur de la main ;
- l'extenseur propre du 5e doigt et l'extenseur commun des doigts s'insèrent en haut sur l'épicondyle, en bas sur les trois phalanges des doigts. L'extenseur commun se divise en quatre tendons destinés aux quatre derniers doigts ;

→ la couche profonde est également formée par quatre muscles :

- l'extenseur propre de l'index tendu du radius au squelette de ce doigt ;
- et trois muscles moteurs du pouce : le long abducteur, le court extenseur et le long extenseur du pouce, tendus du squelette antibrachial aux phalanges du pouce.

Muscles de la main

Ils sont disposés en trois groupes *(figures 74 à 76)*.

Le groupe externe ou muscles de l'éminence thénar. Il comprend quatre muscles moteurs du pouce tendus du carpe au squelette de ce doigt. Ce sont : le court abducteur, le court fléchisseur, l'opposant et l'adducteur du pouce.

Le groupe interne ou muscles de l'éminence hypothénar. Il est formé par quatre muscles : le palmaire cutané, muscle peaucier, et trois muscles moteurs du 5e doigt tendus du carpe au squelette de ce doigt ; ce sont le court fléchisseur, l'adducteur et l'opposant du 5e doigt.

Le groupe moyen. Il est formé par :

→ les muscles interosseux dorsaux et palmaires tendus des métacarpiens aux phalanges et fermant les espaces compris entre les métacarpiens ;

→ les muscles lombricaux annexés aux tendons fléchisseurs des doigts.

Muscles du membre inférieur

Selon le segment de membre auquel ils appartiennent, on distingue différents muscles.

Muscles du bassin

Ils comprennent deux groupes *(figure 77)* :

→ le groupe des muscles **fessiers**. Ce sont, de la superficie à la profondeur, le grand fessier, le moyen fessier et le petit fessier, tendus de l'aile iliaque et du sacrum au grand trochanter et à la ligne âpre du fémur. Ils sont extenseurs et abducteurs de la cuisse sur le bassin. Ils sont extrêmement développés chez l'homme, ce qui est dû à la station debout ;

→ le groupe des muscles **pelvi-trochantériens**, tendus, comme leur nom l'indique, du squelette du bassin (ou pelvis), sacrum et os iliaque, au grand trochanter. Ce sont : le pyramidal du bassin, l'obturateur interne, les jumeaux supérieur et inférieur, l'obturateur externe et le carré crural. Tous ces muscles sont rotateurs externes de la cuisse.

Muscles de la cuisse

Ils sont disposés en trois groupes.

Les muscles de la loge antérieure. Ce sont *(figure 78)* :

→ le couturier, muscle très long, étendu de l'os iliaque à l'extrémité supérieure de la face interne du tibia et croisant en écharpe la face antérieure de la cuisse. Il est fléchisseur et rotateur externe de la cuisse ;

→ le quadriceps crural est, comme son nom l'indique, formé de quatre chefs à son extrémité supérieure ; ces quatre chefs sont : le droit antérieur inséré sur l'os iliaque, le crural, le vaste externe, le vaste interne, tous trois insérés sur le fémur. Ces quatre chefs se réunissent et forment un tendon unique, volumineux, le tendon du quadriceps qui s'insère sur le bord supérieur de la rotule. Celle-ci est fixée par sa pointe au tibia par d'autres fibres tendineuses qui continuent la direction des fibres du quadriceps ; ces fibres forment le ligament rotulien ;

→ le tenseur du fascia lata est tendu de l'os iliaque à l'aponévrose d'enveloppe de la cuisse. Il est légèrement fléchisseur de la cuisse.

Les muscles de la loge interne. Tous les muscles de la loge interne de la cuisse sont adducteurs de la cuisse. Ce sont :

→ le pectiné, le moyen adducteur, le petit adducteur, le grand adducteur, tous quatre tendus du pubis et de la branche ischio-pubienne à la ligne âpre du fémur ;

→ le droit interne, tendu du pubis à l'extrémité supérieure du tibia. Il est non seulement adducteur de la cuisse, mais aussi fléchisseur de la jambe.

Les muscles de la loge postérieure. Ils portent également le nom de muscles ischio-jambiers, car ils s'insèrent en haut sur la tubérosité ischiatique et en bas sur l'extrémité supérieure des deux os de la jambe. Ils sont à la fois extenseurs de la cuisse sur le bassin et fléchisseurs de la jambe sur la cuisse. Ce sont : le demi-membraneux, le demi-tendineux et le biceps crural *(figure 79)*.

Muscles de la jambe

Ils sont également disposés en trois groupes.

Les muscles de la loge antérieure. Ce sont *(figure 80)* :

→ le jambier antérieur, tendu du tibia au tarse antérieur. Il fléchit le pied sur la jambe ;

→ l'extenseur commun des orteils et l'extenseur propre du gros orteil tendus du péroné au squelette des cinq orteils. Tous deux sont extenseurs des orteils ;

→ le péronier antérieur, tendu du péroné au 5ᵉ métatarsien. Il fléchit le pied sur la jambe.

Les muscles de la loge postérieure. Ils comprennent deux couches musculaires *(figure 81)* :

→ une couche superficielle formée par un seul muscle, le triceps sural. Celui-ci est formé à son extrémité supérieure par trois chefs : deux insérés sur le fémur, les jumeaux externe et interne, un inséré sur le tibia, le soléaire. Ces trois chefs se réunissent en un tendon commun volumineux, le tendon d'Achille, qui se fixe en bas sur le calcanéum. Le triceps est extenseur du pied sur la jambe ;

→ une couche profonde formée par :

- le poplité tendu du fémur au tibia, qui est fléchisseur de la jambe ;
- le jambier postérieur tendu du tibia au tarse antérieur. Il est extenseur du pied sur la jambe ;
- le fléchisseur commun des orteils et le fléchisseur propre du gros orteil, tendus de la face postérieure des deux os de la jambe aux phalanges des cinq orteils. Ils sont fléchisseurs des orteils.

Les muscles de la loge externe. Ils sont au nombre de deux :

→ le long péronier latéral inséré en haut sur le péroné et qui, en bas, croise le bord externe du pied, puis toute la plante du pied, pour se terminer sur le premier métatarsien. Il éverse la voûte plantaire en dehors et maintient par son tonus la concavité de la voûte plantaire ;

→ le court péronier latéral est tendu du péroné en haut au 5ᵉ métatarsien en bas. Il éverse la plante du pied en dehors.

Muscles du pied

Muscle de la face dorsale du pied. Il n'en existe qu'un, le pédieux, qui s'insère en arrière sur le calcanéum et en avant se divise en quatre tendons destinés aux quatre premiers orteils. Il est extenseur de ceux-ci *(figure 82)*.

Muscles de la face plantaire du pied. Comme au niveau de la main, ils sont disposés en trois groupes *(figure 83)* :

→ un groupe interne formé par les muscles moteurs du gros orteil. Ils sont tendus du tarse aux phalanges du gros orteil. Ce sont : l'adducteur, le court fléchisseur et l'abducteur du gros orteil. Leur dénomination indique leur rôle physiologique ;

→ un groupe externe formé par les muscles moteurs du 5ᵉ orteil qui sont tendus du tarse au squelette de ce doigt. Ce sont l'adducteur, le court fléchisseur et l'opposant du 5ᵉ orteil, ainsi nommés en raison de leur action ;

→ un groupe moyen formé par :

- des muscles interosseux dorsaux et plantaires et des muscles lombricaux, dont la disposition est la même que celle des muscles homologues de la main ;
- deux muscles courts, la chair carrée de Sylvius et le court fléchisseur plantaire, tendus du calcanéum au squelette des quatre derniers orteils. Ils sont tous deux fléchisseurs des orteils.

[chapitre 6]

Le système nerveux

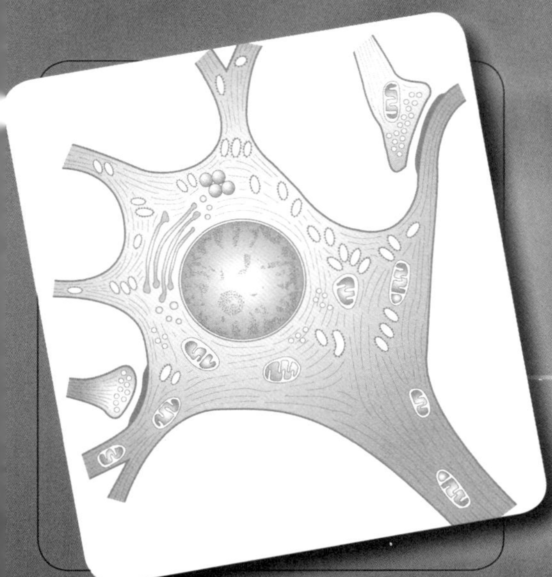

Le système nerveux est, comme tous les autres organes, composé d'une infinité de cellules de formes et de fonctions spéciales. Ces cellules, hautement différenciées, portent le nom de cellules nerveuses ou de neurones.

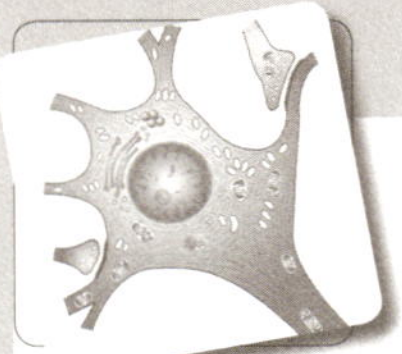

La cellule nerveuse ou neurone

La cellule nerveuse est formée par une partie principale, le corps de la cellule, duquel sont issus des prolongements *(figures 84 et 85)*.

Le corps de la cellule nerveuse

Structure

Comme pour toute cellule, le corps du neurone comprend un cytoplasme et un noyau.

Le cytoplasme est limité par une membrane cytoplasmique. Il contient des filaments que l'on met en évidence par des colorations spéciales et que l'on appelle des neuro-fibrilles. Il contient en outre de nombreuses enclaves (surtout lipidiques) et un organe spécial formé de corpuscules dont le nombre, la forme et la situation varient suivant la fonction de la cellule ; ce sont les **corps de Nissl**.

Le noyau ne présente pas de particularités de structure par rapport aux autres cellules. Il est limité par une membrane nucléaire et contient chromatine et nucléoles.

Forme

La forme du corps du neurone est cependant variable suivant la région, mais assez constante dans une région déterminée : cellules piriformes au niveau du cervelet, cellules pyramidales au niveau de l'écorce cérébrale.

Taille

Elle varie également de 4 à 130 microns.

Les prolongements de la cellule nerveuse

Ils sont constants. C'est en effet grâce à ses prolongements que la cellule nerveuse entre en contact avec les organes qu'elle innerve ou avec les autres neurones. La cellule nerveuse présente deux sortes de prolongements : les dendrites et l'axone.

Les dendrites

Ce sont des prolongements implantés sur le corps cellulaire qui se présentent sous forme d'arborisations fines et courtes, disposées irrégulièrement et se terminant en de très nombreuses ramifications.

Le nombre des dendrites varie selon chaque type de cellule, certaines possédant plusieurs dendrites, d'autres n'en possédant qu'un seul.

Le fait essentiel à connaître est que les dendrites, qui sont conducteurs de l'influx nerveux, ne peuvent, dans les conditions physiologiques normales, conduire cet influx que dans un seul sens, de l'extrémité des arborisations du dendrite vers le corps de la cellule (direction dite **cellulipète**). Le sens de conduction de l'influx différencie les dendrites de l'axone.

L'axone

On lui donne également le nom de cylindraxe. Le cylindraxe se présente sous forme d'une tige allongée, de surface lisse, de calibre invariable. Il n'existe qu'un seul axone par cellule nerveuse, alors qu'il peut exister plusieurs dendrites. L'axone est parfois très court, mais sa longueur est parfois considérable : pour les nerfs périphériques par exemple, le neurone moteur est situé au niveau de la moelle épinière et la terminaison de son cylindraxe au niveau de la plaque motrice du muscle qu'il innerve, ce qui représente un trajet long parfois de plusieurs décimètres. Le cylindraxe se termine comme les dendrites par des arborisations irrégulières et ramifiées.

Ici encore, le fait essentiel à retenir est que le cylindraxe, tout comme les dendrites, ne peut conduire les influx nerveux que dans un seul sens : du corps de la cellule nerveuse vers les arborisations terminales de l'axone (direction dite **cellulifuge**).

Les différents types de cellules nerveuses

La disposition des dendrites et des axones permet de distinguer trois grands types de cellules nerveuses *(figure 86)*.

Les cellules multipolaires

Ce sont celles qui possèdent plusieurs dendrites abordant le corps du neurone par des pôles différents, d'où leur nom.

Les cellules bipolaires

Ce sont celles qui possèdent un seul dendrite et un axone abordant le corps du neurone, chacun par un pôle différent.

Les cellules unipolaires

Ce sont des neurones qui possèdent également un seul dendrite et un seul axone, mais avant d'aborder le corps du neurone, le dendrite et l'axone s'accolent l'un à l'autre sur une courte distance et n'abordent le corps du neurone que par un seul de ses pôles.

Les fibres nerveuses

Les prolongements des neurones, dendrite ou axone, ne sont pas nus dans l'organisme, mais sont pourvus d'enveloppes, et l'on donne le nom de fibre nerveuse à l'ensemble d'un prolongement et de ses enveloppes. Celles-ci peuvent être de deux types :

→ la **gaine de myéline** : elle est faite d'une substance spéciale, la myéline riche en lipides. La gaine de myéline est discontinue et subit par places des étranglements (étranglements de Ranvier) ;

→ la **gaine de Schwann** est une enveloppe mince et ininterrompue. Elle est formée par de très petites cellules spéciales (cellules névrogliques ou cellules de Schwann) qui assurent la nutrition de la fibre nerveuse. Les axones sont situés à l'intérieur du cytoplasme des cellules de Schwann dans lequel ils sont invaginés. La surface des cellules de Schwann est revêtue d'une membrane basale continue qui passe sans s'interrompre d'une cellule de Schwann à l'autre.

On donne le nom de :

→ **fibres myélinisées** à celles qui possèdent les deux gaines. La myéline leur donne un aspect nacré. Les nerfs que forment ces fibres myélinisées sont les nerfs blancs dont le type est représenté par les nerfs périphériques. Les fibres myélinisées forment aussi la substance blanche, ensemble des fibres qui unissent les uns aux autres les centres nerveux de la moelle épinière et du cerveau ;

→ **fibres amyéliniques** à celles qui sont dépourvues de gaine de myéline et ne possèdent qu'une gaine de Schwann. Les nerfs qu'elles constituent ont un aspect terne, d'où le nom de nerfs gris qu'on leur donne : le type des nerfs gris est représenté par les fibres du système nerveux végétatif.

La structure intime de ces deux sortes de fibres est différente :

→ fibres amyéliniques *(figure 87)* : chaque cellule de Schwann contient plusieurs axones. Les axones sont entourés par la cellule de Schwann dont la membrane cellulaire forme à l'intérieur du cytoplasme une invagination dans laquelle est logé l'axone. Celui-ci paraît ainsi appendu à la surface de la cellule de Schwann par un prolongement de la membrane cellulaire appelé mésaxone. Il n'y a cependant aucun contact direct entre l'axone et le cytoplasme de la cellule de Schwann, ces deux éléments restant séparés l'un de l'autre par la membrane propre de l'axone et par la membrane de la cellule de Schwann qui sont toujours séparées par un espace de largeur constante ;

→ fibres myélinisées *(figure 88)* : ici, il n'existe qu'un seul axone par cellule de Schwann. Les études au microscope électronique ont montré que la gaine de myéline est formée de lamelles concentriques enroulées en spirale régulière. Ici encore l'axone est entouré par un prolongement de la membrane cellulaire, le mésaxone, qui le relie à la membrane de la cellule de Schwann. Mais au cours du développement embryologique *(figure 89)*, le mésaxone s'allonge considérablement et s'enroule en spirale autour de l'axone ; l'accolement des différents tours de spire forme la gaine de myéline définitive : ceci explique sa disposition en lamelles concentriques. Et finalement, il ne persiste de part et d'autre de la spirale ainsi constituée qu'une petite partie individualisée du mésaxone : le mésaxone externe qui unit la gaine de myéline à la membrane de la cellule de Schwann et le mésaxone interne qui unit l'axone à la gaine de myéline.

Les connexions des cellules nerveuses

Le tissu nerveux est formé d'un nombre considérable de neurones juxtaposés. Ces neurones sont articulés : entre eux, avec des cellules sensibles et avec des cellules musculaires. On donne le nom de synapses à ces différents types d'articulations.

Articulations des neurones entre eux. La synapse se fait habituellement entre la terminaison ramifiée d'un axone et l'extrémité d'un dendrite. À ce niveau, les filets nerveux sont simplement juxtaposés, contigus ; il n'y a pas de continuité de fibres d'une cellule à l'autre *(figure 90)*.

Articulations des neurones avec les cellules sensibles. Ce sont des cellules spécialisées dont le rôle est de percevoir les excitations reçues par l'organisme (excitations tactiles, visuelles, sonores) et de les transformer en influx nerveux qui seront transmis aux centres. Les cellules sensibles existent partout dans l'organisme. Elles s'articulent chacune avec un dendrite.

Articulations des neurones avec les cellules musculaires. Elles s'effectuent au niveau d'une partie spéciale de la fibre musculaire, la plaque motrice *(chapitre 5)*, où se terminent les ramifications des axones.

Physiologie du neurone

Biologie du neurone

Le fonctionnement du neurone nécessite l'intégrité anatomique de celui-ci, à la fois du corps cellulaire et de ses prolongements.

Après section d'une fibre nerveuse, la partie du neurone séparée du corps de la cellule, qu'il s'agisse d'un dendrite ou d'un axone, perd toutes ses propriétés. Elle subit en même temps de graves altérations anatomiques : résorption des neurofibrilles, fragmentation et disparition de la gaine de myéline avec persistance de la gaine de Schwann. L'ensemble de ces altérations porte le nom de dégénérescence wallérienne. En revanche, la partie du prolongement restée en contact avec le corps du neurone se gonfle et se met à proliférer et les fibres tendent à repousser et à régénérer les fibres sectionnées : cette régénération ne peut avoir lieu que si les fibres en voie de prolifération rencontrent les gaines de Schwann vides du segment dégénéré ; dans ce cas, elles les réhabitent progressivement et y cheminent à une vitesse moyenne de 1 mm par jour, jusqu'à régénération complète de la fibre sectionnée. Si les fibres en voie de prolifération ne rencontrent pas les gaines de Schwann du bout dégénéré, la prolifération se fait de manière anarchique et désordonnée et aboutit à la formation d'un névrome.

Propriétés physiologiques du neurone

Les propriétés essentielles sont l'excitabilité et la conductibilité.

L'excitabilité

Comme les fibres musculaires, les fibres nerveuses sont excitables par différents types d'excitation : mécaniques, thermiques, chimiques, électriques. Cette excitabilité obéit aux mêmes lois que pour la fibre musculaire :

→ excitabilité par les variations d'intensité du courant électrique ;

→ nécessité d'une intensité liminaire ;

→ loi du tout ou rien ;

→ rapport entre la durée et l'intensité de l'excitation, et en particulier existence d'une chronaxie.

À l'état normal, l'excitant de la fibre nerveuse est l'influx nerveux, né soit dans une cellule sensible, soit dans un centre nerveux.

La conductibilité

C'est la propriété que possède le neurone de conduire l'influx nerveux. Cette propriété obéit à des lois :

→ loi de la **conduction sans décrément** : l'influx nerveux ne subit aucune diminution d'intensité en cours de route ;

→ loi de l'**intégrité de l'organe** : nous en avons fait mention en étudiant la dégénérescence wallérienne ; la fibre doit être anatomiquement intacte pour transmettre l'influx ;

→ loi de la **conduction isolée** : chaque fibre fonctionne pour son propre compte et ne mélange jamais ses influx avec ceux des fibres voisines et parallèles ;

→ enfin le fonctionnement normal de la fibre nerveuse n'entraîne en elle aucune fatigue.

La vitesse à laquelle l'influx progresse le long des fibres nerveuses est constante, spécifique pour chaque fibre et voisine de 100 m par seconde. Cette vitesse, très différente de celle du courant électrique (300 000 km/s), montre que l'influx nerveux n'est pas assimilable à un courant électrique, comme on l'a cru parfois.

Le sens de l'influx :

→ sur une fibre isolée, l'influx peut cheminer aussi bien dans un sens que dans l'autre : loi de la **conductibilité indifférente** ;

→ sur le neurone en place, la transmission de l'influx ne peut se faire que dans un seul sens : de l'extrémité des dendrites vers le corps du neurone (direction cellulipète), du corps du neurone vers l'axone (direction cellulifuge). Ceci est dû à la polarisation des synapses, phénomène qui fait qu'à leur niveau, le passage ne peut se faire que de l'axone vers le dendrite.

Mécanisme de la transmission synaptique

Nous avons vu plus haut qu'au niveau des synapses, les fibres nerveuses sont simplement contiguës et qu'il n'y a pas de continuité de fibres d'une cellule nerveuse à l'autre. Le passage de l'influx d'une cellule à l'autre s'effectue donc selon un mode particulier. Deux théories du mode de transmission ont été émises :

→ une théorie physique faisant appel à la notion de chronaxie : l'influx ne pourrait se transmettre d'une cellule à l'autre que si elles possèdent toutes deux la même chronaxie (**isochronisme**) ; en cas de discordance des chronaxies (**hétérochronisme**), le passage serait impossible ;

→ une théorie chimique faisant appel à la notion de **médiateurs chimiques** : les terminaisons de l'axone ont la propriété de sécréter sous l'influence de l'influx des substances chimiques, les médiateurs chimiques, capables d'exciter les dendrites du neurone suivant. Ces médiateurs sont : l'**acétylcholine** pour les fibres du système nerveux de la vie de relation et certaines fibres végétatives et la **noradrénaline** pour le reste des fibres végétatives.

Phénomènes accompagnant le fonctionnement du neurone

Ils sont comparables à ceux que nous avons rencontrés au cours du fonctionnement musculaire. On rencontre ainsi :

→ des phénomènes thermiques : production de chaleur ;

→ des phénomènes chimiques : réactions chimiques énergétiques ;

→ des phénomènes électriques enfin : disparition momentanée de la charge d'électricité positive de la surface du nerf (**variation négative**) qui se transmet le long du nerf : il y a donc passage d'une **onde de dépolarisation** le long des fibres nerveuses, lors de la transmission de l'influx.

Sensibilité à l'anoxie

Le neurone est, de toutes les cellules de l'organisme, la plus sensible à l'interruption de la circulation artérielle. Les neurones de l'écorce cérébrale en particulier sont frappés de mort après quatre minutes seulement d'arrêt circulatoire. Ceci explique l'urgence de la réanimation cardiaque chez les sujets atteints d'arrêt cardiaque. Lorsque la reprise de l'activité cardiaque a été trop tardive, la mort définitive du cerveau survient alors que les fonctions vitales (respiration, battements cardiaques, circulation) peuvent se poursuivre normalement. Cet état est désigné sous le nom de **mort cérébrale** ou **coma dépassé**.

Constitution du système nerveux

Le système nerveux préside au fonctionnement de tous les appareils de l'économie humaine. Il comprend deux parties bien différentes :

→ le système nerveux **cérébro-spinal** ou système de la **vie de relation**. La vie de relation est l'ensemble des actes qui nous mettent en rapport avec le monde extérieur. Le système nerveux cérébro-spinal présidera donc à nos relations avec le monde extérieur et nous permettra de : penser, agir, entendre, voir, sentir, etc. On l'appelle aussi système volontaire, car il agit sous l'influence de notre volonté ;

→ le système nerveux **végétatif** dirige notre vie végétative. On appelle vie végétative l'ensemble des phénomènes nécessaires à l'entretien de la vie. C'est donc le système végétatif qui maintiendra constant notre milieu intérieur, qui assurera le fonctionnement de nos glandes, de nos viscères, etc. Le système nerveux végétatif est involontaire : il est en effet soustrait à l'influence de notre volonté, aussi est-il appelé également système nerveux autonome.

Le système nerveux cérébro-spinal

Le système nerveux cérébro-spinal, comme nous venons de l'indiquer, coordonne toutes nos activités conscientes et volontaires. Il est formé par :

→ des **centres nerveux** : les centres nerveux sont des groupements de neurones répartis dans la moelle épinière et le cerveau qui reçoivent les excitations venues du monde extérieur, en assurent la perception et commandent la réponse de l'organisme. C'est donc au niveau des centres nerveux que s'élabore notre activité nerveuse volontaire. Il existe de nombreux centres nerveux ; ils sont groupés dans la moelle et le cerveau et leur ensemble constitue la **substance grise** ;

→ des **voies d'association** entre ces différents centres. Ceux-ci ne sont, en effet, pas isolés, mais réunis les uns aux autres par des fibres nerveuses auxquelles on donne le nom de fibres d'association et dont l'ensemble constitue la substance blanche.

L'ensemble des centres nerveux et des voies d'association constitue le système nerveux central.

Le système nerveux central est relié aux organes périphériques, sensitifs ou moteurs, par des fibres nerveuses blanches, dont la réunion forme les nerfs périphériques. L'ensemble des nerfs périphériques constitue le système nerveux périphérique.

Le système nerveux cérébro-spinal présente donc à étudier deux parties : le **système nerveux central** et le **système nerveux périphérique**.

Le tableau ci-dessous schématise la constitution du système nerveux cérébro-spinal.

Le système nerveux central

Le système nerveux central comporte deux parties : la moelle épinière, logée dans le canal rachidien et l'encéphale, logé dans la boîte crânienne.

La moelle épinière

Logée dans le canal médullaire de la colonne vertébrale, elle s'étend de la base du crâne jusqu'à la hauteur de la deuxième vertèbre lombaire.

Configuration extérieure. Elle se présente sous forme d'une tige longue de 45 cm environ, large de 1 cm, à peu près cylindrique, avec deux renflements, l'un cervical, l'autre lombaire, qui correspondent aux points d'émergence des nerfs destinés aux membres supérieur et inférieur *(figure 91)*.

De chaque côté, la moelle épinière donne naissance à 31 paires de racines nerveuses, les racines rachidiennes. Chaque paire de racines rachidiennes est formée par : une racine antérieure, motrice, et une racine postérieure, sensitive. Les racines antérieure et postérieure de chaque paire s'unissent l'une à l'autre et constituent un nerf, le nerf rachidien. Il existe donc de chaque côté de la moelle épinière 31 nerfs rachidiens : 8 nerfs cervicaux, 12 nerfs dorsaux, 5 nerfs lombaires, 5 nerfs sacrés, 1 nerf coccygien.

Conformation intérieure. Sur une coupe transversale, la moelle apparaît centrée par un canal étroit le canal de l'épendyme. Elle présente une zone de substance grise et une zone de substance blanche *(figure 92)*.

La substance grise est constituée par les centres nerveux de la moelle. Elle a la forme d'un H irrégulier, constitué de chaque côté par deux cornes :

→ une corne antérieure où sont groupées les cellules motrices des muscles ;

→ une corne postérieure où arrivent les cylindraxes des neurones sensitifs et où se groupent des neurones de relais qui vont diffuser les influx.

Entre les deux cornes, se trouve une zone intermédiaire, contenant des centres nerveux appartenant au système végétatif.

La substance blanche entoure complètement la substance grise. Elle est formée par des fibres d'association reliant les centres nerveux médullaires entre eux et aux centres encéphaliques. La présence des cornes de substance grise divise la substance blanche en trois faisceaux ou cordons : antérieur, latéral et postérieur, de chaque côté.

Physiologie de la moelle épinière. La moelle épinière a un double rôle. D'une part, par sa substance grise, elle est le siège d'une activité des centres nerveux médullaires : cette activité autonome est représentée par des actes simples, les réflexes. D'autre part, par sa substance blanche, elle transmet les influx à distance et notamment vers les centres supérieurs : c'est donc un organe conducteur.

La moelle, centre réflexe – Les réflexes sont l'expression la plus simple de l'activité nerveuse. Ils représentent la réponse automatique de l'organisme à une excitation donnée. Le schéma du réflexe le plus simple est le suivant *(figure 93)* :

→ un influx sensitif, né au niveau d'une cellule sensible, chemine le long du nerf rachidien, puis de sa racine postérieure ;

→ au niveau de la racine postérieure, se trouve le ganglion rachidien, formé par la réunion des corps des neurones sensibles. Jusqu'au ganglion rachidien, l'influx a suivi les dendrites de ces neurones sensibles ;

→ à partir du ganglion, l'influx emprunte le cylindraxe de ces neurones sensibles qui va jusqu'à la corne postérieure de la moelle ;

→ à ce niveau, ces cylindraxes s'articulent avec les dendrites d'un neurone intercalaire, dont le cylindraxe va jusqu'à la corne antérieure où il s'articule avec un neurone moteur ;

→ l'influx suit alors ce neurone moteur dont le cylindraxe, empruntant le trajet du nerf rachidien, va porter à la périphérie une réponse motrice en réponse à l'incitation sensitive.

La disposition des trois neurones (sensitif, intercalaire, moteur) qui fonctionnent au cours du réflexe constitue l'**arc réflexe élémentaire**. En fait, bien souvent, un neurone sensitif s'articule avec plusieurs neurones intercalaires, ce qui explique que la réponse motrice puisse diffuser lorsque l'excitation sensitive augmente d'intensité. On dit alors que le réflexe est **polysynaptique**.

Système nerveux cérébro-spinal	Système nerveux central	Système nerveux + voies d'association	– Encéphale – Moelle épinière
	Système nerveux périphérique	Nerfs périphériques	– Crâniens – Rachidiens

Selon l'origine des réflexes, on distingue :

→ les réflexes **extéroceptifs**, nés de sources extérieures et à point de départ cutané. Ils représentent une réaction de défense contre une possibilité de nuisance et sont appelés réflexes **nociceptifs** ;

→ les réflexes **proprioceptifs**, venus des muscles et déclenchés par leurs propres modifications ;

→ les réflexes **intéroceptifs** (ou visséroceptifs), à point de départ viscéral.

Selon le type de réponse, on distingue deux groupes principaux de réflexes, les réflexes en flexion et les réflexes d'étirement :

→ les réflexes **en flexion**, provoqués par une stimulation de la peau déterminent le retrait en flexion du membre. Il s'agit de réflexes polysynaptiques ;

→ les réflexes d'**étirement** ont un point de départ musculo-tendineux. Ils se traduisent par le fait que le brusque allongement d'un muscle entraîne, par voie réflexe, la contraction de ce même muscle : c'est ce que l'on appelle le réflexe myotatique. Les organes récepteurs sensitifs à l'origine de ce réflexe sont situés dans une formation particulière située à l'intérieur du muscle, le fuseau neuro-musculaire, d'où partent les fibres sensitives véhiculant les influx nés de l'excitation de ce fuseau. Chaque fuseau est constitué par 4 à 12 fibres musculaires présentant à leur partie moyenne deux types de récepteurs sensitifs, les formations annulo-spiralées et les fibres en bouquet. Les fibres sensitives issues de ces récepteurs gagnent la moelle où elles font relais avec les fibres motrices efférentes qui viennent se terminer sur les plaques motrices des fibres musculaires du fuseau. L'ensemble des fibres sensitives issues du fuseau neuro-musculaire et des fibres motrices, qui y aboutissent, constitue un arc réflexe typique.

Les réflexes, quels qu'ils soient, ont un certain nombre de caractères communs :

→ l'intensité liminaire est l'intensité minimale que doit avoir une excitation sensible pour entraîner une réponse motrice : au-dessous d'un certain seuil, aucune réponse n'est observée ;

→ le temps de latence sépare l'excitation sensible de la réponse motrice. Ce temps correspond au parcours de l'influx dans les voies nerveuses et au franchissement des synapses. Le temps de latence est d'autant plus long que le nombre de synapses franchies est plus élevé ;

→ la période réfractaire est une période où aucune réponse n'est observée : si on effectue des excitations répétées en un même point, après chaque réponse motrice existe une période réfractaire très courte qui correspond a une pause réparatrice ;

→ la facilitation est un phénomène qui s'observe après des excitations répétées : le temps de latence diminue comme si la route était plus facile à parcourir ;

→ la sommation temporelle s'observe également après des excitations répétées : par répétition des excitations, on peut obtenir une réponse pour une excitation dont l'intensité aurait été trop faible pour entraîner seule une réponse ;

→ la sommation spatiale est l'apparition d'une réponse motrice à deux excitations dont chacune est d'intensité trop faible pour entraîner à elle seule une réponse : si les deux excitations sont portées en même temps sur deux points voisins, la réponse est obtenue ;

→ l'unilatéralité de la réponse est habituelle, la réponse motrice se faisant du côté de l'excitation sensible.

L'activité réflexe ne comprend pas uniquement une contraction musculaire en réponse à une excitation sensitive. Elle comporte également :

→ une action inhibitrice au niveau des muscles antagonistes de celui qui se contracte ; ce phénomène entre dans le cadre de la loi de l'**adaptation** à un but (la réponse motrice tend à éviter l'agent traumatisant) ;

→ une activation de l'ensemble des muscles qui ont une action synergique, sur une articulation par exemple (loi de l'**adaptation** à un but) ;

→ une éventuelle mise en jeu à distance de muscles ayant une action complémentaire au niveau d'articulations voisines (loi de l'**irradiation**).

Ces différentes actions sont réalisées grâce aux connexions à plusieurs étages que forment les neurones intercalaires.

Dans les cas habituels cependant, la réponse réflexe reste localisée au segment de membre ayant subi l'excitation (loi de l'unilatéralité de la réponse). Exceptionnellement, la réponse s'étend aux autres muscles du corps (loi de la généralisation).

L'activité réflexe de la moelle a une portée fonctionnelle très générale :

→ elle représente l'essentiel des mécanismes de défense de l'organisme contre les stimuli nocifs ;

→ elle intervient dans le maintien et le contrôle du tonus musculaire ;

→ elle tient sous sa dépendance le contrôle de la posture, en particulier en assurant par les réflexes d'étirement, l'action des muscles qui s'opposent à la pesanteur ;

→ elle intervient, de la même façon, dans la coordination des mouvements (marche, course, etc.).

L'activité réflexe de la moelle est à son tour sous l'influence des centres nerveux supérieurs : substance réticulée du tronc cérébral, cervelet, thalamus, cortex cérébral.

L'examen des réflexes a, en neurologie, une importance primordiale. On recherche habituellement les modifications de deux types de réflexes :

→ les réflexes tendineux (la percussion d'un tendon entraîne la contraction du muscle correspondant). Au membre supérieur, on étudie les réflexes bicipital, tricipital, stylo-radial et cubito-pronateur. Au membre inférieur, on étudie les réflexes rotulien, achilléen et médio-plantaire ;

→ les réflexes cutanés (réponse motrice à une excitation cutanée). Les réflexes cutanés les plus étudiés sont les réflexes cutanés abdominaux, crémastérien, anal et cutané plantaire.

La moelle, organe conducteur – À l'état normal, le fonctionnement de la moelle épinière est soumis à l'influence des centres nerveux encéphaliques sus-jacents qui le régularisent. La moelle est reliée à ces centres par des voies d'association : les unes, les voies sensitives, transmettent à l'encéphale les influx sensitifs venus de la périphérie ; les autres, les voies motrices, reçoivent de l'encéphale et transmettent à la moelle les influx moteurs. L'ensemble des voies sensitives et des voies motrices forme la substance blanche *(figure 94)*. Il existe également des voies d'associations spino-spinales entre les différents étages de la moelle.

Les voies sensitives sont classées suivant le lieu d'origine des influx. On distingue ainsi :

→ la sensibilité **extéroceptive**, venant des téguments et des muqueuses et assurant la perception des sensations tactiles, et thermo-algésiques ; elle est transmise au cortex cérébral par les faisceaux de Déjerine ;

→ la sensibilité **proprioceptive** ou sensibilité profonde venant des os, des articulations et des muscles ; elle assure la perception des sensations posturales ; elle est transmise au cerveau par les faisceaux de Goll et Burdach (sensibilité consciente) et au cervelet par les faisceaux de Flechsig et de Gowers (sensibilité inconsciente).

Signalons ici que la sensibilité intéroceptive, venant des viscères est transmise d'une part par la voie des nerfs crâniens, en particulier le nerf pneumogastrique (dont les fibres sensitives ne traversent pas la moelle), d'autre part par la voie des nerfs splanchniques (dont les fibres sont seules à traverser la moelle).

Les voies sensitives sont croisées, c'est-à-dire que les influx nés d'une moitié, droite ou gauche, du corps suivent des fibres qui croisent la ligne médiane au niveau de la moelle et aboutissent à l'encéphale du côté opposé à leur origine *(figure 95)*.

Les voies sensitives se terminent au niveau de la circonvolution pariétale ascendante du cerveau. Au cours de leur trajet ascendant, les fibres des différents faisceaux sensitifs vont faire relais, en particulier au niveau du thalamus, avant de gagner l'écorce cérébrale. Mais, à tous les niveaux, des fibres sensitives gagnent les centres nerveux sous-corticaux, apportant les informations sensibles à tous les centres si bien qu'une partie seulement des voies sensitives atteint l'écorce cérébrale.

Les **voies motrices** sont nombreuses, car il est des voies de la motilité volontaire, de la motilité automatique, des voies de coordination des mouvements *(figure 96)*.

Le **faisceau pyramidal** est la voie motrice principale ou voie de la motricité volontaire. Issu de la circonvolution frontale ascendante du cerveau, le faisceau pyramidal descend dans le tronc cérébral puis la moelle épinière pour aboutir à la corne antérieure de la moelle épinière où il fait relais avec le neurone moteur périphérique.

Le **système extrapyramidal** est formé de fibres nerveuses d'association unissant les noyaux gris centraux à l'écorce cérébrale et à la moelle épinière au niveau de laquelle il entre en connexion avec le neurone moteur périphérique.

Le **système cérébelleux** joue un rôle moteur dans la régulation du tonus et la coordination des mouvements. Les afférences sensitives du système cérébelleux aboutissent à l'écorce cérébelleuse. Les efférences vont d'une part gagner les centres sus-jacents (thalamus et cortex cérébral), d'autre part rejoindre le neurone moteur périphérique par les faisceaux rubro-spinal, vestibulo-spinal et réticulo-spinal. Comme le système extrapyramidal, le système cérébelleux est formé de neurones d'association intercentrale et non pas de voies directes à un seul neurone.

D'une façon générale, les voies motrices sont croisées, en particulier la voie pyramidale, et par conséquent la moitié droite du cerveau commande à la moitié gauche du corps *(figure 96)*. Toutes les voies motrices aboutissent au niveau de la corne antérieure de la moelle où elles s'articulent avec le neurone moteur périphérique qui commande le muscle strié. Ce neurone moteur périphérique constitue donc la **voie finale commune** où cheminent tous les influx moteurs, ceux venus des centres haut situés ayant priorité sur ceux des centres sous-jacents.

Les **voies d'association spino-spinales** sont disséminées sur toute la hauteur de la substance grise de la moelle. Elles occupent dans chacun des cordons blancs de la moelle tout ce qui n'appartient pas aux faisceaux sensitifs ou moteurs : elles forment ainsi les faisceaux fondamentaux antérieur, latéral et postérieur.

L'encéphale

Logé à l'intérieur de la boîte crânienne, l'encéphale comprend plusieurs parties. Ce sont : le cervelet, le tronc cérébral, le cerveau. Le cervelet et le tronc cérébral sont logés dans la partie postérieure et inférieure du crâne, à laquelle on donne le nom de loge cérébelleuse ; le cerveau est logé dans la partie antérieure et supérieure du crâne, partie la plus vaste, qui forme la loge cérébrale. La loge cérébrale et la loge cérébelleuse sont séparées l'une de l'autre par une cloison formée par les méninges, cloison qui porte le nom de tente du cervelet.

Le tronc cérébral. Il comprend différentes parties *(figure 97)*.

Constitution – Le **bulbe rachidien** prolonge la moelle épinière vers le haut et se présente comme un renflement de celle-ci. Il donne naissance aux quatre dernières paires de nerfs crâniens.

La **protubérance annulaire** ou pont de Varole est située au-dessus du bulbe. Elle est reliée au cervelet par les pédoncules cérébelleux moyens. Elle donne naissance à la 5e paire de nerfs crâniens.

Le bulbe est séparé de la protubérance par le **sillon bulbo-protubérantiel**, d'où émergent les 6e, 7e et 8e paires de nerfs crâniens.

Le tronc cérébral présente en son centre une cavité, qui prolonge vers le haut le canal de l'épendyme : c'est le **4e ventricule** qui se continue à son extrémité supérieure avec l'**aqueduc de Sylvius**.

Structure et physiologie du tronc cérébral – Le tronc cérébral a une structure et des fonctions complexes.

Comme la moelle épinière, le tronc cérébral est formé de deux parties :

→ la **substance grise** formée par les centres nerveux ; contrairement à ce qui se passe au niveau de la moelle, la substance grise n'est pas continue mais morcelée en noyaux isolés ;

→ la **substance blanche**, formée par les voies d'association intercentrales.

Points à retenir – Ce sont les suivants :

→ le tronc cérébral est le lieu d'émergence des nerfs crâniens *(figure 98)*. Les noyaux des nerfs crâniens sont de trois sortes :

- noyaux moteurs disposés en deux colonnes : dorsale (III, IV, VI, XII) et ventrale (V, VII, IX, X, XI) ;
- noyaux sensitifs disposés en trois colonnes situées en dehors des noyaux moteurs : colonne du V, colonne du VII, du IX et du X (noyau du faisceau solitaire), colonne

du VIII (avec trois noyaux cochléaires et deux noyaux vestibulaires) ;

- noyaux végétatifs dont les uns sont viscéromoteurs (noyau pupillaire pour le III, noyau lacrymal pour le VII, noyaux salivaires pour le VII et le IX, noyau cardio-pneumo-entérique pour le X) et dont les autres sont viscéro-sensitifs (noyau rond et noyau sensitif dorsal pour le IX et le X) ;

→ le tronc cérébral est le lieu de passage des grandes voies. Celles-ci forment les faisceaux de la substance blanche et traversent de haut en bas ou de bas en haut le tronc cérébral. Ce sont les voies motrices (pyramidales et extrapyramidales), les voies sensitives avec leurs différents faisceaux et enfin les voies cérébelleuses qui traversent toutes le tronc cérébral ;

→ le tronc cérébral est le siège de formations particulières dont la principale constitue la substance réticulée. Celle-ci est constituée par une coulée de cellules à la partie moyenne du tronc cérébral sur toute sa hauteur. La substance réticulée joue un rôle dans la régulation de la vigilance et du sommeil, dans la régulation du tonus musculaire, dans la régulation sensitivo-sensorielle, dans la régulation végétative ;

→ le tronc cérébral renferme des centres végétatifs situés au niveau du plancher du 4e ventricule et dont l'ensemble constitue le nœud vital de Flourens : centres respiratoire, cardiomodérateur, cardio-accélérateur, vasoconstricteur, vasodilatateur.

Le cervelet. Il est situé sous le cerveau, en arrière du tronc cérébral. Il est relié au cerveau par les deux pédoncules cérébelleux supérieurs, à la protubérance annulaire par les deux pédoncules cérébelleux moyens, au bulbe et à la moelle épinière par les deux pédoncules cérébelleux inférieurs.

Structure – Il est formé par une portion médiane, impaire, le **vermis**, et deux parties latérales, les **lobes latéraux**, situés de part et d'autre du vermis *(figure 99)*.

Comme tous les autres organes du système nerveux central, il comprend des centres nerveux formant la substance grise et des voies d'association formant la substance blanche *(figure 100)* :

→ la substance grise comporte deux parties :

- une couche superficielle, qui recouvre la totalité de la surface du cervelet, formée par des centres nerveux superficiels : c'est l'écorce ou cortex cérébelleux. L'écorce est parcourue par de nombreux sillons, lui donnant un aspect plissé et la divisant en lobes, lobules, lames et lamelles ;
- des éléments profonds, formés par des noyaux de substance grise disséminés dans la substance blanche centrale : ce sont les noyaux gris centraux (noyau du toit dans le vermis, olives cérébelleuses dans les lobes latéraux) ;

→ la substance blanche est située au centre du cervelet. Elle est encore très découpée par les sillons de la surface qui lui donnent un aspect arborescent, d'où son nom d'arbre de vie. Elle est constituée par des fibres blanches d'association.

Voies d'association – Le cervelet reçoit des informations multiples par ses voies afférentes et donne ses ordres par des voies efférentes *(figure 101)*.

Les **voies afférentes** proviennent :

→ de la moelle épinière : les fibres de la sensibilité proprioceptive inconsciente gagnent le cervelet par les faisceaux cérébelleux de Flechsig et de Gowers ;

→ du tronc cérébral : fibres détachées des faisceaux de Goll et Burdach ;

→ du labyrinthe de l'oreille interne après relais au niveau du tronc cérébral ;

→ des noyaux sensitifs des nerfs crâniens ;

→ de l'écorce cérébrale après relais au niveau de la protubérance annulaire.

Les **voies efférentes** partent de l'écorce cérébelleuse et, après relais dans les noyaux cérébelleux puis au niveau du tronc cérébral, gagnent :

→ vers le haut, le thalamus et l'écorce cérébrale (faisceau rubro-thalamo-cortical) ;

→ vers le bas, la moelle et le neurone moteur (faisceau rubro-spinal, vestibulo-spinal et réticulo-spinal).

Toutes les voies efférentes sont directes, c'est-à-dire non croisées, et par conséquent la moitié du cervelet contrôle la moitié du corps située du même côté.

Physiologie – Les rôles du cervelet sont les suivants :

→ rôle dans l'**équilibre et son maintien** : les influx proprioceptifs qu'il reçoit le renseignent à chaque instant sur la position des différents segments du corps les uns par rapport aux autres. Il reçoit également les influx venant des muscles moteurs du globe oculaire et du vestibule de l'oreille interne. Le cervelet synthétise ces différents renseignements et par ses voies efférentes agit sur le tonus des muscles du corps afin de lui conserver son équilibre aussi bien en position immobile (équilibre statique) qu'au cours des mouvements (équilibre dynamique) ;

→ rôle de **contrôle de l'activité cérébrale** : il dose, coordonne et discipline les ordres moteurs donnés par le cerveau et assure ainsi une fonction harmonieuse, par la coordination automatique des mouvements volontaires et semi-volontaires. Chaque moitié, droite et gauche, du cervelet contrôle la moitié du corps située du même côté : on dit que le contrôle cérébelleux est direct, alors que pour le cerveau, comme nous le verrons plus loin, l'activité est croisée.

→ **régulation du tonus musculaire** à partir de ses voies afférentes sensibles proprioceptives (provenant des muscles) et par ses voies efférentes descendantes.

Le dérèglement du cervelet va donc entraîner : de l'hypermétrie (impossibilité de contrôler la portée des mouvements), de l'ataxie (désordre et incohérence des mouvements volontaires), un déséquilibre du corps (démarche d'homme ivre), une hypotonie musculaire, des troubles de la marche, de la parole, de l'écriture (très déformée).

Le cerveau. C'est le plus volumineux des éléments du système nerveux central. Il est constitué par deux éléments latéraux, les **hémisphères cérébraux**, unis l'un à l'autre et aux éléments sous-jacents. Il pèse 1 200 g environ.

Configuration extérieure – Les deux hémisphères cérébraux sont séparés l'un de l'autre par une profonde scissure, la **scissure interhémisphérique**. Au fond de celle-ci, les hémisphères sont reliés l'un à l'autre par le **corps calleux**.

La surface extérieure des hémisphères est parcourue par des sillons profonds, auxquels on donne le nom de scissures. Les scissures divisent le cerveau en plusieurs lobes ; il existe sur chaque hémisphère six lobes : les lobes frontal, pariétal, occipital, temporal, de l'insula et du corps calleux. Les trois principales scissures des hémisphères sont : la scissure de Rolando, la scissure de Sylvius et la scissure perpendiculaire externe. La surface de chaque lobe est parcourue de sillons moins profonds qui limitent entre eux des circonvolutions cérébrales ; chaque circonvolution a été dénommée en fonction de sa situation et du lobe auquel elle appartient *(figures 102 et 103)*.

Conformation intérieure – À l'intérieur du cerveau existent des cavités, les ventricules cérébraux. Ils sont au nombre de trois : un médian, le 3e ventricule, qui communique avec le 4e ventricule par l'aqueduc de Sylvius, et deux latéraux, les ventricules latéraux, en forme de croissant à concavité inférieure et qui communiquent chacun à leur partie antérieure avec le 3e ventricule par les trous de Monro *(figure 104)*.

Ici encore, le cerveau est formé par des centres nerveux dont le groupement forme la substance grise et par des voies d'association dont l'ensemble forme la substance blanche :

→ la **substance grise** comporte, comme pour le cervelet, deux parties *(figure 105)* :

- une couche superficielle recouvrant la totalité de la surface du cerveau : c'est l'écorce ou cortex cérébral ;
- des éléments profonds, les noyaux gris centraux qui comportent de chaque côté : la couche optique ou thalamus, le noyau caudé et le noyau lenticulaire qui forment ensemble le corps strié, le corps de Luys et le locus niger *(figure 106)* ;

→ la **substance blanche** est formée par des fibres d'association unissant entre eux :

- des points différents d'un même hémisphère ;
- un hémisphère à l'autre : corps calleux et trigone ;
- le cortex et les noyaux gris centraux aux centres nerveux sous-jacents : couronne rayonnante et capsule interne.

Enfin, la base du cerveau présente deux petites glandes, appendues au niveau du 3e ventricule : l'épiphyse et l'hypophyse. Nous les étudierons dans le chapitre consacré aux glandes endocrines *(chapitre 18)*.

Physiologie – Nous étudierons successivement la physiologie des différentes parties constitutives de la substance grise cérébrale : cortex, thalamus et corps striés. La substance blanche, comme dans les autres parties du système nerveux central n'a qu'un rôle de transmission et de diffusion des influx.

Le **cortex cérébral** a des fonctions multiples (motrice, sensorielle, sensitive, etc.). Chacune des fonctions du cerveau a son siège dans une zone bien localisée du cortex cérébral : il existe ainsi au niveau du cortex des zones motrices, des zones sensitives, des zones sensorielles, des zones du langage, etc. Malheureusement, un grand nombre des fonctions du cerveau nous sont encore mal connues, ainsi que leur localisation au niveau de l'écorce cérébrale ; de même, le mécanisme intime de la pensée, de l'intelligence, de la mémoire, de la volonté nous est encore totalement inconnu. Aussi n'étudierons-nous ici que les fonctions connues, celles dont la localisation au niveau du cortex est bien précisée *(figure 107)* :

→ la fonction motrice du cortex : centres moteurs, zone motrice. Les centres moteurs des différents segments du corps humain sont échelonnés sans interruption sur toute la hauteur de la circonvolution frontale ascendante de chaque hémisphère ; sur chacune des frontales ascendantes, les centres sont de haut en bas : les centres du membre inférieur, du thorax, du membre supérieur (avec une zone particulièrement étendue pour les mouvements de la main), du cou, de la face, du larynx et du pharynx *(figure 108)*. C'est de cette zone que part le faisceau pyramidal qui assure la transmission des influx réalisant les mouvements volontaires. Le fait que ce faisceau croise la ligne médiane explique qu'un hémisphère cérébral commande la moitié du corps du côté opposé. Toute excitation portée en un point de la zone motrice d'un hémisphère détermine un mouvement du côté opposé ; toute destruction entraîne une paralysie définitive du segment correspondant du corps du côté opposé ;

→ la fonction sensitive du cortex : centres sensitifs, zone sensitive. Les centres sensitifs sont échelonnés sur toute la hauteur de la circonvolution pariétale ascendante suivant une disposition comparable à celle des centres moteurs *(figure 109)*. À ce niveau aboutissent toutes les fibres nerveuses assurant la transmission de la sensibilité consciente après avoir fait relais au niveau du thalamus. Ici encore, la disposition est croisée : un hémisphère reçoit les influx sensitifs venant de la moitié opposée du corps ;

→ les fonctions sensorielles du cortex :

- l'aire visuelle est située dans le lobe occipital ;
- l'aire auditive siège dans le lobe temporal ;
- l'aire olfactive comprend la circonvolution limbique et des éléments entourant le corps calleux ;

→ les centres du langage : quatre centres spéciaux président à la fonction du langage. Ces quatre centres sont situés dans l'hémisphère cérébral gauche chez les droitiers et dans l'hémisphère droit chez les gauchers. Ces quatre centres sont :

- le centre de la compréhension des mots parlés ;
- le centre de la compréhension des mots écrits ;
- le centre du langage parlé ;
- le centre du langage écrit.

Au total, en tenant compte des localisations fonctionnelles connues de l'écorce cérébrale, la fonction des différents lobes du cerveau peut être résumée ainsi :

→ lobe frontal : sa partie antérieure est une zone associative réglant le comportement psycho-affectif. Sa partie postérieure est le centre moteur ;

→ lobe pariétal : c'est le centre sensitif ;

→ lobe occipital : c'est le centre visuel ;

→ lobe temporal : c'est le centre auditif et le centre du langage (pour le lobe temporal gauche) ;

→ carrefour temporo-pariéto-occipital. Cette zone, située à la jonction des trois lobes (temporal, pariétal et occipital), est un centre d'intégration, d'élaboration psychiques et de prise de conscience de sensations.

Le **thalamus**, appelé aussi couche optique, est un organe pair faisant partie des noyaux gris centraux. Chaque thalamus est un volumineux noyau gris situé à la base du cerveau au-dessus de la région des pédoncules cérébraux *(figure 106)*.

Chaque thalamus a une forme ovoïde et est uni à son homologue par une lamelle de substance grise, appelée commissure grise. Les deux thalamus sont situés de part et d'autre de la ligne médiane et de la cavité du 3e ventricule.

Chaque thalamus est constitué par une série de noyaux gris, sensitifs, sensoriels et moteurs qui en font un organe complexe.

Le thalamus intervient dans la plupart des grandes fonctions cérébrales :

→ le thalamus intervient dans les fonctions sensitive, visuelle, auditive et motrice (voie extrapyramidale) car c'est un relais sur l'ensemble de ces grandes voies ;

→ dans la vie végétative, le thalamus intervient car il est relié à l'hypothalamus qui est le centre végétatif de l'organisme ;

→ le thalamus joue un rôle dans la régulation de la conscience et de la vigilance ;

→ le thalamus intervient dans la vie psycho-affective en y intégrant les informations qu'il reçoit ;

→ le thalamus est le régulateur et le synchronisateur de l'activité électrique cérébrale.

Les noyaux gris centraux *(figure 106)* sont toutes les formations grises de la région centrale du cerveau. Outre le thalamus, ce sont :

→ le noyau caudé et le noyau lenticulaire qui forment ensemble le corps strié ;

→ le corps de Luys et le locus niger.

Ces noyaux gris centraux font partie de la voie extra-pyramidale. Ces différents noyaux sont unis entre eux. Chacun d'eux est en relation avec le cortex cérébral en haut et avec la moelle épinière et le neurone moteur en bas.

Les noyaux gris centraux agissent sur l'activité motrice, et plus particulièrement sur la régulation du tonus musculaire et l'élaboration des mouvements automatiques non soumis à la volonté (mouvements de clignements des yeux ou de balancement des bras pendant la marche par exemple).

Au-dessous des noyaux gris centraux et plus précisément au-dessous des noyaux médians du thalamus se trouve une région appelée hypothalamus qui est le grand centre végétatif de l'organisme.

L'**hypothalamus** forme la partie antérieure du plancher du 3e ventricule. Cette région comprend plusieurs noyaux gris : noyau diffus parvo-cellulaire, noyaux supra-optiques, noyaux paraventriculaires, noyaux mamillaires.

L'hypothalamus reçoit des fibres de l'écorce cérébrale, du thalamus, et des voies sensorielles (olfaction, goût, vision, audition) et sensitives. Les fibres efférentes de l'hypothalamus se rendent à l'hypophyse, au thalamus et aux noyaux végétatifs des nerfs crâniens.

Les fonctions de l'hypothalamus sont multiples :

→ il contrôle les fonctions de l'hypophyse ;

→ il règle le système neuro-végétatif et les grandes fonctions (régulation du pouls, de la température, de la pression artérielle, de l'hématopoïèse) ;

→ il intervient dans la régulation des métabolismes : glucides, lipides et surtout métabolisme de l'eau ;

→ il règle le mécanisme des comportements (soif, faim, sommeil, comportement sexuel) ;

→ il intervient dans la mémoire ;

→ il joue un rôle dans les processus psychologiques et affectifs.

Le système nerveux périphérique

Il est formé par l'ensemble des nerfs qui relient le système nerveux central aux organes périphériques sensitifs ou moteurs. Selon leur origine, les nerfs périphériques se divisent en : nerfs crâniens et nerfs rachidiens.

Les nerfs crâniens

Ils sont au nombre de 12 paires que nous étudierons successivement *(figure 110)*.

1re paire (I) : nerf olfactif. Ses fibres d'origine sont en rapport avec les cellules sensorielles de la muqueuse des fosses nasales. Il est constitué par de nombreux filets qui traversent l'ethmoïde, se continuent avec le bulbe olfactif qui se termine lui-même dans la circonvolution limbique *(chapitre 16)*.

2e paire (II) : nerf optique. Ses fibres d'origine sont en rapport avec les cellules sensorielles de la rétine. Il traverse l'orbite, pénètre dans le crâne par le trou optique et s'unit à celui du côté opposé pour former le chiasma optique. Du chiasma, partent les bandelettes optiques qui se terminent dans une dépendance du thalamus : les corps genouillés *(chapitre 14)*.

3e paire (III) : nerf moteur oculaire commun.

4e paire (IV) : nerf pathétique.

5e paire (V) : nerf trijumeau. C'est un nerf mixte, c'est-à-dire à la fois sensitif et moteur. Ses cellules sensitives sont situées dans un volumineux ganglion intracrânien, le ganglion de Gasser. Le nerf, après son émergence de la protubérance annulaire, traverse le ganglion de Gasser et se divise aussitôt en trois branches :

→ le nerf ophtalmique de Willis, purement sensitif et qui assure la sensibilité des régions palpébrale, nasale et frontale ;

→ le nerf maxillaire supérieur, également sensitif et qui fournit de nombreux rameaux sensitifs destinés dans leur ensemble à la face, aux dents et au voile du palais ;

→ le nerf maxillaire inférieur, mixte, qui fournit des rameaux moteurs aux muscles masticateurs, des rameaux sensitifs à la partie inférieure de la face, des rameaux sensoriels à la langue.

6e paire (VI) : nerf moteur oculaire externe.

Ces trois nerfs, tous trois moteurs du globe oculaire, ont un trajet parallèle d'abord à l'intérieur du crâne, puis dans la cavité orbitaire où ils innervent tous les muscles moteurs du globe oculaire.

7e paire (VII) : nerf facial. C'est un nerf mixte constitué par l'accolement de fibres motrices et de fibres sensitives :

→ les fibres motrices constituent le nerf facial proprement dit : elles sortent du crâne en traversant le rocher, gagnent la face, traversent la glande parotide et innervent tous les muscles peauciers de la face et du cou ;

→ les fibres sensitives constituent le nerf intermédiaire de Wrisberg. Il est accolé au nerf facial, sort du crâne avec lui et assure la sensibilité de la conque de l'oreille.

8e paire (VIII) : nerf auditif. Le nerf auditif est en réalité formé par l'accolement de deux nerfs de fonction distincte *(chapitre 15)* :

→ le nerf cochléaire, né dans le limaçon de l'oreille interne et qui assure l'audition ;

→ le nerf vestibulaire, né également au niveau de l'oreille interne et qui joue un rôle important dans l'équilibration.

9e paire (IX) : nerf glosso-pharyngien. C'est un nerf mixte qui assure, par ses fibres sensitives, l'innervation de la langue et du pharynx et, par ses fibres motrices, celle des muscles du pharynx et de certains muscles de la langue.

10ᵉ paire (X) : nerf pneumogastrique. Ce nerf contient un fort contingent de fibres végétatives, aussi l'étudierons-nous plus en détail avec le système nerveux végétatif. Il contient aussi des fibres sensitives pour la base de la langue, les muqueuses pharyngée et laryngée, et des fibres motrices pour les muscles du larynx.

11ᵉ paire (XI) : nerf spinal. Il est formé par deux racines : la supérieure, bulbaire, s'accole au pneumogastrique ; l'inférieure assure l'innervation motrice du trapèze et du sterno-cléido-mastoïdien.

12ᵉ paire (XII) : nerf grand hypoglosse. C'est un nerf uniquement moteur. Il sort du crâne par le canal condylien antérieur et assure l'innervation de tous les muscles de la langue.

Les nerfs rachidiens

Les nerfs rachidiens sont constitués, comme nous l'avons vu, par l'union de deux racines issues de la moelle : une racine postérieure sensitive porteuse d'un ganglion, le ganglion rachidien, et une racine antérieure motrice. Le nerf rachidien sort du canal rachidien par le trou de conjugaison et se divise aussitôt en deux branches terminales :

→ une branche postérieure, mixte, pour les téguments et les muscles de la partie postérieure du corps ;

→ une branche antérieure, mixte également, pour les téguments et les muscles de la partie antérieure du corps. Les branches antérieures des nerfs rachidiens voisins s'unissent l'une à l'autre et constituent ainsi des plexus. C'est de ces plexus que naîtront les troncs nerveux destinés aux membres *(figure 111)*.

Le plexus cervical. Il est formé par l'union des branches antérieures des quatre premiers nerfs cervicaux. Sa disposition permet de lui décrire deux parties :

→ le plexus cervical superficiel, essentiellement sensitif, qui se distribue aux téguments des régions occipitale, auriculaire, cervicale, scapulaire, sus- et sous-claviculaire ;

→ le plexus cervical profond, essentiellement moteur. Il innerve les différents muscles du cou et fournit une branche motrice particulièrement importante, le nerf phrénique, qui traverse le cou, puis le thorax et se termine dans le diaphragme dont il assure l'innervation motrice : c'est le nerf essentiel de la respiration.

Le plexus brachial. Il est formé par l'union des branches antérieures des quatre derniers nerfs cervicaux et du premier nerf dorsal. Il se divise en sept branches terminales qui assurent l'innervation sensitive et motrice du membre supérieur *(figure 112)*. Ces sept branches sont :

→ le nerf brachial cutané interne et le nerf accessoire du brachial cutané interne : uniquement sensitifs, ils assurent l'innervation des téguments de la face interne du bras ;

→ le nerf circonflexe, mixte : il innerve le deltoïde et les téguments du moignon de l'épaule ;

→ le nerf musculo-cutané, mixte : il innerve les muscles de la loge antérieure du bras et les téguments de la moitié externe de l'avant-bras ;

→ le nerf médian, mixte : il innerve les muscles de la loge antérieure de l'avant-bras, de l'éminence thénar, et les téguments de la partie externe de la paume de la main ;

→ le nerf cubital, mixte : il innerve les muscles de la partie interne de l'avant-bras, de l'éminence hypothénar, les muscles interosseux, les muscles profonds de l'éminence thénar et les téguments de la partie interne de la paume de la main ;

→ le nerf radial, mixte : il innerve les muscles des loges postérieures du bras et de l'avant-bras, de la loge externe de l'avant-bras et les téguments de la face postérieure du bras, de l'avant-bras et de la main.

Les nerfs dorsaux. Les branches antérieures des 11 derniers nerfs dorsaux (le premier participe au plexus brachial) ne se réunissent pas en plexus, mais restent indépendantes et forment les nerfs intercostaux. Ceux-ci assurent l'innervation sensitive des téguments de la paroi thoracique et l'innervation motrice des muscles intercostaux (rôle respiratoire) et des muscles de la paroi antérieure et latérale de l'abdomen.

Le plexus lombaire. Il est formé par l'union des branches antérieures des quatre premiers nerfs lombaires. Il fournit six branches terminales qui assurent une partie de l'innervation sensori-motrice du membre inférieur. Ces six branches sont *(figure 113)* :

→ les nerfs grand abdomino-génital, petit abdomino-génital, fémoro-cutané et génito-crural : ces quatre nerfs sont sensitifs et assurent, comme leur nom l'indique, l'innervation sensitive d'une partie de la paroi abdominale, des organes génitaux externes et d'une partie de la face antérieure de la cuisse ;

→ le nerf obturateur, mixte : il sort du bassin par le trou obturateur, innerve les muscles de la loge interne de la cuisse (adducteurs) et les téguments de la face interne du genou ;

→ le nerf crural, mixte : il sort du bassin avec le psoas qu'il innerve. Il se divise aussitôt en quatre branches qui innervent le quadriceps crural et les téguments de la face antéro-interne de la cuisse et de la jambe.

Le plexus sacré. Il est formé par l'union des branches antérieures du 5ᵉ nerf lombaire et des trois premiers nerfs sacrés. Il fournit des branches collatérales motrices pour les muscles fessiers et pelvi-trochantériens et sensitives pour la fesse et la face postérieure de la cuisse (nerf petit sciatique). Il donne une seule branche terminale volumineuse, le nerf grand sciatique : celui-ci traverse toute la face postérieure de la cuisse dont il innerve les muscles et se divise à la partie haute du creux poplité en deux branches :

→ le nerf sciatique poplité interne, auquel fait suite le nerf tibial postérieur, qui innerve les muscles de la loge postérieure de la jambe et de la plante du pied et les téguments des mêmes régions ;

→ le nerf sciatique poplité externe qui, par ses deux branches terminales (nerf tibial antérieur et fémoro-cutané), innerve les muscles des loges antérieure et externe de la jambe et du dos du pied et les téguments des mêmes régions.

Le plexus honteux. Il est formé par la branche antérieure du 4ᵉ nerf sacré et par des rameaux des nerfs voisins. Il fournit une branche essentielle, le nerf honteux interne qui traverse la région du périnée *(chapitre 17)*, innerve les muscles et les téguments de cette région et devient le nerf dorsal de la verge ou du clitoris.

Le plexus sacro-coccygien. Il est formé par l'union des branches antérieures du 5ᵉ nerf sacré et du nerf coccygien. Il ne donne que des rameaux peu importants.

Le système nerveux végétatif

Généralités

Le système nerveux végétatif dirige et coordonne les fonctions internes de notre organisme et par conséquent assure l'harmonie de notre vie végétative. Il est soustrait à l'influence de notre volonté ; son fonctionnement est en effet automatique ; aussi est-il appelé également système nerveux autonome.

Comme le système nerveux cérébro-spinal, le système végétatif est formé par :

→ des centres nerveux : ce sont des groupements de neurones au niveau desquels s'élabore l'activité nerveuse inconsciente qui va présider l'activité viscérale de notre organisme ;

→ des nerfs du système végétatif : ceux-ci sont formés de fibres sensitives et de fibres motrices. Les fibres sensitives relient les différents organes végétatifs aux centres et transmettent à ceux-ci les incitations sensitives nées au niveau de ceux-là ; les fibres motrices relient les centres aux viscères et leur transmettent les influx moteurs qui vont diriger leur fonctionnement.

Les centres nerveux du système végétatif

Comme pour le système cérébro-spinal, les centres nerveux du système végétatif sont étagés et l'on retrouve ici aussi cette notion de hiérarchie, les centres inférieurs étant sous la dépendance des centres supérieurs. Les différents étages des centres nerveux du système végétatif sont les suivants.

Les centres viscéraux

Ils sont constitués par des cellules nerveuses disséminées dans l'épaisseur même de la paroi des différents viscères. Ils constituent le système nerveux végétatif intrinsèque. C'est ce dernier qui assure le fonctionnement des viscères et les centres supérieurs n'ont qu'une action activatrice ou modératrice sur l'activité du système nerveux intrinsèque. Même lorsqu'ils sont privés de toute connexion avec les centres végétatifs supérieurs, les organes de la vie végétative continuent à fonctionner : ceci est dû à leur système nerveux intrinsèque qui assure un fonctionnement autonome ; le cœur, par exemple, continue à battre même après section de tous les nerfs cardiaques venus des centres supérieurs, et il en va de même pour tous les autres viscères.

Les centres médullaires

Ils forment une longue colonne cellulaire, continue, étendue en hauteur du 8e segment cervical au 2e segment lombaire (C8 à L2) de la moelle épinière. Cette longue colonne cellulaire porte le nom de *tractus intermediolateralis*. Elle est située de chaque côté dans la zone intermédiaire de la substance grise comprise entre les deux cornes antérieure et postérieure *(voir Moelle épinière)* et forme la corne latérale de la substance grise.

Les centres du tronc cérébral

Ils sont groupés autour des noyaux d'origine des nerfs crâniens, et en particulier au niveau du plancher du 4e ventricule *(voir Tronc cérébral)* qui est le nœud vital de Flourens.

Les centres du diencéphale

Ils sont groupés autour du 3e ventricule dans une région appelée hypothalamus ou région diencéphalique. Ils constituent un véritable « cerveau végétatif », où sont coordonnées toutes les fonctions végétatives de l'organisme. L'hypothalamus préside à la régulation du fonctionnement de tous les centres sous-jacents, des glandes à sécrétion interne et en particulier de l'hypophyse et des glandes génitales, de notre appareil respiratoire et cardio-vasculaire ; il règle le métabolisme de l'eau, des glucides, des lipides ; il préside aux fonctions de pigmentation, de reproduction, à la régulation thermique et même au mécanisme du sommeil *(voir Hypothalamus)*.

Les nerfs du système végétatif

Ils sont constitués par deux systèmes de fibres : les fibres sensitives et les fibres motrices.

Les fibres sensitives

Elles naissent au niveau des différents organes de la vie végétative, cheminent mêlées aux fibres motrices et aux fibres du système cérébro-spinal, sans systématisation nette, et gagnent ensuite la zone végétative médullaire. Les influx sensitifs qu'elles transportent sont dits intéroceptifs. En principe, ils ne parviennent pas à la conscience, sauf anomalie dans le fonctionnement de l'organe (douleurs intestinales, angine de poitrine, par exemple).

Les fibres motrices

Elles sont de deux ordres : les unes ont un rôle modérateur sur l'activité des organes du système végétatif, les autres ont un rôle activateur sur ces organes. Ceci permet à chaque instant d'adapter le fonctionnement de ces organes à l'activité générale de l'organisme. Chacune de ces catégories de fibres appartient à un système anatomiquement bien distinct ; ces deux systèmes sont le système sympathique et le système parasympathique.

Le système sympathique

Connexions du système sympathique

L'origine des fibres du système sympathique se fait au niveau de la moelle, dans le *tractus intermediolateralis*, de C8 à L2. Ces fibres quittent la moelle par la racine antérieure des nerfs rachidiens : les neurones qui les constituent sont dits neurones préganglionnaires. Ces fibres préganglionnaires vont en effet abandonner le nerf rachidien et gagner un ganglion sympathique latéro-vertébral ; entre le nerf rachidien et le ganglion sympathique, les fibres préganglionnaires forment les rameaux communicants blancs. Au niveau du ganglion sympathique, les neurones préganglionnaires font relais avec d'autres neurones, dits neurones postganglionnaires ; les neurones postganglionnaires quittent en effet le ganglion et gagnent les viscères ou organes auxquels ils sont destinés, soit directement (filet nerveux sympathique), soit en regagnant un nerf rachidien (formant alors le rameau communicant gris) et en suivant une partie de son trajet pour gagner plus bas l'organe qu'ils doivent innerver *(figure 114)*.

Quelquefois, le relais entre neurone préganglionnaire et neurone postganglionnaire ne s'effectue pas au niveau du ganglion sympathique latéro-vertébral : les neurones préganglionnaires traversent alors le ganglion latéro-vertébral et le relais s'effectue soit au niveau d'autres ganglions sympathiques (ganglions prévertébraux), soit au niveau de l'organe innervé lui-même (dans ce dernier cas, les fibres postganglionnaires ont un trajet particulièrement court situé entièrement à l'intérieur de l'organe innervé).

Constitution anatomique du sympathique

Anatomiquement, le système sympathique se présente sous forme d'une série de ganglions étagés tout le long du rachis (les ganglions latéro-vertébraux), unis les uns aux autres par des filets nerveux constituant la chaîne sympathique *(figure 115)*. Il existe ainsi de chaque côté :

→ des ganglions sympathiques cervicaux : au nombre de trois, l'inférieur étant le plus volumineux (ganglion stellaire) ;

→ des ganglions sympathiques dorsaux : au nombre de douze ;

→ des ganglions sympathiques lombaires : au nombre de quatre ;

→ des ganglions sympathiques sacrés : au nombre de quatre.

Les ganglions et la chaîne sont en rapport avec :

→ les nerfs rachidiens et la moelle par les rameaux communicants ;

→ les organes qu'ils innervent par les filets sympathiques ;

→ les ganglions prévertébraux : ceux-ci forment des plexus, d'où sont issus des filets sympathiques gagnant les différents viscères.

Distribution du sympathique

Le sympathique se distribue à l'ensemble du corps : cœur et vaisseaux, œil, glandes salivaires, tube digestif, bronches, appareil génital, foie, rate, glandes endocrines, glandes sudoripares de la peau, etc.

Actions du système sympathique

Les actions du système sympathique sont :

→ sur les vaisseaux : l'excitation du sympathique entraîne une vaso-constriction, sa section une vaso-dilatation ;

→ sur l'œil : l'excitation sympathique détermine la dilatation pupillaire (**mydriase**) ;

→ sur les glandes salivaires : l'excitation du sympathique entraîne la sécrétion d'une salive peu abondante, riche en ferments ;

→ sur les bronches : le sympathique est bronchodilatateur ;

→ sur le tube digestif : le sympathique inhibe la motricité intestinale et ferme les sphincters ;

→ sur la peau : le sympathique détermine la sudation et l'horripilation ;

→ sur les glandes annexes du tube digestif : le sympathique provoque la contraction de la rate (chasse splénique), il coordonne le fonctionnement du foie (glycogénolyse) ;

→ sur les glandes endocrines : le sympathique innerve en particulier la glande médullo-surrénale et son excitation provoque la libération d'adrénaline par cette glande.

Le système parasympathique

Constitution du système parasympathique

Le système parasympathique est moins bien systématisé que le système sympathique. Il est formé par une série de fibres nerveuses annexées à certains nerfs du système cérébro-spinal dont elles suivent le trajet. On décrit ainsi *(figure 116)* :

→ des fibres annexées au III (nerf moteur oculaire commun) : elles font relais dans le ganglion ophtalmique, et de là gagnent les muscles ciliaires et iriens *(chapitre 14)* ;

→ des fibres annexées au VII (nerf facial et intermédiaire de Wrisberg) : par un trajet complexe, elles gagnent les glandes salivaires sous-maxillaires et sublinguales, les glandes lacrymales et les glandes muqueuses pharyngo-nasales et buccales ;

→ des fibres annexées au IX (nerf glosso-pharyngien) : elles gagnent la glande parotide (glande salivaire) ;

→ des fibres annexées au X (nerf pneumogastrique) : elles constituent le contingent parasympathique le plus important et le plus volumineux ; le nerf pneumogastrique est en effet constitué en presque totalité par des fibres parasympathiques. Il assure l'innervation : du cœur, des bronches et des poumons, du tube digestif et de ses glandes annexes (foie et voies biliaires notamment) ;

→ des fibres pelviennes : le centre est médullaire et correspond aux quatre premiers segments sacrés ; les fibres suivent les branches antérieures des nerfs sacrés et se distribuent aux organes génito-urinaires et au rectum.

Actions du système parasympathique

Les actions du système parasympathique sont :

→ sur le cœur : il exerce une action permanente de ralentissement cardiaque (tonus vagal) ;

→ sur l'œil : il entraîne la constriction de la pupille (**myosis**) et assure l'accommodation ;

→ sur les glandes salivaires : il entraîne la sécrétion d'une salive abondante, fluide et pauvre en ferments ;

→ sur les bronches : il entraîne la contraction des muscles bronchiques ;

→ sur le tube digestif : il stimule la motricité intestinale et ouvre les sphincters ;

→ sur les glandes digestives : il déclenche la sécrétion du pancréas exocrine ;

→ sur les voies biliaires : il stimule les voies biliaires.

Les principales actions du système nerveux végétatif peuvent être résumées dans le tableau de la page suivante.

VISCÈRES	ACTION SYMPATHIQUE (Noradrénaline)	ACTION PARASYMPATHIQUE (Acétylcholine)
Œil	> Mydriase	> Myosis ; accomodation
Glandes salivaires	> Sécrétion	> Sécrétion
Vaisseaux	> Vasoconstriction ; hypertension	> Vasodilatation ; hypotension
Peau	> Sudation > horripilation	> Pas d'action
Cœur	> Accélération	> Ralentissement
Bronches	> Dilatation	> Constriction
Tube digestif	> Diminution du péristaltisme > Fermeture des sphincters	> Augmentation du péristaltisme > Relâchement
Glandes	> Sécrétion d'adrénaline par la médullo-surrénale	> Sécrétion du pancréas exocrine
Actions diverses	> Contraction de la rate	> Stimulation des voies biliaires et relâchement du sphincter d'Oddi

Mécanisme d'action du sympathique et du parasympathique

Les médiateurs chimiques du système nerveux végétatif

Le sympathique et le parasympathique agissent par l'intermédiaire de substances chimiques spéciales que sécrètent les terminaisons des axones. Ces substances chimiques sont les médiateurs chimiques *(voir Physiologie du neurone).* Nous avons déjà vu que le médiateur des fibres du système cérébro-spinal est l'acétylcholine. En ce qui concerne les fibres du système végétatif, les fibres postganglionnaires du sympathique sécrètent de la noradrénaline ; toutes les autres fibres végétatives, fibres préganglionnaires du sympathique et fibres du parasympathique sécrètent de l'**acétylcholine**. Les fibres élaborant de la noradrénaline sont dites **fibres adrénergiques**, celles qui élaborent de l'acétylcholine sont dites fibres cholinergiques. On peut expérimentalement remplacer l'excitation d'un nerf végétatif par l'administration à l'organe qu'il innerve du médiateur chimique correspondant : les effets physiologiques sont les mêmes.

La notion de récepteurs

La réponse des différents organes aux stimulations du système nerveux s'effectue par l'intermédiaire de structures spéciales appelées récepteurs. C'est au niveau des récepteurs qu'agissent les médiateurs chimiques du système nerveux. Les récepteurs ne sont pas des éléments structuraux morphologiquement définis, mais des groupements de molécules protéiques faisant partie de la membrane cellulaire et au niveau desquels agissent les médiateurs chimiques.

La notion de récepteurs dépasse le cadre étroit de la physiologie du système nerveux. Tous les processus biologiques faisant intervenir des hormones se font par l'intermédiaire de récepteurs spéciaux des membranes cellulaires et sur lesquels se fixent les hormones : il existe ainsi des récepteurs pour l'histamine, la sérotonine, la bradykinine, les prostaglandines, etc. De la même façon, l'action des médicaments se fait par la fixation de ceux-ci sur des récepteurs spécialisés. Enfin, la notion de récepteurs s'étend à l'immunologie avec des zones spécialisées des membranes cellulaires pour la fixation des anticorps, des immunoglobulines, etc.

Les récepteurs du système nerveux végétatif

Il existe deux grands types de récepteurs correspondant aux deux médiateurs chimiques du système nerveux végétatif : les récepteurs cholinergiques et les récepteurs adrénergiques.

Les récepteurs cholinergiques. Ils sont mis en jeu par l'acétylcholine. Ce médiateur intervient au niveau :

→ des terminaisons nerveuses du parasympathique (neurone préganglionnaire et postganglionnaire) ;

→ des terminaisons du neurone préganglionnaire sympathique, c'est-à-dire au niveau des ganglions sympathiques ;

→ de la plaque motrice du muscle strié.

Ces différents récepteurs ne sont pas identiques :

→ les récepteurs situés à la terminaison du neurone postganglionnaire du parasympathique sont excités par la muscarine (alcaloïde de l'*Amanita muscaria*, champignon vénéneux) et bloqués par l'atropine. En raison de cette action ils sont appelés récepteurs **muscariniques** ;

→ les récepteurs ganglionnaires du sympathique et du parasympathique sont excités par la nicotine (alcaloïde du tabac) et bloqués par des produits appelés ganglioplégiques. En raison de cette action ils sont appelés récepteurs **nicotiniques** ;

→ les récepteurs de la plaque motrice sont excités par la nicotine et bloqués par le curare (poison indien) et produits analogues dits **curarisants**. Ce sont également des récepteurs nicotiniques.

Les récepteurs adrénergiques. Il existe deux types différents de récepteurs adrénergiques : les récepteurs α et les récepteurs β. Les récepteurs α sont présents dans tous les organes, les récepteurs β ont une distribution plus restreinte : on les retrouve au niveau du cœur, des muscles lisses, des vaisseaux des muscles squelettiques, des bronches, de l'intestin, de la vessie et de l'utérus. Si la plupart des organes possèdent les deux types de récepteurs, certains ne possèdent que des récepteurs α (rate, glandes, dilatateur irien) et d'autres que des récepteurs β (cœur, foie, tissu adipeux). L'action de ces deux types de récepteurs est différente : d'une façon très générale, la mise en jeu des récepteurs α provoque une stimulation motrice (effets α), celle des récepteurs β, une inhibition (effets β).

Les effets α comportent la plupart des effets classiques du sympathique : vasoconstriction, splénocontraction, horripilation, bronchoconstriction, inhibition de la motricité intestinale, contraction de l'uretère, du déférent, de l'utérus, mydriase. Il faut y ajouter la mobilisation du glycogène hépatique et des graisses de réserve.

Les effets β sont plus limités du fait de la répartition plus restreinte des récepteurs β au niveau de certains organes seulement : vasodilatation, inhibition de la motricité intestinale, de la contraction utérine, accélération cardiaque et, sur le plan métabolique, libération du glycogène musculaire, augmentation du métabolisme de base.

L'action des récepteurs α et β est résumée dans le tableau ci-dessous.

ORGANES CIBLES	ACTION α	ACTION β
Œil	> Dilatation pupillaire (mydriase)	> Contraction pupillaire (myosis)
Cœur		
> Rythme	> Diminution	> Accélération
> Puissance	> Diminution	> Augmentation
> Excitabilité	> Diminution	> Augmentation
> Conduction	> Diminution	> Stimulation
Vaisseaux	> Contraction	> Dilatation
Bronches	> Constriction	> Dilatation
Tube digestif		
> Sphincters (cardia, pylone, anus)	> Dilatation	> Contraction
> Organes (estomac, intestin)	> Augmentation du tonus et du péristaltisme, contraction	> Diminution du tonus et du péristaltisme, relâchement
> Rate	> Contraction	> O
> Foie	> Glycogénolyse	> O
Appareil génito-urinaire		
> Uretère	> Contraction	> O
> Vessie	> Contraction du muscle et relâchement du sphincter	> Relâchement du muscle et contraction du sphincter
> Canal déférent	> Contraction	> Relâchement
> Vésicule séminale	> Contraction	> Relâchement
> Utérus	> Contraction	> Relâchement
Glandes		
> Salivaires	> Stimulation (sécrétion)	> Stimulation
> Gastriques	> Stimulation	> Inhibition
> Pancréatiques	> Stimulation	> Inhibition
> Sudorales	> O	> Stimulation
Muscles pilo-moteurs	> Contraction (horripilation)	> O

La noradrénaline, médiateur chimique normal du sympathique a une action prédominante. L'adrénaline agit à faible dose sur les récepteurs β, à forte dose sur les α.

Les études pharmacologiques récentes ont permis de montrer qu'il existe en réalité deux types de récepteurs α dénommés $\alpha 1$ et $\alpha 2$ et deux types de récepteurs β dénommés $\beta 1$ et $\beta 2$:

→ les récepteurs $\alpha 1$ répondent à l'excitation par la noradrénaline ;

→ les récepteurs $\alpha 2$ inhibent la libération de noradrénaline ;

→ les récepteurs $\beta 1$ sont situés uniquement au niveau du cœur ;

→ les récepteurs $\beta 2$ sont situés sur les vaisseaux périphériques et les autres organes que le cœur.

On dispose actuellement de produits capables de stimuler ou d'inhiber électivement chaque type de récepteur. Parmi ces très nombreux produits, citons :

→ les stimulants $\alpha 1$: phényléphrine, aramine ;

→ les stimulants $\alpha 2$: clonidine, méthyl-noradrénaline ;

→ les bloquants $\alpha 1$: régitine, phénoxybenzamine, dérivés de l'ergot de seigle ;

→ les bloquants $\alpha 2$: clozapine, thioridazine ;

→ les stimulants $\beta 1$: isuprel, thyronamine ;

→ les stimulants $\beta 2$: salbutamol, orciprénaline ;

→ les bloquants $\beta 1$: propanolol, practolol, acébutolol ;

→ les bloquants $\beta 2$: butoxamine, thymoxamine.

Ces notions physiologiques ont des applications cliniques très importantes. Dans de nombreux domaines, sont utilisés des traitements agissant sur les récepteurs du système nerveux végétatif. Citons simplement :

→ l'utilisation de β-bloquants dans le traitement de l'hypertension artérielle, des troubles du rythme cardiaque, de l'insuffisance coronarienne ;

→ l'utilisation d'α-bloquants dans le traitement des artériopathies, des phéochromocytomes, etc.

Rappelons ici que la notion de récepteurs dépasse le cadre étroit du point d'impact des médiateurs chimiques du système nerveux végétatif et que l'action des médicaments s'effectue grâce à leur fixation sur des zones spécialisées de la cellule qui sont des récepteurs médicamenteux.

Méninges et liquide céphalo-rachidien

Les différentes parties constitutives du système nerveux central ne sont pas en contact direct avec le squelette ; elles en sont séparées par des membranes d'enveloppes auxquelles on donne le nom de méninges. Entre les méninges circule un liquide, le liquide céphalo-rachidien.

Les méninges

Les méninges sont des enveloppes membraneuses entourant complètement le système nerveux et qui sont au nombre de trois. En allant de dehors en dedans, ce sont la dure-mère, l'arachnoïde et la pie-mère.

La dure-mère

C'est une membrane fibreuse, très résistante, épaisse, qui tapisse la face profonde du squelette, canal rachidien et paroi interne de la boîte crânienne. Elle est accolée à l'os au niveau du crâne, mais elle en reste séparée au niveau du rachis, formant avec celui-ci l'espace épidural. Elle émet au niveau du crâne des expansions (faux du cerveau, tente du cervelet, tente de l'hypophyse) qui cloisonnent la boîte crânienne et limitent à l'intérieur de celle-ci différentes loges : loges cérébrale, cérébelleuse, hypophysaire. Dans l'épaisseur même de la dure-mère cheminent d'énormes veines formant de véritables lacs sanguins, auxquels on donne le nom de sinus veineux *(figure 117)*.

La pie-mère

La pie-mère est une membrane mince appliquée directement sur la surface des organes du système nerveux central. Elle en suit tous les accidents et envoie dans chaque anfractuosité, même minime, une expansion. La pie-mère adhère au tissu nerveux par des filaments conjonctifs et par de nombreux vaisseaux qui, de sa face profonde, pénètrent la substance nerveuse *(figure 118)*.

Aux endroits où les cavités creusées à l'intérieur du système nerveux affleurent la surface (toit du 3e et du 4e ventricules, paroi interne des ventricules latéraux), la pie-mère s'y invagine, entourant des petits vaisseaux et formant ainsi les plexus choroïdes, organes qui sécrètent le liquide céphalo-rachidien.

L'arachnoïde

Elle est faite de deux feuillets : l'un, pariétal, superficiel, est accolé à la face profonde de la dure-mère à laquelle il adhère ; l'autre, viscéral, profond, est appliqué sur la pie-mère dont il reste séparé par un espace, l'espace sous-arachnoïdien *(figure 119)*.

Le liquide céphalo-rachidien

C'est un liquide clair qui baigne les organes du système nerveux central.

Topographie du liquide céphalo-rachidien

Le liquide céphalo-rachidien remplit l'espace sous-arachnoïdien. Celui-ci communique avec les cavités creusées à l'intérieur du système nerveux (épendyme, ventricules) par des orifices perforant les zones amincies du tube neural : trou de Magendie percé à la face postérieure du 4e ventricule, trous de Luschka aux angles latéraux du 4e ventricule. Les cavités ventriculaires et épendymaires contiennent donc également du liquide céphalo-rachidien.

Sécrétion, circulation et résorption du liquide céphalo-rachidien

Le liquide céphalo-rachidien est sécrété par les plexus choroïdes, organes dépendant de la pie-mère.

Il est résorbé au niveau des lacs sanguins de la dure-mère (sinus veineux) par des organes spéciaux, les granulations de Paccioni.

Il existe une circulation très lente du liquide depuis les cavités ventriculaires vers l'espace sous-arachnoïdien *(figure 120)*.

Caractéristiques du liquide céphalo-rachidien

C'est un liquide clair, de couleur eau de roche. L'homme en possède en moyenne 120 à 150 cm³. Sa densité est de 1,008. Il contient 0,60 g/litre de glucose, 0,30 g/litre de protides, 7 g/litre de chlorure de sodium. Il ne contient que quelques rares cellules : de 2 à 10 pour 10 mm³, de type lymphocytaire.

Rôle du liquide céphalo-rachidien

Il a avant tout un rôle mécanique de protection et de soutien du tissu nerveux. Plus accessoirement, il a un rôle de nutrition et d'épuration de ce même tissu.

MÉCANISME DE LA DOULEUR

La douleur est un symptôme anormal caractérisé par une sensation subjective de souffrance physique ou morale et dû à une cause qu'il convient de rechercher.

Généralités

Le mot « douleur » recouvre en réalité des sensations très diverses : tension, distension, broiement, transfixion, torsion, brûlures, etc. Toutes ces sensations ont pour trait commun d'entraîner la souffrance.

L'allure clinique et évolutive des phénomènes douloureux n'est pas moins variable et l'on décrit des douleurs sourdes, aiguës, lancinantes, térébrantes, pulsatiles, fulgurantes, etc.

La douleur a un impact direct et exceptionnel sur l'état mental du sujet.

Enfin, la douleur est une sensation que nous vivons dans notre univers psychologique et l'état psychologique intervient dans l'accroissement du sentiment de souffrance ou, à l'opposé, dans la diminution voire la suppression de la sensation douloureuse. Ceci explique que la douleur est un phénomène subjectif, purement individuel : pour des stimulations douloureuses égales, certains sujets déclarent souffrir beaucoup, d'autres, au contraire, ne se plaignent que de sensations douloureuses minimes.

Origine de la douleur

La douleur résulte de l'intervention d'influx douloureux consécutifs à des excitations douloureuses que l'on désigne sous le nom de **stimuli nociceptifs**.

La nature des stimuli nociceptifs est très variable :

→ pour la peau, il peut s'agir d'une piqûre, d'une coupure, de la chaleur ou du froid, d'une décharge électrique, etc. ;

→ pour les muscles ce peut être l'ischémie ;

→ pour les viscères creux, ce sont la distension et le spasme ;

→ pour la cornée, c'est l'attouchement, etc.

Ces stimuli agissent sur les fibres nerveuses réceptrices sensibles. Le mode d'action de ces stimuli n'est pas univoque :

→ certains agissent de façon mécanique sur les fibres nerveuses réceptrices : c'est le cas, par exemple des lésions traumatiques ;

→ ailleurs existe un intermédiaire chimique entre le stimulus douloureux et le récepteur sensible ; on a ainsi étudié le rôle de nombreuses substances chimiques et démontré l'intervention de plusieurs d'entre elles : rôle de l'**histamine**, de la **sérotonine**, de la **bradykinine**, de l'**acidose**, etc. ;

→ parfois enfin, le stimulus nociceptif devient douloureux par abaissement du seuil des récepteurs nerveux de la douleur ; en ce cas, des stimuli normalement non douloureux le deviennent. Le mécanisme de cet abaissement du seuil, véritable hypersensibilité du récepteur est vraisemblablement en rapport avec des modifications biochimiques des récepteurs.

La nature des récepteurs nerveux de la douleur prête à discussion. En effet, deux thèses se sont affrontées : selon l'une, la douleur ne serait pas dépendante d'une organisation nerveuse spécifique, mais seulement de l'intensité de la stimulation (une stimulation tactile, par exemple, donnerait naissance à une douleur lorsque son intensité serait excessive) ; selon l'autre, la douleur dépendrait d'un système spécifique, aussi bien pour les récepteurs, les voies de transmission que l'intégration à la vie mentale. Cette dernière conception a prévalu, mais la première détient certainement une part de vérité. Les récepteurs nerveux de la douleur sont :

→ au niveau de la peau, les **terminaisons libres** dont la densité est considérable dans le derme et l'épiderme et dont les fibres auxquelles elles donnent naissance rejoignent la corne postérieure de la moelle par les racines postérieures. Ces fibres nerveuses sont caractérisées par une vitesse de conduction lente qui contraste avec la vitesse de conduction très grande des fibres transmettant les sensations tactiles. En fait, dans les situations normales, une stimulation douloureuse cutanée comporte toujours une stimulation des fibres du tact qui intervient dans la qualité et l'intensité de la douleur ;

→ au niveau des viscères, il convient de rappeler que les viscères pleins sont insensibles à la douleur et que seuls les viscères creux peuvent être le point de départ de douleurs. Les viscères creux peuvent donner naissance à des douleurs très variées et, paradoxalement, on peut toucher, piquer, inciser chirurgicalement ou brûler la paroi de ces viscères sans provoquer la moindre douleur. Ceci tient à ce que le réseau des fibres sensibles forme une trame à larges mailles et que ce réseau est essentiellement localisé au niveau de la couche musculeuse ; ce réseau est spécialement sensible aux modifications de cette musculeuse, ce qui explique que les stimuli douloureux sont essentiellement la distension et le spasme. De plus, lorsque existe un foyer pathologique viscéral, des modifications biochimiques des récepteurs se produisent, abaissant le seuil d'excitabilité des fibres à la douleur. Les mésos qui enveloppent les viscères ont la même organisation sensitive que celle des téguments et peuvent donc adjoindre leurs propres afférences douloureuses à celles des viscères proprement dits. Les influx douloureux viscéraux rejoignent aussi la corne postérieure de la moelle en empruntant le système végétatif (le plus souvent le sympathique) sans y faire relais.

Voies ascendantes de la douleur

Les voies ascendantes de la douleur comportent trois neurones :

➜ le **neurone périphérique**, décrit précédemment, et qui aboutit à la corne postérieure de la moelle ;

➜ le **neurone médullaire**, ascendant au niveau de la moelle et constituant le faisceau spino-thalamique ;

➜ le **neurone cortical**, qui aboutit à l'écorce cérébrale, constituant le faisceau thalamo-cortical.

Le neurone périphérique parvient à la corne postérieure de la moelle et fait immédiatement relais avec le second neurone. Ce relais est complexe et s'effectue dans un réseau cellulaire constitué de dix couches cellulaires largement reliées les unes aux autres. Chacune de ces couches a une activité propre, certaines ont un rôle inhibiteur, d'autres un rôle facilitant, ce qui réalise un contrôle de la transmission des influx vers les voies supérieures.

Le neurone médullaire croise immédiatement la ligne médiane et suit un trajet ascendant en constituant le faisceau spino-thalamique de Déjerine. Ce faisceau comprend en réalité deux parties distinctes :

➜ le **faisceau paléo-spino-thalamique**, formé de très nombreux neurones courts formant un réseau à mailles serrées et qui rejoint la substance réticulée sur toute la hauteur du tronc cérébral ;

➜ le **faisceau néo-spino-thalamique**, qui ne donne pas de collatérales et vient se terminer sur le noyau ventro-postéro-latéral du thalamus.

Le faisceau spino-thalamique est la voie ascendante fondamentale de la douleur.

Du thalamus partent des neurones thalamo-corticaux qui vont se terminer d'une part au niveau des aires sensibles de l'écorce cérébrale, d'autre part au niveau de l'écorce frontale (faisceau thalamo-frontal).

Ces faisceaux permettent la prise de conscience des stimuli douloureux et assurent l'intégration de la douleur à la vie mentale.

Schématiquement, sur le plan physiologique :

➜ le neurone périphérique reçoit les stimuli nociceptifs et transmet les influx à l'étage médullaire ;

➜ le faisceau spino-thalamique a un double rôle de transmission des influx vers le thalamus (faisceau néo-spino-thalamique) et de contrôle de la transmission des influx (faisceau paléo-spino-thalamique) ;

➜ le cerveau, enfin, intervient dans la perception consciente et l'intégration à notre univers psychologique et à notre vie mentale des phénomènes douloureux.

La douleur ne peut être considérée comme une fonction sensorielle au sens strict du terme mais elle constitue un système d'alarme qui informe le système nerveux de l'intervention d'un agent d'agression externe ou interne.

À cet égard, la douleur représente un procédé de défense de l'organisme.

Le sommeil

Le sommeil est un état périodique et nécessaire, réparateur, caractérisé par la suppression de la conscience, des rapports sensori-moteurs avec le milieu environnant, de la motricité volontaire et par la diminution du tonus musculaire.

Les éléments caractéristiques du sommeil sont :

➜ l'**interruption temporaire de la vie de relation** (sommeil psychique), avec inconscience, suppression du contrôle de l'écorce cérébrale et de toute activité volontaire ;

➜ la **continuation de la vie végétative** (sommeil du corps ou somatique), avec persistance sous une forme modifiée des grandes fonctions vitales (respiration, circulation, etc.).

À ces éléments s'ajoute la persistance de l'activité cérébrale inconsciente dont témoignent les rêves.

Moyens d'étude

Il est difficile d'étudier le sommeil, état fragile. On peut le faire cependant par des moyens indirects :

➜ étude cinématographique de l'homme endormi reposant sur des matelas enregistreurs ;

➜ étude des grandes fonctions vitales au cours du sommeil (électrocardiogramme) ;

➜ étude électro-encéphalographique continue au cours du sommeil ;

➜ études comparées avec les mammifères hibernants ;

➜ étude des cas de sommeil pathologique ;

➜ études comparées du sommeil naturel et du sommeil anesthésique ;

➜ étude de l'influence des drogues neuroleptiques ;

➜ expérimentation sur les centres présumés du sommeil.

Description

Le sommeil comporte plusieurs phases : une phase d'endormissement, une phase dite de premier sommeil, une phase de sommeil plus léger, le sommeil paradoxal, au cours duquel surviennent les rêves, enfin une phase de réveil. La durée approximative de chaque phase est de : 10 minutes environ pour la phase d'endormissement, 1 heure à 1 heure 40 pour le premier sommeil, 10 à 15 minutes pour le sommeil paradoxal. L'ensemble de ces phases constitue un cycle de sommeil ; la durée de chaque cycle va de 1 h 30 à 2 h. Chaque nuit de sommeil est formée de la succession de plusieurs cycles de sommeil : 3 à 5 en moyenne *(figure 121)*.

L'**endormissement** se fait de manière variable : rarement de façon brusque, il est le plus souvent progressif et précédé de signes avant-coureurs : bâillements, diminution de l'attention. Ensuite, survient le relâchement de certains muscles, ceux de la nuque et du releveur de la paupière supérieure en particulier. Par ailleurs, les opérations visuelles sont supprimées, ensuite celles de l'ouïe, tandis que les opérations intellectuelles deviennent de plus en plus confuses.

Le **sommeil proprement dit** comporte des degrés d'intensité différente démontrés par l'étude des seuils d'excitation sensible et par l'électro-encéphalogramme ; il existe plusieurs variations au cours d'une même nuit mais d'une façon générale, le premier sommeil est la phase où le sommeil devient le plus profond. Son intensité diminue ensuite pendant la phase de sommeil paradoxal. Pendant le sommeil proprement dit :

→ le **sommeil somatique** voit persister, mais en étant modifiées, les fonctions vitales :

> au niveau du système cardio-vasculaire : ralentissement du rythme cardiaque, baisse de la pression artérielle, vasodilatation cérébrale ;

> au niveau du système respiratoire : respiration ralentie, régulière, à type thoracique supérieur, parfois coupée de pauses chez l'adulte ;

> au niveau de l'appareil digestif : sécrétions intestinales diminuées mais l'activité digestive se poursuit ;

> au niveau des glandes endocrines : travail au ralenti ;

> pour les métabolismes : tendance à l'acidose et à l'hyperglycémie ;

> au niveau de l'appareil urinaire : élimination urinaire diminuée et plus concentrée ;

→ le **sommeil psychique** est caractérisé par :

> l'affaiblissement du tonus musculaire, phénomène majeur. Cette diminution du tonus est presque généralisée, sauf aux muscles masticateurs, aux sphincters et aux muscles respiratoires ; la pupille demeure bien souvent contractée. Cette diminution du tonus est un élément évident de restauration et de réparation de la fatigue musculaire ;

> l'existence de manifestations motrices inconscientes survenant au cours de la nuit : déplacement du corps, changements de position dus à l'action peu à peu douloureuse de l'immobilité qui crée un réflexe amenant le corps à peser sur d'autres points que sur les précédents. On donne comme indice de tranquillité le nombre de mouvements par heure. Dans certains cas, l'emprise corticale étant levée, se produit, par mise en jeu d'automatismes, le somnambulisme ;

> la modification des réflexes : la plupart sont diminués ou supprimés, d'autres apparaissent du fait du sommeil par libération du contrôle cortical. Les chronaxies sont très modifiées par le sommeil ;

> l'existence de phénomènes particuliers appelés rêves ou cauchemars. Les rêves existent au cours de tous les sommeils normaux, ils résultent de la persistance de l'activité des centres nerveux corticaux et traduisent à la fois l'enchaînement des images de la journée et du subconscient et la désorganisation de la pensée logique. Les rêves ont une traduction électrique sur les tracés électro-encéphalographiques. L'existence des rêves (activité onirique) est nécessaire à l'équilibre du système nerveux : de graves troubles peuvent survenir lorsqu'on empêche des sujets volontaires de rêver.

Le rôle des différents stades du sommeil diffère : le sommeil paradoxal avec son activité onirique joue un rôle essentiel dans le maintien de l'équilibre psychique du dormeur, le sommeil lent profond et très profond a un rôle essentiel dans le pouvoir réparateur du sommeil.

Les conditions qui favorisent le sommeil sont le rythme d'alternance nuit et jour, le silence, l'obscurité, l'aération convenable. Les conditions climatiques, l'altitude, peuvent être causes d'insomnie.

La **durée du sommeil** varie avec l'âge : presque permanent dans la petite enfance, il devient ensuite périodique, puis, par conditionnement progressif, n'occupe plus qu'une partie des vingt-quatre heures. La durée du sommeil diminue chez le vieillard. On considère habituellement que huit heures constituent la norme de durée du sommeil quotidien. Mais il n'y a sommeil vraiment utile, c'est-à-dire réparateur, qu'en multipliant la durée par l'intensité. Le reste est dit sommeil de luxe non indispensable à l'adulte. En fait, les variations individuelles de durée du sommeil sont considérables, nées de l'habitude et du conditionnement.

Mécanisme du sommeil

Le mécanisme du sommeil est mal connu parce qu'on ne peut pas toujours inférer des conditions expérimentales de l'animal à ce qui se passe chez l'homme, ni des maladies à l'état normal.

On sait que l'on peut provoquer le sommeil par des excitations mécaniques ou chimiques portées dans la région hypothalamique et au niveau de la substance réticulée. On tend à admettre qu'il existe dans cette région, au niveau du plancher du troisième ventricule, soit un centre du sommeil, soit un centre vigile, soit les deux.

On peut donc concevoir que le sommeil résulte soit d'une excitation du centre du sommeil, soit d'une inhibition du centre vigile, soit des deux.

L'excitation du centre du sommeil

Elle peut résulter de l'action de différents facteurs :

→ l'existence de **ponogènes**, déchets solubles dont l'accumulation dans le milieu intérieur détermine la fatigue, est défendue par l'expérience des chiens à circulation croisée : lorsqu'on perfuse le cerveau d'un chien reposé par le sang d'un chien fatigué, le premier chien s'endort ;

→ l'action des **électrolytes** intracellulaires (potassium) et extracellulaires (sodium) et des ions régulateurs de l'excitabilité (calcium, magnésium) et leurs modifications au cours du nycthémère intervient dans l'équilibre du sujet et sa faculté de sommeil ;

→ on a démontré que des excitations mécaniques ou chimiques portées au niveau de la région hypothalamique et de la substance réticulée peuvent provoquer le sommeil et, d'une façon générale, les médicaments ou drogues à action hypnotique agissent électivement à ce niveau. Il est par ailleurs démontré chez l'homme qu'un sommeil anesthésique est obtenu par excitation électrique au niveau du diencéphale.

La mise en jeu du centre du sommeil comporte encore des points mal élucidés : l'existence de facteurs sanguins circulants n'explique pas, par exemple, que deux frères siamois puissent dormir indépendamment l'un de l'autre.

L'inhibition du centre vigile

Elle intervient aussi. Le centre vigile est maintenu en activité par de nombreuses afférences sensitives, sensorielles et motrices venues de l'écorce cérébrale et de la région hypothalamique. Les afférences émotionnelles paraissent transmises par les relations nerveuses entre le diencéphale et la substance réticulée. Les afférences d'origine corticale apportent l'intervention de phénomènes de conscience plus élevée.

Toutes ces afférences sont diminuées en fin de journée par la fatigue et entretiennent moins le centre vigile. Comme c'est ce centre qui maintient à un haut degré l'activité nerveuse supérieure, celle-ci s'affaiblit tant au point de vue moteur que sensitif.

Ainsi s'engage le cercle d'enchaînement menant au sommeil.

La coexistence des deux mécanismes précédents est possible.

Le syndrome d'apnées du sommeil

Il s'agit d'un trouble fréquent du sommeil qui se définit par la survenue répétitive, au cours de celui-ci, d'obstructions complètes ou partielles des voies aériennes supérieures, responsables d'apnées (arrêt respiratoire durant plus de 10 secondes) ou d'hypopnées (diminution de la ventilation d'au moins 50 % pendant au moins 10 secondes).

Il s'observe surtout chez l'homme et sa fréquence augmente avec l'âge. Il est favorisé par l'obésité, le tabagisme, la consommation d'alcool et les anomalies anatomiques des voies aériennes supérieures (notamment du voile du palais).

Il se traduit par des ronflements, des arrêts respiratoires nocturnes pouvant dépasser les 30 secondes, des sueurs nocturnes, des éveils en sursaut avec sensation d'étouffement.

Dans la journée, existe une hypersomnolence, d'abord en période postprandiale, puis dès que le patient n'est plus stimulé (lecture, tâches répétitives, conduite monotone). La survenue d'endormissements chez les conducteurs automobiles en est une des conséquences les plus graves, en raison du risque d'accidents, deux à trois fois supérieur à celui de la population générale.

Le traitement repose sur la ventilation nocturne au masque en pression positive et les interventions de correction des anomalies des voies aériennes supérieures.

[chapitre 7]

Le mouvement, notions de dynamique et de statique

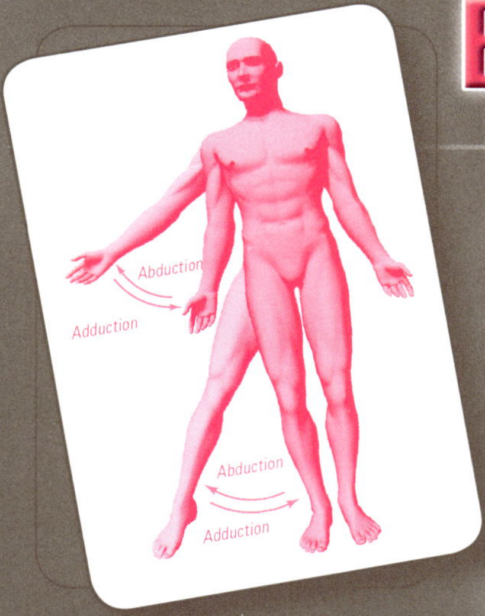

Le mouvement est une propriété caractéristique des êtres vivants.

Au fur et à mesure que l'on s'élève dans l'échelle des espèces animales, la richesse et la complexité des mouvements s'accroissent.

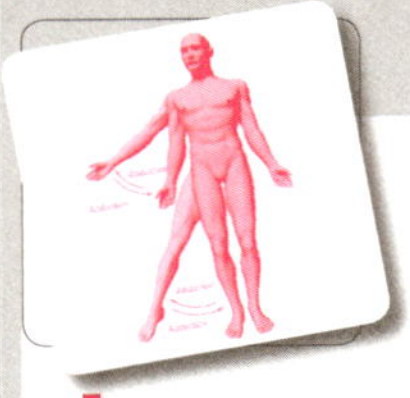

Accomplissement des mouvements

Chez l'homme, l'accomplissement des mouvements comporte la mise en jeu de trois systèmes :

→ un système **passif**, formé par les os et les articulations, qui assure l'exécution des mouvements ;

→ un système **actif**, formé par les muscles, dont la contraction provoque l'exécution des mouvements ;

→ un système de **commande**, formé par le système nerveux central et périphérique, qui commande le mouvement et en assure la coordination et le déroulement harmonieux.

Rôle du système ostéo-articulaire

Les os sont les leviers sur lesquels va agir la contraction musculaire. Les articulations sont les charnières permettant la mobilisation de deux segments squelettiques l'un par rapport à l'autre.

Les leviers

Un levier est une tige rigide qui possède un point fixe appelé **point d'appui**. Sur cette tige s'exerce une force appelée **puissance**, utilisée pour vaincre une **résistance** et permettre le déplacement du levier. Selon la disposition respective du point d'appui, de la puissance et de la résistance, on décrit des leviers du premier, du deuxième et du troisième genres. La distance entre le point d'appui et les points d'application de la puissance et de la résistance est appelée bras de levier ; il y a donc lieu de considérer dans un levier deux bras : celui de la puissance et celui de la résistance.

Les différentes catégories de leviers *(figure 122)* sont :

→ le levier du premier genre, dans lequel le point d'appui est situé entre la puissance et la résistance (exemple : la balance) ;

→ le levier du deuxième genre, dans lequel la résistance est située entre la puissance et le point d'appui (exemple : la brouette) ;

→ le levier du troisième genre, dans lequel la puissance est située entre la résistance et le point d'appui (exemple : les pincettes).

Quel que soit le genre du levier, pour que deux forces appliquées sur un levier se fassent équilibre, il faut que leur intensité soit de la longueur du bras de levier ; autrement dit, à la plus petite force doit correspondre le plus grand bras de levier et *vice versa*.

Pour vaincre une même résistance, plus le bras de levier de la puissance est long et moins il y aura d'effort à développer. Des trois genres de leviers, le plus avantageux sur le plan mécanique est celui du deuxième genre car le bras de levier de la puissance est toujours plus long que celui de la résistance. Pour la raison inverse, le levier du troisième genre est le plus désavantageux. Quant au levier du premier genre, sa puissance varie avec la position du point d'appui.

Le mouvement et la théorie des leviers

Si l'on applique les principes ci-dessus à la machine humaine, on voit que les os sont les leviers, la puissance est représentée par les muscles et la résistance est le poids de la partie à déplacer : le point d'appui est variable et représenté surtout par les articulations et par le sol *(figure 122)*.

Levier du premier genre. Un exemple de ce type de levier peut être trouvé dans les articulations de la tête avec le cou (articulation occipito-atloïdienne) et de la hanche (articulation coxo-fémorale).

La disposition du point d'appui entre la puissance et la résistance montre que ce genre de levier est le plus favorable à l'équilibre et intervient essentiellement dans l'équilibre de la station. On peut le distinguer sous le nom de levier de la station.

Levier du deuxième genre. Un exemple de ce type de levier peut être trouvé au niveau de l'articulation de la cheville (articulation tibio-tarsienne).

Ce genre de levier est le plus favorable pour vaincre une résistance. Il intervient notamment au cours de la marche, au niveau de l'articulation de la cheville. C'est un levier de locomotion.

Levier du troisième genre. Ce genre de levier est le plus répandu dans le corps humain. On le rencontre dans les articulations de l'épaule, du coude, du genou.

Ce genre de levier est le plus favorable à l'étendue et à la rapidité des mouvements. En revanche, du fait de la brièveté du bras de levier de la puissance, ce levier est défavorable et la contraction musculaire doit être particulièrement puissante pour vaincre la résistance. C'est également un levier de locomotion.

En général, l'insertion des muscles (puissance) est proche de l'articulation (point d'appui) qu'ils doivent mobiliser. De ce fait, le bras de levier de la puissance est court, disposition défavorable à la force mais favorable à l'amplitude du mouvement. Fréquemment aussi, le corps musculaire est disposé parallèlement aux leviers à mouvoir : il résulte de cette disposition qu'une partie de la force est employée à attirer le levier dans la direction du point d'appui (articulation) et se trouve consommée par la résistance du point d'appui. Si, au contraire, le muscle est implanté perpendiculairement sur le levier à mouvoir, toute sa force est utilisée dans le mouvement.

Rôle des articulations

L'articulation représente le point d'appui des leviers osseux.

De plus, l'articulation constitue la charnière au niveau de laquelle s'effectue la mobilisation des os voisins l'un par rapport à l'autre.

Enfin, c'est de la conformation des surfaces articulaires que dépendent les mouvements des pièces osseuses en contact. Ainsi, la forme en poulie des surfaces articulaires de l'humérus et du cubitus au niveau du coude ne permet que des mouvements de flexion-extension ; en revanche, la forme sphérique des surfaces articulaires, au niveau de la hanche ou de l'épaule, permet des mouvements dans les trois plans de l'espace.

Les mouvements dont les articulations peuvent être le siège se divisent en sept classes *(figure 123)* :

→ le **glissement simple**, seul mouvement possible lorsque les surfaces articulaires sont planes ; les deux surfaces articulaires se déplacent en sens opposé. Ce type de mouvement est le seul que puissent effectuer les os du carpe, les vertèbres et généralement les articulations des os courts ;

→ la **flexion**, qui rapproche l'un de l'autre deux rayons osseux en réduisant leur angle de réunion ;

→ l'**extension**, mouvement inverse du précédent ;

→ l'**adduction**, qui rapproche de la ligne médiane du corps humain un segment de membre ;

→ l'**abduction**, mouvement inverse du précédent, par lequel un segment de membre est écarté de l'axe du corps ;

→ la **rotation**, qui fait pivoter l'une des pièces osseuses sur l'autre ;

→ la **circumduction** qui combine les mouvements précédents de façon à faire décrire à un segment de membre un cône d'excursion dont le sommet est à l'articulation proximale.

À ces mouvements de siège articulaire, il convient d'ajouter les mouvements de segments squelettiques qui ne siègent pas au niveau d'une articulation mais d'un espace de glissement. Il en va ainsi par exemple des mouvements de translation ou de bascule de l'omoplate, d'antépulsion ou de rétropulsion du moignon de l'épaule.

Rôle des muscles

Les muscles sont les organes actifs des mouvements puisque leur contraction entraîne l'exécution de ceux-ci. En réalité, différents degrés de l'activité musculaire peuvent être observés :

→ à l'état de repos, le muscle conserve un certain degré de contraction appelé tonus musculaire de repos ;

→ lorsqu'il se contracte, le muscle ne provoque pas forcément un mouvement mais peut contribuer simplement à maintenir une attitude. Ce type de contraction, volontaire ou involontaire, est une contraction statique et constitue le tonus de soutien ;

→ au maximum, la contraction musculaire entraîne un mouvement. Il s'agit d'une contraction dynamique qui intervient dans différents types de mouvements : volontaires, automatiques ou réflexes.

Le tonus musculaire

Définition. Le tonus musculaire est un état permanent de tension active du muscle, involontaire et variable dans son degré. On parle aussi de contraction tonique.

Le tonus est une propriété du muscle vivant. Il diminue mais ne disparaît pas au cours du sommeil. Il disparaît par section du nerf moteur du muscle.

La mise en évidence du tonus est aisée en appréciant au palper la consistance du corps musculaire. Si l'on sectionne un muscle au repos, ses deux moitiés s'écartent ; si l'on désinsère une de ses extrémités, le muscle se raccourcit et son corps devient globuleux.

Mécanisme. Le tonus musculaire est une contraction continue sub-tétanique due à des influx nerveux de basse fréquence. Les recherches portant sur les potentiels d'action des fibres musculaires en activité ont confirmé ce fait en montrant l'existence d'une activité électrique rythmique de fréquence lente et régulière avec mise en jeu par roulement de fibres dont l'activité est décalée les unes par rapport aux autres.

Le tonus musculaire résulte d'une activité réflexe dont le point de départ vient des terminaisons sensorielles intramusculaires qui sont plus ou moins étirées ou rapprochées par le degré d'étirement du muscle. De cette source part un arc réflexe allant à la moelle exciter le neurone moteur qui crée en retour la tension active du tonus musculaire. Cette activité réflexe est contrôlée par les centres nerveux supérieurs (noyaux rouges, corps striés, cortex cérébral) et coordonnée par le cervelet.

Rôle du tonus. Le tonus prépare le muscle à la contraction dynamique et permet à celle-ci d'être harmonieuse et non pas brusque. Le tonus a donc un rôle amortisseur. Par ailleurs, le tonus assure le **maintien de la fixité articulaire** en évitant les élongations capsulo-ligamentaires (les muscles sont de véritables « ligaments actifs » des articulations). Enfin, le tonus intervient dans la production de chaleur de l'organisme et il est un élément essentiel de la thermogenèse.

Le tonus intervient, dans la vie courante, pour :

→ le **maintien de l'équilibre** : le maintien de la position de la tête, par exemple, est assuré par le tonus des muscles de la colonne cervicale ;

→ le **maintien des attitudes et des postures** : certaines positions (debout, assise, par exemple) nécessitent la participation du tonus musculaire pour que le corps ne tombe pas. Le tonus nécessaire pour maintenir ces positions est appelé tonus postural. Il doit être coordonné de façon à assurer une orientation et une position correctes de l'ensemble des pièces squelettiques (rigidité de la colonne vertébrale, des membres inférieurs, en station debout, par exemple).

Contraction statique et tonus de soutien

La contraction statique n'est que l'exagération du tonus musculaire. Par définition, elle n'est pas génératrice de mouvements mais règle l'activité posturale des muscles, fixe les articulations dans des positions déterminées, solidaires les unes des autres, et règle l'attitude d'ensemble.

Le maintien d'une attitude ou posture exige, outre la mise en jeu du tonus musculaire, l'entrée en scène d'une activité musculaire volontaire qui est la contraction statique. Dans la station debout par exemple, la quasi-totalité des muscles est en état de contraction statique. Celle-ci est variable, du fait de l'existence de rectifications nécessaires au maintien de l'équilibre.

L'organisation et la coordination des mécanismes de la statique fait intervenir les centres nerveux : olive bulbaire, substance réticulée, cortex cérébral, coordination par le cervelet.

Au maximum, les contractions statiques interviennent dans le maintien des attitudes figées de défense.

Contraction dynamique et mouvements

La contraction dynamique a pour conséquence la mobilisation des segments osseux sur lesquels s'insère le muscle qui se contracte. Il existe cependant différents types de mouvements au cours desquels l'activité musculaire varie notablement. Ces types de mouvements sont : le mouvement volontaire, le mouvement automatique et le mouvement réflexe.

Le mouvement volontaire. Le mouvement volontaire est le plus élaboré car il est caractérisé par l'intervention de notre décision et constitue un acte gouverné dont la réalisation fait intervenir l'ensemble de notre système nerveux avec un rôle prééminent dévolu au cerveau.

La réalisation d'un mouvement volontaire suppose l'association de trois termes :

→ la représentation du mouvement à effectuer ;

→ l'intention ou l'impulsion d'exécuter le mouvement ;

→ enfin, le déroulement même du mouvement.

Les centres nerveux et les voies du mouvement volontaire ont été étudiés précédemment *(chapitre 6)*. Rappelons simplement que sa réalisation harmonieuse nécessite l'intervention de l'écorce cérébrale, des centres sous-corticaux, du cervelet, de la moelle épinière et des faisceaux d'association entre ces centres. C'est cette régulation par le système nerveux qui permet l'enchaînement harmonieux des différentes phases du mouvement et le maintien de l'équilibre menacé au cours du mouvement.

Le mouvement automatique. Contrairement au mouvement volontaire, le mouvement automatique ne nécessite pas d'intervention de la volonté pour que son déroulement ait lieu, mais la volonté peut intervenir pour modifier ce déroulement. Le mouvement automatique est à certains égards un réflexe supérieur.

Parmi les mouvements automatiques, on distingue :

→ les **automatismes innés** qui existent dès la naissance : automatismes de la déglutition, de la mimique instinctive, de la défense de l'organisme. Ces automatismes sont inscrits dans le patrimoine génétique et transmis par l'hérédité ;

→ les **automatismes préparés par l'hérédité** mais qu'il faut acquérir par apprentissage et répétition : automatismes de la marche et du langage ;

→ les **automatismes purement acquis** qui résultent uniquement de l'éducation et de l'apprentissage : automatismes de la vie individuelle, sportive ou professionnelle (bicyclette par exemple).

Les mouvements automatiques nécessitent uniquement l'intervention des centres nerveux sous-corticaux, mais ceux-ci sont soumis à l'influence du cortex cérébral.

Le mouvement réflexe. Le mouvement réflexe est l'expression la plus simple du mouvement. Ce terme désigne l'activité motrice involontaire qui répond à une excitation extérieure. Très souvent, les mouvements réflexes constituent un mouvement de défense contre une agression. La participation des réflexes à un mouvement donné aide à l'accomplissement, en fonction des conditions du milieu environnant, des actes habituels de la vie courante (marche, par exemple).

L'activité réflexe est, à l'état pur, sous la dépendance exclusive de la moelle épinière *(chapitre 6)*. Mais l'activité réflexe de la moelle est régularisée par les centres nerveux supérieurs. Rappelons ici que c'est une activité médullaire réflexe qui assure le maintien du tonus musculaire.

Synergie et antagonisme

Les mouvements en apparence les plus simples sont, en réalité, complexes à l'analyse et font, le plus souvent, intervenir de nombreux muscles pour donner au mouvement sa précision.

On donne le nom de **muscles synergiques** (ou agonistes) aux muscles qui participent à la réalisation d'un même mouvement par leur action physiologique. Par exemple, lors de la flexion de l'avant-bras sur le bras pour soulever un poids, la palpation des muscles permet de noter le durcissement du biceps au niveau du bras et du long supinateur au bord externe de l'avant-bras ; ces deux muscles se contractent donc tous deux lors de la flexion de l'avant-bras : ils sont synergiques et sont tous deux fléchisseurs de l'avant-bras.

On donne le nom de **muscles antagonistes** aux muscles dont l'action physiologique s'effectue en sens opposé et contribue à la réalisation de mouvements de sens opposé. Par exemple, si le biceps est, comme nous venons de le voir, fléchisseur de l'avant-bras, l'extension de l'avant-bras est provoquée par la contraction du triceps. Biceps et triceps sont des muscles antagonistes.

Lors de la réalisation d'un mouvement, la contraction d'un muscle ou d'un groupe de muscles synergiques s'accompagne du relâchement des muscles antagonistes ; ce relâchement est réflexe.

En réalité, lorsqu'un muscle entre en jeu dans un mouvement donné, les muscles antagonistes n'ont pas un simple rôle passif de relâchement mais interviennent comme modérateurs et régulateurs du mouvement et constituent un frein à la brutalité d'une contraction musculaire isolée.

De plus, à l'occasion d'un mouvement, en dehors des segments de membre directement intéressés, d'autres régions du corps interviennent, par exemple pour maintenir l'équilibre. Ainsi, tous les segments dont se compose le corps sont-ils solidaires les uns des autres pendant l'action ; ils forment une chaîne dont les chaînons prennent appui les uns sur les autres, jusqu'à celui qui formera la véritable base par suite de sa fixité absolue, condition indispensable de tout mouvement.

Si l'on analyse succinctement, par exemple, le simple acte de soulever une charge avec la main, on voit que les divers muscles du membre thoracique commencent par fixer solidement entre eux, dans la position voulue, la main, l'avant-bras et le bras. Ce dernier prend appui sur l'épaule, celle-ci s'immobilise à son tour sur le thorax qui prend une position fixe de résistance par suite du phénomène de l'effort. En outre, le centre de gravité étant déplacé du côté de l'action à cause de l'addition de la charge, les muscles latéraux du tronc et de la colonne vertébrale feront fléchir le corps du côté opposé de façon à ramener le centre de gravité en une position évitant le déséquilibre.

Dans chaque mouvement intervient, en outre, une propriété spéciale au tissu musculaire que l'on appelle **sens musculaire**. C'est le sens musculaire qui analyse les diverses qualités du mouvement, qui permet aux muscles d'apprécier l'effort qu'ils doivent développer, la résistance à vaincre ; en un mot, c'est le sens musculaire qui fait du muscle une machine intelligente.

Rôle du système nerveux

Le système nerveux est le centre de commande de toute notre activité. Schématiquement, le système nerveux comporte trois étages qui dirigent chacun un volet de notre activité : le cortex cérébral, les centres nerveux sous-corticaux, la moelle épinière.

Le cerveau

Le cerveau gouverne notre activité musculaire consciente. D'ailleurs, dans l'échelle des espèces animales, l'apparition des mouvements volontaires s'associe à un développement extraordinaire de l'écorce cérébrale.

La zone motrice de l'écorce cérébrale est située au niveau de la circonvolution frontale ascendante de chaque hémisphère *(chapitre 6)* qui est à l'origine de faisceaux nerveux descendants (faisceaux pyramidaux). Des zones voisines de l'écorce interviennent également et donnent naissance aux faisceaux extrapyramidaux. La zone sensible de l'écorce cérébrale (circonvolution pariétale) intervient pour régulariser l'activité motrice par la connaissance des sensations en provenance de chaque muscle.

Le cerveau commande les centres sous-jacents grâce à des associations intercentrales qui provoquent également la mise en jeu du système nerveux végétatif (accélération du cœur, du rythme respiratoire) qui permet l'adaptation à l'effort.

Les centres nerveux sous-corticaux

Les centres nerveux sous-corticaux interviennent dans les mouvements automatiques (noyau lenticulaire, corps de Luys, locus niger, noyau caudé, etc.). Ils interviennent aussi dans la régulation et la coordination des mouvements volontaires.

Le cervelet intervient dans la régulation du mouvement volontaire et dans le maintien de l'équilibre.

Tous ces centres sont reliés au cerveau et à la moelle épinière par des faisceaux d'association, ce qui explique l'influence réciproque de l'ensemble des centres nerveux les uns sur les autres.

La moelle épinière

La moelle épinière intervient dans les mouvements réflexes. En fait, c'est au niveau de la corne antérieure de la substance grise que se trouve le neurone moteur qui commande toute activité motrice, constituant ainsi la **voie motrice finale commune**.

Ce neurone moteur est le point de départ de tous les influx moteurs. Il agit tantôt isolément (réflexe) mais le plus souvent il est commandé par les centres sus-jacents et reçoit l'ensemble de leurs influx.

Les connexions de ce neurone moteur avec les neurones sensitifs et avec les neurones des centres végétatifs expliquent le rôle des influx sensitifs sur notre activité motrice et l'adaptation des différents appareils (respiratoire, cardiovasculaire) aux conditions nouvelles créées par le mouvement.

Notions de statique : l'équilibre

La statique est la science de l'équilibre et de son maintien en dehors du mouvement. La station de l'homme, peu favorable sur le plan mécanique, est sans cesse menacée par les mouvements de la vie courante. Un système complexe permet l'équilibration, nécessaire à chaque instant pour éviter la chute, tant au cours des mouvements qu'en dehors de ceux-ci.

Principes généraux

Pour qu'un corps pesant, prenant son appui sur un plan horizontal, soit en équilibre, il faut que la verticale abaissée de son centre de gravité passe à l'intérieur de la surface de contact entre ce corps et le plan sur lequel il repose ; cette surface est appelée polygone de sustentation.

Le **centre de gravité** d'un corps est le point par lequel passe constamment la résultante de toutes les forces que la pesanteur exerce sur les molécules du corps. Le centre de gravité du corps humain est un point situé (en position debout immobile) à l'intersection de trois plans :

→ un plan sagittal (antéro-postérieur) qui divise le corps en deux moitiés égales ;

→ un plan horizontal qui le divise en deux portions se faisant parfaitement équilibre. Ce plan passe par le milieu de la dernière vertèbre lombaire ;

→ un plan transversal qui passe par les têtes des deux fémurs.

Le **polygone de sustentation** du corps humain est représenté par la surface d'appui au sol des deux pieds et par la surface comprise entre eux. L'exiguïté du polygone de sustentation par rapport à la taille du corps humain explique l'instabilité de notre position érigée et la nécessité d'un mécanisme de maintien de notre équilibre.

Dans les diverses attitudes du corps, l'action musculaire doit entrer continuellement en jeu pour lutter contre l'action de la pesanteur et maintenir le centre de gravité dans les conditions nécessaires d'équilibre.

Maintien de l'équilibre selon la position

Position verticale

En station debout immobile, les muscles maintiennent l'équilibre par leur tonicité :

→ la tonicité des muscles de la nuque contribue au maintien de la position de la tête, en contrebalançant le poids de la partie antérieure de la tête ;

→ la tonicité des muscles vertébraux contrebalance le poids des viscères qui tend à faire basculer le tronc en avant ;

→ la tonicité des muscles du mollet maintient le corps d'aplomb sur les pieds.

Plus les pieds sont écartés (ce qui agrandit le polygone de sustentation), plus l'équilibre est facilement maintenu. À l'inverse, lors de la station sur la pointe des pieds (diminution du polygone de sustentation), l'équilibre est instable.

Pendant les mouvements, les muscles interviennent dans le maintien de l'équilibre en mettant en jeu leur contractilité. Tout mouvement de membre sortant de la position verticale déplace le centre de gravité et l'équilibre doit être immédiatement rétabli par un mouvement compensateur : utilisation des membres supérieurs comme balanciers lors de la marche, inclinaison du corps en avant pour compenser l'action d'une charge portée sur les deux épaules, inclinaison du corps du côté opposé à une charge portée à une seule main, etc.

Position assise

Le polygone de sustentation est représenté ici par les deux tubérosités de l'ischion et la surface comprise entre elles. Dans cette position, le centre de gravité tend à déborder en arrière du polygone de sustentation (les têtes fémorales sont en arrière des ischions dans cette position) aussi la chute en arrière est-elle facile, tandis qu'en avant, le polygone de sustentation est agrandi par la longueur du fémur et la longueur du pied si l'on est assis sur une chaise.

Position allongée

Le polygone de sustentation est formé par toute la surface du corps qui repose sur le plan horizontal. L'étendue des points de contact est telle que le maintien de l'équilibre ne nécessite aucune action musculaire, ce qui permet le repos absolu des muscles.

Notions de dynamique

La dynamique est l'**étude des mouvements**. La première partie de ce chapitre a été consacrée à l'étude du mécanisme élémentaire des différents mouvements. Nous allons faire maintenant une étude synthétique de quelques mouvements de locomotion en insistant sur le maintien de l'équilibre au cours de ceux-ci.

Maintien de l'équilibre lors de la locomotion

La marche

La marche est caractérisée par le déplacement dans l'espace, lors du pas, du centre de gravité du corps. L'analyse d'un pas permet de constater les phénomènes suivants :

→ lors de la mise en mouvement, inclinaison du corps sur un des côtés, ce qui soulève la jambe du côté opposé, tandis que l'autre jambe s'étend en soulevant le talon, ce qui soulève le centre de gravité et le pousse en avant ;

→ pendant le mouvement, propulsion vers l'avant de la jambe dont les articulations sont légèrement fléchies, ce qui permet de passer le pas ; le centre de gravité quitte la zone d'appui du pied postérieur, ce qui amorce une chute en avant ;

→ à la fin du pas, le pied devenu antérieur, prend contact avec le sol et la verticale abaissée du centre de gravité vient tomber sur l'appui du pied antérieur, ce qui rétablit l'équilibre ;

→ le balancement des bras pendant la marche contribue au maintien de l'équilibre et s'oppose aux déplacements latéraux qui feraient dévier le corps de la ligne droite.

La marche est donc caractérisée par une succession de chutes en avant ébauchées et évitées.

La montée et la descente d'escalier

Lors de la montée d'un escalier, se produit une flexion du tronc en avant, ce qui amène le centre de gravité à l'aplomb de l'appui de la jambe antérieure.

Dans la descente, au contraire, tout le poids du corps est maintenu sur la jambe postérieure qui se fléchit graduellement jusqu'à ce que l'autre jambe soit arrivée au contact du sol.

Le saut

Quel que soit le type de saut (en hauteur, en longueur ou latéral) le mécanisme est le même et le résultat ne diffère que par la direction donnée au centre de gravité au moment du départ.

Les membres inférieurs se fléchissent au niveau de toutes les articulations tandis que le tronc se penche en avant. Plus la flexion des articulations est grande, plus le saut est étendu. Ensuite se produit une détente soudaine des membres inférieurs par contraction brusque des extenseurs de l'ensemble du membre, ce qui étend les articulations et propulse le centre de gravité dans l'espace. Dans ce mouvement, la projection des bras en avant entraîne le corps et l'aide à quitter le sol.

Lorsque le corps reprend contact avec le sol, les articulations se fléchissent à nouveau, ce qui amortit les conséquences de la chute ; le choc arrive ainsi atténué au crâne et n'ébranle pas la masse encéphalique.

La course

La course diffère de la marche en ce que le corps abandonne un instant le sol à chaque foulée. Le corps est projeté en avant par la détente des extenseurs d'une jambe, comme dans le saut, mais l'action musculaire tend ici à chasser le centre de gravité en avant. Souvent même, le centre de gravité est abaissé pendant la course du fait de la flexion des membres inférieurs. C'est à cette flexion qu'est due la suspension en l'air du corps pendant la course.

Mécanisme du maintien de l'équilibre

L'équilibre du corps, sans cesse menacé par les mouvements, est en permanence rétabli par un ensemble de modifications musculaires toniques et dynamiques, en général réflexes et inconscientes.

Schématiquement, le rétablissement de l'équilibre se fait en deux temps :

→ rétablissement de la position de la tête dans l'espace ;

→ puis alignement de la position du corps sur celle de la tête.

La position de la tête dans l'espace

La position fondamentale de la tête dans l'espace est spontanément alignée sur l'horizon.

Ce sont les organes des sens qui jouent le rôle essentiel dans l'équilibration de la tête : labyrinthe de l'oreille interne et vision.

Le labyrinthe membraneux comporte lui-même deux parties :

→ une, pour l'équilibre statique, formée par l'utricule et le saccule ;

→ l'autre, pour l'équilibre dynamique, formée par les canaux semi-circulaires.

Les expériences de destruction ou d'excitation de ces éléments chez l'animal entraînent immédiatement des changements de position de la tête.

Le rôle du labyrinthe membraneux est étudié en détail au chapitre consacré à l'oreille.

La vue joue un rôle moins important. Nombre d'expériences montrent que l'animal aveuglé ne garde pas le même équilibre. La vue intervient par les renseignements qu'elle nous fournit sur notre situation par rapport aux éléments du milieu extérieur.

La position du corps par rapport à la tête

Elle est déterminée par les sensations perçues au niveau des muscles de la nuque et de la colonne cervicale qui tendent à aligner le corps par rapport à la tête.

Elle est aidée aussi par les sensations tactiles nées du contact du corps avec ses points d'appui (sensation de pression profonde au niveau des points d'appui), les sensations de position des segments de membre et des articulations et leurs modifications sous l'influence de la pesanteur.

Les voies et centres nerveux de l'équilibre

Les voies nerveuses sont représentées au premier chef par le nerf vestibulaire, branche du nerf auditif (VIIIe paire crânienne).

Le nerf vestibulaire transmet les influx de l'équilibration à un ensemble de noyaux appelés **noyaux vestibulaires**. Ceux-ci sont à leur tour en connexion avec :

→ le cervelet qui est l'organe de l'équilibre par son lobe flocculo-nodulaire et qui intervient dans la régulation du tonus musculaire ;

→ les noyaux moteurs des nerfs crâniens et cervicaux pour les mouvements complexes des yeux et de la tête ;

→ l'écorce cérébrale qui assure la perception consciente de l'équilibration et peut contribuer à la rétablir ;

→ les cellules de la corne antérieure de la moelle, voie motrice qui intervient dans les réponses motrices nécessaires à l'équilibre.

Observation des possibilités de mobilisation

L'étude de la mobilité et des possibilités de mobilisation est un élément essentiel de l'examen d'un malade. Elle permet en effet de reconnaître une atteinte pathologique des différents systèmes qui concourent au mouvement.

Technique d'étude de la mobilité

Elle comporte les étapes suivantes :

→ étude de la **mobilité passive** : les différents segments de membre sont mobilisés par l'examinateur lui-même sans aucune intervention du sujet examiné. Ceci permet de reconnaître les anomalies de mouvements liées à une atteinte osseuse ou articulaire. L'amplitude des mouvements articulaires est mesurée avec un rapporteur ;

→ étude de la **mobilité active** : l'examinateur étudie l'amplitude des mouvements exécutés par le sujet lui-même. Ce temps permet de reconnaître les anomalies d'origine musculaire ou nerveuse ;

→ étude du **retentissement du mouvement** sur l'appareil respiratoire ou cardio-vasculaire : accélération du pouls, élévation de pression artérielle, augmentation du rythme respiratoire, etc.

Résultats

L'examen de la mobilité permet de reconnaître un grand nombre d'atteintes pathologiques.

Atteinte du système osseux. La déformation d'un os (rachitisme, fracture consolidée en mauvaise position), surtout lorsqu'elle est voisine d'une articulation, entraîne soit une limitation des mouvements de celle-ci, soit l'existence de mouvements dans un secteur anormal.

Atteinte articulaire. Une laxité des moyens d'union d'une articulation entraîne des mouvements d'amplitude anormale ou dans un plan anormal. La limitation des mouvements est due à des causes multiples (rhumatismes, infections, causes traumatiques) et se traduit soit par une simple raideur, soit au maximum par une ankylose.

Atteinte musculaire. Toute atteinte musculaire, quelle qu'en soit l'origine, altère la mobilité active. À cet égard, l'examen des muscles doit s'efforcer d'apprécier la force musculaire, la rapidité de réponse et d'exécution, l'adresse et la précision des mouvements, l'existence d'une atrophie des muscles (liée à l'inactivité ou à une paralysie).

Atteinte du système nerveux. Elle altère la mobilité par lésion de la commande centrale et, de ce fait, retentit sur la mobilité active. Elle peut retentir également sur le maintien de l'équilibre. La systématisation du système nerveux est telle que devant un trouble donné de la motilité il est possible de préciser par le seul examen clinique l'endroit exact où siège la lésion du système nerveux.

Atteinte cardio-vasculaire ou respiratoire. Toute lésion de l'un ou l'autre de ces appareils retentit sur l'adaptation de l'organisme à l'effort lors des mouvements répétitifs. Les épreuves de marche sur tapis roulant, par exemple, sont utilisées comme test d'exploration du système cardio-vasculaire. Ce genre d'épreuve permet de mesurer l'entraînement physique ; l'entraînement assure le maintien de la bonne condition physique.

[chapitre 8]

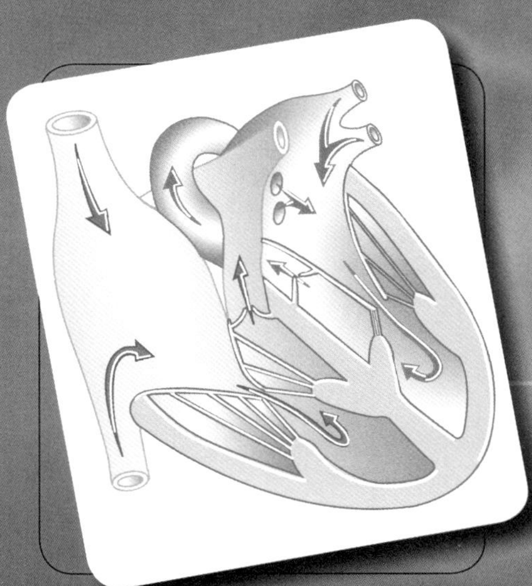

L'APPAREIL CIRCULATOIRE

Les cellules des différents tissus de l'organisme peuvent subvenir à leurs besoins les plus élémentaires grâce à leur irrigation permanente par le courant sanguin : en effet, elles tirent du sang les éléments nécessaires à l'entretien de la vie, c'est-à-dire l'oxygène et les aliments ; elles y rejettent les résidus de leur métabolisme, gaz carbonique et autres déchets. Le sang circule à l'intérieur d'un système de vaisseaux qui constituent, avec le cœur, l'appareil circulatoire.

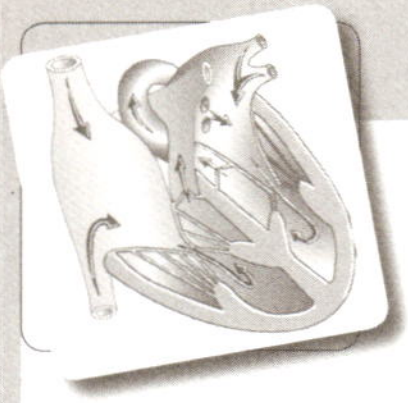

LE CŒUR

Le cœur est un muscle creux qui, par sa contraction rythmique, assure la progression du sang à l'intérieur des vaisseaux.

Généralités

Le cœur est situé dans le thorax, entre les deux poumons, au-dessus du diaphragme sur lequel il repose ; il occupe là une loge cellulaire appelée **médiastin antérieur**.

Il a la forme d'une pyramide triangulaire dont le grand axe, presque horizontal, est dirigé obliquement en avant, à gauche et en bas, dont la base est en arrière et à droite, dont la pointe, libre, est tournée en avant et à gauche et, sur l'homme vivant, bat en regard du 5e espace intercostal gauche. Il pèse environ 270 g chez l'adulte.

Configuration extérieure du cœur

Étant donné sa forme, le cœur présente à étudier : trois faces, une base et un sommet.

Les faces

La face antérieure est divisée en deux parties par un sillon transversal, perpendiculaire au grand axe du cœur, le sillon auriculo-ventriculaire. Ces deux parties sont : les oreillettes en arrière et les ventricules en avant. De la partie moyenne du sillon auriculo-ventriculaire émergent deux énormes vaisseaux : l'aorte et l'artère pulmonaire. En arrière du sillon auriculo-ventriculaire, un sillon vertical marque la séparation de l'oreillette droite et de l'oreillette gauche (sillon interauriculaire) ; en avant du sillon auriculo-ventriculaire, un sillon longitudinal, dit sillon interventriculaire, marque la séparation entre les ventricules droit et gauche *(figure 124)*.

La face inférieure repose sur le diaphragme. Elle est également divisée par le sillon auriculo-ventriculaire en deux parties : ces deux parties sont essentiellement formées sur la face inférieure par l'oreillette droite et le ventricule droit.

La face postérieure est également divisée par le sillon auriculo-ventriculaire en deux parties : en arrière, se trouve l'oreillette gauche, en avant, les deux ventricules séparés par le sillon interventriculaire qui se prolonge sur la face postérieure du cœur.

La base

La base du cœur regarde en arrière et à droite. Elle est formée par les deux oreillettes. Un sillon vertical, le sillon interauriculaire, sépare l'oreillette droite de l'oreillette gauche.

Dans l'oreillette droite se jettent deux veines volumineuses, la veine cave supérieure en haut, la veine cave inférieure en bas. Dans l'oreillette gauche se jettent quatre veines, les veines pulmonaires : deux veines pulmonaires droites et deux veines pulmonaires gauches.

Le sommet

Il répond à la pointe du cœur.

Configuration intérieure du cœur

Le cœur est divisé intérieurement en quatre cavités par une cloison verticale et une cloison horizontale. Les deux cavités supérieures sont les **oreillettes**, les deux inférieures sont les **ventricules**. Chaque oreillette communique avec le ventricule sous-jacent par un orifice, l'orifice auriculo-ventriculaire. En revanche, les oreillettes ne communiquent entre elles, pas plus que les ventricules : les oreillettes sont séparées complètement par la cloison ou septum interauriculaire, les ventricules par la cloison ou septum interventriculaire. Les cavités cardiaques droites sont donc séparées complètement des cavités gauches et le sang qui circule dans les cavités droites ne se mélange jamais avec le sang des cavités gauches et *vice versa (figure 125)*.

D'une façon générale, la paroi des oreillettes est mince, celle des ventricules est très épaisse (1 cm à gauche, 0,5 cm à droite) et jalonnée de saillies musculaires, les colonnes charnues. Cette disposition tient à la vigueur nécessaire de la contraction ventriculaire qui doit assurer la propulsion du sang dans tout le système circulatoire.

Les cavités droites

L'**oreillette** droite est une cavité lisse. On y trouve les orifices des deux veines caves supérieure et inférieure et l'orifice du sinus coronaire (veine propre du cœur).

L'**orifice auriculo-ventriculaire** droit est pourvu d'une valvule qui empêche le reflux du sang du ventricule dans l'oreillette au moment de la contraction du ventricule. Cette valvule est formée par trois valves qui sont attachées aux parois du ventricule : on lui donne le nom de **valvule tricuspide**.

Le **ventricule** droit, en dehors des colonnes charnues que présente sa paroi interne, présente des saillies auxquelles on donne le nom de piliers. Les piliers sont reliés aux valves de la tricuspide par des cordages. Les piliers et les cordages constituent donc le système d'amarrage des valves de la tricuspide. Le ventricule droit présente enfin dans sa partie antéro-supérieure un orifice, l'orifice de l'artère pulmonaire ; cet orifice est également pourvu de valvules destinées à empêcher le reflux du sang de l'artère dans le ventricule ; ces valvules, au nombre de trois, portent le nom de **valvules sigmoïdes pulmonaires**.

Les cavités gauches

L'**oreillette** gauche présente les orifices des quatre veines pulmonaires.

L'**orifice auriculo-ventriculaire** gauche est également pourvu d'une valvule. Celle-ci n'est formée que par deux valves attachées aux parois du ventricule gauche : on lui donne le nom de **valvule mitrale**.

Le **ventricule** gauche présente également des piliers et des cordages qui fixent aux parois du ventricule les deux valves de la valvule mitrale. Il présente enfin un orifice, l'orifice aortique qui donne accès dans l'artère aorte : cet orifice est pourvu de trois valvules, les valvules sigmoïdes aortiques, qui empêchent aussi le reflux du sang de l'aorte dans le ventricule gauche.

Structure du cœur

Le cœur est formé par un tissu musculaire spécial, le myocarde. Le myocarde est tapissé intérieurement d'un endothélium, l'endocarde, extérieurement d'une séreuse, le péricarde.

Le myocarde

Le myocarde est un muscle strié particulier à la fois par sa structure histologique et par son fonctionnement.

Histologiquement. Les fibres musculaires qui constituent le myocarde sont des fibres striées, mais les cellules musculaires ne sont pas indépendantes les unes des autres, comme dans les autres muscles striés : au contraire, elles sont rattachées les unes aux autres et forment ainsi un véritable réseau continu de tissu musculaire ; c'est ce que l'on appelle un syncytium. Cette structure continue explique la contraction en masse du myocarde *(figure 126)*.

Physiologiquement. Le myocarde est le seul muscle strié de l'organisme qui ne soit pas soumis à l'action de la volonté. Il a un fonctionnement autonome et en cela il se rapproche des muscles de la vie végétative.

L'endocarde

C'est une mince membrane endothéliale qui tapisse la face interne du myocarde et qui se prolonge, en dehors du cœur, par la tunique interne des artères et des veines.

Le péricarde

Le péricarde est l'enveloppe extérieure du cœur. Il est constitué de deux parties : une partie externe, le péricarde fibreux, et une partie interne, le péricarde séreux *(figure 127)*.

Le péricarde fibreux. C'est un véritable sac fibreux qui enveloppe complètement le cœur ; il est constitué de tissu conjonctif dense. Il est rattaché aux organes de voisinage par de nombreux ligaments et, de ce fait, constitue surtout un moyen de fixation du cœur.

Le péricarde séreux. C'est une enveloppe séreuse constituée par deux feuillets distincts : un feuillet viscéral, appliqué directement contre le myocarde, et un feuillet pariétal appliqué contre la face profonde du péricarde fibreux. Ces deux feuillets se continuent l'un avec l'autre en se repliant autour de la base du cœur au niveau des « lignes de réflexion ». Entre ces deux feuillets se trouve délimitée une cavité, la cavité péricardique, espace de glissement permettant les mouvements du cœur ; dans certains cas pathologiques, la cavité péricardique peut être le siège d'épanchements (péricardites).

Rapports du cœur

Le cœur est l'organe le plus important du médiastin antérieur. Il répond :

→ latéralement : aux deux poumons entourés de leurs plèvres entre lesquels il est situé ;

→ en bas : au diaphragme sur lequel il marque son empreinte, le lit du cœur ;

→ en arrière : aux organes du médiastin postérieur (œsophage, aorte thoracique descendante, canal thoracique, veines azygos) ;

→ en avant : au plastron sterno-costal (aire cardiaque).

Les vaisseaux

Le sang chemine à l'intérieur d'un système de canaux, les vaisseaux, où il est propulsé par les battements du cœur. On distingue trois catégories de vaisseaux : les artères et les veines, dont nous étudierons l'anatomie plus loin, ainsi que les capillaires.

Notions générales sur les vaisseaux

Disposition générale du système circulatoire

Les cellules de l'organisme, nous l'avons vu, puisent dans le sang l'oxygène et les aliments qui leur sont nécessaires pour vivre et y rejettent leurs déchets. Le sang arrive donc aux tissus oxygéné et richement alimentaire, c'est le **sang artériel**, de teinte rutilante ; il en revient appauvri et souillé, c'est le **sang veineux**, de teinte noirâtre *(figure 128)*.

Le sang veineux arrive au cœur droit par les veines caves. Il est propulsé par le ventricule droit dans les poumons où il va perdre son gaz carbonique et s'enrichir en oxygène. Devenu alors sang artériel, il fait retour au cœur gauche par les veines pulmonaires. Il décrit donc, dans cette première partie de son trajet, un circuit du cœur droit au cœur gauche à travers les poumons : ce circuit constitue la **petite circulation**.

Le sang artériel part du cœur gauche, propulsé par le ventricule. De là, il est lancé dans tout l'organisme et va suivre des trajets multiples :

→ une partie gagne le tube digestif et traverse le foie : dans ce trajet intestinal et hépatique, le sang s'enrichit en matériaux alimentaires ;

→ une partie gagne les reins qui assurent l'épuration du sang en le débarrassant de ses substances chimiques de déchets ;

→ une partie enfin se distribue à l'ensemble des cellules de l'organisme dont il va assurer la nutrition.

Quel que soit le trajet suivi, le sang, après la traversée des organes, est devenu du sang veineux qui fait retour au cœur droit par les veines caves. Il fait donc, dans cette seconde partie de son trajet, un circuit du cœur gauche au cœur droit, à travers tout l'organisme : ce circuit, très étendu, est appelé **grande circulation**.

Au niveau des cellules, les vaisseaux ont des parois extrêmement minces qui laissent filtrer une partie du liquide sanguin : celle-ci constitue le liquide interstitiel qui baigne les cellules. Le liquide interstitiel est évacué sous le nom de lymphe dans de fines canalisations, les lymphatiques. Le courant lymphatique rejoint le sang veineux à la base du cou.

Caractères généraux des vaisseaux sanguins

Nous avons vu que l'on distingue trois catégories de vaisseaux : les artères, les veines et les capillaires. Cette distinction est valable tant du point de vue de la structure histologique des vaisseaux que de leur rôle physiologique.

Les artères. Ce sont les vaisseaux qui conduisent le sang depuis le cœur jusque dans les organes.

Leurs parois sont épaisses et sont faites de trois tuniques concentriques :

→ une tunique interne ou **intima** formée par un endothélium en continuité avec l'endothélium cardiaque. Cet endothélium est continu, lisse, il assure l'étanchéité du vaisseau et empêche la coagulation du sang à l'intérieur de celui-ci ;

→ une tunique moyenne ou **média** faite de fibres musculaires lisses et de fibres élastiques. Cette tunique est très résistante : les fibres élastiques transmettent les impulsions dues aux contractions cardiaques (pouls), les fibres musculaires par leur contraction ou leur relâchement modifient le calibre du vaisseau. Suivant la prédominance de l'un ou de l'autre type de fibres, on distingue : des artères élastiques (grosses artères, aorte, par exemple) et des artères musculaires (petites artères) ;

→ une tunique externe ou **adventice** faite de fibres conjonctives et de quelques fibres élastiques. Cette tunique porte des filets nerveux du système végétatif qui commandent les fibres musculaires lisses de la média et de très fins vaisseaux, les vasa vasorum, qui assurent la nutrition de la paroi des artères.

Les veines. Ce sont les vaisseaux qui ramènent le sang depuis les organes jusqu'au cœur.

Leur structure est comparable à celle des artères et comporte également trois tuniques :

→ une tunique interne ou **intima** également de structure endothéliale. Dans quelques veines et notamment au niveau des membres inférieurs, l'intima forme dans la lumière des veines des replis en nid de pigeon appelés valvules. Ces valvules obligent le sang veineux à circuler à sens unique, vers le cœur, parfois à l'encontre des lois de la pesanteur ;

→ une tunique moyenne ou **média** : elle est beaucoup moins étoffée que celle des artères et formée surtout par des fibres conjonctives, avec quelques fibres élastiques et de rares fibres musculaires ;

→ une tunique externe ou **adventice** faite de fibres conjonctives et très mince.

Les capillaires. Ce sont des vaisseaux microscopiques intermédiaires entre les artères et les veines, reliant ces deux systèmes, et grâce auxquels le sang parvient au contact direct de toutes les cellules de l'organisme.

Leur calibre est extrêmement ténu, puisque leur lumière est tout juste suffisante pour laisser passer les globules sanguins : il est de l'ordre de 1/100 mm.

Leur paroi est également remarquablement mince (2 à 4 microns). Elle est formée par une seule couche de cellules endothéliales. Cette paroi n'est pas hermétique et reste perméable aux substances chimiques du sang et même aux globules blancs qui peuvent la traverser.

Les capillaires sont toujours largement anastomosés entre eux, c'est-à-dire qu'ils communiquent largement entre eux.

Certains capillaires ont un aspect particulier :

→ les uns n'ont pas de paroi propre par places, les cellules de l'organe limitant elles-mêmes la cavité sanguine : ce sont les **capillaires sinusoïdes** qui existent au niveau de certaines glandes endocrines ;

→ les autres ne sont pas interposés entre artère et veine, mais entre des vaisseaux de même nature et constituent des **systèmes portes** : entre deux artères, système porte artériel (au niveau du rein, par exemple) *(chapitre 13)*, ou entre deux veines, système porte veineux (au niveau du foie) *(chapitre 11)*.

Les artères

Celles-ci forment, nous l'avons vu, deux systèmes : celui de la petite circulation formé par l'artère pulmonaire et ses branches et celui de la grande circulation formé par l'aorte et ses branches.

Le système artériel de la petite circulation

Il est représenté par l'**artère pulmonaire**. Celle-ci naît du ventricule droit et, après un court trajet, se divise en deux branches : l'artère pulmonaire droite et l'artère pulmonaire gauche. Chacune d'elles se dirige vers le poumon correspondant et se ramifie à l'intérieur en un grand nombre de vaisseaux et de capillaires qui donneront naissance aux veines pulmonaires.

Le système artériel de la grande circulation

Il est représenté par l'aorte et ses branches.

L'aorte. Elle naît du ventricule gauche. Elle décrit d'abord une courbe à concavité inférieure (crosse de l'aorte) qui enjambe le pédicule pulmonaire gauche, puis elle descend dans le thorax, traversant verticalement le médiastin postérieur. Elle traverse ensuite le diaphragme par l'orifice aortique, chemine dans l'abdomen sur la face antérieure du rachis et se divise à la hauteur de la 4e vertèbre lombaire en ses branches terminales. Elle fournit au cours de son trajet de très nombreuses branches collatérales *(figure 129)*.

Les branches de la crosse de l'aorte. Ce sont, dans l'ordre de leur naissance : les artères coronaires, le tronc artériel brachio-céphalique, l'artère carotide primitive gauche, l'artère sous-clavière gauche.

Les **artères coronaires** sont les artères nourricières du cœur lui-même. Elles sont au nombre de deux, une droite et une gauche, qui cheminent d'abord dans les sillons de la surface extérieure du cœur, puis pénètrent dans le myocarde où elles se ramifient.

Le **tronc artériel brachio-céphalique** se divise après un trajet de quelques centimètres en deux branches : l'artère carotide primitive droite et l'artère sous-clavière droite.

Les **artères carotides primitives** naissent : la droite du tronc brachio-céphalique, la gauche de la crosse aortique en arrière de celui-ci. Elles montent dans le cou, accompagnées de la veine jugulaire interne et du nerf pneumogastrique et se terminent à la hauteur du cartilage thyroïde en se bifurquant en deux branches : les artères carotides externe et interne.

L'artère carotide interne est l'artère principale du cerveau et de l'œil. Elle pénètre dans le crâne en traversant le canal carotidien du rocher, traverse un sinus veineux de la base du crâne, le sinus caverneux. Elle fournit ensuite une branche collatérale, l'artère ophtalmique, et se divise en quatre branches qui forment avec celles du côté opposé et avec les branches de l'artère vertébrale un cercle artériel au niveau de la base du crâne, l'hexagone de Willis ; de l'hexagone naissent les branches qui vont irriguer le cerveau. L'artère ophtalmique pénètre dans l'orbite par le trou optique et se distribue à la cavité orbitaire, au globe oculaire, aux paupières, au front et au nez *(figures 130 et 131)*.

L'artère carotide externe est l'artère des régions superficielles de la tête. Elle fournit au cours de son trajet sept branches collatérales :

→ l'artère thyroïdienne supérieure, destinée au corps thyroïde ;

→ l'artère linguale, pour les muscles de la langue ;

→ l'artère faciale, qui irrigue les parties superficielles de la face et se termine à l'angle interne de l'œil ;

→ l'artère auriculaire postérieure, pour le pavillon de l'oreille ;

→ l'artère occipitale, pour la nuque et la partie postérieure du cuir chevelu ;

→ l'artère pharyngienne ascendante, pour le pharynx ;

→ un ou deux rameaux parotidiens, pour la glande parotide.

La carotide externe traverse la glande parotide et s'y divise en deux branches terminales : l'artère maxillaire interne et l'artère temporale superficielle.

L'**artère temporale** superficielle se distribue aux parties antérieure et latérale du cuir chevelu.

L'**artère maxillaire** interne fournit 14 branches collatérales et se distribue : aux régions profondes de la face, aux muscles masticateurs, au palais et au pharynx, aux fosses nasales, aux os du crâne et à la dure-mère (par les artères méningées).

Les **artères sous-clavières** naissent : la droite du tronc brachio-céphalique, la gauche de la crosse aortique. Elles se portent en dehors jusqu'à la clavicule. Elles fournissent de nombreuses collatérales :

→ l'artère vertébrale qui monte au cou en traversant les trous transversaires des vertèbres cervicales, pénètre dans le crâne par le trou occipital, s'unit à celle du côté opposé (tronc basilaire) et prend part à la constitution de l'hexagone de Willis par ses branches terminales. Elle irrigue une partie de la moelle épinière, le tronc cérébral, le cervelet et une partie du cerveau ;

→ l'artère mammaire interne irrigue la paroi thoracique, le sein et la paroi abdominale ;

→ le tronc thyro-bicervico-scapulaire fournit : l'artère thyroïdienne inférieure (pour la thyroïde), les artères cervicale ascendante et cervicale transverse superficielle (pour les muscles du cou), l'artère scapulaire supérieure (pour les muscles de l'épaule) ;

→ le tronc cervico-intercostal donne : l'artère cervicale ascendante (pour le cou) et l'artère intercostale supérieure des trois premiers espaces intercostaux ;

→ l'artère scapulaire postérieure pour les muscles de l'épaule.

L'**artère axillaire** fait suite à l'artère sous-clavière. Elle traverse le creux axillaire, fournit des branches collatérales destinées aux parois de ce creux, à la paroi thoracique et au sein (artère mammaire externe), à la région scapulaire et au moignon de l'épaule (artères circonflexes et scapulaire inférieure).

L'**artère humérale** fait suite à l'artère axillaire. Elle traverse la loge antérieure du bras, fournit des branches destinées aux muscles de la loge antérieure et de la loge postérieure (artère humérale profonde) et se divise un peu au-dessous du pli du coude en deux branches : l'artère radiale et l'artère cubitale *(figure 132)*.

L'**artère radiale** descend à la partie externe de la loge antérieure de l'avant-bras ; elle est aisément perceptible au quart inférieur de l'avant-bras dans la gouttière du pouls. Elle se termine en formant l'arcade palmaire profonde. Elle fournit de nombreux rameaux pour les muscles des loges antérieure et externe de l'avant-bras, pour le poignet, la main et les doigts.

L'**artère cubitale** descend à la partie interne de la loge antérieure de l'avant-bras. Elle donne des rameaux destinés au coude, aux muscles des loges antérieure et postérieure de l'avant-bras, au poignet, à la main et aux doigts. Elle se termine en formant l'arcade palmaire superficielle.

Au niveau de la main et des doigts, l'irrigation est assurée par trois arcades transversales formées par les anastomoses des branches des artères radiale et cubitale. Ces trois arcades sont : l'arcade palmaire superficielle, l'arcade palmaire profonde, l'arcade dorsale du carpe. De ces trois arcades naissent des branches descendantes, les artères digitales, au nombre de quatre pour chaque doigt, qui vont assurer l'irrigation de ceux-ci.

Les branches de l'aorte thoracique. Ce sont :

→ les artères bronchiques ;

→ les artères œsophagiennes ;

→ les artères intercostales : destinées à la paroi thoracique.

Les branches de l'aorte abdominale. Ce sont :

→ des artères destinées aux parois de l'abdomen : artères diaphragmatiques inférieures pour le diaphragme, artères lombaires pour la paroi postérieure de l'abdomen ;

→ des artères destinées aux viscères digestifs :

- le tronc cœliaque : il se divise en trois branches, les artères coronaire stomachique, hépatique et splénique qui irriguent l'estomac, le foie, la rate et le pancréas ;
- l'artère mésentérique supérieure : elle irrigue le pancréas, l'intestin grêle et la moitié droite du gros intestin ;
- l'artère mésentérique inférieure : elle se distribue à la moitié gauche du gros intestin ;

→ des artères destinées aux viscères non digestifs :

- les artères capsulaires : pour les surrénales ;
- les artères rénales : au nombre de deux, une droite et une gauche, se distribuant au rein correspondant ;
- les artères spermatiques (destinées au testicule) chez l'homme, ou utéro-ovariennes chez la femme (destinées aux ovaires et à l'utérus).

Les branches terminales de l'aorte. Au niveau de la 4e vertèbre lombaire, l'aorte se divise en trois branches terminales : l'artère sacrée moyenne, les artères iliaques primitives droite et gauche.

L'artère sacrée moyenne irrigue le sacrum et le plexus sacré.

Les artères iliaques primitives se divisent après un trajet de 6 cm environ en deux branches terminales, les artères iliaque externe et iliaque interne.

L'artère iliaque interne ou hypogastrique se divise rapidement en un grand nombre de branches que, suivant leur destination, on classe en :

→ branches pariétales intrapelviennes (destinées à la paroi interne du petit bassin) : artères iléo-lombaire et sacrée latérale ;

→ branches viscérales (destinées aux organes pelviens) : artère ombilicale, artère vésicale inférieure, artère hémorroïdale moyenne (pour le rectum), artères génitales (utérine et vaginale chez la femme, prostatique et vésiculo-déférentielle chez l'homme) ;

→ branches pariétales extrapelviennes (destinées aux parties molles entourant le bassin osseux) :

- artère fessière sortant par la grande échancrure sciatique et irriguant les muscles fessiers ;
- artère obturatrice sortant par le trou obturateur et se distribuant dans les muscles adducteurs et obturateurs ;
- artère ischiatique accompagnant le nerf sciatique et se distribuant à la loge postérieure de la cuisse ;
- artère honteuse interne qui gagne le périnée en contournant la petite épine sciatique, irrigue les organes du périnée (muscles du périnée, organes érectiles) et devient l'artère dorsale de la verge ou du clitoris.

L'artère iliaque externe longe d'abord le détroit supérieur, fournit deux branches destinées à la paroi abdominale (artères épigastrique et circonflexe iliaque profonde) et gagne la cuisse en passant sous l'arcade crurale. Elle devient à ce niveau l'artère fémorale.

L'artère fémorale traverse de haut en bas la loge interne de la cuisse, puis apparaît à la face postérieure du genou. Elle donne une branche collatérale volumineuse, l'artère fémorale profonde, qui par de nombreux rameaux irrigue tous les muscles de la cuisse *(figure 133)*.

L'artère poplitée fait suite à la fémorale au niveau du genou. Elle donne des branches destinées à la région du genou. Elle se termine en se divisant en deux branches : l'artère tibiale antérieure et le tronc tibio-péronier.

L'artère tibiale antérieure se glisse entre tibia et péroné, chemine dans la loge antérieure de la jambe dont elle irrigue tous les muscles et se continue sur le dos du pied par l'artère pédieuse qui va irriguer le dos du pied.

Le tronc tibio-péronier se divise rapidement en deux branches terminales :

→ l'artère péronière qui irrigue la partie externe des muscles de la loge postérieure de la jambe ;

→ l'artère tibiale postérieure qui irrigue la partie interne des muscles de la loge postérieure de la jambe et se divise à la partie basse de la jambe en deux branches : les artères plantaires externe et interne.

Le pied est irrigué par les trois artères que nous avons citées : artères pédieuse, plantaire externe et plantaire interne. Ces trois artères s'anastomosent entre elles et forment deux arcades, l'arcade plantaire et l'arcade dorsale, d'où naissent les artères digitales destinées aux orteils, au nombre de quatre par orteil.

Les veines

Comme les artères, elles forment deux systèmes : celui de la petite circulation et celui de la grande circulation.

Le système veineux de la petite circulation

Il est représenté par les **veines pulmonaires**. Celles-ci sont au nombre de quatre : deux veines pulmonaires droites et deux veines pulmonaires gauches. Ces veines naissent du réseau des capillaires pulmonaires et se terminent dans l'oreillette gauche.

Le système veineux de la grande circulation

Il est constitué par les veines correspondant au système artériel aortique. D'une façon générale, chaque artère est accompagnée de deux veines qui suivent le même trajet que l'artère et qui portent le même nom qu'elle. Ce n'est qu'au niveau des gros vaisseaux qu'il n'existe qu'une seule veine satellite de l'artère correspondante.

Les veines de la grande circulation sont finalement collectées par deux veines énormes qui se jettent dans l'oreillette droite, les veines caves supérieure et inférieure. On distingue donc deux grands systèmes veineux correspondant à chacune des veines caves ; en outre, les veines propres du cœur sont indépendantes de ces deux systèmes. Nous étudierons successivement ces trois catégories de veines.

Les veines coronaires. Ce sont les veines propres du cœur. Les veines coronaires sont satellites des artères correspondantes. Elles se réunissent en un tronc commun unique, le sinus coronaire, qui se jette dans l'oreillette droite. D'autres veines cardiaques, plus courtes, se jettent directement et isolément dans cette oreillette.

Le système de la veine cave supérieure. Il draine le sang des membres supérieurs, de la tête et du cou, du thorax et du rachis.

Les affluents de la veine cave supérieure sont donc :

→ les veines du membre supérieur. Celles-ci sont de deux sortes :

- les unes sont satellites des artères de ce membre, au nombre de deux par artère, et elles en suivent le trajet ;
- les autres sont isolées, ce sont les veines superficielles du membre supérieur. Les veines superficielles se collectent finalement en deux veines terminales, la veine céphalique et la veine basilique qui, à la racine du membre, se jettent dans les veines profondes. C'est dans ces veines superficielles que se font habituellement les injections intraveineuses *(figure 134)* ;

→ les veines de la tête et du cou :

- le sang veineux de l'encéphale, des méninges et de la boîte crânienne se draine par une veine volumineuse, la veine jugulaire interne, satellite des artères carotides jusqu'à la base du cou ;
- le sang veineux de la face et du cou se draine également par la veine jugulaire interne, mais aussi par trois autres veines, les veines jugulaires antérieure, externe et postérieure ;

→ les veines du membre supérieur et les veines de la tête et du cou se réunissent au niveau de la base du cou et forment alors le tronc veineux brachio-céphalique. La réunion des deux troncs veineux brachio-céphaliques droit et gauche forme la veine cave supérieure. Celle-ci, après un trajet de quelques centimètres, se jette dans la paroi supérieure de l'oreillette droite ;

→ les veines du thorax et du rachis (veines intercostales et veines rachidiennes) sont drainées par les veines azygos appliquées sur la paroi postérieure de la cavité thoracique.

Ces veines forment un tronc veineux terminal unique, la veine grande azygos, qui va se jeter dans la veine cave supérieure *(figure 135)*.

Le système de la veine cave inférieure. Il draine le sang de toutes les parties du corps situées en dessous du diaphragme.

Le tronc de la veine cave inférieure naît par réunion des deux veines iliaques primitives sur le flanc droit de la 4e vertèbre lombaire. Il monte verticalement en longeant l'aorte abdominale, traverse le diaphragme par un orifice particulier et se jette dans la paroi inférieure de l'oreillette droite.

Les affluents de la veine cave inférieure sont :

→ les veines du membre inférieur. Comme au niveau du membre supérieur, elles sont de deux sortes : les veines profondes satellites des artères et les veines superficielles (veines saphènes externe et interne), dont la dilatation pathologique constitue les varices. Toutes aboutissent aux veines iliaques externes ;

→ les veines du petit bassin : très nombreuses et satellites des branches de l'artère hypogastrique, elles se réunissent pour former la veine hypogastrique. Celle-ci s'unit à la veine iliaque externe pour former la veine iliaque primitive ;

→ les veines des parois de l'abdomen : veines lombaires ;

→ les veines rénales droite et gauche ;

→ les veines du tube digestif dont l'ensemble constitue un système porte. Les veines du tube digestif, satellites des artères correspondantes, sont : la veine coronaire stomachique, la veine splénique, la veine mésentérique supérieure et la veine mésentérique inférieure. Toutes ces veines se réunissent en un tronc veineux unique, la veine porte. Celle-ci se ramifie à l'intérieur du foie en de nombreux capillaires. De ce réseau naissent d'autres veines dont la réunion forme les veines sus-hépatiques qui drainent tout le sang veineux du foie. Les veines sus-hépatiques viennent se jeter dans la veine cave inférieure un peu avant sa terminaison dans l'oreillette droite.

Le système lymphatique

Au niveau des capillaires sanguins, se produit une transsudation du plasma et des globules blancs. Cette traversée des parois des capillaires par une partie des constituants sanguins forme le liquide interstitiel qui va baigner directement les cellules qui y puiseront une partie de leurs substances nutritives et y rejetteront leurs déchets. Le liquide interstitiel ou lymphe fait ensuite retour à la circulation générale par des vaisseaux spéciaux, les vaisseaux lymphatiques.

La lymphe

La lymphe est un liquide jaunâtre de réaction alcaline. Sa composition est analogue à celle du plasma sanguin, dont elle n'est qu'un filtrat. Elle contient également des globules blancs, et notamment des lymphocytes. Au total, la lymphe est donc du sang dépourvu de globules rouges.

Les vaisseaux lymphatiques

Ils naissent partout dans l'organisme par des capillaires extrêmement ténus, les capillaires lymphatiques, disposés en réseau. Aux **capillaires lymphatiques** font suite des vaisseaux plus gros, les canaux lymphatiques, ou troncs lymphatique *(figure 128)*.

Les **canaux lymphatiques** se réunissent entre eux pour former des vaisseaux lymphatiques de plus en plus volumineux. Aux points de jonction de plusieurs canaux lymphatiques se trouvent des renflements, les ganglions lymphatiques, qui peuvent être isolés ou groupés en amas dans des zones de carrefour, notamment à la racine de la cuisse et au creux axillaire.

Les canaux lymphatiques de l'intestin grêle portent le nom de chylifères. Ils transportent une lymphe très riche en graisses ou lipides qu'ils ont absorbés au niveau de la muqueuse intestinale au moment de la digestion ; cette lymphe spéciale est appelée chyle.

La lymphe est finalement drainée par deux collecteurs volumineux et terminaux. Ce sont :

→ la **grande veine lymphatique** qui draine la lymphe de la moitié droite de la tête, du cou et du thorax et celle du membre supérieur droit. Longue de 2 cm, la grande veine lymphatique se jette dans la veine sous-clavière droite, à la base du cou ;

→ le **canal thoracique** : il recueille la lymphe du restant du corps. Il naît dans l'abdomen par un renflement, la citerne de Pecquet, traverse le thorax et vient se jeter à la base du cou dans la veine sous-clavière gauche.

Toutes les voies lymphatiques aboutissent donc au système veineux cave supérieur.

Rôle de la lymphe

Le rôle de la lymphe apparaît triple :

→ rôle nutritif : elle apporte au sang circulant les graisses absorbées au niveau des chylifères de l'intestin grêle ;

→ rôle de drainage et d'épuration : elle véhicule une partie des déchets cellulaires et les éléments non utilisés par les tissus ;

→ rôle de défense enfin essentiellement dévolu aux ganglions lymphatiques qui retiennent les microbes que la lymphe a pu absorber dans son parcours et les détruisent par phagocytose.

Physiologie de la circulation

Fonctionnement cardiaque

Le fonctionnement cardiaque consiste en des alternatives de contraction et de relâchement du myocarde. La fréquence des contractions cardiaques est environ de 75 à 80 battements par minute, mais ce chiffre varie avec de nombreux facteurs : exercices, émotions, sommeil, etc.

L'ensemble des phénomènes dont le myocarde est le siège du début d'une contraction au début de la suivante constitue une révolution cardiaque. La révolution cardiaque comprend schématiquement trois temps successifs *(figure 136)* :

→ 1er temps : **la systole auriculaire**. C'est la contraction des oreillettes. Elle dure environ 1/10 de seconde. Le sang qui remplissait les oreillettes est chassé dans les deux ventricules ;

→ 2e temps : **la systole ventriculaire**. C'est la contraction des ventricules. Elle dure environ 3/10 de seconde. Pendant que les oreillettes se relâchent, les ventricules, remplis, se contractent. La poussée du sang ferme les orifices auriculo-ventriculaires mitral et tricuspidien (premier bruit du cœur), empêchant le reflux du sang dans les oreillettes, et celui-ci pénètre dans l'aorte et l'artère pulmonaire ;

→ 3e temps : **la diastole générale**. C'est la pause des oreillettes et des ventricules, la période de repos du cœur. Elle dure environ 4/10 de seconde. Pendant ce temps, le sang veineux achève la réplétion des oreillettes relâchées depuis le temps précédent, et ce remplissage prépare la révolution cardiaque suivante. Le sang qui a été propulsé dans les artères ne peut refluer dans le ventricule, car il vient buter sur les valvules sigmoïdes qui se ferment (deuxième bruit du cœur).

Au total, la révolution cardiaque dure environ 8/10 de seconde. Et sur cette durée, la moitié est consacrée au repos du myocarde.

Au cours de sa contraction, le cœur subit des modifications de forme, de consistance, de dimensions, qui traduisent l'activité mécanique de cet organe.

Durant la révolution cardiaque et notamment pendant la systole ventriculaire, les fibres musculaires du cœur se contractent simultanément, comme si cet organe était constitué par une fibre unique, géante ; on peut donc considérer le cœur comme une « unité fonctionnelle ». Ces conditions de fonctionnement expliquent également que la contraction du cœur a toujours une intensité maxima : on dit que le cœur obéit à la loi du tout ou rien car pendant la révolution cardiaque, ou bien il est au repos ou bien il donne une contraction dont la force est d'emblée maximale.

Mécanisme de fonctionnement cardiaque

Le cœur est doué d'**automatisme**, c'est-à-dire que comme tout organe automatique, il présente un fonctionnement spontané, indépendant de tout facteur extracardiaque, caractérisé par la répétition de contractions dont le rythme constitue la **fréquence cardiaque**. Cette activité automatique est sous la dépendance du système nerveux intrinsèque et le système nerveux extrinsèque n'intervient à l'état normal que pour l'adapter aux besoins généraux de l'organisme.

Le système nerveux intrinsèque

C'est le système nerveux situé dans les parois mêmes du cœur. Il assure le fonctionnement autonome et automatique du cœur *(figure 137)*. Grâce au système nerveux intrinsèque, un cœur isolé de l'organisme peut continuer à battre : expérience de Ludwig-Cyon sur le cœur isolé de grenouille.

Le système nerveux intrinsèque est constitué par un tissu particulier, le tissu nodal. Il comporte différents éléments : le nœud de Keith et Flack situé dans la paroi de l'oreillette droite, le noyau d'Aschoff-Tawara situé dans la cloison interauriculaire, le faisceau de His situé dans la cloison interventriculaire, enfin le réseau de Purkinje situé dans la paroi des ventricules.

Le point de départ de l'excitation cardiaque est situé au niveau du nœud de Keith et Flack. De celui-ci, l'excitation diffuse à toute la paroi des oreillettes provoquant la contraction de celles-ci. Lorsque l'excitation a traversé les oreillettes, elle atteint le noyau d'Aschoff-Tawara et de là le faisceau de His. Par le faisceau de His et ses branches qui se ramifient dans les parois des ventricules et par le réseau de Purkinje, l'excitation diffuse aux ventricules et provoque la systole ventriculaire.

L'intégrité du système nerveux intrinsèque est indispensable pour conserver au cœur une contraction normale. L'altération de ce système en un point quelconque de son trajet va empêcher la propagation normale de l'influx à travers le myocarde et il va en résulter l'apparition de troubles du rythme cardiaque : contractions cardiaques survenant en dehors des systoles normales (extra-systoles), contractions indépendantes des oreillettes et des ventricules (dissociation auriculo-ventriculaire), contractions anarchiques des oreillettes ou des ventricules (flutter ou fibrillation).

Le système nerveux extrinsèque

C'est le système nerveux végétatif. Il n'intervient à l'état normal que pour modifier l'activité cardiaque et l'adapter à l'activité générale de l'organisme, mais il n'assure pas la contraction même du cœur qui est due au système nerveux intrinsèque. Rappelons que :

→ le parasympathique exerce une action permanente de ralentissement cardiaque. Il constitue le système **cardio-modérateur**. La section des nerfs pneumogastriques qui véhiculent les fibres parasympathiques entraîne en effet une accélération du rythme cardiaque alors que l'excitation de ces nerfs entraîne : un ralentissement du rythme cardiaque, une diminution de l'amplitude des contractions et de la tonicité cardiaques, un allongement de la durée de conduction des influx au niveau du système nerveux intrinsèque ;

→ le sympathique a une action intermittente d'accélération cardiaque. Il constitue le système **cardio-accélérateur**. Son excitation détermine en effet : une accélération du rythme cardiaque, une augmentation de l'amplitude des contractions cardiaques et du tonus du cœur, une diminution de la durée de conduction des influx au niveau du système intrinsèque.

Le système nerveux végétatif agit sur le cœur par l'intermédiaire de ses médiateurs chimiques : noradrénaline pour le système sympathique, acétylcholine pour le parasympathique. Nous avons vu précédemment que les médiateurs chimiques du système végétatif agissent par l'intermédiaire des récepteurs périphériques, cholinergiques et adrénergiques. En ce qui concerne ces derniers, le cœur possède les deux types de récepteurs, α et β :

→ les effets β comportent : l'accélération du rythme cardiaque, l'augmentation de la contractilité et de l'excitabilité myocardiques ;

→ les effets α entraînent l'apparition d'excitations ectopiques (troubles du rythme).

Phénomènes biochimiques de la contraction cardiaque

Les métabolismes qui, dans la fibre musculaire cardiaque, conduisent à la fabrication de l'énergie nécessaire à la contraction sont essentiellement **aérobies**, c'est-à-dire qu'ils se déroulent en présence d'oxygène. Le processus majeur est représenté par l'oxydation des acides gras : c'est dire que comme tous les muscles striés, le cœur emprunte la presque totalité de son énergie aux lipides.

La dégradation des glucides, qui se fait en l'absence d'oxygène (**glycolyse anaérobie**), ne peut jouer qu'un rôle très accessoire et de très courte durée dans certaines situations d'urgence (hypoxie, effort important), en raison du rendement insuffisant de ses réactions pour les besoins chez l'homme.

Exploration du fonctionnement cardiaque

L'exploration du fonctionnement cardiaque revêt une importance capitale en médecine pour le diagnostic des maladies cardiaques. Cette exploration peut être réalisée de diverses manières *(figure 138)*.

Auscultation

L'auscultation de la région du cœur permet d'entendre les bruits du cœur, synchrones de ses battements : le premier bruit est dû à la fermeture des valvules auriculo-ventriculaires, le second à la fermeture des valvules sigmoïdes. On peut enregistrer ces bruits : phonocardiogramme. Les maladies valvulaires entraînent l'apparition de bruits anormaux : les souffles.

Enregistrement électrique

Comme tout muscle, le cœur en se contractant est le siège d'une activité électrique qu'il est possible d'enregistrer. Cet enregistrement porte le nom d'**électrocardiogramme** : l'électrocardiogramme normal comporte deux sortes d'accidents : l'onde P, due à la contraction des oreillettes, et les ondes QRS, dues à la contraction des ventricules.

Exploration par les ultrasons

Les ultrasons ont la propriété de traverser les parties molles et d'être réfléchis par les parois du cœur et des vaisseaux, ainsi que par les éléments figurés du sang. En étudiant la façon dont s'effectue cette réflexion, il est possible de dépister une anomalie cardiaque ou vasculaire.

Les renseignements fournis par ce procédé d'investigation sont de deux ordres :

→ renseignements morphologiques : on enregistre la réflexion des ultrasons sur les parois du cœur, ce qui renseigne sur leur état anatomique et l'existence possible d'altérations ;

→ renseignements dynamiques : on étudie les mouvements des parois et des valvules cardiaques et l'on peut en étudier le fonctionnement et ses anomalies.

Cette exploration porte le nom d'**échocardiogramme**.

L'avantage de l'exploration par les ultrasons est de ne comporter aucune manœuvre agressive pour le patient (ni ponction, ni injection), et par conséquent de ne faire courir rigoureusement aucun risque, tout en fournissant des renseignements très importants.

Épreuve d'effort

Certaines atteintes des artères coronaires ou du cœur ne se traduisent, chez le sujet au repos, par aucune anomalie, notamment de l'électrocardiogramme. On peut augmenter la sensibilité des examens en réalisant ceux-ci pendant l'effort : les enregistrements sont effectués au cours d'une épreuve de pédalage sur bicyclette ergométrique, l'intensité de l'effort y étant mesurée et dosée de façon précise pour éviter toute défaillance coronarienne ou cardiaque.

Scintigraphie myocardique

Le thallium 201, élément dont la radioactivité naturelle est de durée très brève (période de 3 minutes environ), a la propriété de se fixer sur le muscle cardiaque après injection intraveineuse. On peut visualiser ainsi les parois des ventricules, objectiver les anomalies de leur irrigation artérielle et de leurs contractions, préciser la topographie et l'étendue des territoires pathologiques. L'injection intraveineuse préalable de dipyridamole (persantine) accroît la sensibilité de cet examen. Celui-ci tient, à l'heure actuelle, une grande place dans l'exploration cardiaque notamment avant intervention chirurgicale *(figure 139)*.

Coronarographie

La visualisation des artères du cœur ou coronarographie est possible par injection sélective dans leur origine de produits opaques aux rayons X, au moyen de sondes fines introduites à partir d'une artère périphérique jusque dans la racine de l'aorte. La prise de clichés en série objective la totalité du réseau coronaire et ses anomalies.

Scanographie

Les progrès techniques des appareils de scanographie et, notamment, l'apparition des scanners multi-barrettes, permettent aujourd'hui de visualiser le cœur et le réseau des artères coronaires sans qu'une injection de produit de contraste soit nécessaire. Cette méthode d'imagerie peut diminuer les indications de la coronarographie classique.

Cathétérisme cardiaque

Il est possible d'introduire à partir d'une artère ou d'une veine périphérique des sondes très fines et très longues jusque dans l'intérieur même du cœur.

Ces sondes permettent :

→ d'enregistrer les pressions régnant à l'intérieur des cavités du cœur : **cardiogramme** ;

→ d'enregistrer les bruits à l'intérieur du cœur : **phonocardiogramme intracardiaque** ;

→ de prélever du sang dans le cœur lui-même afin d'en doser les constituants et notamment les gaz (oxygène) : **gazométrie** ;

→ d'injecter dans le cœur des produits opaques aux rayons X afin d'étudier par des radiographies en séries la forme et le volume des cavités cardiaques, le fonctionnement du cœur et ses anomalies : **angiocardiographie**.

Ces sondages constituent le cathétérisme cardiaque.

Physiologie des vaisseaux périphériques

La vasomotricité

Les parois des artères contiennent des fibres musculaires lisses. La contraction ou le relâchement de celles-ci va entraîner des modifications du calibre des vaisseaux. Ces modifications constituent la vasomotricité.

La vasomotricité a pour effet d'adapter à chaque instant le calibre vasculaire aux besoins en sang de chaque organe.

La vasomotricité est commandée par le système végétatif :

→ le parasympathique par son médiateur chimique (l'acétylcholine) et les récepteurs cholinergiques exercent une action dilatatrice sur les vaisseaux (**vasodilatation**) ;

→ le sympathique : par ses récepteurs α exerce une action de constriction (**vasoconstriction**) essentiellement sur les vaisseaux périphériques de la peau et des muqueuses ; par ses récepteurs β, le sympathique exerce une action vaso-dilatatrice portant surtout sur les artères musculaires. Le médiateur chimique du sympathique (la noradrénaline), stimulant préférentiellement les récepteurs α, explique que l'action prédominante du sympathique soit en général une vasoconstriction.

La pression artérielle

À chaque contraction, le cœur envoie dans les vaisseaux une certaine quantité de sang, avec une vigueur plus ou moins grande. Ce sang se heurte à l'élasticité des parois vasculaires, et il règne de ce fait, à l'intérieur des artères, une certaine pression : c'est la pression artérielle.

Caractéristiques de la pression artérielle. Au moment de la systole ventriculaire, la pression artérielle s'élève : le chiffre qu'elle atteint est la pression systolique ou maxima.

Pendant la diastole, la pression artérielle ne tombe pas à 0, car il reste du sang dans les vaisseaux. La pression diminue et son chiffre est fonction du tonus des parois artérielles et de la quantité de sang qu'elles contiennent. Ce chiffre est la pression diastolique ou minima.

On donne le nom de pression différentielle à la différence entre les chiffres des pressions maxima et minima.

Variations de la pression artérielle. La pression artérielle ne reste pas à des chiffres immuables, mais présente des variations. Chez un adulte normal au repos, les chiffres moyens sont de 13 pour la maxima et 7 pour la minima, mais ces chiffres subissent une augmentation plus ou moins importante au cours des efforts, de la digestion, etc.

Les chiffres de la pression artérielle dépendent de trois facteurs :

→ le **débit cardiaque** qui règle la quantité de sang que les ventricules envoient à chaque systole dans le système artériel. Au repos, chaque ventricule débite environ 5 litres de sang par minute. Ce débit peut atteindre 30 litres en cas d'effort intensif. Cette augmentation du débit résulte : d'une augmentation du rythme cardiaque (tachycardie) et d'une augmentation du volume de l'éjection ventriculaire ;

→ le **calibre vasculaire** : la vasodilatation tend à faire baisser la pression artérielle, la vasoconstriction à la faire monter, le jeu permanent de la vasomotricité modifie à chaque instant les résistances périphériques pour maintenir des chiffres normaux de pression artérielle ;

→ le **volume de la masse totale du sang** : toute diminution de cette masse (hémorragie) entraîne une chute tensionnelle, toute augmentation de cette masse (pléthore, transfusions trop abondantes) entraîne une élévation tensionnelle. La répartition du volume sanguin à l'intérieur de l'arbre vasculaire *(figure 140)* joue un rôle sur l'équilibre tensionnel : le jeu de la vasomotricité modifie cette répartition, et ces modifications de répartition entraînent des variations tensionnelles d'autant plus importantes qu'elles intéressent un territoire plus richement irrigué (territoire des organes abdominaux au premier chef).

Régulation de la pression artérielle. L'organisme adapte à chaque instant les chiffres de la pression artérielle à ses besoins en agissant sur les facteurs d'équilibre que nous venons d'étudier. Les centres nerveux sont renseignés grâce à des voies sensitives dont les récepteurs sont placés dans des zones sensibles : crosse de l'aorte, bifurcation carotidienne. Les fibres sensitives sont, chez l'homme, mêlées aux fibres du pneumogastrique et du glosso-pharyngien.

Que pour une raison ou pour une autre, la pression soit modifiée et les centres nerveux avertis par les fibres sensitives (appelées aussi fibres baro-sensibles) mettront en jeu les mécanismes régulateurs.

C'est ainsi qu'une chute tensionnelle due par exemple à une hémorragie entraînera immédiatement une triple compensation : accélération du rythme cardiaque, vasoconstriction et rétablissement de la masse sanguine par contraction de la rate.

À l'inverse, une élévation tensionnelle entraînera immédiatement : un ralentissement du rythme cardiaque, une vasodilatation et une augmentation de la diurèse (réduisant le volume sanguin circulant).

Le pouls

C'est la sensation de choc que perçoit le doigt lorsqu'il comprime légèrement une artère sur un plan résistant. Il est dû à la transmission, le long des parois artérielles, du choc du sang contre l'aorte au moment de son éjection du ventricule gauche, et non pas à l'arrivée du flux sanguin dans les vaisseaux qui est plus lente. La palpation du pouls au niveau des artères périphériques est largement utilisée en médecine et renseigne sur le rythme et la vigueur de la contraction cardiaque.

La circulation dans les veines

Elle s'effectue grâce à plusieurs mécanismes :

→ la chasse du sang veineux par le sang artériel envoyé continuellement par le cœur ;

→ la contraction des muscles qui comprime les veines profondes intramusculaires ;

→ l'aspiration thoracique, produisant un effet de succion très important pendant l'inspiration pulmonaire.

Exploration des vaisseaux périphériques

L'exploration des vaisseaux périphériques fournit des renseignements importants dans le domaine médical. Cette exploration peut être réalisée de diverses manières.

L'examen clinique

Il constitue l'examen de base et comporte plusieurs manœuvres.

La prise des pouls. La palpation des trajets artériels permet de sentir le choc de l'ondée sanguine. Les pouls doivent être recherchés à chaque étage des membres supérieurs et inférieurs et en comparant un côté à l'autre. Cette manœuvre simple renseigne sur le rythme et la qualité des contractions cardiaques, mais aussi sur une éventuelle maladie artérielle gênant le courant sanguin (artérite).

L'étude de la coloration de la peau et des muqueuses. Il faut examiner la couleur de la peau et de la conjonctive à la face interne de la paupière inférieure. Les modifications de couleur renseignent sur l'état circulatoire :

- la **pâleur** indique habituellement soit un état d'anémie (déficit en globules rouges), soit un obstacle à la circulation artérielle (l'arrêt total de la circulation artérielle au niveau d'un membre entraîne une pâleur marmoréenne) ;
- la **cyanose** (coloration bleu violacé) traduit habituellement une congestion avec ralentissement circulatoire et stase du sang veineux ;
- l'**érythrose** (couleur rouge) indique habituellement une inflammation.

L'auscultation des trajets artériels. Elle peut révéler des souffles qui témoignent de lésions de la paroi artérielle.

La prise de la pression artérielle. Elle s'effectue avec le tensiomètre de Vaquez. Cet appareil comporte un brassard gonflable muni d'un manomètre. Il est placé autour du bras et gonflé tandis que l'on ausculte l'artère humérale au pli du coude. Au fur et à mesure que l'on dégonfle le brassard, les battements artériels deviennent audibles (ce niveau indique la pression systolique), puis disparaissent à nouveau (ce niveau indique la pression diastolique).

La mesure des oscillations. Elle est effectuée avec l'oscillomètre de Pachon qui comporte deux brassards gonflables dont l'un assure une pression mesurée et dont l'autre mesure, pour chaque niveau de pression, l'amplitude des battements artériels. On peut ainsi dresser une courbe qui reflète la qualité de la circulation artérielle au niveau du membre exploré.

L'examen par les ultrasons

Comme pour le cœur, l'exploration par les ultrasons permet d'obtenir deux sortes de renseignements :

- renseignements morphologiques : l'échotomographie vasculaire renseigne sur la forme des vaisseaux et l'existence d'un anévrisme (dilatation de l'artère) ;
- renseignements dynamiques : l'effet Doppler permet de tracer des courbes de la vélocité du sang et d'apprécier ainsi la façon dont s'effectue la circulation.

Cet examen ne comporte aucune manœuvre agressive pour le malade et, par conséquent, aucun risque.

L'artériographie

Cet examen consiste à injecter un produit de contraste opaque aux rayons X à l'intérieur d'une artère et à prendre des clichés radiographiques en série *(figure 141)*.

L'artériographie fournit les renseignements morphologiques les plus précis puisqu'elle visualise directement la lumière des vaisseaux et les lésions qui altèrent leurs parois. Elle renseigne également sur la vitesse circulatoire sanguine. Appliquée aux artères qui irriguent un viscère, elle permet de visualiser celui-ci et de déceler d'éventuelles lésions.

En contrepartie de ses avantages, l'artériographie nécessite une ponction artérielle et, de ce fait, comporte un petit risque pour le patient (hémorragie, infection, etc.).

Une amélioration de l'artériographie a été apportée par le traitement des images par ordinateur. On réalise ainsi une **angiographie numérisée** qui a maintenant supplanté l'artériographie classique. Cette technique permet d'effacer toutes les structures parasites et ne laisse subsister, sur les clichés, que les images artérielles. L'examen fournit donc des renseignements d'une grande précision.

La phlébographie

La phlébographie est fondée sur les mêmes principes que l'artériographie. L'injection du produit de contraste est effectuée au niveau d'une veine superficielle et sa propagation suivie par des clichés en série. On étudie ainsi les veines superficielles des membres dans lesquelles l'opacifiant se dirige préférentiellement. L'étude des veines profondes des membres nécessite l'application de garrots étagés bloquant le passage de l'opacifiant vers les veines superficielles. Comme l'artériographie, la phlébographie fournit des renseignements morphologiques (état des veines) et hémodynamiques (vitesse circulatoire).

L'angioscanner

Les scanographes modernes visualisent le système artériel en évitant toute ponction artérielle, le produit de contraste étant simplement injecté par voie intraveineuse. Des reconstructions d'images en trois dimensions sont possibles. L'état des parois artérielles, de la lumière des vaisseaux, peut être étudié et les renseignements fournis sont comparables à ceux d'une artériographie classique.

L'angioIRM

La résonance magnétique nucléaire permet la visualisation du système artériel en utilisant un produit de contraste non iodé, le **gadolinium**, injecté par voie intraveineuse. Les images obtenues sont comparables à celles de l'artériographie ou de l'angioscanner.

La lymphographie

Elle permet de visualiser le système lymphatique. L'injection sous-cutanée d'un colorant bleu, habituellement dans un espace inter-digital de la main (pour le membre supérieur) ou du pied (pour le membre inférieur), permet de repérer un canal lymphatique qui est dénudé et dans lequel on injecte un produit de contraste iodé qui va progresser vers l'amont. L'injection du contraste peut parfois se faire des deux côtés. On peut objectiver ainsi la totalité du système lymphatique, y compris le canal thoracique sur toute sa hauteur.

[chapitre 9]

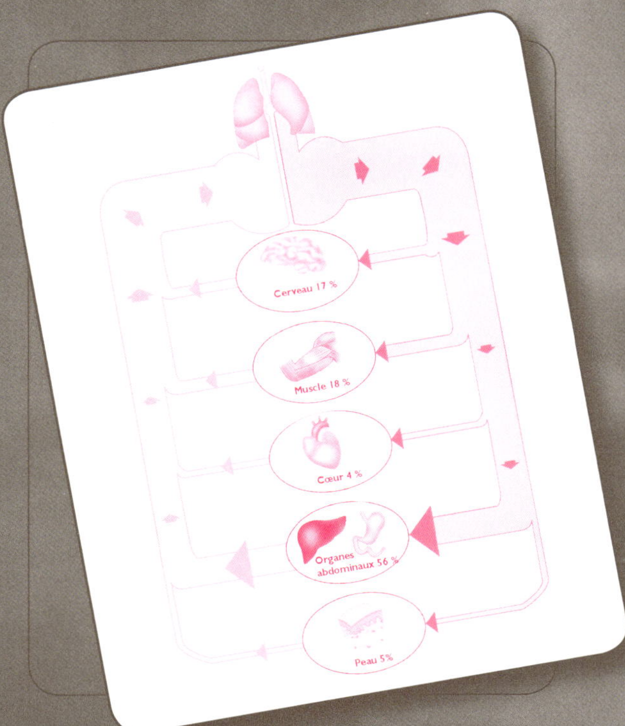

LE SANG

Le sang est le liquide circulant dans les artères et les veines, irriguant tous les tissus de notre corps dont il entretient la vie.

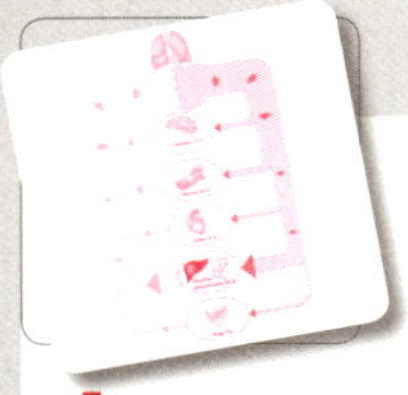

Caractères et composition du sang

Caractères généraux

C'est un liquide visqueux, de densité 1,050, faiblement alcalin (pH à 7,40), de saveur salée. Il est opaque et sa couleur varie, selon son degré d'oxygénation, du rouge rutilant au rouge foncé. Son volume représente environ 1/14 du poids du corps, c'est dire qu'un adulte de 70 kg possède environ 5 litres de sang.

Structure du sang

L'étude du sang au microscope montre que celui-ci est constitué de deux parties : il est formé de cellules mobiles, les globules ou éléments figurés, baignant dans un milieu intermédiaire liquide et également mobile, le plasma. C'est donc là la structure d'un tissu.

Les globules ou éléments figurés

Les éléments figurés sont de trois sortes : les globules rouges, les globules blancs et les globulins ou plaquettes *(figure 142)*.

Un millimètre cube de sang contient normalement : 5 millions de globules rouges, 6 000 à 7 000 globules blancs et 200 000 plaquettes.

Les globules rouges ou hématies. Ce sont des éléments cellulaires dont le noyau a disparu. Ils ont la forme d'un disque biconcave. Leur diamètre est de 7 microns, leur épaisseur de 2 microns. Ils ont une couleur pourpre due au fait qu'ils contiennent un pigment rouge, l'hémoglobine. L'hémoglobine possède, comme nous le reverrons en étudiant la respiration, la propriété de se combiner avec l'oxygène pour former l'oxyhémoglobine et de céder aux tissus cet oxygène.

Une propriété importante des globules rouges est leur déformabilité. Les globules rouges normaux sont aisément déformables et ils subissent, au cours de leur circulation des déformations parfois considérables. C'est ce phénomène qui permet leur passage à l'intérieur des capillaires sanguins. Ils peuvent ainsi transiter à travers des capillaires de 1 à 2 microns de diamètre alors qu'ils mesurent 7 microns.

Dans certaines maladies, la forme des globules rouges est altérée de façon permanente : au lieu de disques biconcaves, ils peuvent se présenter sous des formes très variées (sphère, faucille, cloche, etc.).

Les globules blancs ou leucocytes. Ce sont des cellules d'une taille supérieure à celle des globules rouges (de 7 à 15 microns). Ce sont des cellules très mobiles, cette mobilité étant due aux propriétés particulières de leur cytoplasme qui peut émettre des prolongements, les pseudopodes : les mouvements des leucocytes portent le nom de mouvements amiboïdes. Il existe différentes variétés de leucocytes que l'on classe suivant la forme plus ou moins segmentée de leur noyau. On distingue ainsi : les leucocytes à noyau non segmenté ou mononucléaires et les leucocytes à noyau segmenté ou polynucléaires ; la formule leucocytaire est le pourcentage des différentes variétés :

- les **mononucléaires** comprennent eux-mêmes deux variétés : les monocytes et les lymphocytes ;
- les **polynucléaires** comprennent trois variétés suivant les affinités tinctoriales de leur cytoplasme : les polynucléaires neutrophiles, éosinophiles et basophiles.

La formule leucocytaire normale est la suivante :

- lymphocytes : 25 % ;
- monocytes : 10 % ;
- polynucléaires neutrophiles : 60 à 65 % ;
- polynucléaires éosinophiles : 1 à 2 % ;
- polynucléaires basophiles : 0,5 à 1 %.

Les modifications de la formule sanguine constituent un guide précieux en pathologie.

Les globulins ou plaquettes. Ce sont de petites lamelles en circulation dans le sang. Elles sont dépourvues de noyau, leur taille est en moyenne de 3,5 microns.

Le plasma

C'est la partie liquide du sang.

Il se présente sous forme d'un liquide jaunâtre qui contient par litre :

- de l'eau : 900 cm^3 ;
- des substances organiques :
  - protides : 75 g (dont 4 à 5 g de fibrinogène) ;
  - lipides : 6 g ;
  - glucides : 1 g ;
- des substances intermédiaires du métabolisme (acide lactique, acide urique) et des substances de déchet (urée : 0,25 g) ;
- des éléments minéraux : chlore (3,65 g) et chlorures, calcium (0,100 g), sodium (3,20 g), potassium (0,200 g), magnésium, phosphore. Des phosphates et des bicarbonates assurent un pH constant au sang ;
- des gaz dissous : oxygène (4,7 ml pour 100 ml de plasma dans le sang artériel), gaz carbonique (1,6 ml pour 100 ml de plasma dans le sang artériel).

Enfin, le plasma contient des substances sécrétées par les glandes endocrines, les hormones, et des substances jouant un grand rôle dans les défenses de l'organisme, les anticorps.

Formation et renouvellement du sang

Les globules du sang ont une durée de vie limitée : la vie d'un globule rouge ne dépasse guère 1 mois par exemple. Les globules sont donc continuellement détruits, mais aussi continuellement renouvelés. La formation des globules porte le nom d'**hématopoïèse**. Comme le plasma subit également des phénomènes de renouvellement, le sang apparaît donc comme un milieu en perpétuelle évolution qui est le siège de renouvellements incessants.

La **formation** permanente des globules sanguins s'effectue au niveau de la **moelle osseuse**. Il existe dans la moelle osseuse un ensemble (ou pool) de cellules souches non différenciées et dont les potentialités évolutives sont multiples. Ces cellules souches vont, après division, donner naissance à des cellules capables de se différencier et qui sous l'influence de stimuli spécifiques vont donner naissance aux différentes lignées :

→ la lignée **érythroblastique** donne naissance aux hématies ; la différenciation des cellules souches en éléments de la lignée érythroblastique est due à l'action d'une hormone sécrétée par le rein et appelée érythropoïétine *(chapitre 13)* ;

→ la lignée **granuleuse** donne naissance aux différentes variétés de polynucléaires ; la différenciation des cellules souches est liée à l'action d'un facteur spécial appelé CSF *(Colony Stimulating Factor)* ;

→ la lignée **plaquettaire** donne naissance aux plaquettes ; la différenciation des cellules souches est sous la dépendance d'une hormone, la thrombopoïétine ; la cellule qui donne naissance aux plaquettes est appelée mégacariocyte ;

→ la lignée **monocytaire** donne naissance aux monocytes sanguins ; ces derniers peuvent ensuite passer dans les tissus et deviennent alors des macrophages (ou histiocytes) ;

→ la lignée **lymphocytaire** donne naissance aux lymphocytes ; ceux-ci vont, à leur tour, se différencier en sous-populations différentes (lymphocytes T et lymphocytes B) qui seront décrites plus loin.

La **destruction** des éléments figurés arrivés au terme de leur vie est assurée par la **rate** et le **système réticulo-endothélial**.

La rate, située sous la coupole diaphragmatique gauche, a pour fonctions essentielles la destruction des globules vieillis, et notamment les globules rouges, ainsi qu'un rôle de réservoir de sang qui se manifeste à l'occasion d'une hémorragie. Elle intervient également dans les défenses immunitaires et notamment dans la défense contre les infections.

Le système réticulo-endothélial est un système complexe dont les éléments cellulaires sont disséminés dans l'organisme (foie, rate, tissu conjonctif). Il concourt, en association avec la rate, à la destruction des globules vieillis.

RÔLE DES ÉLÉMENTS FIGURÉS DU SANG

Les érythrocytes

Les érythrocytes ont pour seule fonction le transport de l'oxygène des poumons vers les tissus et du gaz carbonique des tissus vers le poumon. Ils ont donc un rôle fondamental dans les échanges gazeux de l'organisme *(chapitre 10)*.

Le **transport de l'oxygène** est rendu possible car les érythrocytes contiennent un pigment particulier, l'hémoglobine qui a pour propriété de se combiner à l'oxygène en formant de l'oxyhémoglobine ; cette dernière se dissocie pour céder son oxygène aux tissus.

Le **transport du gaz carbonique** s'effectue des tissus vers le poumon. Le gaz carbonique diffuse à travers leur membrane à l'intérieur des érythrocytes. Il est transporté de trois façons :

→ une partie sous forme de gaz carbonique dissous ;

→ une partie combinée à l'hémoglobine (carbhémoglobine) ;

→ une partie combinée à l'eau pour former de l'acide carbonique.

Les plaquettes

Les plaquettes ont un rôle fondamental dans l'**hémostase**, c'est-à-dire dans le mécanisme d'arrêt des hémorragies.

En effet, lorsqu'un vaisseau est blessé, l'adhésion des plaquettes et leur agrégation au niveau où l'endothélium du vaisseau a été lésé détermine la formation d'un bouchon, appelé **clou plaquettaire**, qui obstrue la blessure et arrête le saignement. Ce clou plaquettaire est complété ensuite par la formation du caillot de fibrine *(voir Coagulation du sang et hémostase)*.

Les globules blancs

Chacune des variétés de globules blancs a un rôle différent.

Les polynucléaires

La fonction essentielle des polynucléaires est leur rôle dans la lutte contre l'inflammation et l'infection. Vis-à-vis des microbes, les polynucléaires ont le rôle de tueurs. Dès qu'un germe a pénétré dans l'organisme, on observe une série de phénomènes de défense :

→ ralentissement du courant sanguin dans les capillaires ;

→ adhérence des polynucléaires à l'endothélium des vaisseaux ;

→ migration des polynucléaires à travers la paroi vasculaire vers le lieu de l'infection ;

→ phagocytose des germes par les polynucléaires ;

→ destruction et digestion des germes par les polynucléaires.

Normalement, la durée de vie des polynucléaires est d'environ 15 heures. Après leur formation, les polynucléaires jeunes restent dans la moelle osseuse ; lorsqu'ils arrivent en fin de maturation, ils passent dans le sang où ils forment deux groupes : un circulant, un adhérant à la paroi des vaisseaux (et se mobilisant à la demande) ; enfin, les polynucléaires âgés passent dans les tissus où ils vont mourir et disparaître.

Les lymphocytes

Les lymphocytes ont un rôle fondamental dans les phénomènes immunitaires. L'immunité est la propriété que possède notre organisme de reconnaître les éléments qui lui appartiennent en propre et de les distinguer des éléments qui lui sont étrangers, et de déclencher contre ceux-ci une réaction spécifique qui vise à les éliminer ou à les neutraliser, protégeant ainsi l'intégrité de l'organisme. Les lymphocytes assurent les fonctions essentielles du système immunitaire.

Les lymphocytes constituent en réalité une population cellulaire hétérogène. On distingue actuellement deux grandes classes de lymphocytes :

→ les **lymphocytes T** (ou thymodépendants) : après leur formation dans la moelle osseuse, ils séjournent dans le thymus où ils acquièrent une immuno-compétence, c'est-à-dire le pouvoir de reconnaître les éléments étrangers à l'organisme ;

→ les **lymphocytes B** (ou bursodépendants ou médullodépendants) : ces lymphocytes n'ont pas séjourné dans le thymus et leur maturation s'est effectuée au niveau de la moelle osseuse.

En réponse à une stimulation immunitaire, la réponse de ces deux types cellulaires diffère : les lymphocytes T entraînent une prolifération cellulaire (**immunité** dite **cellulaire**), les lymphocytes B entraînent la formation d'anticorps circulants (**immunité** dite **humorale**).

Les **lymphocytes T** représentent la majorité des lymphocytes du sang circulant. On les retrouve également dans les organes lymphoïdes (ganglions, rate, thymus) et ils recirculent après leur passage dans ces organes. Ils ont une durée de vie longue : plusieurs mois pour certains. Les études récentes ont montré qu'il existe des sous-populations de lymphocytes T :

→ les lymphocytes T auxiliaires (ou facilitateurs) transmettent l'information antigénique aux autres lymphocytes T et/ou aux lymphocytes B ;

→ les lymphocytes T répondeurs reçoivent l'information antigénique et se divisent pour donner naissance aux :

> lymphocytes T cytotoxiques dont le rôle est de détruire la cellule cible ;

> lymphocytes T mémoire qui conservent le souvenir de l'information antigénique ;

→ les lymphocytes T suppresseurs sont chargés de contrôler, diminuer ou arrêter la réponse immunitaire quand celle-ci a atteint son but.

Les **lymphocytes B** n'existent qu'en faible quantité dans le sang circulant. Ils sont retrouvés dans les ganglions lymphatiques et la rate mais pas dans le thymus. Ils recirculent très peu et ont une durée de vie courte (quelques jours). Ce sont eux qui sécrètent les anticorps en réponse à la stimulation par un élément étranger (antigène).

Les monocytes

Les monocytes jouent, comme les lymphocytes, un rôle fondamental dans les phénomènes immunitaires : leur mode d'action est cependant tout à fait différent de celui des lymphocytes.

Les monocytes naissent au niveau de la moelle osseuse et circulent ensuite dans le sang, mais ils ne séjournent que peu de temps dans le secteur vasculaire et passent dans les tissus où ils se transforment et se fixent : ils deviennent alors des macrophages. Leur durée de vie est longue et peut atteindre plusieurs mois.

Les monocytes ont un double rôle :

→ comme les polynucléaires, ils détruisent, par phagocytose, les éléments étrangers à l'organisme (microbes, particules étrangères) et les cellules mortes. Ils peuvent phagocyter des fragments d'assez grande taille d'où leur nom de macrophages. Ils assurent en quelque sorte la voirie dans l'organisme ;

→ ils conservent l'information immunitaire et transmettent cette information aux lymphocytes, mais ils n'interviennent pas directement dans la réponse immunitaire.

Coagulation du sang et hémostase

Le sang reste normalement fluide à l'intérieur des vaisseaux, mais lorsqu'il s'épanche à l'extérieur, au contact de l'air, il se prend en gelée en une dizaine de minutes environ : on dit qu'il coagule, et il se forme ainsi un caillot. Au bout de deux heures environ, le caillot se rétracte et le sang coagulé apparaît alors comme formé de deux parties : le caillot proprement dit surmonté d'un liquide jaunâtre, le sérum. Après deux jours, le caillot se redissout et le sang redevient liquide : c'est la **lyse** du caillot.

L'**hémostase** est l'ensemble des mécanismes qui assurent le maintien du sang à l'intérieur des vaisseaux et, en particulier, des phénomènes qui déterminent l'arrêt du saignement lorsqu'un vaisseau a été blessé. La coagulation du sang est un des temps de l'hémostase. Très schématiquement, l'hémostase comporte trois temps :

→ un temps pariétal ;

→ un temps plasmatique (coagulation proprement dite) ;

→ un temps thrombodynamique (phénomènes de post-coagulation).

Le temps pariétal

Il est appelé aussi **temps vasculaire** ou endothélio-plaquettaire car il est caractérisé par des modifications de la paroi du vaisseau et des plaquettes. En réponse à la blessure d'un vaisseau se produisent les phénomènes suivants :

→ une **vasoconstriction**, c'est-à-dire une diminution du calibre du vaisseau, ce qui entraîne une diminution du flux sanguin au niveau de la lésion ;

→ une **adhésion des plaquettes** : les plaquettes adhèrent aux fibres de collagène du tissu conjonctif mises à nu par la blessure de l'endothélium du vaisseau ;

→ une **libération par les plaquettes** de plusieurs substances : sérotonine et thromboplastine plaquettaire en particulier. Ce phénomène est aussi appelé **release** plaquettaire ;

→ une **agrégation des plaquettes** : celle-ci est d'abord réversible, puis les plaquettes se transforment (métamorphose visqueuse) et l'agrégation devient alors irréversible.

Le résultat de ce temps pariétal est la formation d'un clou plaquettaire, c'est-à-dire d'un caillot formé essentiellement de plaquettes qui obture la brèche du vaisseau et arrête le saignement.

Le temps plasmatique

Il est constitué par les phénomènes de coagulation proprement dite.

L'étude au microscope du sang en voie de coagulation montre que celle-ci est due à la formation dans le plasma d'un réseau fait de filaments solides qui emprisonnent les globules sanguins. Ce réseau est constitué par une protéine spéciale, la **fibrine**. Celle-ci résulte de la transformation d'une protéine soluble contenue dans le plasma, le fibrinogène.

Le phénomène essentiel de la coagulation est donc la transformation du fibrinogène en fibrine. Cette transformation se fait sous l'influence d'un ferment, la **thrombine** ; celle-ci provient elle-même de la transformation d'un corps précurseur, la prothrombine. La transformation de la prothrombine en thrombine est déclenchée par une substance spéciale, la **thromboplastine**. Le schéma simplifié de la coagulation sanguine est donc le suivant :

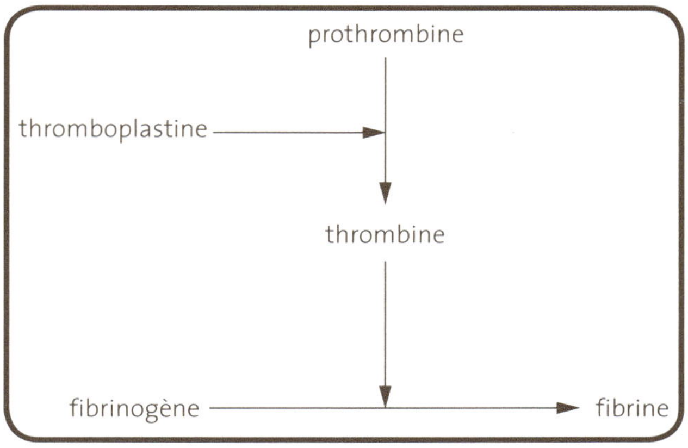

Ce schéma nous montre que la coagulation du sang comporte trois étapes successives qui sont, dans l'ordre chronologique : la thromboplastinoformation, la thrombinoformation et la fibrinoformation *(figure 143)*.

La thromboplastinoformation

C'est la réaction qui aboutit à l'élaboration de la thromboplastine :

→ cette réaction ne peut avoir lieu qu'en présence de calcium ;

→ elle résulte de l'interaction de quatre groupes de facteurs :

> les facteurs contact activés : ce sont des facteurs normalement inactifs dans le plasma qui deviennent actifs au contact des surfaces avec lesquelles le sang est placé en dehors de l'organisme ; ils sont appelés aussi facteurs XI et XII ;

> les facteurs antihémophiliques A et B du plasma, ou facteurs VIII et IX ;

> la proaccélérine et le facteur Stuart du plasma, ou facteurs V et X ;

> la thromboplastine plaquettaire, libérée par les plaquettes qui sont détruites au contact des surfaces étrangères (facteur III).

La thrombinoformation

C'est la transformation de la prothrombine en thrombine sous l'action de la thromboplastine :

→ la prothrombine est synthétisée par les cellules du foie en présence de **vitamine K** ;

→ la thrombinoformation ne peut également avoir lieu qu'en présence de calcium ;

→ cette réaction est accélérée par des substances spéciales, les **activateurs** : le facteur V ou proaccélérine, le facteur VII ou proconvertine, et bien entendu les précurseurs de la thromboplastine *(voir ci-dessus)* ;

→ cette transformation est, chez le sujet normal, empêchée par des substances spéciales, les **inhibiteurs** : antithromboplastines, héparine (sécrétée par certaines cellules du tissu conjonctif, les mastocytes, et par l'endothélium des vaisseaux), antithrombine. Ajoutons à la liste des inhibiteurs des médicaments anticoagulants utilisés en thérapeutique, mais qui n'existent pas à l'état normal dans l'organisme : les antivitamines K (Dicoumarol, Tromexan, etc.) qui s'opposent à la synthèse de la prothrombine par les cellules hépatiques.

La fibrinoformation

C'est la transformation irréversible du fibrinogène, soluble, en un réseau de filaments de fibrine, substance insoluble. Cette ultime réaction est assurée par la thrombine en présence de calcium.

La durée de l'ensemble de ces phénomènes de coagulation est de 7 minutes environ à 37 °C pour le sang d'un sujet normal. Mais la durée des différentes phases est inégale :

→ l'activation des facteurs contact (stade initial de la thromboplastinoformation) demande environ 5 minutes ;

→ l'achèvement de la thromboplastinoformation demande 1 minute 45 secondes ;

→ la thrombinoformation demande environ 12 secondes ;

→ la fibrinoformation demande 3 secondes.

On peut résumer dans le *tableau de la page 84* le mécanisme global de la coagulation. La colonne de gauche indique les agents favorisant la coagulation, la colonne de droite les agents inhibant la coagulation (en gras, les agents habituellement utilisés pour les traitements), avec le niveau où ces derniers coupent la chaîne des réactions de coagulation.

De même, le résultat de la coagulation par rapport au sang normal peut être résumé dans le second *tableau de la page 85*.

Le temps thrombodynamique ou postcoagulation

Après coagulation du sang, se produisent deux phénomènes dont l'ensemble constitue la postcoagulation. Ces deux phénomènes sont :

→ la **rétraction du caillot** : le caillot se rétracte et laisse exsuder du sérum. Cette rétraction se produit en quelques heures. Elle ne survient que si les plaquettes sont normales quantitativement et qualitativement ;

→ la **dissolution du caillot** : elle survient à l'état normal au bout de 72 heures. Elle est due à l'action d'une enzyme plasmatique qui dissout la fibrine et libère les éléments figurés. C'est pourquoi ce phénomène est appelé également **fibrinolyse**. L'enzyme qui le provoque est la fibrinolysine. Elle existe dans le sang normal sous forme d'un précurseur inactif, la **profibrinolysine**.

Étude de la coagulation

L'étude de la façon dont s'effectue la coagulation sanguine peut être réalisée par différents examens complémentaires dont les plus couramment utilisés sont :

→ le **temps de saignement** : c'est le temps pendant lequel saigne un sujet après une coupure superficielle ; il est normalement compris entre 2 et 5 minutes ;

→ le **temps de coagulation** : c'est le temps d'apparition du caillot sanguin après prélèvement du sang ; il est normalement voisin de 7 minutes ;

→ le **temps de Howell** : c'est le temps de coagulation d'un plasma décalcifié puis recalcifié ; il est normalement de 2 à 3 minutes ; le blocage du calcium permet en effet l'activation des facteurs contact, mais empêche l'achèvement de la thromboplastinoformation ; l'addition à ce moment de calcium fait reprendre le processus après l'activation des facteurs contact, la coagulation demandant alors environ 2 minutes ;

→ le **test de tolérance à l'héparine** : c'est l'étude du temps de Howell sur plusieurs échantillons additionnés de quantités croissantes d'héparine et comparés avec un sang témoin ;

→ le **temps de Quick** : en ajoutant au sang à étudier de la thromboplastine et du calcium, on brûle les premières étapes de la coagulation pour n'explorer que la thrombino- et la fibrinoformation, dont la durée est de 15 secondes. Le temps de Quick explore la quantité de prothrombine contenue dans le plasma ; les résultats en sont parfois exprimés en pourcentage par rapport à un plasma normal, ce pourcentage constituant le **taux de prothrombine** (normale = 100 %) ;

→ l'**INR** *(International Normalized Ratio)* tend à se substituer à l'expression classique du temps de Quick à la suite des recommandations du Comité international d'hémostase et de thrombose. En raison des différences d'activité des thromboplastines d'un laboratoire à l'autre, un index de sensibilité international (ISI) a été défini : il compare la thromboplastine de chaque laboratoire à une thromboplastine de référence internationale considérée comme étalon. L'INR se définit comme l'élévation à la puissance ISI du taux de prothrombine (rapport malade/témoin du temps de Quick). L'INR n'est utilisé que pour la surveillance des traitements anticoagulants par les antivitamines K : la zone d'activité thérapeutique se situe entre 2 et 4 ; le surdosage en médicaments entraîne une élévation plus ou moins importante de l'INR ;

→ le **temps de thrombine concentrée** : en ajoutant au sang à étudier une quantité suffisante de thrombine on saute toutes les étapes préliminaires de la coagulation et on provoque la coagulation en un temps très court, de l'ordre de 2 à 4 secondes. On explore ainsi uniquement la fibrinoformation ;

→ la **thromboélastographie** : c'est l'examen le plus précis qui permet à la fois d'étudier la vitesse des phénomènes de coagulation (aspect chronométrique) et les qualités intrinsèques du caillot (aspect structural de la coagulation).

La thromboélastographie est peu utilisée en pratique courante en raison de sa relative complexité technique et de son coût.

Le thromboélastographe se compose d'une cuve oscillant autour d'un axe vertical où est placé le sang à étudier et d'un cylindre baignant librement dans cette cuve et solidaire d'un dispositif enregistreur de mouvement *(figure 144)*. Le cylindre n'est entraîné qu'à partir du moment où se forme la fibrine et ses mouvements atteignent l'amplitude maximale quand le caillot est complètement formé et cohérent.

Les tracés thromboélastographiques comportent trois parties :

→ un segment horizontal rectiligne, segment r, qui dure jusqu'à l'apparition des premiers filaments de fibrine ;

MÉCANISME GLOBAL DE LA COAGULATION

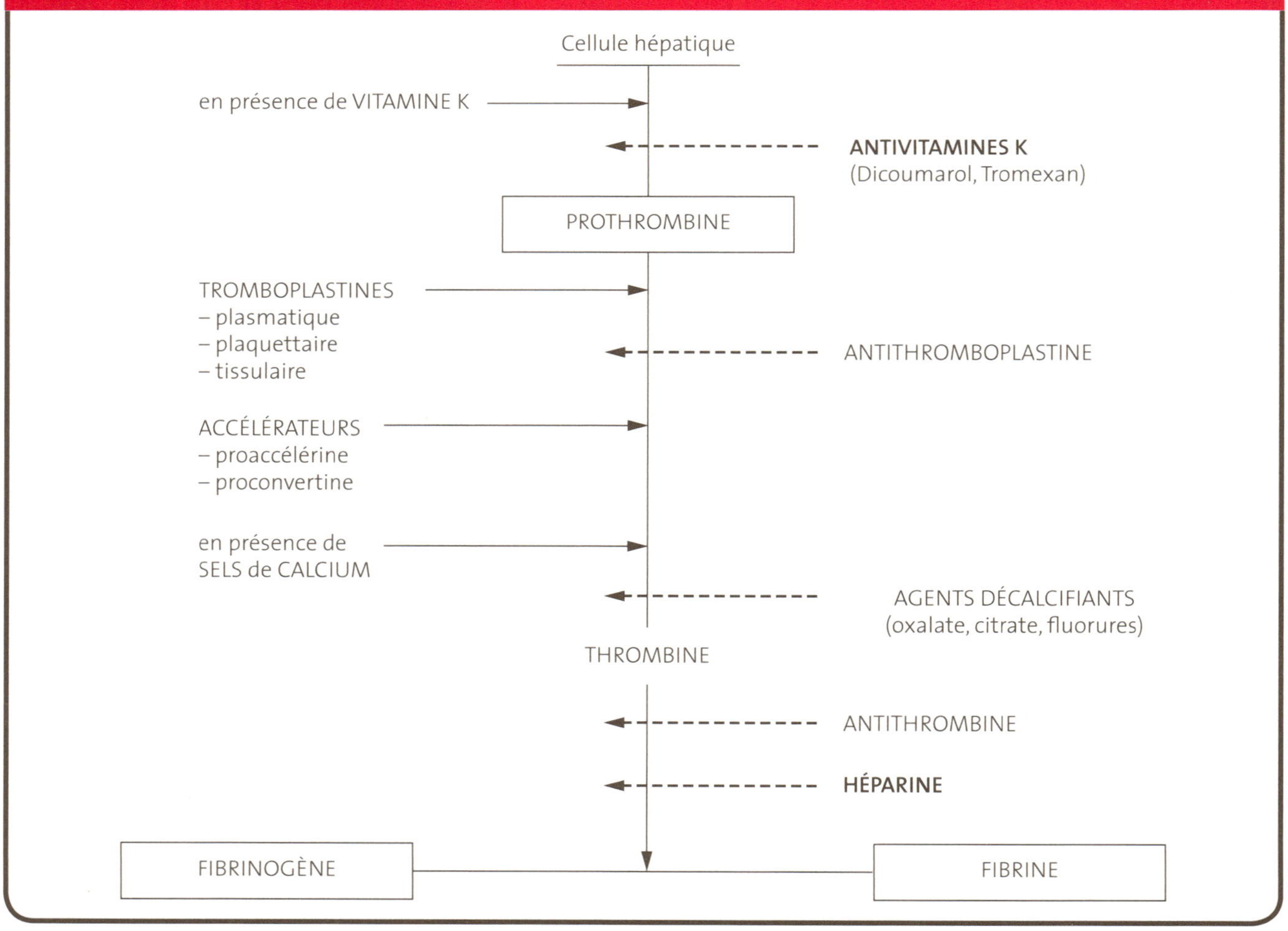

RÉSULTAT DE LA COAGULATION PAR RAPPORT AU SANG NORMAL

SANG NORMAL = PLASMA (avec fibrinogène) + GLOBULES (libres)

↓

SANG COAGULÉ = SÉRUM (plasma sans fibrinogène) + CAILLOT (globules emprisonnés dans la fibrine)

→ une zone d'écartement progressif, jusqu'à un maximum, de deux branches courbes, qui traduit l'élaboration du caillot et l'accroissement de sa cohérence et de ses propriétés structurales ;

→ une zone de rapprochement progressif des deux branches qui tendent ensuite à devenir parallèles (rétraction et stabilisation du caillot).

Toute anomalie de la coagulation entraîne des modifications spécifiques de l'allure du thromboélastogramme *(figure 144)*.

Anomalies de la coagulation

À l'état normal, existe un état d'équilibre entre les activateurs et les inhibiteurs de la coagulation. Les déséquilibres en faveur de l'un ou l'autre de ceux-ci réalisent les états d'hypercoagulabilité ou d'hypocoagulabilité *(figure 145)* :

→ les hypercoagulabilités, dues à un excès d'activateurs, prédisposent à des accidents de coagulation à l'intérieur des vaisseaux sanguins (accidents de **thrombose**) avec le risque de migration des caillots (**embolies** surtout pulmonaires) ;

→ les hypocoagulabilités prédisposent à des accidents hémorragiques : certaines hypocoagulabilités sont dues à un excès d'inhibiteurs de la coagulation (au cours par exemple des traitements anticoagulants), d'autres sont dues à un manque d'activateurs et c'est ainsi que l'absence congénitale des facteurs VIII ou IX provoque une maladie héréditaire, l'hémophilie, dont il existe deux variétés, A ou B selon le facteur absent, caractérisée par le risque d'hémorragies graves chez les sujets qui en sont atteints ;

→ la libération d'une quantité excessive de fibrinolysine provoque la redissolution extrêmement rapide du caillot sanguin après sa formation (quelques minutes) ; elle s'oppose ainsi à l'arrêt du saignement et provoque de ce fait des hémorragies redoutables par **fibrinolyse**. Les hémorragies par fibrinolyse surviennent dans certaines circonstances : interventions de chirurgie cardiaque à cœur ouvert, chirurgie de l'hypertension portale, chirurgie hépatique, chirurgie pulmonaire, prostatique, gynécologique ;

→ enfin, dans quelques circonstances (choc traumatique en particulier), peuvent survenir des thromboses disséminées au niveau de tous les capillaires de l'organisme.

Cette coagulation disséminée entraîne la consommation de tous les facteurs de la coagulation et il peut survenir, de ce fait, une incoagulabilité et des accidents hémorragiques redoutables. À ce type d'accident, on donne le nom de syndrome de **coagulation intravasculaire disséminée** ou encore de **coagulopathie de consommation**.

LES GROUPES SANGUINS

Les groupes sanguins érythrocytaires

Le sérum d'un animal a la propriété d'agglutiner les globules rouges d'un animal d'une autre espèce : on dit que ces deux sangs sont **incompatibles**. Il existe de même, à l'intérieur de l'espèce humaine, des phénomènes d'incompatibilité, le sérum de certains sujets agglutinant les hématies de certains autres ; l'étude de ces phénomènes d'incompatibilité a permis de distinguer des catégories de sang différentes, ce sont les groupes sanguins. Les premiers groupes ont été découverts par Landsteiner et Poper en 1911.

Les groupes de base : le système A, B, O

L'ensemble de l'espèce humaine se répartit en quatre groupes fondamentaux. À l'intérieur d'un même groupe, les sangs sont compatibles ; d'un groupe à l'autre, il peut y avoir incompatibilité.

L'existence des groupes sanguins est liée à la présence dans le sang de substances naturelles, spécifiques. Ces substances sont :

→ les **agglutinogènes** ou **antigènes érythrocytaires** : ce sont des substances présentes à la surface des globules rouges du sang. Il en existe deux : les agglutinogènes ou antigènes **A** et **B** ;

→ les **agglutinines** : ce sont des substances présentes dans le sérum sanguin et qui sont des anticorps naturels dirigés contre les agglutinogènes A et B. Il existe deux agglutinines qui correspondent chacune à un des deux agglutinogènes : l'agglutinine α (anticorps anti-A) et l'agglutinine β (anticorps anti-B).

Les agglutinogènes et les agglutinines sont des marqueurs qui existent naturellement ; ils sont présents chez tous les individus, immuables pendant toute l'existence et transmissibles selon les lois de l'hérédité.

Chaque agglutinine agglutine les globules porteurs de l'agglutinogène correspondant : ainsi α agglutine A et β agglutine B ; par contre, α est sans action sur B et β sans action sur A. Il en résulte donc que, chez un même sujet, il n'existe jamais ensemble un agglutinogène et l'agglutinine correspondante ; en revanche, si l'un des agglutinogènes est absent, il existe obligatoirement l'agglutinine correspondante de l'agglutinogène absent.

Les quatre groupes fondamentaux sont donc :

→ le groupe A qui possède : A et β ;

→ le groupe B qui possède : B et α ;

→ le groupe AB qui possède A et B, mais ne possède ni α ni β ;

→ le groupe O qui possède α et β, mais ne possède ni A ni B.

La connaissance des groupes sanguins présente un intérêt majeur pour la pratique de la transfusion sanguine. Le risque des transfusions est l'agglutination des hématies du donneur par le sérum du receveur, alors que les hématies de ce dernier ne risquent pas d'être agglutinées par le sérum du donneur, car il est en quantité trop faible. Les différentes possibilités de transfusion d'un sujet à l'autre sont figurées dans le tableau ci-dessous.

GROUPE	AGGLUTINOGÈNE	AGGLUTININE	PEUT DONNER DU SANG À :	PEUT RECEVOIR DU SANG DE :
A	A	β (anti-B)	A et AB	A et O
B	B	α (anti-A)	B et AB	B et O
AB	A et B	néant	AB	O, A, B, AB (donneur universel)
O	néant	α (anti-A) et β (anti-B)	O, A, B, AB (donneur universel)	O

En fait, les travaux modernes ont montré que l'antigène A est double et que le groupe sanguin A comporte en réalité deux sous-groupes principaux : A_1 et A_2. De ce fait, il existe aussi deux sous-groupes AB : A_1B et A_2B.

Récemment, a été démontrée expérimentalement la possibilité d'éliminer les agglutinogènes A et B de la surface des globules rouges en lavant ceux-ci avec des enzymes particulières d'origine bactérienne. Les globules ainsi lavés acquièrent alors le type O. Cette technique est susceptible d'avoir, dans l'avenir, des applications en transfusion sanguine.

Détermination des groupes sanguins

La détermination des groupes sanguins repose sur l'observation des réactions qui se produisent lorsqu'on met en présence le sang à étudier avec des sérums et des globules dont le groupe est connu : **sérums-tests** et **globules-tests**.

La détermination du groupe sanguin nécessite donc :

→ des globules rouges dont les antigènes (ou agglutinogènes) sont connus : globules-tests ;

→ des sérums dont les anticorps (agglutinines) sont connus : sérums-tests.

Le sang à étudier est préparé : son sérum est prélevé et ses globules rouges sont isolés et lavés à l'eau distillée.

La détermination proprement dite comporte deux épreuves : la mise en présence des globules à étudier avec les sérums tests (**épreuve de Beth-Vincent**) et la mise en présence du sérum à étudier avec les globules tests (**épreuve de Simonin**).

Épreuve de Beth-Vincent. Sur une plaque d'opaline, on dispose l'une à côté de l'autre une goutte de sérum anti-A, une goutte de sérum anti-B et une goutte de sérum anti-AB. On ajoute à chacune les globules rouges du sang à étudier et l'on observe au niveau de quelle(s) goutte(s) se produit une agglutination, c'est-à-dire une précipitation des globules en gros flocons. Les globules qui sont agglutinés possèdent l'antigène du sérum-test. Le sérum anti-A contient l'agglutinine α, le sérum anti-B contient l'agglutinine β, et le sérum anti-AB, les deux agglutinines α et β ; ce sont respectivement des sérums de sang B, A et O.

Épreuve de Simonin. Sur une plaque d'opaline, on dispose l'une à côté de l'autre deux gouttes du sérum à étudier et l'on ajoute à l'une des globules rouges de groupe A et à l'autre des globules de groupe B. Le sérum au niveau duquel se produit une agglutination contient l'anticorps ou agglutinine correspondant aux globules précipités.

Les résultats observés avec ces deux méthodes sont résumés sur le tableau ci-dessous (O = absence d'agglutination).

ÉPREUVE DE BETH-VINCENT (sérums tests)			ÉPREUVE DE SIMONIN (globules tests)		GROUPE DU SANG ÉTUDIÉ
Anti-A	**Anti-B**	**Anti-AB**	**A**	**B**	
Agglutination	O	Agglutination	O	Agglutination	**A**
O	Agglutination	Agglutination	Agglutination	O	**B**
Agglutination	Agglutination	Agglutination	O	O	**AB**
O	O	O	Agglutination	Agglutination	**O**

Contrôles prétransfusionnels

La gravité des accidents transfusionnels a justifié l'élaboration de règles impératives de sécurité qui ont d'ailleurs été rendues obligatoires par plusieurs circulaires ministérielles. Le non-respect de ces règles met en danger la vie du malade et engage la responsabilité pénale du contrevenant.

Les contrôles successifs à effectuer impérativement sont les suivants.

La vérification minutieuse de l'identité du malade lors du prélèvement pour la détermination du groupe sanguin.

L'étiquette (comportant nom, prénom, sexe, date de naissance du sujet, date du prélèvement) ne doit jamais être fixée d'avance sur le tube. C'est immédiatement après le prélèvement que l'étiquette doit être remplie puis placée sur le tube. Cette première étape est primordiale, car l'erreur d'identité portée sur le tube est une cause majeure d'erreur transfusionnelle.

La vérification de la validité de la carte de groupe. Sauf cas d'extrême urgence, une carte de groupe ne doit être considérée comme définitive que si elle comporte les résultats concordants de deux groupages successifs. Deux déterminations successives du groupe sanguin sont rendues obligatoires par les arrêtés ministériels.

La vérification par le prescripteur de la rédaction correcte de la demande de sang. Il faut s'assurer en particulier :

→ que l'identité du sujet portée sur la demande de sang correspond à celle de la carte de groupe qui doit être présentée simultanément au centre de transfusion ;

→ que les recommandations particulières concernant le patient (agglutinines irrégulières, immunisations antérieures, nécessité d'un sang spécial) et qui figurent, le cas échéant, sur la carte de groupe ont été transcrites sur la demande de sang et transmises au centre de transfusion.

La vérification prétransfusionnelle ultime. Ce dernier contrôle doit être réalisé auprès du patient, immédiatement avant le début de la transfusion. Ce contrôle doit être **systématique**, sauf cas d'extrême urgence. Il comporte le contrôle des groupes du receveur et du flacon de sang au moyen de la méthode de Beth-Vincent présentée précédemment en utilisant :

→ pour le contrôle du flacon : les premières gouttes sortant de la tubulure de transfusion ;

→ pour le contrôle du patient : soit les premières gouttes sortant de l'aiguille intraveineuse, soit du sang prélevé par piqûre du doigt ou de l'oreille.

C'est à l'infirmière soignante qu'est dévolu ce dernier contrôle.

Tout accident transfusionnel doit être porté à la connaissance du centre de transfusion (accompagné d'un rapport détaillé indiquant en particulier les causes de l'accident), du médecin responsable de l'unité, de la surveillante de celle-ci, enfin du chef de service ou du chef de département, auxquels il appartiendra d'entreprendre les démarches administratives.

Le groupe Rhésus

Il a été découvert en 1940 par Landsteiner et Wiener qui constatèrent que le sérum d'un singe de l'Inde, le *Macacus rhésus*, agglutinait les globules rouges du sang de 85 % environ des sujets de race blanche et n'agglutinait pas les érythrocytes des 15 % restants. Ils en déduisirent l'existence dans le sérum du macaque d'un facteur particulier appelé **facteur Rhésus**. Les 85 % d'individus dont les globules rouges sont agglutinés par le facteur Rhésus sont dits **Rhésus positifs (Rh+)**, les autres 15 % sont dits **Rhésus négatifs (Rh+)**. Les sujets Rhésus positifs sont donc porteurs sur leurs globules rouges d'un antigène particulier dont le contact avec l'agglutinine contenue dans le sérum du macaque entraîne l'agglutination des érythrocytes.

La transfusion à un sujet Rh– de sang Rh+ provoque chez le sujet transfusé l'apparition d'agglutinines anti-Rh qui seront la cause d'agglutinations lors de transfusions ultérieures. Le taux des agglutinines est d'autant plus élevé et, par conséquent, les accidents d'agglutination ultérieurs d'autant plus graves que la transfusion initiale a été plus abondante. L'existence de ces accidents d'incompatibilité explique la nécessité de ne pratiquer que des transfusions iso-Rh ; en cas d'urgence, si le groupe Rhésus du sujet à transfuser n'est pas connu, il faut toujours systématiquement transfuser du sang RH–.

Des accidents d'incompatibilité Rhésus peuvent survenir en dehors de tout contexte transfusionnel lorsqu'il existe une incompatibilité Rhésus fœtomaternelle. L'enfant d'un père Rh+ et d'une mère RH– a des chances d'être Rh+. Le premier enfant Rh+ d'une mère RH– sensibilise celle-ci lors de la grossesse et provoque chez elle la formation d'anticorps anti-Rhésus. Les grossesses ultérieures peuvent aboutir à des accidents graves d'hémolyse (destruction des globules rouges) chez le nouveau-né Rh+. Les accidents ne frappent que les fœtus Rh+ ; ils ne surviennent pas lors de la première grossesse ; leur gravité s'accroît avec le nombre des grossesses car l'immunisation maternelle s'accroît à chaque nouvelle grossesse incompatible. Enfin, les accidents peuvent être prévenus chez le nouveau-né par l'**exsanguino-transfusion**, c'est-à-dire la substitution totale de son sang Rh+ par un sang RH–. L'administration à la mère de globulines purifiées anti-Rh évite ces accidents.

Les travaux modernes ont montré la complexité du système Rhésus qui correspond en réalité à la présence sur les érythrocytes d'au moins trois antigènes différents, chacun de ceux-ci existant sous deux formes : C et c, D et d, E et e. C'est la présence de D qui gouverne le caractère Rhésus positif classique, alors que la présence de C et de E se retrouve aussi bien chez les sujets Rh+ et RH–. La formule génotypique (gènes hérités des parents) est pour chaque individu du type CC, DD, EE (la combinaison de C et c, D et d, E et e donne 64 possibilités différentes) ; les différentes formules de phénotypes (traduction chez l'individu) sont seulement au nombre de huit : CDE, CDe, CdE, Cde, cDE, cDe, cdE, cde puisque les couples Cc, CC et cC déterminent le caractère C et de même pour les couples de gènes D et E. Les gènes du système Rhésus sont transmis suivant les lois de l'hérédité des parents aux enfants.

On a démontré plus récemment que l'antigène D n'est pas homogène mais est formé d'une mosaïque de motifs antigéniques différents et qu'il existe un antigène G correspondant à un gène G, appartenant au système Rhésus.

Les autres groupes érythrocytaires

On connaît actuellement de nombreux systèmes d'antigènes fixés sur les globules rouges et qui constituent autant de groupes érythrocytaires différents : groupes M, N, Ss, Kell, Luthéran, Duffy, Lewis, Diégo, etc. Ces groupes ne donnent qu'exceptionnellement lieu à des accidents transfusionnels. Ces accidents peuvent toutefois survenir chez des sujets polytransfusés : chez ces sujets, la recherche d'agglutinines dirigées contre ces groupes doit être systématique (agglutinines **irrégulières**) ; la nécessité d'une transfusion implique le choix d'un sang spécialement sélectionné dans ces groupes.

Les faits importants à retenir sont l'immuabilité des groupes sanguins pendant toute la vie et leur transmission des parents aux enfants suivant les lois de l'hérédité. Ce fait a été utilisé au cours des recherches de paternité.

Les groupes sanguins sériques

À côté des groupes érythrocytaires, ont été identifiées dans le sérum toute une série de protéines dont la spécificité individuelle est maintenant démontrée. Leur structure varie d'un individu à l'autre. Les variations de structure, identifiées pour certaines molécules protéiques, sont dues à un déterminisme génétique et sont à l'origine de différentes familles de groupes sériques. Nous citerons les principales.

Les haptoglobines

Il existe trois grandes catégories d'haptoglobines, **Hp1-1**, **Hp1-2** et **Hp2-2**. Chacune de ces catégories comporte des sous-types ce qui représente finalement dix groupes d'haptoglobines qui peuvent être distingués par un examen spécial, l'électrophorèse.

Les transferrines

La transferrine est une protéine qui assure la prise en charge et le transport du fer. À l'heure actuelle, 28 groupes différents ont été identifiés.

Les immunoglobulines

Le sérum humain contient cinq catégories d'immunoglobulines : IgA, IgD, IgE, IgG et IgM. Toutes ces immunoglobulines ont une structure chimique analogue. Toutes comportent en effet quatre chaînes polypeptidiques : deux chaînes lourdes (formées par 440 molécules d'acides aminés environ) et deux chaînes légères (formées par 220 molécules d'acides aminés environ) ; les chaînes légères sont unies aux chaînes lourdes et les chaînes lourdes sont unies entre elles par des ponts *(figure 146)*. Chaque catégorie d'immunoglobulines comporte elle-même des sous-groupes. La fabrication par l'organisme des immunoglobulines est sous la dépendance de gènes particuliers ; ceux-ci commandent l'arrangement des molécules d'acides aminés ; cet arrangement est strictement personnel et varie d'un individu à l'autre. Pour les IgG, on a pu dénombrer 24 groupes différents étiquetés Gm1 à Gm24. Les immunoglobulines sont les éléments constitutifs des anticorps.

Les groupes tissulaires et le système HLA

Toutes les cellules de l'organisme portent à leur surface des antigènes particuliers, identiques pour toutes les cellules d'un même organisme mais différents d'un individu à l'autre et dont le rôle est de reconnaître ce qui appartient à l'organisme (le **soi**) et ce qui lui est étranger (le **non-soi**). Ces antigènes réalisent donc de véritables **groupes tissulaires** de la même façon que les antigènes de la surface des globules rouges déterminent des groupes sanguins. Cet ensemble d'antigènes constitue le **système HLA** (*Human Leucocyte Antigen*), sigle qui rappelle que ce système a d'abord été identifié à la surface des leucocytes du sang humain par Jean Dausset en 1958.

Description du système HLA

Le système HLA est très polymorphe et il est fort complexe.

La nature des antigènes situés à la surface des cellules est déterminée par des gènes situés sur le bras court de la paire de chromosomes n° 6. Chaque gène occupe sur le chromosome un emplacement précis appelé **locus** (**loci** au pluriel).

Les loci actuellement décrits *(figure 147)* sont nombreux et sont désignés par des lettres, par exemple, les loci **HLA A, B, C, D, DQ, DR, Bf, GLO**. Ces différents loci et les antigènes qu'ils déterminent sont classés en complexes d'histocompatibilité de classe I (loci HLA A, B et C), de classe II (loci HLA D, DP, DQ, DR) et de classe III (loci accessoires de rôle mineur). Les antigènes de classe I sont présents sur toutes les cellules de l'organisme, ceux de classe II, essentiellement sur les lymphocytes et les macrophages, ceux de classe III ont une répartition variable et ne sont retrouvés que sur certains tissus seulement. En raison du grand nombre d'allèles différents possibles sur chaque locus, ceux-ci et leurs antigènes sont désignés par des numéros (par exemple, HLA B 27).

Chaque locus peut être occupé par un grand nombre d'allèles différents et, par exemple, on a identifié 260 allèles différents sur le locus HLA A, 500 sur le locus HLA B et 125 sur le locus HLA C. La combinaison de ces différents allèles donne donc une infinité de formules différentes. Si l'on ne considère que les loci HLA A et HLA B, il existe plus de 65 000 possibilités différentes et si l'on ajoute à ces deux loci, le locus HLA DR, on arrive à plus de 168 millions de combinaisons différentes. C'est cette extraordinaire variété qui détermine l'individualité propre à chacun d'entre nous et rend tout à fait improbable la possibilité de rencontrer, dans l'humanité, deux individus strictement identiques.

Chacun des chromosomes de la paire n° 6 est porteur des loci du système HLA. Chaque être humain possède deux allèles pour chaque locus, les deux allèles étant situés chacun sur un des chromosomes de la paire. Comme l'un des chromosomes de la paire est d'origine paternelle et l'autre d'origine maternelle, le système HLA d'un individu est hérité pour moitié de chacun de ses deux parents.

Chaque allèle étant désigné par un numéro, tout être humain est donc porteur d'un véritable **numéro d'immatriculation** qui constitue son **génotype**. Un génotype HLA complet s'exprimera par exemple ainsi qu'il suit, chacune des lignes correspondant au patrimoine transmis par l'un des parents :

A1, B8, CW7, Bf5, C2 1, DW 28, DRW3, GLO1

A9, B15, CW3, Bf3, C2 1, DW 4, DRW8, GLO2

Transmission génétique du système HLA

De la paire de chromosomes n° 6 que possède chaque individu, un lui vient de son père et un lui vient de sa mère. Chaque individu transmettra de la même façon un de ses deux chromosomes à chaque enfant, ce dernier recevant le second chromosome de l'autre parent. Chaque individu reçoit donc la moitié du patrimoine génétique de chacun de ses parents.

Les gènes du système HLA obéissent à la même règle. Nous en donnerons un exemple en ne considérant que les gènes des loci A et B pour plus de clarté. Chaque parent possède quatre gènes pour les deux loci. Lors de la méiose qui aboutit à la formation des cellules sexuelles, la migration de chacun des chromosomes de la paire n° 6 s'effectue absolument au hasard, d'où différentes possibilités de combinaison chez les descendants *(figure 148)*. Par rapport à chacun de ses parents, un enfant est qualifié de semi-identique, ceci indiquant qu'il ne possède en commun avec le parent considéré que la moitié de son patrimoine génétique. Par rapport à ses frères et sœurs, un enfant peut, du fait du hasard de combinaison des chromosomes hérités des parents, être :

→ soit **identique**, c'est-à-dire posséder les quatre mêmes gènes HLA A et B ;

→ soit **semi-identique**, c'est-à-dire n'avoir en commun que deux gènes sur les quatre des deux loci A et B ;

→ soit **différent**, c'est-à-dire n'avoir aucun gène en commun.

Dans une lignée de frères et sœurs, le pourcentage de sujets identiques, semi-identiques et différents est statistiquement et respectivement de 25 %, 50 % et 25 % pour chaque éventualité.

Rôle du système HLA

Les connaissances concernant le système HLA ont fait des progrès considérables au cours des dernières années. Le rôle du système HLA est reconnu dans deux éventualités : immunologie de greffe et association à certaines maladies.

La reconnaissance et le maintien de l'intégrité de soi

Le système HLA est le système majeur de compatibilité tissulaire chez l'homme (**histocompatibilité**) et à ce titre, il intervient dans l'évolution des greffes d'organes et la survenue éventuelle de leur rejet. Les greffes faites dans de bonnes conditions de compatibilité (antigènes HLA communs) donnent de meilleurs résultats que les greffes incompatibles ou avec faible compatibilité.

L'introduction de cellules étrangères dans un organisme (greffe) déclenche une série de phénomènes gouvernés par le système HLA : prolifération des lymphocytes, élaboration de substances de reconnaissance, etc. *(figure 149)*.

C'est grâce au HLA que les cellules d'un même organisme se reconnaissent entre elles et identifient les éléments étrangers introduits dans cet organisme. Le système HLA apparaît donc comme un système de défense et de maintien de l'intégrité du soi.

HLA et maladies

Les travaux modernes ont établi les liens qui existent entre certaines maladies et les gènes du système HLA. À titre d'exemple, citons la fréquence de l'association de la spondylarthrite ankylosante avec l'antigène HLA B 27, de la sclérose en plaques avec l'antigène HLA D W2, etc.

Les liens ainsi retrouvés ne concernent que des affections dont la cause est mal connue et que l'on suppose dues à des désordres immunitaires. Le mécanisme exact d'intervention du HLA dans ces maladies est mal connu. Le groupage HLA permet le dépistage des sujets exposés ; il permet aussi de leur conseiller des mesures préventives, de les traiter de façon très précoce.

Le diagnostic prénatal de certaines maladies est désormais possible par le groupage HLA sur les cellules fœtales permettant éventuellement d'envisager une interruption de grossesse.

Le système réticulo-endothélial

Le système réticulo-endothélial est formé d'un ensemble de cellules dont la fonction essentielle est la phagocytose et dont le rôle est la destruction des cellules mortes ou vieillies et des antigènes étrangers ou cellules étrangères introduits dans l'organisme.

Toutes ces cellules appartiennent à la lignée monocytaire et c'est pourquoi ce système est également appelé système **phagocytes-mononucléaires**, dénomination qui tend à se substituer à l'ancienne dénomination de système réticulo-endothélial ou aux autres dénominations utilisées autrefois : groupe monoblaste-monocyte, système réticulo-histiocytaire.

L'ensemble de ces cellules prend naissance dans la moelle à partir de la cellule souche. À partir de celle-ci se forment les **promonocytes** ou **monoblastes** qui sont à l'origine des monocytes. Les monocytes circulent dans le sang et passent enfin dans les tissus où ils se transforment et deviennent des **histiocytes** ou **macrophages**. Ainsi se forment :

→ les histiocytes du tissu conjonctif ;

→ les cellules de Küpffer du foie ;

→ les macrophages alvéolaires du poumon ;

→ les macrophages de la rate ;

→ les macrophages des ganglions ;

→ les histiocytes de la moelle osseuse ;

→ les macrophages des cavités séreuses (plèvre et péritoine) ;

→ les cellules épithélioïdes et les cellules géantes des tissus inflammatoires.

Toutes ces cellules ont la même origine et le même rôle.

La durée de vie des macrophages varie selon leur localisation. Leurs divisions sont rares ou absentes.

Les macrophages jouent un rôle fondamental dans la réponse immunitaire. Ils interviennent par leur fonction de phagocytose qui leur permet d'ingérer et de détruire des fragments (bactéries ou fragments cellulaires ou corps étrangers) de relativement gros volume, contrairement aux polynucléaires qui ne peuvent phagocyter que des fragments de petite taille et sont, pour cette raison, appelés **microphages**. Le macrophage a la propriété de dégrader progressivement les particules ingérées en respectant leurs motifs antigéniques, ce qui permet de transmettre les informations antigéniques aux autres cellules du système immunitaire.

En fonction de leur localisation, les macrophages peuvent avoir des fonctions particulières. Par exemple, les macrophages de la rate détruisent les globules rouges âgés et récupèrent le fer contenu dans l'hémoglobine ; ce fer est ensuite apporté aux cellules précurseurs des érythrocytes. Les macrophages ont donc un rôle important dans le métabolisme du fer ; mais ils interviennent aussi dans le renouvellement des protéines et des lipides :

→ dégradation des immunoglobulines en acides aminés réutilisables par d'autres cellules et synthèse de certaines protéines (transferrine, complément, facteurs de coagulation) ;

→ dégradation de certains lipides alimentaires par les cellules de Küpffer du foie et synthèse d'acides gras, de phospholipides, de cholestérol.

Les macrophages nettoient les foyers inflammatoires et par conséquent favorisent la cicatrisation.

Ils interviennent aussi dans la coopération entre les différentes populations lymphocytaires.

En transmettant aux cellules immunocompétentes les informations antigéniques portées par les particules qu'ils ont ingérées, ils déclenchent la synthèse des anticorps par ces cellules compétentes.

La diffusion des macrophages dans tout l'organisme leur assure ainsi un rôle de défense essentiel.

[chapitre 10]

L'APPAREIL RESPIRATOIRE

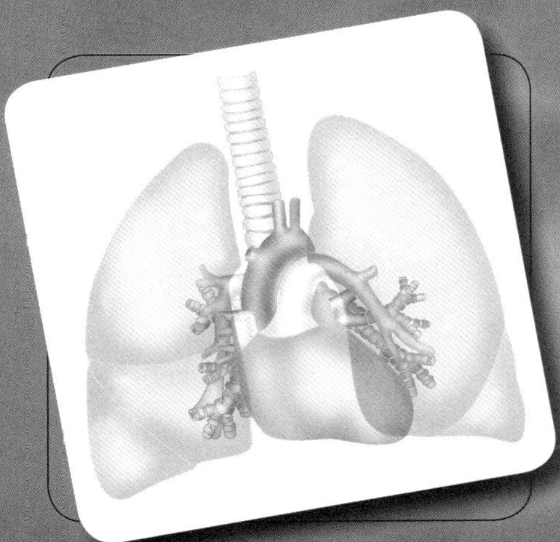

La fonction respiratoire a pour mission d'assurer la transformation du sang veineux en sang artériel, c'est-à-dire l'enrichissement du sang en oxygène et le rejet des déchets gazeux dont il est chargé, et notamment du gaz carbonique. Ces différentes transformations s'effectuent au niveau des poumons, mais, outre ceux-ci, l'appareil respiratoire comprend aussi les voies aériennes, c'est-à-dire l'ensemble des conduits qui permettent à l'air d'arriver jusqu'aux poumons, et les organes de la mécanique respiratoire qui permettent aux mouvements respiratoires de s'accomplir.

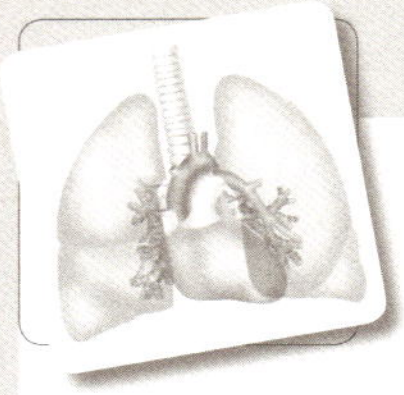

Les voies respiratoires

C'est l'ensemble des voies que l'air emprunte pour aboutir aux poumons. De haut en bas, l'air va emprunter successivement : les fosses nasales, le pharynx, le larynx, la trachée et les bronches.

Les fosses nasales

Les fosses nasales sont deux couloirs parallèles, horizontaux, à direction antéro-postérieure, creusés dans le massif facial et protégés par l'auvent de la pyramide nasale *(figure 150)*.

Leur orifice antérieur

C'est la **narine**. L'orifice antérieur est garni de poils qui assurent à l'air inhalé un premier filtrage grossier.

Leur cavité

Elle est limitée :

→ en dedans : par une cloison médiane osseuse (vomer, ethmoïde) et cartilagineuse qui sépare les deux fosses nasales ;

→ en dehors : par une paroi osseuse complexe formée essentiellement par le maxillaire supérieur et l'ethmoïde sur laquelle sont implantées des lamelles osseuses fines, les cornets, supérieur, moyen et inférieur limitant entre eux les méats ;

→ en haut : par le sphénoïde et l'ethmoïde, ce dernier traversé par les filets du nerf olfactif ;

→ en bas : par la voûte du palais qui les sépare de la cavité buccale.

Ces différentes parois sont tapissées par la **muqueuse pituitaire**. Celle-ci comprend deux parties :

→ à la partie supérieure, c'est la muqueuse olfactive qui contient les cellules d'origine du nerf olfactif ;

→ à la partie inférieure, c'est la muqueuse respiratoire, richement vascularisée, avec des cellules à mucus et à cils vibratiles, et dont le rôle est de réchauffer, d'humidifier et de débarrasser de ses impuretés l'air qui y chemine.

Dans la cavité des fosses nasales débouchent les cavités creusées dans les os voisins ou **sinus** (sinus frontal, sinus sphénoïdal, sinus maxillaire) et les conduits lacrymaux.

Leur orifice postérieur

Il débouche dans le pharynx : il porte le nom de **choane**.

Le pharynx

Le pharynx est un conduit faisant communiquer la bouche et l'œsophage d'une part, les fosses nasales et le larynx d'autre part. C'est donc le carrefour des voies aériennes et digestives qui se croisent à ce niveau *(figure 151)*.

On décrit au pharynx trois étages :

→ étage supérieur ou rhino-pharynx où s'ouvrent les choanes, ainsi que la trompe d'Eustache (communication avec l'oreille moyenne) ;

→ étage moyen ou buccal où s'ouvre la cavité buccale ;

→ étage inférieur communiquant avec l'œsophage et présentant l'orifice supérieur du larynx.

Le larynx

Le larynx est un tube creux, intercalé entre le pharynx et la trachée et différencié en vue de la phonation.

Structure et configuration du larynx

Le larynx est formé par un squelette ostéocartilagineux qui comprend :

→ l'os hyoïde en haut ;

→ des cartilages épais et résistants : cartilage thyroïde, cartilage cricoïde au-dessous du précédent, cartilages aryténoïdes situés au-dessus du cricoïde, cartilage épiglottique situé en arrière du cartilage thyroïde et formant le couvercle du larynx ; il existe d'autres cartilages moins importants *(figure 152)*.

Ces différents éléments sont unis entre eux et aux organes voisins par des ligaments et des muscles :

→ parmi les ligaments, deux particulièrement importants soulèvent de chaque côté la muqueuse du larynx vers l'intérieur, formant ainsi les saillies des **cordes vocales supérieures** et des **cordes vocales inférieures** ;

→ les muscles du larynx ont trois actions : les uns mettent en tension les cordes vocales, les autres dilatent l'orifice compris entre les cordes vocales inférieures (glotte), les autres enfin sont constricteurs de la glotte.

La cavité du larynx est tapissée par une muqueuse, la muqueuse laryngée, soulevée par les ligaments que nous avons vus *(figures 153 et 154)*. Cette cavité présente :

→ un orifice supérieur communiquant avec le pharynx et fermé par l'épiglotte au moment de la déglutition ;

→ un étage supérieur compris entre l'épiglotte et les cordes vocales supérieures ;

→ un étage moyen compris entre les cordes vocales supérieures et inférieures, communiquant lui-même par l'orifice glottique compris entre les deux cordes vocales inférieures avec un étage inférieur qui s'ouvre dans la trachée.

Physiologie du larynx, la phonation

Le larynx est l'organe essentiel de la phonation, c'est-à-dire de la parole.

Le passage de l'air expiré à travers la cavité laryngée provoque la vibration des cordes vocales inférieures. Il en résulte la production d'un son, le **son glottique**.

La production du son glottique dépend de quatre facteurs : la pression aérienne sous-glottique, la pression d'accolement des cordes vocales, la tonicité propre de celles-ci, enfin leur degré d'étirement. Dans la voix parlée, les cordes vocales vibrent à une fréquence comprise entre 115 et 175 fois par seconde chez l'homme et entre 220 et 330 fois par seconde chez la femme. Le son glottique est ensuite modulé au niveau des cavités aériennes supérieures (pharynx, fosses nasales, cavité buccale) qui forment caisse de résonance ; les mouvements de la langue, du voile du palais, des lèvres achèvent cette modulation et enrichissent la fréquence fondamentale émise par les cordes vocales de nombreuses harmoniques.

La différence entre les voix des hommes et celles des femmes s'explique par la différence des fréquences de vibration des cordes vocales. Cette différence est liée à l'imprégnation hormonale. C'est l'intervention des hormones mâles qui provoque la mue : chez l'homme, il se produit un agrandissement du larynx dans toutes les dimensions avec chute de six à huit tons ; chez la femme, la mue est moins importante avec chute de un à deux tons seulement, mais l'administration d'hormone mâle peut entraîner une masculinisation de la voix.

L'étude de la voix peut se faire par :

→ examen visuel direct des cordes vocales au moyen d'un appareil comportant des fibres optiques très fines, le voiscope ;

→ par enregistrement externe des vibrations au niveau du larynx : l'électrolaryngographie externe.

Ces examens permettent d'analyser la hauteur, l'intensité, le timbre et le rythme de la voix. Ces éléments sont particuliers à chaque individu et les analyses fines permettent d'affirmer qu'il n'existe pas deux voix identiques.

Innervation du larynx

L'innervation motrice des muscles du larynx est assurée par le **nerf récurrent**, branche du **pneumogastrique**.

La trachée

La trachée est un conduit fibrocartilagineux qui fait suite au larynx et donne naissance aux bronches.

Configuration et rapports de la trachée

La trachée a la forme d'un cylindre aplati dans son quart postérieur, de 12 mm de diamètre.

Longue de 12 cm environ, elle traverse successivement la partie basse du cou, puis la partie haute du thorax, et bifurque à la hauteur de la 4e vertèbre dorsale *(figure 155)*.

Dans ce trajet, elle est en rapport avec :

→ en arrière : l'œsophage ;

→ latéralement : les artères carotides primitives et les veines jugulaires internes ;

→ en avant : le corps thyroïde au niveau du cou et la crosse aortique dans le thorax.

Structure de la trachée

La trachée est formée par 16 à 20 anneaux cartilagineux incomplets, empilés les uns au-dessus des autres et unis entre eux par un tissu fibro-élastique qui comble les espaces interannulaires. La partie postérieure de ces anneaux fait défaut : ils sont donc ouverts en arrière et leurs extrémités postérieures sont unies par une membrane transversale faite de tissu fibreux et de fibres musculaires lisses qui complète en arrière le cylindre trachéal *(figure 156)*.

La trachée est tapissée intérieurement d'une muqueuse faite d'un épithélium prismatique stratifié contenant :

→ les cellules à mucus dont les sécrétions sont chargées d'agglomérer les impuretés de l'air ;

→ les cellules à cils vibratiles repoussant vers le haut les poussières et protégeant ainsi les poumons.

Les bronches

Les bronches sont deux conduits nés par bifurcation de la trachée. Elles se dirigent en dehors et en bas et atteignent les poumons au niveau du hile. Elles pénètrent dans les poumons, accompagnées des artères et veines pulmonaires, l'ensemble constituant les pédicules pulmonaires *(figure 157)*. La bronche droite est plus verticale, plus courte et plus grosse que la gauche. Au niveau du hile, chacune des bronches se divise en autant de bronches secondaires que le poumon comporte de lobes : trois à droite, deux à gauche. Les bronches secondaires se divisent à leur tour en rameaux bronchiques de plus en plus ténus, les bronchioles.

La structure des bronches est d'abord la même que celle de la trachée, puis les anneaux cartilagineux deviennent irréguliers et disparaissent au niveau des bronchioles, dont la paroi n'est plus formée que par une tunique externe, fibromusculaire, et par une muqueuse.

Les poumons

Les deux poumons, droit et gauche, occupent la majeure partie de la cage thoracique. Ils sont séparés l'un de l'autre par un espace appelé médiastin.

Généralités

Leur coloration est gris rosé, avec de nombreux dépôts pigmentaires.

Leur poids est de 700 g pour le poumon droit et de 600 g pour le gauche.

Ils possèdent, après le premier mouvement respiratoire, la propriété de flotter à la surface de l'eau (intérêt médico-légal).

Configuration extérieure et rapports

Les deux poumons ont une forme pyramidale et présentent à étudier *(figure 158)* :

→ une face externe qui se moule sur la paroi thoracique, à la face profonde de laquelle elle est appliquée ;

→ une face interne : celle-ci présente à sa partie moyenne une dépression au niveau de laquelle bronche et vaisseaux pénètrent à l'intérieur du poumon ; cette dépression est le hile du poumon. La face interne répond, par ailleurs, aux organes du médiastin ;

→ une base qui repose sur la coupole diaphragmatique ;

→ un sommet dont le point culminant est à 2 ou 3 cm au-dessus de la clavicule.

Les deux poumons sont divisés par des sillons profonds, les scissures, en lobes : le poumon droit possède deux scissures qui le divisent en trois lobes, le poumon gauche ne possède qu'une scissure et deux lobes *(figure 159)*.

Structure des poumons

Chaque poumon est formé par la juxtaposition d'un très grand nombre d'éléments de petite dimension, les **lobules pulmonaires**. Chaque lobule pulmonaire représente en quelque sorte un poumon en miniature : il reçoit, en effet, une bronchiole, une artériole pulmonaire, et donne naissance à des veinules pulmonaires *(figure 160)*.

Les lobules pulmonaires sont constitués de la façon suivante :

→ la bronchiole se ramifie à l'intérieur du lobule en un grand nombre de branches et les divisions ultimes forment les **bronchioles terminales**. Chaque bronchiole terminale aboutit à un petit sac dont la paroi est très mince, l'acinus. La paroi des acini, outre sa minceur extrême, est bosselée et chaque bosselure constitue une **alvéole pulmonaire**. La paroi des alvéoles pulmonaires est constituée par une seule couche de cellules, très minces, dont certaines ont perdu leur noyau. La face interne de ces cellules est en contact avec l'air amené par les bronchioles, la face externe est tapissée par les capillaires pulmonaires. La paroi des alvéoles pulmonaires en contact avec l'air est revêtue d'un film liquidien très mince (0,2 micron d'épaisseur) contenant un composé phospho-lipido-protéique spécial, le **surfactant pulmonaire**. Ce film liquidien est sécrété par les cellules alvéolaires. Son rôle est d'empêcher une trop importante rétraction des alvéoles lors de l'expiration et, en diminuant les phénomènes de tension superficielle, de faciliter les échanges gazeux. Au total, le sang n'est séparé de l'air que par une couche très mince, la couche des cellules alvéolaires doublée de son film liquidien à travers laquelle les gaz pourront aisément diffuser *(figure 161)* ;

→ l'artériole, branche de l'artère pulmonaire, se divise en de nombreuses branches qui suivent le trajet de la bronchiole et de ses rameaux. Elle constitue finalement un réseau capillaire extrêmement riche qui tapisse la paroi externe des alvéoles pulmonaires ;

→ de ce réseau capillaire naissent de petites branches veineuses qui vont constituer une veinule, branche d'origine des veines pulmonaires ;

→ l'ensemble des éléments constitutifs du lobule est enveloppé dans un tissu conjonctif riche en fibres élastiques.

La surface totale des parois des alvéoles pulmonaires au niveau desquelles s'effectuent les échanges gazeux est évaluée à 70 m^2 environ pour les deux poumons. Le nombre des alvéoles est de 300 millions environ pour les deux poumons.

Vascularisation des poumons

Chaque poumon reçoit une double irrigation sanguine : circulation **nutritive** et circulation **fonctionnelle**. Ces deux systèmes sont indépendants l'un de l'autre.

La circulation nutritive

Elle est assurée par le système des vaisseaux bronchiques :

→ les artères bronchiques (une pour chaque poumon) naissent de l'aorte, suivent le trajet des bronches et se ramifient dans le poumon en suivant exactement les rameaux bronchiques jusqu'aux bronchioles terminales. Elles irriguent tout l'arbre bronchique et les éléments intrapulmonaires ;

→ les veines bronchiques sont satellites des artères correspondantes ; elles affectent la même disposition et se terminent en se jetant dans les veines azygos, tributaires de la veine cave supérieure.

La circulation fonctionnelle

Elle est représentée par le circuit vasculaire grâce auquel s'effectue l'oxygénation du sang, c'est-à-dire par les vaisseaux pulmonaires :

→ l'artère pulmonaire pénètre le poumon au niveau du hile et se ramifie en de nombreux rameaux et vaisseaux capillaires qui vont tapisser la paroi des alvéoles pulmonaires. L'artère pulmonaire et ses branches sont les seules artères de l'organisme contenant du sang non artérialisé ;

→ les veines pulmonaires naissent du réseau précédent. Chaque poumon est en définitive drainé par deux grosses veines pulmonaires. Les veines pulmonaires et leurs rameaux sont les seules veines de l'organisme contenant du sang artérialisé.

Les organes de la mécanique respiratoire

Ce sont : la cage thoracique et les muscles qui animent ses mouvements et les plèvres.

La cage thoracique

Nous avons étudié au chapitre consacré à l'ostéologie la constitution de la cage thoracique : rachis en arrière, côtes latéralement, sternum en avant.

L'ensemble ne constitue pas une cavité rigide. Le thorax est en effet susceptible de se déformer : grâce à l'élasticité des côtes et des cartilages costaux, grâce aux mouvements dont sont le siège, les articulations costo-vertébrales et sterno-costales, les côtes et le sternum subissent des déplacements dont la conséquence est d'entraîner des modifications de forme de la cage thoracique. Ces déformations se produisent à chaque mouvement respiratoire et ont un rôle fondamental dans la respiration.

Les muscles respiratoires

Ce sont les muscles qui impriment à la cage thoracique les mouvements que nous venons de mentionner. Nous avons déjà étudié ces muscles ; nous ne ferons que les citer. Selon leur action, on divise ces muscles en deux groupes.

Les muscles inspirateurs

Certains interviennent dans le jeu normal de l'inspiration :

→ muscles scalènes, certains intercostaux, petit dentelé postérieur et supérieur ;

→ en fait, le muscle fondamental de l'inspiration est le **diaphragme**, innervé par le nerf phrénique. Sa contraction entraîne l'abaissement des viscères abdominaux sur lesquels appuie le centre phrénique et l'élargissement de tous les diamètres de la cage thoracique.

D'autres muscles inspirateurs n'interviennent que dans l'inspiration forcée : sterno-cléido-mastoïdien, grand dentelé, pectoraux.

Les muscles expirateurs

Ils n'interviennent que dans l'expiration forcée. Ce sont : le petit dentelé postérieur et inférieur, le carré des lombes, les muscles de la paroi abdominale.

Les plèvres

Ce sont les enveloppes séreuses des poumons. Il existe deux plèvres, chacune d'elles enveloppant un des deux poumons et restant complètement indépendante de la plèvre du côté opposé.

Chaque plèvre est constituée, comme toute séreuse, par deux feuillets :

→ un feuillet **viscéral** tapissant le poumon et accolé à lui ;

→ un feuillet **pariétal** tapissant la face profonde de la paroi thoracique et étroitement uni à elle *(figure 162)*.

Les deux feuillets se continuent l'un avec l'autre au niveau des lignes de réflexion.

Entre les deux feuillets se trouve un espace virtuel, la **cavité pleurale**. Celle-ci ne contient à l'état normal qu'une mince lame liquidienne facilitant le glissement des deux feuillets l'un sur l'autre et s'opposant à leur décollement. La cavité pleurale peut être le siège, dans certains cas pathologiques, d'épanchements liquidiens ou gazeux.

La solidarité du feuillet pariétal et de la cage thoracique d'une part, du feuillet viscéral et du poumon d'autre part, des deux feuillets pleuraux enfin, explique que tout mouvement de la cage thoracique sera transmis au tissu pulmonaire. Ce fait est d'importance capitale dans le mécanisme des mouvements respiratoires.

PHYSIOLOGIE DE LA RESPIRATION

La respiration comprend deux ordres de phénomènes : des phénomènes mécaniques, les mouvements respiratoires, et des phénomènes chimiques, les échanges gazeux au niveau des poumons et des tissus.

Les phénomènes mécaniques de la respiration

Les mouvements respiratoires

La respiration est composée de deux temps distincts : l'inspiration par laquelle le poumon se gonfle d'air et l'expiration au cours de laquelle se produit le rejet de l'air inspiré précédemment.

L'inspiration. C'est un phénomène actif, dû à l'action des muscles inspirateurs sur la cage thoracique.

Pendant l'inspiration, la cage thoracique s'agrandit dans tous ses diamètres *(figure 163)*. :

→ l'augmentation du diamètre vertical résulte de la contraction du diaphragme qui s'abaisse en refoulant vers le bas les viscères abdominaux ;

→ l'augmentation du diamètre antéropostérieur résulte du jeu des côtes : celles-ci déplacent en haut, en dehors et en avant, leur extrémité antérieure, et par conséquent projettent le sternum en haut et en avant ;

→ l'augmentation du diamètre transversal résulte également du jeu des côtes qui s'écartent les unes des autres et déplacent leurs corps en haut et en dehors.

Ces différents mouvements sont, grâce à la solidarité de la paroi, des deux feuillets pleuraux et du poumon, transmis au poumon sous-jacent qui se distend et s'emplit d'air.

L'expiration. C'est le retour sur elle-même de la cage thoracique. Elle ne réclame, dans la respiration normale, l'intervention d'aucune puissance musculaire active. C'est en effet un phénomène purement passif : l'élasticité du tissu pulmonaire provoque la rétraction spontanée des deux poumons, qui, par les plèvres, entraînent la cage thoracique et la ramènent à sa position de capacité minimale. Les muscles expirateurs n'interviennent que dans l'expiration forcée.

Mécanismes des mouvements respiratoires

Le caractère le plus remarquable des mouvements respiratoires est leur automatisme. Ils sont en effet indépendants de la volonté, se poursuivent pendant le sommeil. Cet automatisme est dû à l'activité des centres respiratoires.

Les centres respiratoires. Les centres inspiratoires sont bulbo-protubérantiels, situés dans le plancher du 4e ventricule. Ils semblent nombreux (six) et sont, en tout cas, pairs et symétriques.

Il semble exister également, à ce niveau, des centres expiratoires pour l'expiration forcée.

Les cellules des centres inspiratoires ont une activité rythmique, elles envoient à intervalles réguliers des incitations motrices aux nerfs moteurs des muscles inspirateurs.

Le contrôle du fonctionnement des centres respiratoires. Outre leur activité rythmique propre qui commande l'activité respiratoire de base, les cellules des centres respiratoires sont sous la dépendance d'autres facteurs qui contrôlent, régularisent et adaptent l'activité des centres.

Ces facteurs sont :

→ l'activité des centres supérieurs du cortex cérébral : la volonté, en particulier, peut modifier l'activité respiratoire ;

→ l'activité des autres centres bulbaires, notamment des centres de la déglutition et du vomissement : il y a en effet arrêt respiratoire pendant le vomissement ou la déglutition ;

→ les incitations réflexes venues du poumon lui-même par les voies végétatives : le poumon contient en effet des récepteurs sensibles au degré d'insufflation pulmonaire (**mécanorécepteurs**) qui commandent aux centres respiratoires l'inspiration ou l'expiration : l'inspiration appelle l'expiration et inversement (réflexe de Breuer-Hering) ;

→ les incitations métaboliques générales : dès que le métabolisme s'élève (fièvre, exercice musculaire) la ventilation pulmonaire s'accroît. Cet accroissement résulte de la mise en jeu :

> de phénomènes réflexes dont le point de départ est la stimulation de récepteurs périphériques, articulaires et musculaires ;

> d'incitations chimiques : libération d'acide lactique par les muscles au travail excitant par voie sanguine les cellules des centres ;

→ les incitations chimiques : elles dépendent de la composition chimique du sang. Les cellules des centres respiratoires sont directement sensibles à la teneur en gaz carbonique, en oxygène et en substances acides du sang qui les irrigue, et toute variation de ces éléments va déclencher une réaction ventilatoire compensatrice. De plus, les cellules des centres reçoivent, par des fibres végétatives, des renseignements sur la composition chimique du sang. Ces renseignements viennent d'organes sensibles aux modifications chimiques, les organes **chémorécepteurs** ; les principaux organes chémorécepteurs sont situés au niveau de la crosse aortique et de la bifurcation carotidienne. Ainsi, la diminution de la teneur du sang en oxygène, l'augmentation de sa teneur en gaz carbonique et en substances acides (acides organiques) provoquent une hyperventilation ; l'augmentation de la teneur du sang en oxygène, la diminution de sa teneur en gaz carbonique et du taux des substances acides ou l'augmentation du taux des substances basiques provoquent une hypoventilation. De ces trois stimulants chimiques, c'est le gaz carbonique qui est le plus puissant puisqu'une augmentation de sa pression partielle de 2,5 mm de mercure suffit à doubler la ventilation de base. Le taux des substances acides (acidose) ou alcalines (alcalose) est moins efficace que l'accumulation de gaz carbonique. Enfin, le taux d'oxygène est le moins efficace de ces stimulants et son rôle est secondaire dans les conditions normales d'oxygénation : il ne prend d'importance qu'en haute altitude du fait de la raréfaction importante de l'oxygène dans l'air inspiré ;

→ les incitations circulatoires : toute chute de la pression artérielle tend à provoquer une hyperventilation, toute élévation tensionnelle tend à provoquer une hypoventilation ;

→ les incitations hormonales : certaines hormones élaborées par les glandes endocrines peuvent modifier la ventilation ; ainsi, la présence dans le sang d'adrénaline ou de noradrénaline provoque une augmentation de la ventilation.

La bronchomotricité

Les modifications du calibre des bronches, ou bronchomotricité, ont une grande importance parmi les phénomènes mécaniques de la respiration.

Rappelons que les parois bronchiques contiennent des fibres musculaires lisses dont l'innervation est sous la dépendance du système végétatif. Le système parasympathique est bronchoconstricteur, le sympathique, broncho-dilatateur.

Les modifications du calibre des bronches ont également un grand rôle en pathologie : la bronchoconstriction est, par exemple, la cause déclenchante de la crise d'asthme.

Les phénomènes chimiques de la respiration

Ils comprennent trois étapes : les échanges gazeux au niveau des poumons, le transport des gaz par le sang circulant, enfin les échanges gazeux au niveau des cellules.

Les échanges gazeux au niveau des poumons

Ils s'effectuent entre le sang veineux et l'air alvéolaire.

L'air alvéolaire. Il existe au niveau des alvéoles pulmonaires une atmosphère dont la composition chimique est stable : l'air alvéolaire. Cet air alvéolaire ne circule pas dans les voies aériennes, bronchioles et bronches, mais stagne dans les alvéoles où il est renouvelé à chaque mouvement respiratoire. Le poumon, même après une expiration forcée, ne peut évacuer tout l'air qu'il contient et l'air résiduel est essentiellement représenté par l'air alvéolaire. Celui-ci constitue un réservoir, de composition constante, où le sang qui circule de façon permanente dans les capillaires puise son oxygène et rejette son gaz carbonique ; l'air alvéolaire est lui-même régulièrement approvisionné en oxygène et épuré de son gaz carbonique par l'air inspiré.

La composition chimique de l'air alvéolaire est stable. En raison de l'intensité des échanges gazeux qui se produisent à ce niveau, la composition de l'air alvéolaire diffère de celle de l'air atmosphérique. L'air alvéolaire contient :

→ de l'azote : 80 % du volume ;

→ de l'oxygène (O_2) : 14,5 % du volume ; la pression partielle de l'oxygène dans l'air alvéolaire est de 103 mm de mercure ;

→ du gaz carbonique (CO_2) : 5,5 % du volume avec une pression partielle de 40 mm de mercure.

Le sang veineux. Amené par les artérioles pulmonaires, il chemine dans les capillaires, séparé de l'air alvéolaire par les parois des alvéoles. Il contient de l'oxygène et du gaz carbonique dans les proportions suivantes :

→ oxygène : 10 % en volume sous une pression partielle de 40 mm de mercure ;

→ gaz carbonique : 58 % en volume sous une pression partielle de 46 mm de mercure.

Les échanges gazeux entre sang veineux et air alvéolaire. Ils se font par diffusion simple des gaz à travers la paroi alvéolaire, d'un milieu à l'autre ; cette diffusion se fait, pour chaque gaz, du milieu où sa pression partielle est la plus élevée vers le milieu où elle est la plus basse, et elle tend à égaliser les pressions partielles de chaque gaz dans les deux milieux :

→ le gaz carbonique qui est sous une pression plus forte (46) dans le sang veineux, le quitte et les pressions s'égalisent de part et d'autre à 40 mm de mercure ;

→ l'oxygène qui est sous une pression plus forte (103) dans l'air alvéolaire, pénètre dans le sang veineux où sa pression n'est que de 40 mm de mercure et s'y fixe sous une pression partielle de 95 mm de mercure.

Les résultats des échanges gazeux au niveau des poumons. Ils aboutissent à la transformation du sang veineux en sang artériel. Celui-ci contient :

→ de l'oxygène : 20 % en volume avec une pression partielle de 95 mm de mercure (contre 10 % et 40 mm pour le sang veineux) ;

→ du gaz carbonique : 50 % en volume sous une pression artérielle de 40 mm de mercure (contre 58 % et 46 mm pour le sang veineux).

Il en résulte une forte différence de composition entre l'air inspiré et l'air expiré :

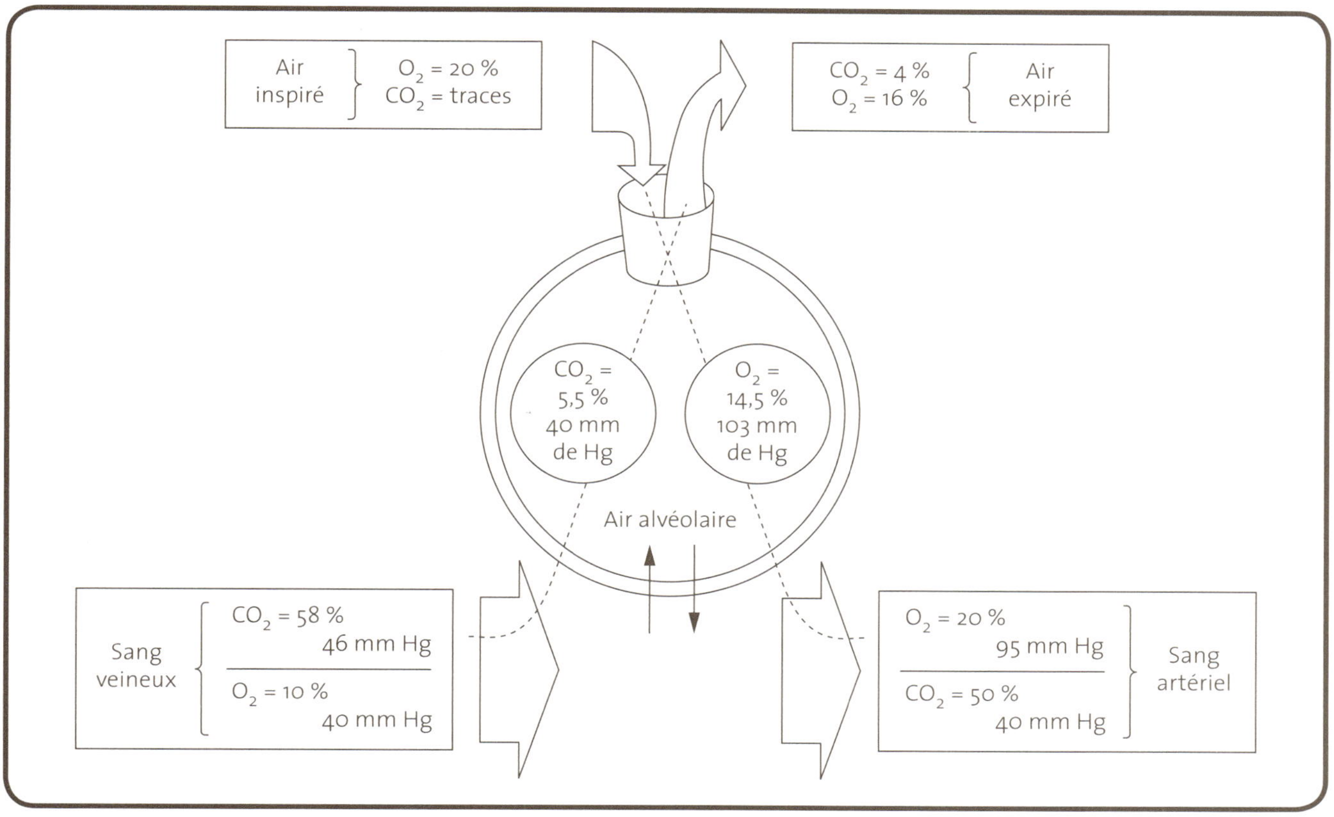

→ l'air inspiré contient : 80 % de son volume d'azote, 20 % d'oxygène et des traces infimes de gaz carbonique ;

→ l'air expiré contient : 80 % d'azote, 16 % d'oxygène et 4 % de gaz carbonique.

Le tableau ci-dessus résume l'ensemble des échanges gazeux au niveau des poumons.

Facteurs influençant les échanges gazeux au niveau des poumons. La qualité des échanges gazeux pulmonaires dépend de deux facteurs : la capacité de diffusion et le rapport entre la ventilation et la circulation pulmonaires.

La diffusion – Le sang est séparé de l'air alvéolaire par une membrane appelée **membrane alvéolo-capillaire** constituée par la paroi de l'alvéole, une mince couche de liquide interstitiel et la paroi du capillaire sanguin. Pour l'ensemble des deux poumons, la surface de cette membrane est d'environ 70 m². L'intégrité de cette membrane est évidemment essentielle pour la diffusion des gaz : dans les conditions physiologiques normales, elle n'offre qu'une résistance tout à fait minime au flux gazeux, mais dans certaines maladies (fibrose pulmonaire) la membrane devient moins perméable et s'oppose au passage des gaz ; on parle alors de **bloc alvéolo-capillaire**. La capacité de diffusion est, pour un gaz donné, la quantité de ce gaz qui traverse la membrane pendant 1 minute pour une différence de pression partielle de 1 mm de mercure : pour l'oxygène, la capacité de diffusion est de 25 cm³/min/mm de mercure.

Le rapport ventilation-perfusion – Pour que l'artérialisation du sang soit normale à la sortie des poumons, il est nécessaire que la ventilation et la circulation sanguine capillaire soient parfaitement équilibrées. Normalement, le rapport ventilation/perfusion doit être égal à 0,8 (4,2 l/min de ventilation et 5,4 l/min pour la circulation). Tout déséquilibre de l'un de ces deux éléments va retentir sur l'oxygénation :

→ si un territoire pulmonaire est bien ventilé mais non perfusé, les échanges gazeux sont nuls à son niveau : c'est un **espace mort** ;

→ si un territoire pulmonaire est perfusé mais non ventilé, le sang, à son niveau, n'est plus oxygéné, il garde les caractères du sang veineux et va ainsi gagner la grande circulation, altérant la teneur du sang artériel en oxygène : c'est un **effet shunt**.

Il faut cependant savoir que même chez le sujet normal la ventilation et la circulation ne sont pas uniformément réparties : certaines alvéoles sont hypoventilées (effet shunt), d'autres sont hyperventilées pour une circulation trop faible (espace mort), en outre tous les territoires pulmonaires ne sont pas ventilés de façon rigoureusement simultanée. Mais ces anomalies restent minimes (puisque 2 % seulement du sang n'est pas normalement oxygéné) et sont sans traduction clinique : elles expliquent que la saturation en oxygène de l'hémoglobine du sang artériel n'atteint jamais 100 % de sa capacité : elle ne dépasse pas 97 %.

Le transport des gaz par le sang circulant

L'oxygène et le gaz carbonique sont transportés par le sang des poumons aux cellules et inversement. Le mode de transport varie pour l'un et l'autre gaz.

L'oxygène. La majeure partie de l'oxygène est transportée par les hématies. Les hématies contiennent un pigment rouge (d'où leur nom de globules rouges), l'**hémoglobine**. Ce pigment contient du fer et possède une grande affinité pour l'oxygène. En présence de ce gaz, l'hémoglobine retient l'oxygène qui va se fixer sur le fer et cette hémoglobine chargée d'oxygène est l'oxyhémoglobine. L'**oxyhémoglobine** présente la particularité d'être un composé peu stable : elle se forme facilement en présence d'oxygène, mais se dissocie très facilement aussi lorsque la pression partielle d'oxygène baisse : elle libère alors ses constituants et cède l'oxygène qu'elle transportait. Cette réaction peut être schématisée par la formule suivante :

$$\underset{\text{(Hémoglobine)}}{Hb} + \underset{\text{(Oxygène)}}{O_2} \longrightarrow \underset{\text{(Oxyhémoglobine)}}{HbO_2}$$

Au niveau des capillaires pulmonaires, la réaction s'effectue de la gauche vers la droite, le sang se charge d'oxygène. Un gramme d'hémoglobine peut fixer 1,34 cm^3 d'oxygène ce qui donne, pour 100 cm^3 de sang (contenant 15 g d'hémoglobine), une capacité de 20,1 cm^3 d'oxygène. En fait, le contenu en oxygène du sang artériel est, comme nous l'avons signalé précédemment, toujours légèrement inférieur : la saturation de l'hémoglobine n'est que de 97 % du fait des anomalies physiologiques du rapport ventilation/perfusion.

Une faible partie de l'oxygène est simplement dissoute dans le plasma. Le rôle de l'oxygène dissous est fondamental : il constitue l'intermédiaire obligé entre les globules rouges et les cellules. Tout l'oxygène que transportent les hématies se dissout en effet dans le plasma avant de pénétrer dans les cellules auxquelles il est destiné. Ceci s'explique par le fait que les hématies ne peuvent sortir des capillaires, alors que le plasma les quitte pour constituer le liquide interstitiel au niveau duquel les cellules puiseront leur oxygène directement. La quantité d'oxygène dissoute dans le plasma est de 0,25 cm^3 pour 100 cm^3 de sang.

Le gaz carbonique. Le gaz carbonique est transporté dans le sang sous trois formes : forme combinée, forme dissoute, forme liée à l'hémoglobine.

La **forme combinée** assure le transport de la majeure partie du gaz carbonique. À l'intérieur des hématies, le gaz carbonique se transforme, sous l'influence d'une enzyme, l'anhydrase carbonique, en acide carbonique qui se combine au sodium et au potassium pour former des bicarbonates :

→ le bicarbonate de sodium est la forme essentielle de transport ; il diffuse dans le plasma où il va contribuer au maintien de l'équilibre acide-base ;

→ le bicarbonate de potassium est transporté par les hématies.

La **forme dissoute** ne représente qu'une très faible partie du gaz carbonique (3 %).

La **forme liée à l'hémoglobine** aboutit à la formation d'un composé nouveau, la **carbhémoglobine**. Celle-ci diffère de l'oxyhémoglobine car l'union du gaz carbonique et de l'hémoglobine ne se fait pas sur le fer que contient cette dernière, mais sur ses radicaux amines. Cette forme de transport est assurée par les hématies. La carbhémoglobine est facilement déplacée par l'oxyhémoglobine et le gaz carbonique ainsi libéré est chassé de l'hématie et rejoint le secteur plasmatique d'où il est évacué dans l'air alvéolaire.

Anomalies du transport des gaz, intoxication oxycarbonée. Nous venons d'étudier le mode normal de transport des gaz dans le sang, en particulier celui de l'oxygène. Certaines intoxications, et notamment l'intoxication par l'oxyde de carbone (CO) contenu en particulier dans le gaz d'éclairage, suppriment tout transport d'oxygène par le sang.

L'hémoglobine présente en effet pour l'oxyde de carbone une affinité encore plus grande que celle qu'elle présente pour l'oxygène. Elle forme avec ce gaz un composé nouveau, la **carboxyhémoglobine**, et ceci peut se schématiser par la réaction suivante :

$$\underset{\text{(Hémogl.)}}{Hb} + \underset{\text{(Ox. de carb.)}}{CO} \longrightarrow \underset{\text{(Carboxyhémogl.)}}{HbCO}$$

Contrairement à l'oxyhémoglobine, la carboxyhémoglobine est un composé très stable qui n'a aucune tendance spontanée à se dissocier. Les globules qui la contiennent ne peuvent plus assurer le transport de l'oxygène.

La carboxyhémoglobine ne se dissocie qu'en présence d'oxygène sous pression, suivant la réaction :

$$HbCO + \underset{\text{(sous pression)}}{O_2} \longrightarrow \underset{\text{(Oxyhémogl.)}}{HbO_2} + CO$$

Le traitement de l'intoxication oxycarbonée est donc l'administration d'oxygène sous pression.

Les échanges gazeux au niveau des cellules

Ils s'effectuent suivant un mode inverse de ce qui se passe au niveau du poumon.

L'oxygène. Il est libéré par dissociation de l'oxyhémoglobine, suivant la formule que nous avons indiquée plus haut. Ici, la réaction s'effectue de la droite vers la gauche. L'oxygène ainsi libéré se dissout dans le plasma qui va l'amener jusqu'aux cellules.

Le gaz carbonique. Le gaz carbonique produit par les cellules se combine dans le plasma et va se fixer également sur les autres éléments du sang qui assurent son transport.

Le résultat de ces échanges gazeux à l'étage cellulaire est la transformation du sang artériel en sang veineux.

Au total, le circuit des gaz à l'intérieur de l'organisme peut être résumé et schématisé dans le tableau de la page suivante.

L'étude des échanges et du transport des gaz dans l'organisme revêt une importance fondamentale au cours des affections respiratoires et les symptômes entraînés par les anomalies du transport des gaz doivent être bien connus :

→ l'**anoxie** ou plus exactement l'**hypoxie** est caractérisée par une baisse de la pression partielle de l'oxygène dans le sang d'où un manque d'oxygène au niveau des cellules. Elle se traduit essentiellement par la cyanose ou teinte bleue des téguments et des muqueuses due à l'excès d'hémoglobine non oxygénée ; elle entraîne aussi : une accélération du rythme respiratoire (polypnée) et cardiaque (tachycardie), une hypertension ;

→ l'**hypercapnie** est caractérisée par une élévation de la pression partielle du gaz carbonique dans le sang du fait de sa mauvaise élimination au niveau des poumons. Elle se traduit par : de la polypnée, de l'anxiété et de l'agitation, une hypertension artérielle, de la tachycardie, une hypersudation.

Les états d'asphyxie associent toujours plus ou moins anoxie et hypercapnie. On lutte contre ces états par les différentes méthodes de respiration artificielle.

Au total, le poumon, outre son rôle dans l'hématose, c'est-à-dire l'oxygénation du sang veineux et sa transformation en sang artériel, joue un rôle fondamental dans le maintien de l'équilibre acidobasique de l'organisme : il contrôle en effet l'élimination du gaz carbonique qui fait partie du système tampon le plus important de l'organisme, le système acide carbonique/bicarbonates. Nous étudierons plus en détail l'ensemble de ces phénomènes *(chapitre 20)*.

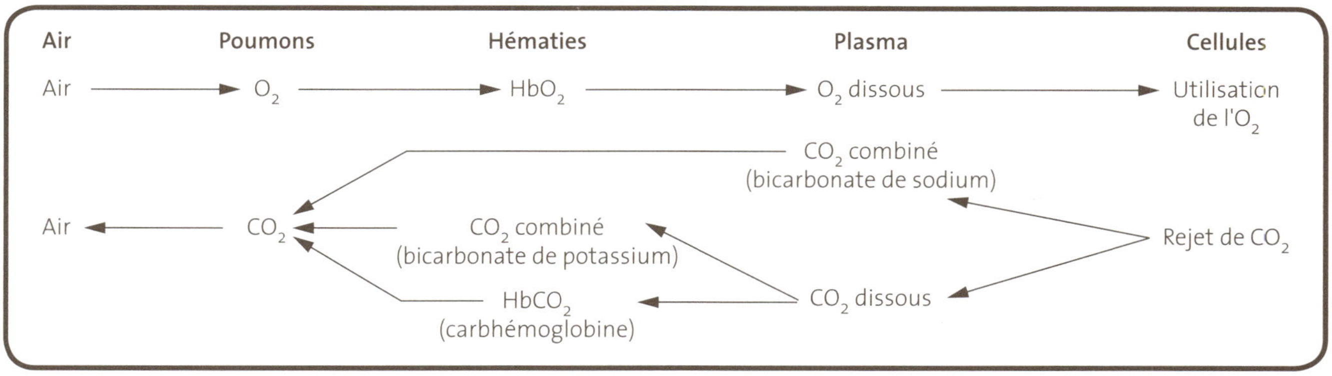

Fonctions accessoires du poumon

Le poumon joue également un rôle dans le métabolisme des graisses, car les lipides transportés par les chylifères passent par le poumon avant tout autre organe glandulaire. Il posséderait également un rôle dans le métabolisme des glucides et une fonction antitoxique.

Exploration de la fonction respiratoire

L'exploration de la fonction respiratoire comporte plusieurs étapes : étude de la mécanique ventilatoire, étude de la circulation pulmonaire, étude des échanges gazeux.

Étude de la mécanique ventilatoire

Elle vise à explorer les phénomènes mécaniques de la respiration. Elle comporte diverses explorations qui se complètent l'une l'autre.

Exploration clinique

La coloration des téguments renseigne sur la qualité de l'oxygénation du sang : la **cyanose** (coloration bleutée de la peau) indique une **hypoxie**, c'est-à-dire une insuffisance d'oxygénation.

L'inspection renseigne également sur le rythme et l'amplitude respiratoires. Le rythme moyen est de 16 mouvements respiratoires par minute environ ; le ralentissement de ce rythme est appelé **bradypnée**, son accélération est la **tachypnée**. L'amplitude varie selon l'état de repos ou d'activité ; elle peut être modifiée temporairement par la volonté ; elle peut être mesurée au moyen de pneumographes (voir ci-après).

L'auscultation du thorax permet d'entendre le murmure vésiculaire (pendant l'inspiration) dû au passage de l'air dans les alvéoles, et le bruit laryngo-trachéal (entendu aux deux temps) dû au passage de l'air à travers la glotte.

Exploration radiologique

L'examen radioscopique au cours de la respiration permet d'apprécier l'ampliation de la cage thoracique, la distension inspiratoire des poumons, le jeu des coupoles diaphragmatiques aux deux temps de la respiration.

Exploration pneumographique

La **pneumographie** est la mesure de l'amplitude des mouvements de la cage thoracique lors de la respiration. Cette mesure s'effectue au moyen d'appareils spéciaux, les pneumographes, dont le type est l'appareil de Paul Bert *(figure 164)*.

Les courbes obtenues avec les pneumographes montrent que le temps d'inspiration est moins long que le temps d'expiration. Le rythme respiratoire moyen est, chez l'adulte au repos, de 16 à 18 mouvements par minute *(figure 165)*.

La pneumographie a permis de distinguer trois types respiratoires selon le mode de distension et d'affaissement du thorax pendant la respiration :

- → le **type abdominal** particulier à l'enfant, où les côtes sont à peu près immobiles ;
- → le **type costal inférieur** observé surtout chez l'homme, où seuls les côtes inférieures et le diaphragme semblent respirer ;
- → le **type costal supérieur** rencontré surtout chez la femme, où les côtes supérieures ont une action prépondérante *(figure 166)*.

Exploration spirométrique

La **spirométrie** est la mesure des quantités d'air inspiré et expiré au cours de la respiration. Elle s'effectue au moyen d'appareils appelés spiromètres *(figure 167)*.

Les études spirométriques de la ventilation permettent de distinguer *(figure 168)* :

- → les **volumes pulmonaires** :
  - > le volume courant[1] : c'est le volume d'air inspiré et expiré à chaque mouvement respiratoire par un sujet respirant normalement. Son volume est de 0,500 l, soit une ventilation de 8 l/min environ ;
  - > le volume de réserve inspiratoire : c'est le volume maximal d'air que peut inspirer un sujet en plus de son inspiration normale. Il est de 1,5 l environ ;
  - > le volume de réserve expiratoire : c'est le volume maximal d'air que peut rejeter un sujet après une expiration normale. Il est également de 1,500 l environ ;
  - > le volume résiduel : c'est le volume d'air restant dans les poumons après une expiration forcée. Il est aussi de 1,500 l environ ;
- → les **capacités pulmonaires** :
  - > la capacité pulmonaire totale est la somme des quatre volumes précédents ;

1. *Les anciennes dénominations d'air courant, air complémentaire, air de réserve et air résiduel, sont aujourd'hui abandonnées.*

- la capacité vitale est la somme des trois premiers. C'est le volume maximal d'air qu'un sujet peut mobiliser d'une inspiration forcée à une expiration forcée : il est de 3,5 l environ ;
- la capacité inspiratoire est la somme des deux premiers volumes ;
- la capacité résiduelle fonctionnelle est la somme du volume résiduel et du volume de réserve expiratoire.

Les épreuves dynamiques. La spirométrie permet non seulement la mesure des volumes et des capacités pulmonaires étudiés ci-dessus, mais aussi la réalisation d'épreuves dynamiques basées sur les mesures des volumes pulmonaires et leurs modifications au cours de l'effort. Les principales mesures utilisées sont :

→ la mesure du **débit ventilatoire** : c'est la ventilation par unité de temps chez le sujet au repos. Elle est égale au produit : volume courant x fréquence respiratoire. Le débit ventilatoire est, comme nous l'avons vu, de 8 l/min environ ;

→ la mesure du **débit ventilatoire maximal** : c'est le volume de la ventilation par unité de temps chez un sujet effectuant des mouvements respiratoires d'amplitude maximum (en inspiration et en expiration) au rythme le plus rapide possible. Le débit ventilatoire maximal peut, normalement, dépasser 100 l/min ;

→ la mesure du **volume expiratoire maximal par seconde** (VEMS) : c'est le volume maximal d'air expiré au cours de la première seconde d'une expiration complète et forcée succédant à une inspiration forcée. La valeur normale du VEMS est voisine de 4 litres ;

→ le rapport du VEMS avec la capacité vitale ou **coefficient de Tiffeneau** est fondamental dans l'exploration pulmonaire : il est normalement voisin de 80 %.

Les mesures précédentes peuvent être sensibilisées par l'administration de médicaments agissant sur la ventilation : acétylcholine, isoprénaline.

Il est possible d'étudier séparément la fonction de chaque poumon en intubant la trachée au moyen d'une sonde spéciale à double courant ventilant indépendamment chaque poumon et en utilisant un spiromètre à double circuit.

Ces différents examens permettent donc une très grande précision dans la connaissance de l'état fonctionnel des poumons.

Scintigraphie de ventilation

Cet examen consiste à faire respirer un gaz radioactif (Xénon 133 par exemple) ou contenant des microparticules radioactives (carbone marqué au technétium 99), qui arrive aux poumons par voie aérienne par les bronches. La détection de cette radioactivité permet d'obtenir une image du poumon qui renseigne sur la distribution de la ventilation à son niveau, ainsi que sur les irrégularités possibles de cette ventilation.

Étude de la circulation pulmonaire

Elle constitue le deuxième aspect de l'étude de la fonction respiratoire puisque de la qualité de la circulation pulmonaire dépend la qualité de l'hématose. Trois grandes méthodes permettent l'appréciation de cette circulation.

L'angiographie. Elle consiste à introduire par voie veineuse un produit opaque aux rayons X et à prendre des clichés radiographiques en série au moment où le produit de contraste traverse les poumons. L'angiographie fournit une image directe de l'état de l'arbre artériel pulmonaire.

La scintigraphie de perfusion. Elle consiste à introduire par voie intraveineuse des particules (agrégats de sérum-albumine) préalablement marquées au moyen d'un produit radioactif (technétium 99). Ces particules s'arrêtent au niveau du poumon et à l'aide d'une caméra détectant les radiations, on peut dresser une carte de la vascularisation pulmonaire, le scintigramme de perfusion. Le scintigramme ne visualise pas directement les vaisseaux pulmonaires, mais renseigne sur la qualité de la vascularisation des poumons ; il fournit donc des renseignements fonctionnels alors que l'angiographie donne surtout des renseignements morphologiques.

La scintigraphie de perfusion est souvent couplée à la scintigraphie de ventilation. Ces deux examens fournissent en effet des renseignements différents : circulation sanguine pour l'un, aérienne pour l'autre. À l'état normal, les images des deux scintigrammes sont superposables *(figure 169)*. En cas d'affection pulmonaire, les images peuvent être différentes.

Le cathétérisme cardiaque. L'introduction d'une sonde dans les cavités droites permet la mesure des pressions dans les vaisseaux pulmonaires, ce qui reflète l'état de la circulation pulmonaire et le retentissement des anomalies pulmonaires sur le cœur.

Étude des échanges gazeux

Elle constitue le dernier chaînon de l'exploration. Elle fait appel au dosage des gaz du sang, notamment du sang artériel. Elle constitue en définitive le témoin majeur de l'efficacité et de la qualité de la respiration. Les mesures habituellement utilisées sont :

→ la **saturation oxyhémoglobinée** : elle mesure le taux d'oxygène combiné ; elle est normalement de 97 % ;

→ la **pression partielle d'oxygène** (PaO_2) : elle est normalement de 95 mm de mercure ;

→ la **pression partielle de gaz carbonique** ($PaCO_2$) ; elle est normalement de 40 mm de mercure ;

→ le **pH artériel** : il est normalement de 7,40 ;

→ les autres mesures : gaz carbonique total (60 volumes pour 100), taux des bicarbonates, de la réserve alcaline (25 mÉq/l pour ces deux paramètres) étudient le retentissement éventuel d'anomalies respiratoires sur l'équilibre acide-base.

Les mêmes dosages peuvent être pratiqués sur le sang veineux, et la comparaison avec le sang artériel donne une idée des échanges gazeux périphériques à l'échelon cellulaire.

L'exploration de la fonction pulmonaire est entrée en pratique courante et de grands progrès permettent actuellement une analyse très fine de celle-ci.

[chapitre 11]

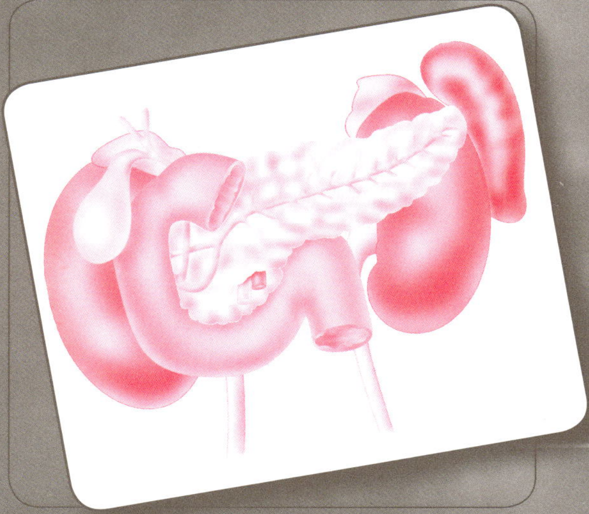

L'APPAREIL DIGESTIF

L'appareil digestif est formé par l'ensemble des organes qui assurent la transformation des substances nutritives apportées par l'alimentation, afin d'en permettre l'assimilation par les cellules de l'organisme. Il comprend une série d'organes creux, dont l'ensemble forme le tube digestif, et des organes pleins annexés au tube digestif, les glandes annexes. La partie intra-abdominale de l'appareil digestif est enveloppée par une séreuse spéciale, le péritoine.

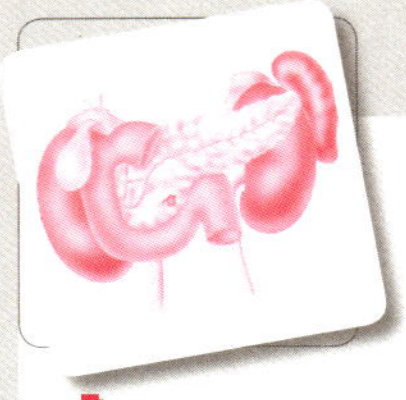

Anatomie de l'appareil digestif

L'appareil digestif commence à la bouche et se termine à l'anus. Nous étudierons successivement les différents segments dont il est formé *(figure 170)*.

La bouche

La bouche s'ouvre par l'orifice buccal. Elle est limitée :

→ en avant : par les deux lèvres, supérieure et inférieure ;

→ en haut : par la voûte du palais et le voile du palais qui la séparent des fosses nasales ;

→ en bas : par le plancher de la bouche formé par une sangle musculaire tendue entre les deux branches horizontales du maxillaire inférieur et l'os hyoïde ;

→ latéralement, par les deux joues *(figure 171)*.

Elle communique en arrière avec le pharynx et l'orifice de communication porte le nom d'isthme du gosier.

Entièrement tapissée par une muqueuse, elle contient : les dents, la langue.

Les dents

Ce sont des organes durs, dont le rôle est de triturer les aliments ingérés, afin de permettre une meilleure assimilation de ceux-ci.

Constitution des dents

Chaque dent comporte trois parties :

→ la ou les racines implantées dans les alvéoles dentaires des deux maxillaires ;

→ la couronne qui émerge de l'alvéole ;

→ le collet, entre racine et couronne.

La structure des dents est la suivante. Elles comportent :

→ une partie centrale, la pulpe, qui contient les vaisseaux et les nerfs de la dent ;

→ une partie périphérique formée d'une substance extrêmement dure, l'ivoire ;

→ l'ivoire est, au niveau de la couronne, recouvert d'une substance protectrice, également très dure, l'email ;

→ au niveau de la racine, l'ivoire est recouvert par le cément *(figure 172)*.

Classification des dents

Il existe quatre sortes de dents :

→ les incisives, à couronne tranchante, qui coupent ;

→ les canines, à couronne pointue, qui déchirent ;

→ les prémolaires, à couronne plate avec deux tubercules, qui écrasent ;

→ les molaires, qui possèdent plusieurs racines (deux, trois ou quatre), dont la couronne est plate avec quatre tubercules, et qui broient *(figure 173)*.

Les deux dentitions

L'être humain fait deux dentitions successives : l'une, temporaire et incomplète, est la dentition de lait, l'autre, complète, est la dentition définitive *(figure 174)*.

La dentition de lait. Elle comprend 20 dents dont l'apparition débute vers l'âge de 6 mois et se termine vers 3 ans. Ces 20 dents sont : huit incisives apparaissant du 6e au 10e mois, quatre canines apparaissant du 28e au 30e mois, huit prémolaires apparaissant du 24e au 26e mois.

La disposition dentaire de l'enfant peut donc être résumée de la façon suivante :

$$PM\ \frac{4}{2}\quad C\ \frac{2}{2}\quad I\ \frac{4}{4}$$

La dentition définitive. Vers l'âge de 7 ans, les dents de lait commencent à tomber et sont remplacées par les dents définitives. L'apparition de ces dernières n'est achevée que vers l'âge de 25 ans.

La denture définitive[1] comporte 32 dents qui sont : huit incisives apparaissant entre 6 et 10 ans, quatre canines apparaissant de 10 à 12 ans, huit prémolaires apparaissant de 9 à 12 ans, 12 molaires apparaissant entre 5 et 25 ans.

La disposition dentaire de l'adulte est la suivante :

$$M\ \frac{6}{6}\quad PM\ \frac{4}{4}\quad C\ \frac{2}{2}\quad I\ \frac{4}{4}$$

En dentisterie, chaque dent est identifiée par un numéro, ce qui évite toute ambiguïté liée à l'appellation usuelle. L'ensemble des numéros constitue la formule dentaire.

Chez l'enfant, la formule dentaire est la suivante :

Maxillaire supérieur

Droite — Gauche

55	54	53	52	51	61	62	63	64	65
85	84	83	82	81	71	72	73	74	75

Mâchoire inférieure

Chez l'adulte, la formule dentaire est la suivante :

Maxillaire supérieur

Droite — Gauche

18	17	16	15	14	13	12	11	21	22	23	24	25	26	27	28
48	47	46	45	44	43	42	41	31	32	33	34	35	36	37	38

Mâchoire inférieure

La langue

La langue est un organe charnu et mobile saillant dans la cavité buccale. Elle comporte : un squelette, des muscles qui lui confèrent sa mobilité, enfin une muqueuse contenant les récepteurs sensoriels de l'appareil de la gustation.

1. *On appelle dentition le mode d'apparition des dents ; la denture est l'ensemble des dents d'un individu.*

Le squelette lingual

Il est formé par l'os hyoïde et par une membrane fibreuse très résistante, fixée à l'os hyoïde et donnant insertion à des muscles de la langue : le septum lingual.

Les muscles de la langue

Ils sont nombreux (17). Ils viennent de l'os hyoïde et des os voisins, du voile du palais, de la paroi pharyngée. Ce sont eux qui confèrent à la langue sa grande mobilité : celle-ci joue un rôle dans la mastication, la déglutition, la phonation.

La muqueuse linguale

Elle est caractérisée par la présence des organes du goût, les **papilles gustatives**. Les papilles gustatives sont disséminées sur toute la surface de la muqueuse linguale. Les plus volumineuses d'entre elles, les papilles caliciformes, dessinent à la partie postérieure du dos de la langue un V ouvert en avant, le V lingual. La pointe du V est appelée **foramen cæcum**. En avant du V, les papilles gustatives sont nombreuses, en arrière elles sont plus rares *(figure 175)*.

Innervation de la langue

L'innervation motrice des muscles de la langue est assurée par le nerf **grand hypoglosse** (XII).

L'innervation sensitive générale est assurée par le nerf **lingual**, branche du trijumeau (V).

L'innervation sensorielle gustative est assurée par le nerf **glosso-pharyngien** (IX) et le nerf **facial** (VII).

Les glandes salivaires

Ce sont des glandes annexées à la cavité buccale. Il existe trois paires de glandes salivaires : les parotides, les sous-maxillaires et les sublinguales *(figure 176)*.

La parotide

La glande parotide est située, de chaque côté de la face, dans une loge, la loge parotidienne, sise en arrière de la branche montante du maxillaire inférieur, en avant du conduit auditif externe et de la mastoïde. Elle est traversée par des organes importants : la veine jugulaire externe, l'artère carotide externe qui s'y bifurque, et surtout le nerf facial qui la divise en deux lobes avant de se distribuer aux muscles de la face.

C'est la plus volumineuse des glandes salivaires : son poids est de 25 g environ.

Son canal excréteur est le **canal de Sténon**. Il contourne la branche montante du maxillaire inférieur, traverse la joue et s'ouvre dans la muqueuse jugale en regard du collet de la première molaire supérieure.

La sous-maxillaire

La glande sous-maxillaire est située dans une loge, la loge sous-maxillaire, comprise entre le maxillaire inférieur et les muscles de la langue. Son poids est de 7 g environ. Son canal excréteur, le **canal de Wharton** s'ouvre dans la muqueuse buccale, à côté du frein de la langue.

La sublinguale

La glande sublinguale est située au niveau du plancher de la bouche sous la muqueuse du sillon gingivo-lingual, de part et d'autre du frein de la langue.

Son poids est de 3 g environ. Elle s'ouvre dans la cavité buccale par de nombreux canaux, les **canaux de Walther** ; un de ceux-ci est plus volumineux et porte le nom de **canal de Rivinus**.

Le pharynx

Nous avons déjà étudié sa conformation avec les voies respiratoires supérieures. Rappelons qu'il est le carrefour où se croisent les voies aériennes et digestives.

La cavité buccale s'ouvre dans son étage moyen. Sur les parois latérales de cet étage se trouvent deux saillies soulevées par des muscles du voile du palais : ce sont les **piliers antérieur et postérieur du voile**. Ce sont les piliers antérieurs du voile qui limitent latéralement l'isthme du gosier, par lequel le pharynx communique avec la bouche. Entre les piliers antérieur et postérieur du voile se trouve un amas de follicules lymphoïdes, l'**amygdale palatine**.

Le pharynx est constitué par :

→ des muscles : ceux-ci sont de deux sortes, les élévateurs et les constricteurs. Ils assurent les mouvements du pharynx au moment de la déglutition ;

→ une muqueuse qui tapisse la paroi interne du pharynx.

Le pharynx communique avec l'œsophage par un orifice situé à la hauteur de la 6e vertèbre cervicale, l'orifice pharyngo-œsophagien.

L'œsophage

L'œsophage est un conduit qui fait communiquer le pharynx en haut et l'estomac en bas.

Situation et rapports

Long de 25 cm environ, large de 2 à 3 cm, l'œsophage commence au niveau de la 6e vertèbre cervicale. Il traverse successivement :

→ la partie basse du cou, en arrière de la trachée ;

→ la cavité thoracique où il est en rapport avec : l'aorte thoracique, le canal thoracique, les nerfs pneumogastriques, les pédicules pulmonaires, le cœur ;

→ le diaphragme, par un orifice situé à la hauteur de la 10e vertèbre dorsale ;

→ la partie haute de l'abdomen où, après un trajet de 2 cm, il se jette dans l'estomac par un orifice appelé cardia *(figure 177)*.

Structure

L'œsophage est constitué par trois couches. De l'extérieur vers l'intérieur de sa cavité, on trouve :

→ une couche musculaire, faite de fibres longitudinales en superficie et de fibres circulaires en profondeur ;

→ une couche sous-muqueuse, riche en fibres élastiques ;

→ une couche muqueuse dont l'épithélium est de type pavimenteux stratifié.

L'estomac

L'estomac est une poche digestive interposée entre l'œsophage et l'intestin.

Situation

L'estomac occupe dans l'abdomen la région sous-phrénique gauche ou **hypocondre** gauche et la région épigastrique ou **épigastre**.

Configuration extérieure

Les dimensions de l'estomac moyennement distendu sont de : 25 cm pour la longueur, 11 cm pour la largeur, 9 cm pour le diamètre antéro-postérieur.

La forme générale de l'estomac est celle d'un J majuscule avec deux segments : un segment vertical et un segment horizontal *(figure 178)*.

Le segment vertical. Il présente :

- l'orifice œsophagien ou cardia ;
- une portion renflée, la grosse tubérosité ou poche à air gastrique ;
- au-dessous de la grosse tubérosité, une partie moins large, le corps de l'estomac ou fundus.

Le segment horizontal. Il se dirige de gauche à droite. Il porte le nom d'**antre de l'estomac** et se termine par un orifice qui fait communiquer l'estomac avec le duodénum : cet orifice est le pylore.

Les bords de l'estomac. Le bord gauche porte le nom de grande courbure, le bord droit celui de petite courbure.

Structure

La paroi de l'estomac est formée de quatre couches superposées. Ce sont, en allant de l'extérieur vers l'intérieur de la cavité :

- une couche séreuse formée par le péritoine ;
- une couche musculaire faite de fibres circulaires, longitudinales et obliques ;
- une couche sous-muqueuse faite de tissu conjonctif riche en vaisseaux ;
- une couche muqueuse, contenant de nombreuses glandes.

La muqueuse gastrique tapisse la totalité de la cavité de l'estomac. Elle est constituée par un épithélium de recouvrement dont la surface est parsemée de nombreuses **cryptes glandulaires** ; au niveau de chaque crypte débouchent de trois à sept glandes en tube. La muqueuse gastrique est constituée de cellules cylindriques dont l'étude détaillée permet de distinguer quatre types *(figure 179)* :

- les cellules à mucus : elles sécrètent un mucus qui protège la muqueuse ;
- les cellules pariétales : ce sont des cellules volumineuses qui sécrètent l'acide chlorhydrique et le facteur intrinsèque ;
- les cellules principales : elles sécrètent les enzymes protéolytiques (pepsine) ;
- les cellules endocrines ; celles-ci sont elles-mêmes de différents types : cellules entéro-chromaffines (sécrétant la sérotonine), cellules D (sécrétion inconnue), cellules à entéro-glucagon, cellules G (sécrétant la gastrine).

L'épithélium de revêtement est constitué exclusivement de cellules à mucus ; les autres types cellulaires n'existent qu'au niveau des tubes glandulaires.

La structure des glandes diffère suivant la zone considérée au niveau de l'estomac :

- au niveau de la grosse tubérosité, on trouve essentiellement des glandes à mucus ;
- au niveau du corps de l'estomac (ou fundus) les glandes comportent les quatre types cellulaires ; les cellules pariétales n'existent qu'à ce niveau ;
- au niveau de l'antre, il n'existe pas de cellules pariétales et l'on ne retrouve que les trois autres types cellulaires.

Vascularisation

L'estomac est très richement vascularisé. Il reçoit en effet de nombreux vaisseaux qui lui viennent des trois branches du tronc cœliaque : artère coronaire stomachique, artère hépatique, artère splénique.

L'intestin grêle

C'est le segment du tube digestif qui relie l'estomac au gros intestin. Sa longueur totale est de 7 m environ, son diamètre moyen de 3 cm.

Structure

Comme tous les viscères creux du tube digestif, la paroi de l'intestin grêle est formée par quatre couches :

- la **couche séreuse** formée par le péritoine ;
- la **couche musculaire** faite de fibres longitudinales en superficie et de fibres circulaires en profondeur ;
- la **couche sous-muqueuse** ;
- la **couche muqueuse** enfin. Celle-ci présente des caractères particuliers :
  - elle est hérissée par des replis, de hauteur variable, lui donnant à l'œil nu un aspect plissé. Ces replis sont les valvules conniventes ;
  - de plus, la muqueuse présente d'autres replis, beaucoup plus petits, qui ne sont visibles qu'au microscope et qui contiennent des vaisseaux ; ces seconds replis portent le nom de villosités intestinales ;
  - c'est dans les espaces séparant les villosités que s'ouvrent les glandes intestinales digestives : glandes de Lieberkühn ;
  - enfin, la muqueuse est parsemée d'amas lymphoïdes, les follicules clos *(figure 180)*.

Division de l'intestin grêle

L'intestin grêle comporte deux parties : une partie fixe, le duodénum et une partie mobile, le jéjuno-iléon.

Le duodénum. C'est la portion du tube digestif qui fait immédiatement suite à l'estomac. Il commence au pylore et se termine à l'angle duodéno-jéjunal, en se continuant avec le jéjunum.

Situation et rapports – Le duodénum est profondément situé dans l'abdomen : il est plaqué contre la paroi abdominale postérieure à laquelle il adhère solidement. Au cours de son trajet, long de 25 cm environ, il forme un anneau presque complet, auquel on décrit quatre portions.

Cet anneau circonscrit la tête du pancréas à la façon dont un pneu circonscrit la jante d'une roue. Il adhère intimement à la tête pancréatique. D'ailleurs, les canaux excréteurs du pancréas débouchent dans la deuxième portion du duodénum *(figure 181)* :

→ le canal principal, **canal de Wirsung**, s'ouvre par un orifice qui lui est commun avec celui des voies biliaires (canal cholédoque) (voir Le foie) : cet orifice commun porte le nom d'**ampoule de Vater** ;

→ le canal excréteur accessoire du pancréas, **canal de Santorini**, débouche également dans la 2e portion du duodénum au niveau de la petite caroncule.

Structure – Le duodénum présente dans sa paroi des glandes spéciales, les **glandes de Brunner**.

Vascularisation – Il est vascularisé par des branches de l'artère hépatique et de l'artère mésentérique supérieure.

Le jéjuno-iléon. C'est la partie du tube digestif qui fait suite au duodénum. Il commence au niveau de l'angle duodéno-jéjunal et se termine à la valvule iléo-cæcale, où il s'abouche dans le gros intestin.

Situation et rapports – Du fait de sa longueur (6 m environ), il est replié à l'intérieur de la cavité abdominale et y décrit une série de flexuosités, les anses intestinales. Les premières anses sont dites anses jéjunales ou jéjunum, les dernières, anses iléales ou iléon.

Le jéjuno-iléon est relié à la paroi abdominale postérieure par une lame péritonéale où cheminent les vaisseaux de l'intestin : cette lame péritonéale porte le nom de mésentère.

Structure – Au niveau de l'iléon, les follicules clos se groupent et forment des amas blanchâtres, les plaques de Peyer.

Vascularisation – Elle est assurée par l'artère mésentérique supérieure.

Particularités – L'iléon présente parfois à 80 cm de sa terminaison une saillie, vestige embryonnaire du canal vitellin, le **diverticule de Meckel**.

Le gros intestin

Il fait suite à l'intestin grêle et se termine à l'anus.

Long de 1,50 m environ, avec un diamètre de 3 à 8 cm suivant les niveaux, il dessine un cadre autour de l'intestin grêle.

Configuration extérieure

Outre son calibre, notablement plus considérable que celui du grêle, le gros intestin se caractérise extérieurement par la présence sur sa paroi :

→ de bandelettes longitudinales, au nombre de trois, formées par les fibres musculaires longitudinales de sa paroi ;

→ de bosselures, dans l'intervalle des bandelettes, séparées par des sillons ;

→ d'appendices épiploïques, petites franges graisseuses implantées sur sa paroi.

Structure

Ici encore, nous retrouvons les quatre couches constitutives de la paroi des viscères creux du tube digestif. Signalons simplement comme particularités :

→ la condensation des fibres musculaires longitudinales en trois bandelettes visibles extérieurement ;

→ l'absence de valvules conniventes et de villosités intestinales au niveau de la muqueuse.

Parties constitutives du gros intestin

De son origine à sa terminaison, le gros intestin présente différentes parties *(figure 182)*.

Le cæcum. Portion initiale du gros intestin, il se présente comme un cul-de-sac placé dans la fosse iliaque droite. Sur sa face interne s'implantent :

→ l'intestin grêle qui s'abouche par une valvule, la valvule iléo-cæcale ou **valvule de Bauhin** ;

→ l'appendice vermiculaire, très riche en formations lymphoïdes et siège fréquent d'inflammations (appendicites). Normalement, l'appendice se projette sur la paroi abdominale en un point situé au milieu de la ligne unissant l'ombilic à l'épine iliaque antéro-supérieure : c'est le **point de Mac Burney**.

Le côlon ascendant. Il fait suite au cæcum, monte verticalement et se continue avec le côlon transverse, avec lequel il forme un angle, l'angle hépatique du côlon.

Le côlon transverse. Il commence à l'angle hépatique, traverse de droite à gauche la cavité abdominale et se termine en se continuant avec le côlon descendant avec lequel il forme un angle, l'angle gauche ou angle splénique. Le côlon transverse est pourvu d'un long mésocôlon qui contient ses vaisseaux et le rattache à la paroi abdominale postérieure *(voir Le péritoine)*. Sur lui se fixe le **grand épiploon** ou **tablier épiploïque**.

Le côlon descendant. Il commence à l'angle splénique et descend verticalement dans le flanc gauche.

Le côlon pelvien ou côlon sigmoïde. Il fait suite au côlon descendant. Mobile, il dessine souvent une boucle dans la cavité abdominale.

Le rectum. C'est la portion terminale du tube digestif. Il comprend une partie haute, dilatée, faisant suite au côlon sigmoïde, et contenue dans la cavité pelvienne, l'ampoule rectale, et une partie basse, rétrécie, qui traverse le périnée : le **canal anal**. Le rectum s'ouvre à l'extérieur par un orifice, l'anus, muni d'un sphincter strié.

Vascularisation du côlon

La moitié droite du côlon (caecum, côlon ascendant et moitié droite du transverse) est vascularisée par l'artère mésentérique supérieure ; la moitié gauche est vascularisée par l'artère mésentérique inférieure *(figure 182)*.

Le foie

Le foie est la plus volumineuse des glandes annexes du tube digestif : son poids est en effet de 1 500 g. Il est situé dans l'étage le plus élevé de la partie droite de l'abdomen (hypocondre droit) et déborde dans la région épigastrique.

Configuration extérieure

Le foie présente à étudier trois faces *(figure 183)*.

La face supérieure. Elle répond au diaphragme auquel elle est fixée par des ligaments puissants : ligament suspenseur du foie. Sur cette face s'insère un repli du péritoine, le ligament falciforme, qui la divise en deux lobes, droit et gauche.

La face inférieure. Elle est parcourue par trois sillons profonds :

→ deux de ces sillons sont antéro-postérieurs : le sillon droit et le sillon gauche ;

→ le troisième est transversal : le sillon transverse ou hile du foie. C'est par le sillon transverse que pénètrent dans le foie les vaisseaux de cette glande et que sort du foie la voie biliaire principale, l'ensemble constituant le pédicule hépatique.

La présence de ces trois sillons divise le foie en quatre lobes : lobe droit, lobe gauche, lobe carré et lobe de Spiegel.

La face postérieure. Elle est appliquée contre la paroi abdominale postérieure et entre en rapport à ce niveau avec la veine cave inférieure qui creuse un sillon large et profond dans la glande.

Structure

Le foie est constitué par des cellules spéciales, les **cellules hépatiques**, petites cellules polygonales, riches en substances de réserve et notamment en **glycogène**.

Les cellules hépatiques sont groupées à l'intérieur du foie en formations spéciales, les lobules hépatiques. Les lobules hépatiques sont donc des groupements de cellules hépatiques, de forme polyédrique, dont l'agencement est déterminé par la disposition des vaisseaux et des voies biliaires intrahépatiques que nous allons étudier ci-après. Les lobules hépatiques sont séparés les uns des autres par des travées de tissu conjonctif, auxquelles on donne le nom d'**espace porte** ou **espace de Kiernan**, où cheminent des vaisseaux et des canaux biliaires intrahépatiques *(figure 184)*.

Vascularisation

Le foie possède une double vascularisation : il reçoit en effet deux courants sanguins différents, celui de la veine porte et celui de l'artère hépatique *(figure 185)*. Tout le sang du foie est finalement drainé par les veines sus-hépatiques.

La veine porte et ses branches. Nous en avons étudié la constitution dans un précédent chapitre *(chapitre 8)*. Rappelons simplement que la veine porte draine la totalité du sang veineux du tube digestif.

Elle se ramifie à l'intérieur du foie en un grand nombre de rameaux qui cheminent entre les lobules hépatiques dans les espaces de Kiernan. De ces rameaux naissent des capillaires sinusoïdes qui vont cheminer à l'intérieur même des lobules hépatiques, entre les travées de cellules hépatiques, de la périphérie vers le centre du lobule où se trouve l'origine des veines du système sus-hépatique.

La veine porte et ses branches apportent au foie un sang riche en substances alimentaires que les cellules hépatiques vont stocker et transformer. La circulation porte, qui amène au foie les matières premières de son activité, constitue donc la **circulation fonctionnelle** de cette glande.

L'artère hépatique et ses branches. Nous avons vu précédemment son origine à partir du tronc cœliaque. L'artère hépatique se ramifie à l'intérieur du foie en de très nombreux rameaux qui suivent le trajet des ramifications de la veine porte. Ils cheminent donc dans les espaces de Kiernan, puis dans les lobules hépatiques, entre les travées de cellules hépatiques, de la périphérie vers le centre des lobules. Ils aboutissent également au système veineux sus-hépatique.

L'artère hépatique amène au foie un sang riche en oxygène, indispensable à la vie et à l'activité des cellules hépatiques. C'est la **circulation nutritionnelle** de la glande hépatique.

Le système veineux sus-hépatique. Ce sont les veines sus-hépatiques qui, finalement, recueillent la totalité du sang venu du foie.

Leur origine est constituée par les veines centrolobulaires. Le sang de chaque lobule est drainé par une veine centrolobulaire qui, comme son nom l'indique, chemine au centre du lobule. La confluence des veines centrolobulaires forme des veines de plus en plus volumineuses qui aboutissent aux veines sus-hépatiques. Celles-ci se jettent finalement dans la veine cave inférieure, près de sa terminaison dans l'oreillette droite.

Les voies biliaires

Une des fonctions du foie est la sécrétion de la bile par les cellules hépatiques. La bile est recueillie par les voies biliaires, qu'il faut distinguer en deux parties : intra- et extra-hépatiques.

Les voies biliaires intrahépatiques

Ce sont celles qui recueillent la bile sur le lieu même de sa production, au niveau des cellules hépatiques.

À l'intérieur de chaque lobule hépatique, cheminent, entre les travées de cellules, des canalicules qui recueillent la bile produite par ces cellules : ce sont les **canalicules intralobulaires**. Ils cheminent du centre vers la périphérie du lobule, donc en sens inverse du courant sanguin, et gagnent les espaces de Kiernan où, en se groupant, ils forment les **canalicules périlobulaires**. La confluence de ces derniers aboutit à la formation de canaux de plus en plus volumineux qui se résolvent finalement en deux troncs, les **canaux hépatiques droit et gauche**, drainant chacun la moitié correspondante du foie. Les canaux hépatiques sortent du foie avec la veine porte, au niveau du sillon transverse, et gagnent le pédicule hépatique.

Les voies biliaires extrahépatiques

Elles comprennent deux parties : la voie biliaire principale et la voie biliaire accessoire *(figure 186)*.

La voie biliaire principale. Elle naît par réunion des deux canaux hépatiques droit et gauche qui forment le **canal hépatique commun**. Celui-ci s'unit au canal cystique constituant ainsi un canal unique, le **canal cholédoque**. Ce dernier traverse le pancréas et s'ouvre dans la deuxième portion du duodénum, au niveau de l'ampoule de Vater, par un orifice commun avec le canal excréteur du pancréas (canal de Wirsung). Cet orifice est entouré par un sphincter lisse : le **sphincter d'Oddi** *(figure 187)*.

La voie biliaire accessoire. Elle est constituée par un réservoir branché en dérivation sur la voie biliaire principale. Ce réservoir est la **vésicule biliaire** et la bile s'y accumule dans l'intervalle des digestions. La vésicule biliaire s'évacue par un canal excréteur, le **canal cystique**, qui se réunit au canal hépatique pour former le canal cholédoque.

Le pancréas

C'est une autre glande annexe du tube digestif.

Configuration extérieure et rapports

C'est une glande allongée de droite à gauche, de coloration rosée, de consistance ferme. Elle pèse 70 g environ, mesure 15 cm de long.

Le pancréas *(figure 188)* est profondément situé, appliqué contre la paroi abdominale postérieure, à laquelle il est solidement fixé. Allongé transversalement, on distingue, de droite à gauche, trois segments :

- la **tête** du pancréas, portion la plus volumineuse, entourée par le duodénum qui lui forme un cadre et lui adhère intimement ;
- le **corps** du pancréas, appliqué contre l'aorte abdominale. Il est relié à la tête du pancréas par une portion rétrécie, le col ou isthme du pancréas ;
- la **queue** du pancréas enfin, située en arrière de l'estomac, s'effile vers la gauche. Elle est en rapport intime avec les vaisseaux spléniques et se termine tout près de la rate.

Structure

Le pancréas est constitué par deux sortes d'éléments glandulaires :

- des cellules à **sécrétion exocrine** : ce sont des cellules formant des glandes tubulo-acineuses groupées pour former les lobules pancréatiques. Ces glandes déversent leurs produits de sécrétion dans des canaux excréteurs. Ceux-ci se réunissent pour former finalement deux canaux essentiels : le canal principal ou **canal de Wirsung**, qui débouche par un orifice commun avec le canal cholédoque dans le duodénum au niveau de l'ampoule de Vater, et le canal accessoire, ou **canal de Santorini**, qui débouche également dans le duodénum au-dessus du précédent au niveau de la petite caroncule. Le produit de sécrétion des acini pancréatiques est le suc pancréatique qui contient de nombreux ferments et joue un rôle essentiel au cours de la digestion ;
- des cellules à **sécrétion endocrine** : ce sont des cellules qui déversent directement le produit de leur sécrétion dans les vaisseaux sanguins et qui sont groupées en îlots, les **îlots de Langerhans**. Les îlots de Langerhans sont constitués par quatre types différents de cellules :
  - les cellules A ou α 2 qui sécrètent le glucagon ;
  - les cellules B ou β qui sécrètent l'insuline ;
  - les cellules D qui sécrètent la somatostatine ;
  - les cellules F ou PP sécrétant un polypeptide, le polypeptide pancréatique humain, hormone dont le rôle physiologique est inconnu.

Vascularisation

Elle est assurée par des artères, branches de l'hépatique, de la splénique, de la mésentérique supérieure *(figure 188)*.

La rate

La rate n'a aucun rôle digestif. C'est un organe lymphoïde qui intervient dans les phénomènes immunitaires et la destruction des globules rouges du sang. En raison de ses connexions avec les vaisseaux du système porte et de ses rapports avec le tube digestif, nous la décrirons succinctement ici.

La rate est située profondément sous la coupole diaphragmatique gauche, protégée par le gril costal, en dehors de l'estomac, au-dessus de l'angle gauche du côlon, en avant du rein gauche.

La rate a la forme d'une pyramide dont la base repose sur l'angle gauche du côlon, dont la face externe convexe est en contact avec le diaphragme et la paroi thoracique, dont la face postéro-interne répond au rein gauche, dont la face antéro-interne présente un sillon, le hile, par lequel les vaisseaux pénètrent la rate ; la face antéro-interne répond à la queue du pancréas et à l'estomac.

La rate reçoit sa vascularisation artérielle de l'artère splénique, branche du tronc cœliaque, qui, chemin faisant, a donné des vaisseaux au pancréas. Sa veine efférente, la veine splénique rejoint la veine porte dont elle est une des principales branches d'origine.

Le péritoine

L'ensemble des viscères digestifs est enveloppé par une séreuse spéciale, le péritoine.

Disposition générale

Comme toutes les séreuses de l'organisme, le péritoine présente deux feuillets :

- un **feuillet pariétal** qui tapisse la face profonde de la paroi abdominale ;
- un **feuillet viscéral** qui enveloppe tous les organes digestifs.

Ces deux feuillets se continuent l'un avec l'autre en formant des lignes de réflexion. Entre les deux feuillets se trouve la cavité péritonéale *(figure 189)*.

Les viscères digestifs reçoivent des vaisseaux qui viennent de l'aorte abdominale. Ces vaisseaux gagnent les viscères en cheminant entre deux feuillets péritonéaux qui unissent le feuillet pariétal au feuillet viscéral de la séreuse : on donne le nom de méso à ces deux feuillets contenant des éléments vasculaires. Les mésos rattachent et suspendent donc à la paroi abdominale postérieure les différents viscères digestifs et leur amènent leurs vaisseaux nourriciers qui viennent du même endroit. Suivant les viscères auxquels ils sont reliés, les mésos prennent les noms de : mésogastre (estomac), méso-duodénum, mésentère (jéjuno-iléon), mésocôlon.

Dispositions particulières

La disposition générale, relativement simple, se complique du fait de deux ordres de phénomènes :

→ la partie supérieure du tube digestif, et notamment l'estomac, est reliée non seulement à la paroi abdominale postérieure, mais aussi à la paroi abdominale antérieure, et c'est dans ce méso antérieur que se développe le foie ;

→ au cours du développement, les viscères du tube digestif subissent des mouvements complexes de rotation. Certains d'entre eux s'accolent à la paroi abdominale, et de ce fait leur méso disparaît et ils paraissent alors situés en dehors de la cavité péritonéale.

Au total :

→ un organe est dit **intrapéritonéal** lorsqu'il est libre dans la cavité péritonéale, tapissé sur ses différentes faces par le péritoine et relié à la paroi abdominale par un méso qui lui amène ses vaisseaux. L'estomac, le jéjuno-iléon, le côlon transverse sont, par exemple, des organes intrapéritonéaux ;

→ un organe est **apparemment extrapéritonéal** lorsqu'il s'est accolé à la paroi abdominale : le péritoine ne tapisse alors qu'une seule des faces de cet organe et son méso a disparu. Mais il est possible, chirurgicalement, de décoller ces organes et de rétablir la disposition primitive. Le duodénum, le pancréas, les côlons ascendant et descendant représentent le type de ces organes ;

→ enfin, un organe est **réellement extrapéritonéal** lorsque le péritoine pariétal a toujours recouvert sa face antérieure. Les reins sont des organes extrapéritonéaux *(figure 190)*.

Topographie générale de l'abdomen

Le péritoine s'étend sur toute la hauteur de la cavité abdominale : en haut, il va jusqu'au diaphragme, dont il tapisse la face inférieure ; en bas, il va jusqu'au petit bassin et tapisse la face supérieure des organes de cette région, s'enfonçant entre eux et formant ainsi des culs-de-sac.

Le côlon transverse et son méso forment une cloison transversale prolongée en avant par le grand épiploon. Cette cloison divise la cavité péritonéale en deux étages, l'un (supérieur) situé au-dessus du mésocôlon transverse, l'autre (inférieur) situé au-dessous.

L'étage supérieur ou sus-mésocolique

Cette région est en partie masquée par le gril costal, aussi est-elle appelée également **région thoraco-abdominale**. De droite à gauche, cette région comprend trois parties : les loges sous-phrénique droite, épigastrique et sous-phrénique gauche.

La loge sous-phrénique droite

Elle est située au-dessous de la coupole diaphragmatique droite, entre celle-ci et le côlon transverse.

Elle contient essentiellement le foie qui déborde également sur les autres régions. Le foie est solidement fixé au diaphragme (ligament suspenseur), à la paroi abdominale postérieure (veine cave) et à la paroi abdominale antérieure (ligament rond).

Cette région contient aussi, au-dessous du foie, les voies biliaires extrahépatiques et surtout la vésicule biliaire.

La loge épigastrique ou région cœliaque

Elle contient essentiellement l'estomac. Celui-ci est séparé de la paroi abdominale postérieure par un diverticule de la cavité péritonéale, la petite cavité ou **arrière-cavité des épiploons** *(figure 191)*.

L'estomac est relié :

→ au foie par un repli péritonéal, le petit épiploon, qui contient, dans son épaisseur, le pédicule hépatique (artère hépatique, voie biliaire principale, veine porte) ;

→ au côlon transverse par un autre repli péritonéal, le ligament gastro-colique, qui se continue plus bas avec le grand épiploon ;

→ à la coupole diaphragmatique gauche, à laquelle il est fixé par le ligament suspenseur de l'estomac.

Outre l'estomac, la région cœliaque contient le duodénum et le pancréas, accolés à la paroi abdominale postérieure, des éléments nerveux végétatifs formant le plexus solaire.

La loge sous-phrénique gauche

Elle est située au-dessous de la coupole diaphragmatique gauche, au-dessus de l'angle gauche du côlon, à droite de l'estomac. Elle contient la rate.

L'étage inférieur ou sous-mésocolique

Situé au-dessous du côlon transverse et de son méso, il représente la majeure partie de la cavité péritonéale.

Il contient :

→ l'intestin grêle et le mésentère qui le rattache à la paroi postérieure ;

→ le gros intestin : seuls le côlon ascendant et le descendant sont accolés, les autres parties du côlon sont mobiles et libres dans la cavité péritonéale.

À cette division topographique de l'abdomen se superpose une division clinique en neuf régions *(figure 192)*.

[chapitre 12]

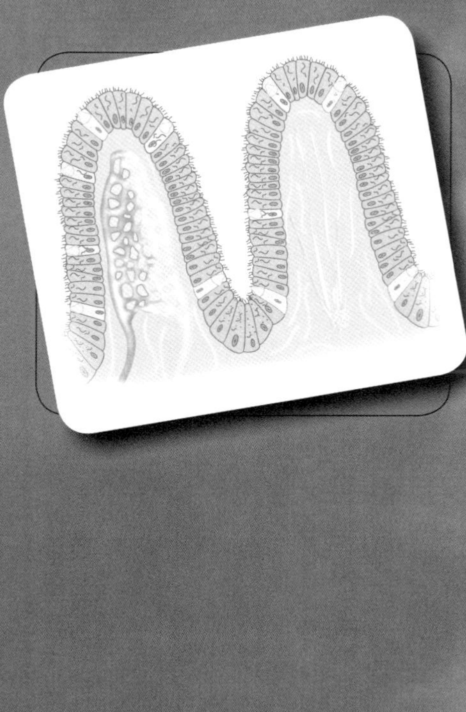

La nutrition

La nutrition consiste en l'introduction dans l'organisme et l'utilisation par celui-ci de l'ensemble des matériaux nécessaires à la vie, qu'il s'agisse de substances à destinée plastique ou énergétique.

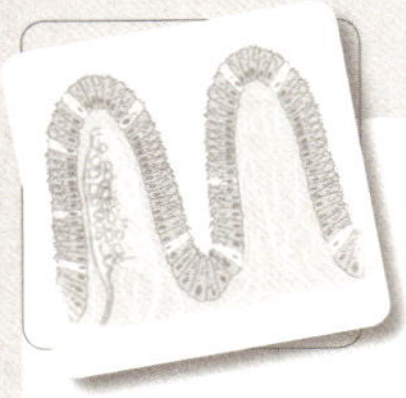

Les fonctions de nutrition

Elles comprennent non seulement les fonctions digestives (dégradation des aliments), mais aussi les fonctions respiratoire et circulatoire (apport aux cellules des éléments vitaux), excrétoires (élimination des déchets) et endocriniennes (régulation des métabolismes). Les fonctions de nutrition s'opposent ainsi aux fonctions de relation ou de reproduction.

La nutrition désigne donc l'ensemble des processus grâce auxquels l'organisme maintient l'intégrité de sa substance vivante et assure son activité, à partir des matériaux qui lui sont fournis par l'alimentation. Nous étudierons plus particulièrement dans ce chapitre les phénomènes liés à la fonction digestive, les autres aspects de la fonction de nutrition (respiration, circulation, élimination des déchets, etc.) étant étudiés en détail dans les chapitres correspondants.

Dégradation des aliments, digestion

La digestion est l'ensemble des transformations subies par les aliments ingérés, afin de permettre leur assimilation par l'organisme.

Ces transformations sont de deux ordres : mécaniques et chimiques.

Les phénomènes mécaniques de la digestion

Ils comportent différentes phases, au fur et à mesure de la progression des aliments dans le tube digestif.

La mastication

Les aliments subissent au niveau de la cavité buccale un broiement et une imbibition par la salive. Ils forment après ce premier temps le bol alimentaire.

La mastication est assurée par les mouvements du maxillaire inférieur animé par ses muscles moteurs. C'est un mouvement réflexe contrôlé par la volonté.

La déglutition

C'est l'ensemble des mouvements qui font passer le bol alimentaire de la bouche dans l'estomac. Chaque mouvement de déglutition comporte deux temps :

→ un **temps pharyngien** : il est caractérisé par la fermeture des voies aériennes du carrefour aérodigestif (fermeture des fosses nasales par élévation du voile du palais, fermeture du larynx par abaissement de l'épiglotte) et par la projection du bol alimentaire vers l'orifice œsophagien ;

→ un **temps œsophagien** : le bol alimentaire chemine dans l'œsophage grâce aux mouvements de sa paroi, les mouvements péristaltiques. Ceux-ci comportent une contraction en arrière du bol, faisant progresser celui-ci, et une dilatation en avant, facilitant cette progression. Ces mouvements forment une onde qui se propage de haut en bas.

La déglutition est un phénomène réflexe : l'incitation sensitive est déclenchée par le contact des aliments sur l'arrière-gorge ; le centre de la déglutition est bulbaire, voisin du centre respiratoire, ce qui explique l'arrêt respiratoire pendant la déglutition ; les voies motrices sont constituées surtout par le pneumogastrique.

Les phénomènes mécaniques au niveau de l'estomac

Arrivés dans l'estomac, les aliments s'accumulent dans le corps de l'estomac et l'antre gastrique. Ils vont y être soumis à un brassage énergique et de longue durée qui facilite leur mélange avec le suc gastrique.

C'est au niveau de l'antre que les mouvements de l'estomac sont les plus intenses ; ils entraînent les aliments vers le pylore, mais la fermeture de celui-ci empêche tout passage duodénal et provoque le reflux vers l'antre. Le pylore ne s'ouvre que lorsque le contenu gastrique a atteint un degré suffisant d'acidité. L'évacuation de l'estomac ne se fait pas d'un seul coup : elle est fractionnée, rythmée par l'ouverture et la fermeture régulières et répétées de l'orifice pylorique, permettant ainsi un meilleur mélange des aliments et des sucs duodénaux. L'évacuation gastrique commence en moyenne 20 minutes après le début du repas ; elle n'est terminée que 4 à 6 heures après celui-ci.

L'analyse détaillée de l'évacuation gastrique montre un fait important : **le pylore sélectionne**. Il laisse passer les liquides et refoule les solides. Si bien qu'à la première heure, les solides sont évacués trois fois moins vite que les liquides. Au cours de la phase gastrique, le broyage mécanique et la digestion gastrique réduisent peu à peu la taille des particules solides ; celles-ci ne franchissent le pylore que lorsque leur taille est inférieure à 0,25 mm. C'est alors seulement que l'évacuation des solides se produit et s'accélère.

Dans l'estomac, c'est la région antropylorique qui assure l'essentiel du rôle mécanique de broiement ; le fundus agit principalement sur la vidange des liquides en augmentant la pression intragastrique.

Enfin, l'évacuation des lipides est particulièrement lente : elle dure plus de six heures après l'ingestion du repas.

Les mouvements de l'estomac sont sous la dépendance du système nerveux intrinsèque de l'organe. Ils sont soumis à l'action du système végétatif : le parasympathique augmente la contractilité et la motricité de l'estomac et provoque le relâchement du pylore ; le sympathique a l'action inverse.

Le vomissement ne dépend que peu de la motricité gastrique. Il est dû à une contraction brusque du diaphragme et des muscles abdominaux avec dilatation du cardia commandée par un centre bulbaire.

Les phénomènes mécaniques au niveau de l'intestin

Le mélange des aliments et des sucs digestifs dans l'intestin constitue le **chyme alimentaire**.

Le chyme est soumis également à un brassage par les mouvements intestinaux. Ceux-ci sont de trois ordres *(figure 193)* :

→ des **contractions segmentaires** aboutissant à la fragmentation du chyme ;

→ des **mouvements pendulaires** favorisant le mélange du chyme avec les sucs intestinaux ;

→ des **mouvements péristaltiques**, comparables à ceux que nous avons étudiés au niveau de l'œsophage et qui assurent la progression du chyme. Il existe également en certains points du tube digestif des mouvements antipéristaltiques, alternant avec les mouvements péristaltiques provoquant le reflux du chyme et facilitant ainsi les phénomènes chimiques de la digestion.

Le transit du chyme dans l'intestin s'effectue de la façon suivante : le duodénum est vite traversé en raison de l'intensité des mouvements péristaltiques à ce niveau ; le jéjunum est donc atteint en 10 à 15 minutes. Le transit est plus long dans l'iléon, et le caecum n'est atteint qu'en 4 heures environ. Le rectum n'est atteint qu'entre la 6e et la 9e heure.

La défécation

C'est l'expulsion par l'anus des résidus de la digestion. La défécation est un phénomène réflexe :

→ l'impulsion sensitive est constituée par la distension de l'ampoule rectale par les matières et le contact de celles-ci avec la muqueuse ;

→ le centre est situé dans la moelle sacrée ;

→ la voie motrice emprunte les fibres parasympathiques pelviennes, mais l'innervation du sphincter strié de l'anus dépend du système cérébro-spinal, et par conséquent de la volonté (mécanisme de la continence volontaire).

Le transit intestinal

La progression des aliments à l'intérieur du tube digestif et du contenu de celui-ci jusqu'à l'anus constitue le transit intestinal.

Le temps du transit

La durée du transit depuis la bouche jusqu'à l'anus est comprise chez le sujet normal entre 6 heures 30 minutes et 24 heures.

L'évacuation gastrique commence environ 20 minutes après le repas ; elle est complète en 4 à 6 heures environ. La valvule iléo-cæcale est atteinte en 3 à 4 heures. La progression dans le côlon droit est lente : le contenu colique n'atteint l'angle droit que 6 à 18 heures après le repas. La progression dans le côlon transverse est de rapidité variable ; l'angle gauche est atteint en 20 à 24 heures. La progression est ensuite rapide jusqu'à l'anus.

L'essentiel du temps de transit intestinal est donc consacré à la propulsion au niveau du côlon.

Phénomènes accompagnant le transit intestinal

Deux phénomènes traduisent l'existence du transit intestinal.

L'évacuation de gaz intestinaux

Les processus du métabolisme et l'action des microbes intestinaux provoquent la formation de gaz au niveau du côlon. Leur volume atteint 300 à 1 000 ml par 24 heures ; ces gaz sont formés d'azote, de gaz carbonique, de méthane, d'hydrogène, d'hydrogène sulfureux. Ces gaz sont évacués régulièrement.

L'émission des selles

L'aboutissant de la digestion est la formation de la selle. Celle-ci d'un poids de 150 à 200 g est émise en une ou deux fois chaque jour. Normalement, la selle est moulée, homogène et émise en même temps que des gaz. Le degré d'hydratation de la selle est variable et peut aller jusqu'à la selle diarrhéique qui est liquide.

Examens d'étude du transit intestinal

L'étude clinique est le procédé le plus simple pour cette étude. L'interrogatoire retrouve facilement la notion de troubles du transit intestinal. Il importe de se souvenir qu'en cas d'occlusion intestinale, c'est l'arrêt de l'émission des gaz qui est le signe le plus précoce et qui a le plus de valeur.

L'étude radiologique est effectuée après ingestion d'un produit opaque aux rayons X soit sous forme liquide (baryte fluide), soit sous forme de pastilles radio-opaques. La prise de clichés successifs permet de suivre la progression du bol alimentaire ; éventuellement, le radio-cinéma permet l'étude du péristaltisme intestinal.

L'étude isotopique fait appel à des marqueurs radioactifs différents qui permettent d'étudier les repas les plus variés : l'indium 111 mélangé à l'eau de boisson marque les liquides, le technétium 99 précuit avec du blanc d'œuf et mélangé à la viande hachée marque les solides, le sélénium 75 incorporé au glycérol marque les lipides. L'absorption de ces différents composants peut être étudiée. L'incorporation au repas d'un marqueur radioactif non absorbé permet la mesure du temps de transit par comptage externe.

La mesure du temps de transit est possible en faisant ingérer un colorant et en mesurant le délai de son apparition dans les selles. Le colorant peut être remplacé par un marqueur radioactif non absorbé comme indiqué ci-dessus.

L'étude des selles, enfin, fournit des renseignements précieux en pathologie digestive ; cette étude doit comporter des examens chimique, microscopique et bactériologique.

Les phénomènes chimiques de la digestion

Ils résultent de l'action successive des différents sucs digestifs sur les aliments.

Action de la salive

La salive est un liquide incolore, filant, composé d'eau, d'électrolytes et de sels minéraux, de substances organiques (urée, protéines, mucines) et d'une enzyme, la ptyaline ou amylase salivaire.

La composition et l'aspect de la salive varient selon la glande productrice et le débit salivaire.

La sécrétion salivaire est continue mais s'exagère au moment des repas par un phénomène réflexe dont les centres siègent dans le plancher du 4e ventricule. Elle est de 800 cm^3 environ par 24 heures avec des valeurs comprises entre 500 et 1 500 cm^3 par jour.

Outre son rôle mécanique (ramollissement, lubrification du bol alimentaire), la salive commence la digestion des glucides par action de la ptyaline. Cette enzyme agit sur les sucres complexes, c'est-à-dire les sucres constitués par de longues chaînes de molécules (amidon, fécule, cellulose, glycogène). Elle divise ces sucres en composés plus simples. Le résultat de l'action de l'amylase salivaire est la formation :

→ de sucres doubles ou **disaccharides** (sucres à deux molécules) et essentiellement de maltose (70 à 90 %) à partir des sucres complexes ;

→ d'une très faible quantité de **glucose** (sucre simple) à partir des mêmes substrats.

Action du suc gastrique

Composition du suc gastrique. Le suc gastrique est un liquide incolore de réaction très acide. Sa sécrétion journalière est de 1 500 cm^3 environ. Il contient :

→ de l'acide chlorhydrique (2 à 3 %) sécrété par les glandes du corps de l'estomac ;

→ du mucus qui protège la muqueuse gastrique contre l'action de ses propres ferments et de l'acide chlorhydrique ;

→ des enzymes protéolytiques (qui dégradent les protides) : essentiellement pepsinogène. En revanche, le lab-ferment ou présure, dont l'existence a été démontrée chez l'animal n'a jamais été mis en évidence chez l'homme ;

→ du facteur intrinsèque, nécessaire à l'absorption de la vitamine B12.

Action chimique. L'acide chlorhydrique a plusieurs rôles :

→ il détruit les microbes et empêche la prolifération de ceux-ci à l'intérieur de l'estomac ;

→ il provoque l'activation des ferments protéolytiques ; il transforme notamment le pepsinogène (inactif) en pepsine (active) ;

→ il déclenche le fonctionnement pylorique ;

→ il amorce le processus de digestion des protides en dissociant les fibres conjonctives ;

→ il stimule la sécrétion du pancréas.

Le **pepsinogène**, sécrété par les cellules principales, est inactif. En présence d'acide chlorhydrique, sa molécule est scindée et libère la pepsine active. La pepsine attaque les grosses molécules protidiques et les transforme en composés plus simples, les **polypeptides**. La pepsine provoque aussi la coagulation du lait : elle décompose le caséogène contenu dans le lait en un polypeptide et en caséine ; la caséine est une protéine qui est attaquée aussi par la pepsine.

La muqueuse gastrique enfin élabore un principe anti-anémique : le **facteur intrinsèque**. Le facteur intrinsèque sécrété par le fundus gastrique se combine à la vitamine B12 apportée par l'alimentation et permet ainsi son absorption au niveau de l'intestin grêle. La carence en vitamine B12 détermine une anémie dite pernicieuse.

Mécanisme de la sécrétion gastrique. La mise en jeu de la sécrétion gastrique est déclenchée par un double mécanisme :

→ une **stimulation nerveuse** : elle emprunte la voie des nerfs pneumogastriques qui transmettent les incitations sensorielles et psychiques (sécrétion déclenchée par le goût, le fumet, l'odeur, la vue d'un aliment par exemple). La stimulation nerveuse entraîne une réponse sécrétoire riche en acide et en pepsine ;

→ une **stimulation hormonale** : celle-ci est assurée par une hormone spéciale, la gastrine.

La gastrine est secrétée par les **cellules G**, cellules endocrines situées dans les glandes de la portion antrale principalement. La sécrétion de gastrine est déclenchée et influencée par des facteurs locaux : contact des aliments, distension de l'antre (stimule la sécrétion gastrinique), nature des aliments (la viande, l'alcool stimulent la sécrétion de gastrine), degré d'acidité du contenu antral (lorsque le pH atteint 1, la sécrétion de gastrine est bloquée). Des cellules G ont été mises également en évidence au niveau de la muqueuse du duodénum, du segment initial du jéjunum et du pancréas, mais leur sécrétion est beaucoup moins importante. La gastrine possède une puissante action sécrétoire qui stimule préférentiellement la sécrétion acide et plus faiblement la sécrétion pepsique ; elle favorise aussi la libération de facteur intrinsèque.

À l'état normal, le mécanisme nerveux et le mécanisme hormonal agissent en association : la sécrétion de gastrine est influencée par la stimulation des nerfs pneumogastriques et inversement la gastrine est indispensable pour que l'action des pneumogastriques s'exerce complètement sur le fundus.

Par ailleurs, d'autres hormones influencent la sécrétion gastrique :

- la **sécrétine** (libérée par le duodénum) inhibe la sécrétion acide et stimule la sécrétion pepsique ; elle a donc un effet antagoniste de celui de la gastrine ;
- d'autres polypeptides libérés au niveau du duodénum (bulbogastrone) ou de l'intestin (**GIP** ou *Gastric Inhibitor Polypeptide*) inhibent la sécrétion acide de l'estomac.

Exploration de la sécrétion gastrique. Elle est effectuée au moyen du **tubage gastrique** : l'introduction d'une sonde dans l'estomac permet de recueillir le suc gastrique et d'en étudier la composition. On peut étudier ainsi le liquide gastrique à jeun et ses modifications sous l'influence d'un repas d'épreuve (repas d'Ewald) ou sous l'influence d'injection de produits déclenchant la sécrétion gastrique. On peut déterminer dans les échantillons recueillis l'acidité, le débit acide, l'activité protéolytique. Les tests les plus utilisés sont :

→ le test à l'**histamine** (remplacée actuellement par l'histalog) ou à la pentagastrine : ces deux produits déclenchent électivement la sécrétion d'acide ;

→ le test à l'**insuline** : ce produit déclenche la sécrétion gastrique en stimulant les nerfs pneumogastriques et entraîne donc une sécrétion plus riche en pepsine.

Action du suc pancréatique

Le suc pancréatique est un liquide incolore, de réaction alcaline. Sa sécrétion quotidienne est importante et varie de 1 500 à 4 000 cm^3 par 24 heures.

Composition du suc pancréatique. Le suc pancréatique contient de l'eau, des électrolytes (c'est sa richesse en bicarbonates qui est responsable de son caractère alcalin) et des protéines représentées essentiellement par des enzymes.

Le suc pancréatique contient de nombreuses enzymes agissant sur les trois catégories d'aliments.

Les **enzymes protéolytiques** attaquent les molécules protidiques. On distingue trois catégories de ces enzymes :

→ les **endopeptidases** ont pour caractéristique d'attaquer les protéines à l'intérieur des chaînes d'acides aminés qui les constituent ; de plus, ces enzymes sont sécrétées par le pancréas sous la forme de précurseurs inactifs qui sont ensuite activés dans l'intestin. Les endopeptidases sont :

- le trypsinogène : le trypsinogène, inactif, se transforme en trypsine, active, par contact avec un ferment intestinal, l'entérokinase, en présence de calcium. Une fois que l'activation du trypsinogène est amorcée, la trypsine formée active à son tour le trypsinogène (réaction autocatalytique) ;
- le chymotrypsinogène : tout comme le précédent, le chymotrypsinogène est activé en chymotrypsine active au contact de la trypsine puis de la chymotrypsine une fois celle-ci formée ;
- la pro-élastase : elle se transforme en élastase active au contact de la trypsine ; elle attaque l'élastine, constituant du tissu élastique ;

→ les **exopeptidases** ont pour caractéristique d'attaquer l'extrémité des chaînes d'acides aminés des protéines. Ce sont les procarboxypeptidases qui sont activées au contact de la trypsine en carboxypeptidases actives ;

→ les **nucléases** : le pancréas élabore une ribonucléase et une désoxyribonucléase qui dégradent les acides nucléiques.

Les enzymes protéolytiques du pancréas continuent la digestion des protéines déjà commencée par la pepsine gastrique. Leur action aboutit à la formation de **polypeptides** (chaînes de plusieurs acides aminés) et de dipeptides (composés de deux molécules d'acides aminés).

Les **enzymes glycolytiques** attaquent les glucides.

L'**amylase pancréatique** complète l'action de l'amylase salivaire. Elle agit sur les sucres complexes ou polysaccharides (formés par des chaînes longues de sucres simples) et les transforme en sucres doubles ou disaccharides (formés de deux molécules de sucres simples). L'action de l'amylase aboutit à la libération de maltose.

Il existe aussi une maltase qui décompose le maltose (disaccharide) en deux molécules de glucose (sucre simple à une seule molécule ou monosaccharide).

Contrairement aux enzymes protéolytiques, les enzymes glycolytiques sont sécrétées sous une forme directement active.

Les **enzymes lipolytiques** attaquent les lipides. Ce sont :

→ la lipase, la plus importante des enzymes lipolytiques. La lipase est sécrétée sous forme directement active. Elle attaque les triglycérides qu'elle scinde en glycérol et en acide gras. Elle ne peut agir que sur des graisses émulsionnées, c'est-à-dire en solution sous forme de très petites particules. Elle n'agit qu'en présence de bile ; celle-ci assure à l'émulsion la structure adéquate pour l'action de la lipase ;

→ la colipase : c'est un activateur de la lipase ;

→ les phospholipases : elles sont sécrétées sous forme inactive et activées par la trypsine. Elles scindent les phospholipides ;

→ la cholestérol-estérase scinde les sels de cholestérol en cholestérol et acide gras.

D'autres enzymes ont été isolées du suc pancréatique : **kallicréine** et **bradykinine** agissent sur les fibres musculaires lisses et ont une action vasomotrice. Elles sont dépourvues de toute action digestive.

Mécanisme de la sécrétion pancréatique. La sécrétion du suc pancréatique est déclenchée par l'arrivée du chyme gastrique acide dans le duodénum. Comme au niveau de l'estomac, le déclenchement de la sécrétion fait appel à un double mécanisme, nerveux et hormonal.

Le **mécanisme nerveux** comporte la mise en jeu, par voie réflexe, du nerf pneumogastrique.

Le **mécanisme hormonal** est assuré par deux hormones : la sécrétine et la cholécystokinine-pancréozymine :

→ la **sécrétine** est élaborée par des cellules endocrines, les cellules S, situées au niveau de la partie proximale de l'intestin (duodénum et jéjunum). Ces cellules sont stimulées par l'acidité du chyme gastrique et libèrent la sécrétine qui passe dans le sang. La sécrétine déclenche une sécrétion formée essentiellement d'eau et d'électrolytes, bicarbonates notamment ;

→ la **cholécystokinine-pancréozymine** est élaborée par des cellules endocrines du tube digestif proximal. Cette hormone agit essentiellement sur la sécrétion enzymatique ; son injection détermine l'apparition d'un suc pancréatique peu abondant mais riche en enzymes. Les cellules qui la fabriquent sont stimulées par l'arrivée au niveau de l'intestin des lipides et des acides aminés (les sucres sont sans effet, l'acide chlorhydrique a une action faible).

Exploration de la sécrétion pancréatique. Elle est difficile car il est malaisé d'obtenir du suc pancréatique pur. Trois types de méthodes permettent d'explorer la sécrétion externe du pancréas :

→ les **dosages sanguins des enzymes** pancréatiques : on ne retrouve habituellement d'élévation qu'en cas de maladie de la glande (pancréatite aiguë notamment) ;

→ le **tubage duodénal** permet de recueillir du suc pancréatique après injection de sécrétine ou de cholécystokinine : le suc ainsi recueilli est toujours mêlé à du suc duodénal ou de la bile. Récemment, il est devenu possible d'introduire directement un cathéter dans le canal de Wirsung (au moyen de fibroscopes), ce qui permet de recueillir du suc pancréatique pur ;

→ l'**étude des selles** permet d'y rechercher la présence d'éléments anormaux qui auraient dû être digérés par la sécrétion pancréatique : recherche d'une stéatorrhée (présence de graisses dans les selles), de fibres musculaires non digérées après ingestion de viande.

Action de la bile

Composition de la bile. C'est un liquide visqueux, jaune d'or, dont le volume quotidien est de 800 à 1 000 cm^3.

La bile contient : du mucus, des sels minéraux, du cholestérol, des **pigments biliaires** (qui lui confèrent sa coloration), et des **sels biliaires** qui ont un rôle essentiel dans l'activité digestive de la bile. Les pigments biliaires sont les résidus du métabolisme de l'hémoglobine libérée par la destruction des globules rouges âgés ; les sels biliaires sont synthétisés par la cellule hépatique. La bile renferme enfin des enzymes, en petite quantité, de nombreux métabolites (hormones, stéroïdes) et éventuellement des substances étrangères introduites dans l'organisme et qui sont éliminées par voie biliaire.

Sécrétion et excrétion biliaires. La bile est sécrétée par le foie de façon continue.

Elle n'est, en revanche, déversée dans l'intestin qu'en période digestive. Dans l'intervalle des digestions, elle est stockée dans la vésicule biliaire par suite de la fermeture du sphincter d'Oddi. À l'intérieur de la vésicule, elle devient plus concentrée.

L'évacuation de la vésicule se fait au moment de l'arrivée du chyme gastrique acide dans le duodénum : le chyme agit par un mécanisme nerveux (excitation parasympathique) et par un mécanisme humoral (il déclenche la sécrétion par la muqueuse duodénale d'une hormone, la **cholécystokinine**).

Sous l'action du pneumogastrique et de la cholécystokinine, l'évacuation vésiculaire se déclenche par contraction de ses fibres et ouverture du sphincter d'Oddi.

Action de la bile. La bile agit essentiellement sur les graisses. Elle ne leur fait subir que des transformations physiques : elle les émulsionne, c'est-à-dire qu'elle les transforme en particules très petites. En outre, la bile est indispensable à l'action des diastases pancréatiques et intestinales sur les graisses.

Par ailleurs, la bile est douée d'autres actions. La bile a un rôle d'élimination : élimination des déchets d'hémoglobine sous forme de pigments biliaires, élimination de substances étrangères ou de médicaments transformés par le foie. La bile augmente le péristaltisme intestinal grâce à la présence des sels biliaires : ceux-ci, déversés dans l'intestin sont réabsorbés à son niveau et regagnent le foie ; ils décrivent ainsi un cycle fermé appelé cycle entéro-hépatique, qui permet à l'organisme de les économiser. Le rôle physiologique des sels biliaires est considérable. Ils activent la sécrétion biliaire (rôle cholérétique), ils favorisent l'émulsion des lipides, ils participent à l'absorption intestinale de ceux-ci, ils interviennent dans la synthèse du cholestérol par le foie.

La bile intervient également dans l'absorption des vitamines liposolubles.

Exploration de la bile. Elle peut être réalisée à l'aide du tubage duodénal au moyen d'une sonde introduite dans le deuxième duodénum au voisinage de la papille ; par cette sonde sont instillés des excitants de la sécrétion biliaire (sulfate de magnésie). C'est l'épreuve de Meltzer-Lyon qui permet de retirer successivement :

→ à jeun : la **bile cholédocienne**, jaune d'or, peu abondante (2 à 3 cm^3) ;

→ puis, après instillation de sulfate de magnésie, successivement, la **bile vésiculaire**, brune, plus abondante (20 à 50 cm^3) et la **bile hépatique** jaune d'or, très abondante.

L'épreuve de Meltzer-Lyon a été améliorée en réalisant une épreuve tenant compte du temps, épreuve qui donne des résultats beaucoup plus précis (**tubage duodénal minuté**).

Action des sucs intestinaux et temps intestinal de la digestion

Le suc intestinal contient de nombreuses enzymes sécrétées par les cellules de la muqueuse intestinale ou entérocytes. Ces enzymes agissent sur les trois catégories d'aliments.

Enzymes protéolytiques. Les protéines ont été scindées par les sucs gastrique et pancréatique en composés plus simples : les **polypeptides**, les **oligopeptides**, les **tripeptides**, les **dipeptides**, formés par l'union d'un nombre variable de molécules d'acides aminés. Les enzymes intestinales achèvent ce processus de dégradation qui libère les acides aminés, éléments constitutifs élémentaires des protéines. Cette action est le fait de **peptidases** qui sont nombreuses et dont chacune a une action bien définie ; on connaît ainsi des **aminopeptidases**, des **dipeptidases**, chacune libérant un acide aminé particulier.

Rappelons que les enzymes intestinales activent les enzymes protéolytiques pancréatiques.

Enzymes glycolytiques. Les sucres complexes ont été scindés par les sucs gastrique et pancréatique en sucres doubles ou **disaccharides**. Au niveau de l'intestin, ces disaccharides (formés de deux molécules de sucre simple) ou les oligosaccharides (formés d'un petit nombre de molécules de sucre simple) vont être transformés en sucres simples. Il existe plusieurs enzymes dont chacune agit sur un sucre particulier :

→ la **maltase** dédouble le maltose en deux molécules de glucose ;

→ la **sucrase** dédouble le saccharose en glucose et fructose ;

→ la **tréhalase** dédouble le tréhalose en deux molécules de glucose ;

→ la **β-galactosidase** scinde le lactose en glucose et galactose.

Signalons cependant que l'alimentation apporte des glucides qui ne sont pas attaqués par les enzymes digestives, comme la cellulose et les lignines. Ces substances peuvent être partiellement dégradées par les microbes intestinaux avec libération de glucose, mais pour leur majeure partie, elles sont non digestibles et se retrouvent au niveau du côlon où elles constituent une part importante des matières fécales. Ces substances non digestibles constituent ce que l'on appelle les **fibres alimentaires**.

Enzymes lipolytiques. La lipase intestinale complète l'action de la lipase pancréatique. Elle achève la décomposition des lipides en glycérol et acides gras. Parallèlement, grâce à la présence de sels biliaires, se produit une **émulsion** plus fine des lipides qui aboutit à la formation de particules très fines appelées **micelles**. Cette transformation physique facilite l'absorption intestinale des lipides.

Rappelons enfin que l'intestin contient une énorme quantité de microbes. Ceux-ci peuvent dégrader certaines substances non absorbées ou non digérées en libérant du glucose et surtout des acides organiques, des bases aminées, du méthane et de l'hydrogène. Cette action microbienne s'effectue pour l'essentiel au niveau du côlon où les phénomènes d'absorption sont très faibles.

Résultats des phénomènes chimiques de la digestion

Au terme de l'action de ces différentes diastases, les aliments ingérés sont aptes à être assimilés par l'organisme. Ils ont en effet été décomposés en leurs constituants les plus simples :

→ les protides : ils ont été décomposés successivement en polypeptides, puis en dipeptides, enfin en acides aminés ;

→ les glucides : les sucres complexes ont été décomposés en sucres doubles et ces derniers en sucres simples ;

→ les lipides : ils ont été scindés en glycérine et en acides gras (c'est la **saponification**).

L'ensemble des phénomènes chimiques de la digestion est résumé dans le tableau de la page suivante.

L'absorption

À l'étape de décomposition chimique des aliments fait suite l'absorption par l'intestin des produits de la digestion.

Cette absorption se fait par deux voies différentes :

→ les glucides, ou plus exactement les sucres simples qui résultent de leur digestion, ainsi que les protides, ou plus exactement les acides aminés, sont absorbés par voie sanguine. Ils passent dans les veines de l'intestin et de là gagnent la veine porte qui les amène au foie. Ce dernier organe va transformer certaines de ces substances, en emmagasiner d'autres ; ces phénomènes d'absorption mettent en jeu des systèmes de transport actif au niveau des cellules intestinales ;

→ les lipides, ou plus exactement les produits de leur digestion, sont absorbés par voie lymphatique. Au niveau de la cellule intestinale, ils sont incorporés dans des particules de lipides appelées chylomicrons qui gagnent le réseau lymphatique intestinal. Les chylomicrons empruntent les chylifères intestinaux et, de là, gagnent le canal thoracique qui les déverse directement dans le système cave. Les lipides ne traversent donc pas le foie et gagnent directement le poumon, puis la grande circulation.

Autres fonctions du tube digestif

La fonction la plus évidente des organes du tube digestif est la dégradation des aliments ingérés et leur absorption.

Le tube digestif joue aussi un rôle hémodynamique majeur en contribuant au maintien de l'équilibre circulatoire général. En effet, le volume sanguin circulant est réparti à raison de 56 % au niveau des organes abdominaux. Toute variation de la circulation sanguine abdominale entraîne un retentissement général et, inversement, tout déséquilibre général retentit sur la circulation des viscères abdominaux.

En dehors des fonctions de digestion et d'absorption, les différents organes du tube digestif ont des fonctions spécifiques.

Fonctions des organes creux

L'ensemble des organes creux du tube digestif assure différentes fonctions d'une importance considérable.

Fonction hormonale. Le tractus digestif représente, par la masse de ses cellules endocrines, le plus important tissu endocrine de l'organisme. Les cellules endocrines sont dispersées tout au long du tube intestinal et situées le plus souvent au niveau des cryptes de la muqueuse. Le tableau de la page 117 indique le type des différentes cellules identifiées, leur répartition et leur produit de sécrétion.

Cette énumération des substances hormonales élaborées au niveau du tube digestif n'est pas définitive, nombre d'hormones n'étant pas encore isolées ou identifiées chimiquement ou l'origine de certaines d'entre elles n'étant pas encore déterminée avec certitude.

Certaines de celles-ci agissent sur le tube digestif lui-même (gastrine, sécrétine, cholécystokinine), d'autres ont une action générale (sérotonine).

Fonction immunitaire. Les travaux récents ont démontré l'importance du tube digestif en tant que barrière vis-à-vis des antigènes étrangers introduits par voie digestive.

Ce rôle de protection est assuré par des éléments de la lignée lymphocytaire : **lymphocytes T** (dont certains étroitement liés à la muqueuse ont reçu le nom de **théliolymphocytes**) et **lymphocytes B** qui sécrètent des immunoglobulines. Les éléments lymphocytaires forment au niveau de la paroi digestive de nombreuses formations lymphoïdes (**plaques de Peyer**).

Par leurs propriétés cytotoxiques et leurs sécrétions d'immunoglobulines, ces éléments lymphocytaires constituent un élément de défense de l'organisme.

Microbisme intestinal. Le tube digestif contient un nombre énorme de microbes dont la concentration va en augmentant au fur et à mesure que l'on s'éloigne de la cavité buccale ; c'est au niveau du côlon que les germes sont les plus nombreux et les plus variés. Il s'agit d'une flore commensale.

Les microbes attaquent les résidus alimentaires ayant échappé à la digestion (dégradation des celluloses, de l'amidon) mais les produits qui en résultent (acides organiques) sont peu absorbés chez l'homme. Les bactéries intestinales fabriquent également des vitamines mais celles-ci sont peu absorbées chez l'homme. L'essentiel de l'activité bactérienne intestinale s'effectue au niveau du côlon.

Fonction du pancréas

Le pancréas est une glande mixte à sécrétion exo- et endocrine.

La sécrétion exocrine est représentée par le suc pancréatique dont les propriétés ont été étudiées précédemment. Les hormones endocrines seront étudiées au chapitre 18.

Fonctions de la rate

Elles sont étudiées au chapitre 9 (pour le rôle sur les éléments du sang) et au chapitre 19 (pour le rôle immunitaire).

Fonctions du foie

Outre son rôle de sécrétion biliaire, étudié précédemment, le foie est doué de multiples fonctions d'importance vitale.

Rôle dans le métabolisme glucidique. Le foie stocke les glucides apportés par l'alimentation sous forme de glycogène et les libère au fur et à mesure des besoins ; c'est la **fonction glycogénique**.

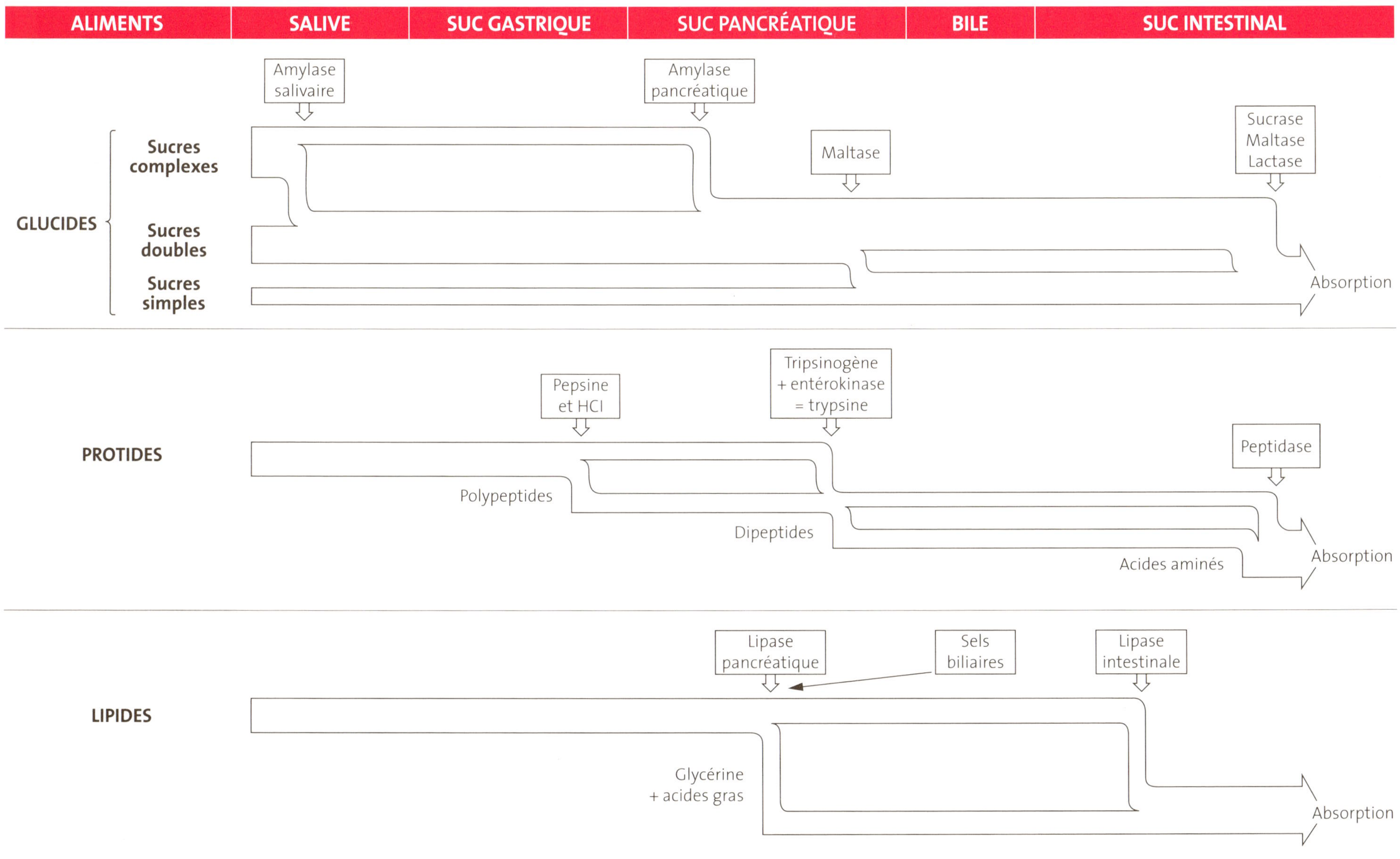
ALIMENTS
SALIVE
SUC GASTRIQUE
SUC PANCRÉATIQUE
BILE
SUC INTESTINAL
GLUCIDES
Sucres complexes
Sucres doubles
Sucres simples
Amylase salivaire
Amylase pancréatique
Maltase
Sucrase Maltase Lactase
Absorption
PROTIDES
Pepsine et HCl
Tripsinogène + entérokinase = trypsine
Peptidase
Polypeptides
Dipeptides
Acides aminés
Absorption
LIPIDES
Lipase pancréatique
Sels biliaires
Lipase intestinale
Glycérine + acides gras
Absorption

CELLULES	PRODUITS DE SÉCRÉTION	LOCALISATION DES CELLULES
> **EC (entérochromaffine)**	> Sérotine	> Estomac, intestin
> **G**	> Gastrine	> Estomac (antre)
> **ELC (entérochromaffine-like)**	> ?	> Estomac (fundus)
> **AL (A-like)**	> Entéroglucagon	> Estomac (fuduns)
> **D**	> Somatostatine	> Estomac, intestin, pancréas
> **S**	> Sécrétine	> Intestin proximal
> **EG**	> Entéroglucagon	> Intestin surtout distal
> **I (intermédiaire)**	> Cholécystokinine	> Intestin proximal

Le glycogène est synthétisé par le foie à partir des molécules de glucose provenant de la dégradation des glucides alimentaires ; il est constitué par l'union de centaines ou de milliers de molécules de glucose. Ce processus de synthèse est appelé **glycogenèse**.

Ultérieurement et en fonction des besoins de l'organisme, le glycogène est dégradé par le foie de façon à libérer à nouveau du glucose. Ce processus est appelé **glycogénolyse**.

Le stockage et la libération des glucides par le foie sont régulés de façon à maintenir constant le taux de sucre sanguin ou **glycémie**. L'organisme consomme environ 150 à 180 mg/kg et par heure de glucose.

Le foie a la propriété de synthétiser du glycogène à partir des acides aminés ou des acides gras. Ce type de synthèse est appelé **néoglycogenèse**.

Rôle dans le métabolisme des lipides. Par un processus comparable à celui observé avec les glucides, le foie transforme et distribue les composés lipidiques.

Le foie effectue ainsi :

→ la synthèse des acides gras ;

→ la synthèse des triglycérides ;

→ la synthèse des lipoprotéines : lipoprotéines de très faible densité (VLDL) et de haute densité (HDL) ;

→ la synthèse du cholestérol : celui-ci est en partie excrété dans la bile mais, à partir du cholestérol, le foie synthétise les acides biliaires et les sels biliaires excrétés dans la bile dont nous avons étudié l'action digestive ;

→ la synthèse des phospholipides.

Rôle dans le métabolisme des protides. L'activité de synthèse protéique du foie est considérable et représente une des fonctions hépatiques les plus importantes. Le foie fabrique des protéines de structure (entrant dans la constitution des membranes ou organes cellulaires) et des protéines plasmatiques.

La majorité des protéines plasmatiques est synthétisée par le foie et en particulier l'albumine et les facteurs de coagulation sanguine : le fibrinogène (ou facteur I), la prothrombine (ou facteur II), l'accélérine (ou facteur V), le facteur Stuart (ou facteur X), le facteur antihémophilique B (ou facteur IX), les inhibiteurs de la plasmine. La synthèse des facteurs de la coagulation du sang nécessite l'apport de vitamine K dont la présence est indispensable.

Le foie intervient également dans l'élimination des déchets du métabolisme des protides. À partir de l'ammoniac résultant de leur dégradation, le foie fabrique l'urée qui est ensuite éliminée dans l'urine. La synthèse de l'urée constitue la **fonction uréopoïétique** du foie.

Stockage du fer. Le foie stocke le fer indispensable à la synthèse de l'hémoglobine, constituant fondamental des globules rouges. Ce stockage constitue la **fonction martiale** du foie.

Synthèse d'enzymes. Le foie synthétise enfin de nombreuses enzymes qui interviennent dans les processus métaboliques à l'échelon cellulaire.

Fonction d'épuration plasmatique. Le foie épure le plasma d'un grand nombre de substances et permet leur élimination.

Certaines de ces substances sont des déchets du métabolisme, comme la bilirubine qui provient de la destruction des globules rouges du sang. Après transformation dans le foie, elle est éliminée dans la bile.

D'autres composants sont des éléments étrangers à l'organisme comme les colorants, les additifs alimentaires, les particules, les médicaments, certains toxiques.

Le processus commun pour l'élimination de toutes ces substances comporte deux étapes :

→ un temps de captation de la substance en cause par la cellule hépatique ;

→ un temps de transformation métabolique suivie de l'excrétion biliaire de la substance transformée.

L'ALIMENTATION

La prise d'aliments résulte des besoins de l'organisme : l'activité de celui-ci, sa croissance, le remplacement des constituants usés des cellules vivantes nécessitent l'apport régulier de matières, et par conséquent d'énergie. Les besoins de l'organisme se traduisent par des sensations spéciales, la faim et la soif, qui mettent en quête d'une alimentation convenable.

Besoins alimentaires

Les besoins alimentaires dépendent de plusieurs facteurs :

→ l'**âge** : les besoins sont proportionnellement plus importants chez l'enfant que chez l'adulte car la croissance entraîne des besoins particuliers pour la construction de l'organisme. Chez l'adulte, les besoins alimentaires diminuent avec l'âge : il est recommandé de réduire l'apport calorique de 3 % par décennie entre 30 et 50 ans, de 7,5 % par décennie entre 50 et 70 ans et de 10 % par décennie au-delà de 70 ans ;

→ le **sexe** : les besoins sont un peu plus élevés chez l'homme que chez la femme ; chez cette dernière, ils sont soumis à des variations cycliques lors du cycle menstruel (ils s'élèvent au moment des règles) et ils s'élèvent de façon importante au cours de la grossesse et de l'allaitement ;

→ le **poids** et la **taille** : les besoins augmentent avec le poids et la taille (150 calories supplémentaires chez la femme, 200 environ chez l'homme, par tranche de poids de 5 kg en plus) ;

→ la **température ambiante** : au-dessus de 20 °C, l'apport calorique doit être réduit de 5 % par tranche de 10 °C excédentaire ; au-dessous de 20 °C, la ration doit être augmentée de 5 % pour la première tranche de 10 °C et de 3 % par tranche supplémentaire de 10 °C ;

→ l'**activité physique** : plus celle-ci est importante, plus l'apport calorique doit être augmenté.

D'une façon générale, l'alimentation doit couvrir les dépenses suivantes :

→ les dépenses **indispensables**, c'est-à-dire la quantité minimale d'énergie nécessaire à l'organisme pour entretenir ses fonctions vitales (respiration, circulation, digestion, fonction rénale, absorption, assimilation). Ces dépenses sont absolument incompressibles. Elles sont évaluées par la mesure du métabolisme de base *(chapitre 20)*. Elles se montent à 1 500 calories en moyenne par 24 heures ;

→ les dépenses **de croissance**, nécessaires chez l'enfant pour la construction de son organisme. Elles varient selon l'âge ;

→ les dépenses consacrées par l'organisme à la **lutte contre les agressions** extérieures, froid et chaud notamment, afin de maintenir constante la température corporelle. Ce sont les dépenses de thermorégulation *(chapitre 20)*. Elles sont de l'ordre de 300 calories par 24 heures ;

→ les dépenses liées au **travail musculaire** et à l'activité physique : elles varient suivant l'importance de celui-ci.

La ration alimentaire

L'homme a besoin d'une quarantaine de constituants nutritifs qui lui sont fournis par l'alimentation. Celle-ci doit apporter chaque jour une certaine quantité d'énergie (aspect **quantitatif** de la ration alimentaire) et elle doit aussi être équilibrée dans ses différents constituants (aspect **qualitatif**).

Aspect qualitatif de la ration alimentaire et équilibre de l'alimentation

L'alimentation doit être équilibrée, c'est-à-dire, qu'elle doit, dans l'idéal, fournir chaque jour à l'organisme autant de grammes de chaque corps simple ou composé que l'organisme en a éliminé ou détruit. Cet équilibre maintient l'intégrité de l'organisme.

Les choix alimentaires doivent tenir compte du fait que les différentes catégories d'aliments ne sont pas interchangeables et qu'aucune d'elles ne peut à elle seule assurer les besoins de l'organisme, même si elle est en quantité suffisante pour apporter les calories nécessaires.

La ration alimentaire doit donc apporter chaque jour une quantité minimale de chacune des trois grandes catégories d'aliments. Les nutritionnistes recommandent actuellement une alimentation comportant 55 % de glucides, 30 % de lipides et 15 % de protides. La ration alimentaire doit aussi amener des éléments indispensables à la vie mais dépourvus de valeur énergétique : eau, sels minéraux, vitamines.

L'alimentation quotidienne doit comprendre plusieurs choses.

Un apport glucidique

Les glucides ont un rôle essentiellement énergétique ; leur combustion fournit environ 4 calories par gramme ; lors de la contraction musculaire interviennent la dégradation du glycogène qui s'effectue en l'absence d'oxygène (anaérobiose) et aboutit à la formation d'acide lactique, et l'oxydation des glucides simples qui s'effectue en présence d'oxygène et aboutit à la formation de gaz carbonique et d'eau. L'apport glucidique moyen, pour une ration quotidienne globale de 2 400 calories ne doit pas dépasser 350 g (soit **1 400** calories).

La qualité des glucides intervient et l'on distingue :

→ les glucides **simples** ou **rapides** : ce sont des glucides à chaîne courte dits sucres solubles dont la dégradation et l'absorption sont rapides et qui se retrouvent stockés sous forme de graisse. On les trouve dans les confiseries, pâtisseries, chocolats, sucre, etc. ;

→ les glucides **complexes** ou **longs** : ce sont des glucides à chaîne longue dits sucres insolubles dont la dégradation et l'absorption sont lentes et qui assurent ainsi un apport calorique plus mesuré, plus régulier et plus étalé dans le temps. Ils se retrouvent stockés sous forme d'énergie. On les trouve dans le pain, les pâtes, le riz, les pommes de terre, etc.

Un apport protidique

Les protides ont un rôle essentiellement plastique. Leur combustion fournit environ 4 calories par gramme, mais cette combustion est toujours incomplète. Aussi les protides sont-ils utilisés essentiellement pour compenser l'usure des tissus. La combustion des protides n'intervient qu'en cas de sous-alimentation avec dénutrition ; elle est responsable de l'amaigrissement et de l'atrophie des muscles.

L'apport minimal de protides est de 1 g par kilo de poids et par jour et peut atteindre 2 g par kilo et par jour chez le jeune enfant qui est en période de croissance ; l'apport moyen chez l'adulte est de 80 g par 24 heures. L'apport en protides est une nécessité absolue pour l'organisme car celui-ci ne peut fabriquer sa propre matière qu'à partir des protides alimentaires et ne dispose d'aucun autre procédé de synthèse des protéines. À cet égard, dix acides aminés doivent obligatoirement être apportés dans l'alimentation ; ils sont dits **acides aminés essentiels**. Ce sont : le tryptophane, la phénylalanine, la tyrosine, la lysine, la thréonine, la méthionine, la cystine, la leucine, l'isoleucine et la valine.

Les protides peuvent être retrouvés dans les produits d'origine animale (viande, poisson, volailles, œufs, produits laitiers) et dans les produits d'origine végétale (pain, céréales, légumes secs, riz, pâtes). Il n'existe pas de différence qualitative entre les protides de chacune de ces sources.

Un apport lipidique

Les lipides sont l'aliment énergétique par excellence. Les travaux modernes ont bien montré que la dégradation des lipides est un substratum biochimique important de la contraction musculaire et de la contraction cardiaque. Les lipides sont utilisés surtout sous forme d'acides gras libres, mobilisés à partir du tissu adipeux, transportés dans le plasma et utilisés par les muscles. La part d'énergie provenant de la combustion des lipides est prépondérante dans les exercices de faible et moyenne intensité (qui peuvent se maintenir longtemps) et dans les exercices de très longue durée. La combustion de 1 g de lipides fournit environ 9 calories.

Les lipides ont aussi un rôle plastique important. Ce sont, en effet, des constituants des membranes cellulaires *(chapitre 1)* et ils interviennent à ce titre dans les échanges membranaires et les fonctions de la cellule.

Parmi les acides gras, certains (acides linoléique et linolénique) ne peuvent être synthétisés par l'homme et doivent lui être apportés en quantité suffisante par l'alimentation : ce sont des acides gras dits **essentiels** et **indispensables**. Les différences de formule chimique entre diverses familles d'acides gras expliquent que ceux-ci ne sont pas interchangeables.

L'accent est mis actuellement sur la nécessité de l'apport alimentaire d'acides gras poly-insaturés, notamment les oméga 3 (présents dans les poissons de mer gras) et oméga 6 (présents dans les huiles végétales). L'apport de ces deux éléments devrait, idéalement, être équilibré, avec un rapport oméga 6/oméga 3 compris entre 1 et 4 pour une meilleure protection du système cardio-vasculaire vis-à-vis du développement de lésions d'athérome artériel.

L'apport quotidien moyen de lipides, pour une ration globale de 2 400 calories, sera de 80 g environ (soit 720 calories). Il pourra être augmenté en cas de travail musculaire important. Les lipides ingérés de façon excédentaire se trouvent stockés dans le tissu adipeux.

Les lipides peuvent être d'origine animale (beurre, saindoux, graisses des viandes, fromages) ou d'origine végétale (margarines et huiles : olive, arachide, colza, tournesol, maïs, etc.).

De l'eau

C'est un élément indispensable à la vie car l'eau représente 70 % du poids du corps humain. Les besoins quotidiens en eau sont de 2 500 ml environ dont 1 300 ml sont apportés par les aliments ou élaborés lors de leur dégradation. La boisson doit donc amener chaque jour au moins 1 200 ml, davantage si l'activité musculaire ou la température extérieure entraînent une sudation importante *(chapitre 20)*.

Des éléments minéraux

Le **sodium** et le **potassium** sont des constituants fondamentaux de l'organisme et universellement répartis, le sodium dans le milieu extracellulaire, le potassium dans le milieu intracellulaire. Ils participent aux échanges transmembranaires. Leur métabolisme est étudié au *chapitre 20*.

Le **calcium** et le **phosphore** sont des constituants essentiels du tissu osseux. Une alimentation équilibrée doit contenir une proportion fixe de ces deux éléments (rapport phosphocalcique). Ce rapport doit être voisin de 1, sauf chez le nourrisson où il doit atteindre 2. L'apport phosphocalcique est particulièrement important en période de croissance en raison de la construction du système osseux.

Le **magnésium** intervient dans le fonctionnement de nombreuses enzymes et diminue l'excitabilité neuromusculaire. Il est en grande partie stocké au niveau des os.

Le **fer** est le constituant de l'hémoglobine. Il est stocké au niveau du foie.

Le **chlore** est également universellement réparti dans l'organisme et souvent combiné au sodium et au potassium dont il suit les mouvements. Il entre aussi dans la composition de l'acide chlorhydrique sécrété au niveau de l'estomac.

L'**iode** est un constituant essentiel des hormones thyroïdiennes.

D'**autres éléments** minéraux doivent être fournis par l'alimentation : soufre, zinc, cuivre, manganèse, molybdène interviennent dans les réactions enzymatiques au niveau cellulaire. Le sélénium a un rôle de protection des membranes cellulaire, le fluor est un constituant de l'os et des dents, le cobalt est un constituant de la vitamine B12.

Des vitamines

Ce sont des substances organiques indispensables à la vie, d'où leur nom, et qui agissent à des doses infinitésimales. On distingue deux grandes variétés de vitamines :

→ les vitamines solubles dans les graisses (**vitamines liposolubles**). Ce sont : la vitamine **A**, jouant un rôle dans la croissance et la vision crépusculaire ; la vitamine **D** antirachitique ; la vitamine **E**, anti-oxydant tissulaire et jouant un rôle dans les phénomènes de reproduction ; la vitamine **K**, jouant un rôle dans la coagulation, car elle permet la synthèse de la prothrombine au niveau du foie ; la vitamine **F**, facteur de protection du revêtement muqueux. Toutes ces vitamines sont absorbées en même temps que les graisses dans lesquelles elles se dissolvent, et suivent la voie de leur absorption ;

→ les vitamines solubles dans l'eau (**vitamines hydro-solubles**). Ce sont : la vitamine **B1**, antibéribérique et antinévritique ; la vitamine **B2**, intervenant dans le métabolisme des glucides et des protides ; les vitamines **B4**, **B5**, **B6**, assurant l'oxygénation cellulaire ; la vitamine **B12**, anti-anémique ; l'ensemble de ces vitamines constitue le groupe vitaminique B, auquel on rattache : l'acide pantothénique, l'acide folique (anti-anémique), la choline. Les vitamines hydrosolubles comprennent encore : la vitamine **C**, antiscorbutique ; la vitamine **P**, qui règle la perméabilité capillaire ; la vitamine **PP**, antipellagreuse.

Recommandations diététiques générales

L'offre alimentaire actuelle paraît mal adaptée aux besoins réels de l'homme car l'industrialisation croissante offre une pléthore de produits transformés, plus ou moins dénaturés (additifs, conservateurs), déséquilibrés et souvent hypercaloriques.

L'alimentation doit, dans l'idéal, comporter :

- **une fraction énergétique**, équilibrée, comportant les trois catégories d'aliments :

→ pour les glucides, il faut privilégier les sucres complexes, retrouvés essentiellement dans les produits d'origine végétale, notamment le pain, les pâtes, le riz, les légumes secs et éviter la prise de sucres simples (sucres, pâtisseries, confiseries, boissons sucrées). La tendance actuelle est à des régimes trop riches en sucres simples, d'autant qu'il existe des sucres « cachés » (par exemple, boissons aux fruits du commerce). Cette richesse en sucre favorise les surcharges pondérales, la survenue de caries dentaires chez l'enfant et intervient, chez l'adulte, dans la fréquence et la gravité des maladies cardio-vasculaires ;

→ pour les protides, un équilibre entre protéines animales et protéines végétales est souhaitable, avec prédominance de ces dernières. Les protéines végétales doivent toujours accompagner une prise de protéines animales ;

→ pour les lipides, il faut recommander l'utilisation de lipides d'origine végétale (huiles, margarines) aux dépens des lipides d'origine animale (beurre, fromages) ;

• **une fraction non énergétique** : eau, vitamines, minéraux, oligo-éléments, fibres alimentaires. Ces dernières sont constituées de glucides complexes (cellulose par exemple), constituants de la charpente des plantes (choux, salades, légumes verts) qui ne sont pas attaqués par les enzymes digestives et sont éliminés par les selles dont ils constituent une part importante. Les fibres alimentaires ont un rôle favorable sur le transit intestinal, sur l'équilibre calorique et la prévention de l'obésité.

Ainsi, un régime équilibré, riche en fruits et légumes, et associé à une activité physique, a-t-il un rôle préventif de l'obésité, de l'hypertension artérielle, de l'élévation du cholestérol et de la glycémie (diabète de type 2).

Aspect quantitatif de la ration alimentaire

On distingue habituellement la ration d'entretien, la ration de travail et la ration de croissance.

La ration d'entretien correspond à une activité physique modérée. Elle se monte à 2 400 calories environ par jour se répartissant en 1 800 calories pour les dépenses indispensables et de thermorégulation et 600 calories pour l'activité musculaire.

La ration de travail varie avec l'importance de celui-ci. Les dépenses énergétiques peuvent se trouver portées de 600 à 2 000 calories (travail moyen), voire à près de 5 000 calories (travail intense). La ration du travailleur de force peut ainsi atteindre 6 000 calories par 24 heures.

La ration de croissance, spécifique à l'enfant doit subvenir chez lui aux besoins spéciaux de croissance, c'est-à-dire aux dépenses énergétiques nécessaires à la construction de l'organisme. Les besoins énergétiques varient selon l'âge : de 120 calories par kilo de poids pendant les premiers mois de la vie, les besoins s'abaissent progressivement à 60 calories environ par kilo à l'âge de 15 ans. La ration de croissance comporte des besoins qualitatifs particuliers.

L'apport calorique quotidien idéal en fonction de l'âge est résumé dans le *tableau ci-dessous*. Il est établi pour des dépenses physiques modérées sous un climat tempéré pour un sujet de poids idéal.

La multiplicité des besoins alimentaires explique la nécessité d'un régime alimentaire varié car aucun aliment ne peut, à lui seul, fournir l'ensemble des éléments nécessaires. À cet égard, certains régimes hypocaloriques en vogue du fait de la mode, de la forme et de la ligne, entraînent des carences et ne sauraient être trop longtemps prolongés sans conséquences graves. Une alimentation simple mais équilibrée est le meilleur moyen d'avoir un bon apport en nutriments. Le *tableau de la page suivante* donne la teneur énergétique en calories pour 100 g des principaux aliments.

L'apport alimentaire doit être adapté aux dépenses énergétiques, c'est dire la nécessité, à tout âge, d'une activité physique régulière, la sédentarité favorisant le surpoids et ses conséquences néfastes sur la santé. La lutte contre l'obésité est, à l'heure actuelle, une des priorités de santé publique. Les dépenses caloriques, pour une heure d'exercice chez un adulte de poids moyen, figurent sur le *tableau de la page 122*.

	ÂGE	POIDS (KG)	CALORIES
Nourrissons	0 – 6 mois	2,5 à 5	120 × kg
	6 – 12 mois	5 à 8	100 × kg
Enfants	1 – 3 ans	12	1 300
	4 – 6 ans	18	1 700
	7 – 9 ans	27	2 100
	10 – 12 ans	36	2 500
Garçons	13 – 15 ans	49	3 100
	16 – 19 ans	63	3 600
Filles	13 – 15 ans	49	2 600
	16 – 19 ans	54	2 400
Hommes	25 ans	70	3 200
	45 ans	70	3 000
	65 ans	70	2 550
Femmes	25 ans	58	2 300
	45 ans	58	2 200
	65 ans	58	1 800
	2e moitié de la grossesse		+ 300

ALIMENTS	Cal/100 g
Pain, pâtes alimentaires, riz	
> Biscottes	422
> Pain	260
> Pâtes aux œufs	385
> Riz en grains	356
Viandes, volailles	
> Beefsteak	297
> Porc	224
> Mouton	235
> Veau (côtelettes)	164
> Canard	321
> Lapin	180
> Poulet	190
Poissons, crustacés	
> Huîtres	50
> Cabillaud	70
> Carpe	67
> Hareng	136
> Saumon frais	203
> Truite	96
Légumes	
> Artichaut	51
> Carotte	40
> Chou	25
> Épinard	22
> Haricot vert	35
> Haricot blanc	350
> Lentille séchée	339
> Oignon	40
> Petit pois	90
> Poireau	24
> Pomme de terre	85
> Salade	15
> Tomate	23
Champignons	25 à 30

ALIMENTS	Cal/100 g
Graisses, huiles	
> Beurre	716
> Huile d'olive	884
Fruits	
> Abricot	51
> Ananas	47
> Banane	94
> Cerise	60
> Fraise	37
> Framboise	66
> Groseille	58
> Mandarine	44
> Mûre	56
> Orange	45
> Pamplemousse	39
> Pêche	47
> Poire	61
> Pomme	58
> Raisin	68
Fruits oléagineux	
> Amande	596
> Cacahuète	560
> Châtaigne	213
> Noisette	671
> Noix	654
Sucres, sucrerie	
> Chocolat	550
> Confitures	278
> Miel	294
> Sucre	385
Produits laitiers	
> Fromage	300 à 400
> Lait de vache	65
> Œuf entier	158

Utilisation par l'organisme des substances alimentaires

D'une façon générale, l'utilisation des substances alimentaires est de deux types :

→ utilisation **énergétique** : les aliments sont décomposés et cette dégradation, à laquelle on donne également le nom de **catabolisme**, produit de l'énergie qui servira à couvrir les dépenses énergétiques de l'organisme (dépenses indispensables, thermorégulation, travail musculaire) ;

→ utilisation **plastique** : les produits de la digestion sont utilisés par l'organisme pour faire la synthèse de la matière vivante. Cette synthèse porte le nom d'**anabolisme**. C'est grâce à elle que peuvent s'effectuer la croissance, le remplacement des constituants usés des cellules vivantes.

L'ensemble du catabolisme et de l'anabolisme constitue le **métabolisme** : c'est donc l'ensemble des transformations subies par les substances alimentaires dans l'organisme. Il est possible de mesurer l'intensité du métabolisme : la mesure du métabolisme basal renseigne sur l'importance de celui-ci en dehors de toute activité musculaire.

D'une façon plus précise :

→ les glucides sont avant tout des aliments énergétiques : à leur absorption sous forme de sucres simples fait suite leur transformation, au niveau du foie surtout et des muscles, en glycogène. Ils sont stockés sous forme de **glycogène** dans le foie et les muscles et utilisés au fur et à mesure des besoins énergétiques ;

→ les protides sont avant tout des aliments plastiques : les acides aminés qui résultent de la digestion des protides sont utilisés par l'organisme qui les combine à nouveau et réalise ainsi la synthèse de ses propres protides, constituants essentiels de la matière vivante ;

→ enfin, les lipides sont à la fois des aliments plastiques et énergétiques : énergétiques car leur combustion libère une grande quantité d'énergie qui complète celle libérée par les glucides ; plastiques car ils s'intègrent dans les cellules et sont également un des constituants indispensables de la matière vivante. Les lipides peuvent être mis en réserve sous forme de dépôts de graisse (pannicule adipeux, tablier graisseux épiploïque, etc.) qui seront utilisés soit à titre plastique, soit à titre énergétique, au fur et à mesure des besoins.

Élimination des déchets

Cette activité incessante de l'organisme aboutit à la formation de déchets dont l'organisme se débarrasse par différents émonctoires : urines, matières fécales, sueur sont les principaux, mais rappelons aussi le rôle des poumons éliminant les déchets gazeux ; en outre, la salive et la bile sont des voies d'élimination de déchets spéciaux.

Faim et soif

La prise des aliments résulte des besoins de l'organisme qui se traduisent par des sensations spéciales, la faim et la soif ; celles-ci mettent en quête d'alimentation convenable.

La faim

La faim est le besoin de manger. Cette sensation, qui existe dès le début de la vie, est fondamentale.

La faim, d'apparition périodique, se traduit par des sensations mal définies localisées au creux épigastrique. À son origine, plusieurs phénomènes sont retrouvés :

→ existence de contractions gastriques : leur rôle paraît accessoire puisque la sensation de faim existe chez le sujet ayant subi l'ablation de l'estomac ;

→ existence de contractions duodénales : rôle accessoire également ;

→ excitation des terminaisons nerveuses sensibles du nerf pneumogastrique ; toutefois, la sensation de faim persiste chez les sujets ayant subi la section des nerfs pneumogastriques ;

→ diminution du taux des éléments sanguins et notamment du sucre ; l'hypoglycémie paraît être une cause des plus importantes ;

→ facteur cérébral : si, chez l'animal, l'hypothalamus règle la sensation de faim et de rassasiement, chez l'homme, la faim est une fonction corticalisée, c'est-à-dire soumise à l'influence du cortex cérébral. Comme telle, elle est influencée par des facteurs psychologiques : une occupation importante peut retarder son apparition, les émotions peuvent la réduire ou l'augmenter ; la volonté enfin peut contrôler la sensation de faim. La faim peut ainsi être vaincue pendant plusieurs semaines sous l'influence de la seule volonté (grèves de la faim), mais l'apport de boisson reste nécessaire dans ce cas.

L'appétit est une sensation de faim non désagréable qui provoque le désir de manger ; c'est la composante psychique de la faim. Elle est conditionnée par la connaissance des aliments, leur goût, leur saveur, leur odeur. La seule vue de ceux-ci peut provoquer la sécrétion de suc gastrique (suc psychique). L'absence d'appétit est l'anorexie, son excès est la boulimie.

La soif

La soif est le besoin de boire. Son apparition est aisément compréhensible puisque l'organisme élimine par le rein, le poumon, l'intestin et les glandes sudoripares une grande quantité d'eau. De ces pertes d'eau, les unes sont évidentes et aisément mesurables (urine), les autres sont imperceptibles et ne peuvent être appréciées que grossièrement ; elles portent, pour cette raison, le nom de **pertes insensibles**.

La soif a son siège au niveau de la cavité buccale et du pharynx et dépend de la sécheresse des muqueuses liée à la diminution des sécrétions salivaires. La cause intime de la soif réside dans l'augmentation de la concentration du sang (liée aux pertes d'eau) et de sa pression osmotique qui attire l'eau intracellulaire provoquant ainsi une **déshydratation intracellulaire** responsable de la sensation de soif.

L'hypothalamus, par l'action de contrôle qu'il exerce sur le métabolisme de l'eau *(chapitre 20)* préside également à la régulation de la soif. La soif est un besoin plus impérieux que la faim ou le sommeil parce qu'aucun métabolisme ne peut s'accomplir si nos organes ne disposent pas d'une quantité d'eau suffisante pour assurer l'intégrité cellulaire, l'élimination des déchets, etc. On ne peut donc vivre que très peu de temps sans boire.

Signalons enfin que la soif a des variétés diverses : à côté de la soif physiologique, existe la soif émotive par arrêt brusque de la sécrétion salivaire.

Marche (6 km/h)	300
Faire les courses	259
Jogging (10 km/h)	730
Jogging (15 km/h)	1 100
Course de fond	950
Sprint	1 250
Bicyclette (25 km/h)	450
Danse	700
Natation (25 m/min)	380
Natation (40 m/min)	1 100
Ski de fond	650
Tennis	463
Basket-ball	583
Ping-pong	500
Football	900
Aviron (300 m/min)	900

Dépenses caloriques de diverses activités physiques et sportives.
Les nombres sont ceux observés chez un adulte de poids moyen et pour une heure d'activité.
Ils ont une valeur indicative, non absolue sur le plan quantitatif.

[chapitre 13]

L'APPAREIL URINAIRE

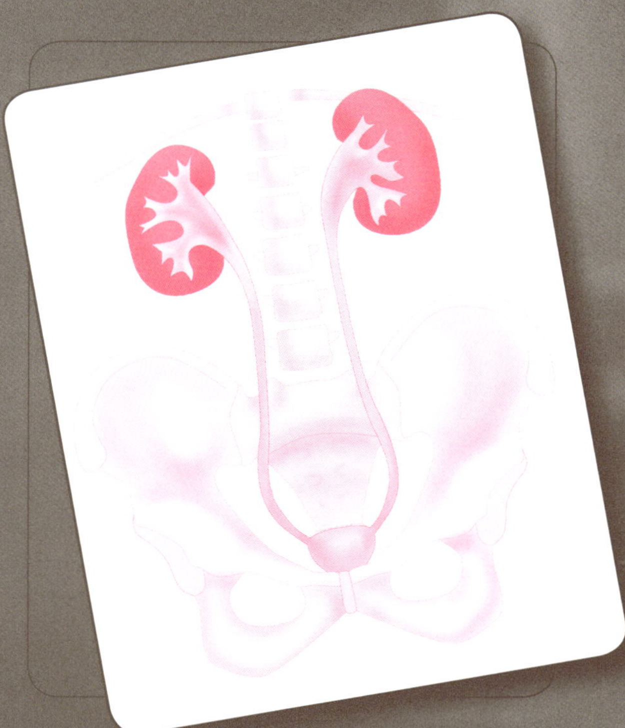

L'appareil urinaire a pour fonction d'assurer l'épuration du sang : il extrait en effet du sang circulant les déchets qui résultent du métabolisme et assure leur rejet à l'extérieur sous forme d'urine.

Par son action d'élimination sélective, il concourt de plus au maintien de la constance du milieu intérieur.

Structure générale

L'appareil urinaire se compose de deux organes qui élaborent l'urine, les reins. Les canaux excréteurs des reins, ou uretères, déversent l'urine dans un réservoir, la vessie, où elle s'accumule dans l'intervalle des mictions. La vessie évacue son contenu à l'extérieur par l'urètre (ou urèthre) ; cette évacuation constitue la miction.

Anatomie de l'appareil urinaire

Nous étudierons successivement ses différentes parties *(figure 194)*.

Les reins

Généralités

Les reins sont au nombre de deux : l'un droit, l'autre gauche. Leur forme est celle d'un haricot. Ils pèsent en moyenne 140 g. Leurs dimensions moyennes sont : 12 cm de long, 6 cm de large, 3 cm d'épaisseur. Leur coloration est rouge, leur consistance ferme, leur surface lisse et régulière.

Situation et rapports

Les reins sont situés dans la cavité abdominale. Ils sont plaqués contre la paroi abdominale postérieure et placés symétriquement de part et d'autre de la colonne vertébrale.

À cet endroit, ils occupent chacun une loge, la loge rénale, formée par des feuillets de tissu fibreux et par un abondant tissu graisseux.

Par l'intermédiaire de leur loge, les reins sont en rapport avec *(figure 195)* :

→ en avant, le péritoine pariétal postérieur qui les recouvre. Les reins sont donc des organes réellement extra-péritonéaux. Au-devant des deux reins se sont produits des phénomènes d'accolement, en particulier du duodénum et du pancréas, et ils répondent donc à ces organes *(figure 181)* ;

→ en arrière, la paroi postérieure du tronc. Celle-ci comporte deux étages :

- › un étage supérieur thoracique : par l'intermédiaire du diaphragme, les reins répondent à la partie inférieure de la paroi thoracique et notamment aux deux dernières côtes ;
- › un étage inférieur abdominal : les reins répondent aux muscles de la paroi postérieure de l'abdomen ; c'est là la région lombaire et l'on donne le nom de fosse lombaire à l'espace compris entre la douzième côte et la crête iliaque, espace dans lequel on explore le rein par la palpation ;

→ en dedans, les gros vaisseaux prévertébraux, aorte et veine cave inférieure, auxquels les reins sont reliés par les vaisseaux rénaux.

Configuration intérieure

Le bord interne de chaque rein est creusé d'une cavité profonde de 3 cm environ, le sinus du rein ; l'orifice de cette cavité est le hile. C'est au niveau du hile que les vaisseaux du rein pénètrent dans celui-ci et que les voies excrétrices de l'urine en sortent.

Le fond du sinus du rein est soulevé par des saillies coniques appelées papilles, percées de très nombreux orifices et au nombre de huit à dix environ.

Le rein, vu en coupe *(figure 196)*, se montre constitué de deux parties différentes :

→ une partie centrale, la **substance médullaire**, formée par la juxtaposition de segments de forme conique, les pyramides de Malpighi ; le sommet des pyramides forme les papilles ;

→ une partie périphérique, la **substance corticale**, jaunâtre. Elle comprend elle-même différents segments : les colonnes de Bertin séparant les pyramides de Malpighi, les pyramides de Ferrein séparant les pyramides de Malpighi de la surface du rein, le labyrinthe séparant les pyramides de Ferrein.

Structure

Le rein apparaît au microscope comme formé par la juxtaposition d'un très grand nombre d'unités élémentaires, les **néphrons** ou **tubes urinifères**. Chaque rein en contient environ 1 000 000. Chacun d'eux est un élément élaborant l'urine *(figure 197)*.

Chaque néphron comprend différentes parties.

Le corpuscule de Malpighi. C'est le segment initial du néphron. Grand de 200 μ environ, situé dans les colonnes de Bertin et le labyrinthe, il est formé de deux éléments :

→ le glomérule de Malpighi *(figure 198)* : c'est un réseau de capillaires artériels pelotonnés sur eux-mêmes et entourés d'une enveloppe appelée membrane basale ;

→ la capsule de Bowmann : c'est un élément à double paroi, formé de cellules très aplaties entourant le glomérule de Malpighi et dont la cavité communique avec la lumière du tube contourné qui lui fait suite.

Le tube contourné ou tube proximal. C'est un tube flexueux qui se détache de la capsule de Bowmann. Long de 12 à 14 mm, son diamètre est d'environ 60 μ. Il est formé de cellules cubiques, hautement différenciées, à bordure ciliée, en brosse.

L'anse de Henlé. Elle fait suite au tube contourné et se trouve dans les pyramides de Malpighi. Elle comporte successivement deux parties :

→ la branche descendante, rectiligne, grêle, longue de 5 mm environ ;

→ la branche ascendante, rectiligne, longue de 1 cm environ, réunie à la branche descendante par un coude.

La pièce intermédiaire de Schweiger-Seidel ou tube distal. Longue de 6 mm environ, elle fait suite à l'anse de Henlé. Le segment initial du tube distal porte le nom de **macula densa** : il est attenant au pôle vasculaire du glomérule du même néphron ; il est vascularisé par le même réseau capillaire que le tube proximal. Cette région joue un rôle fondamental puisque c'est à son niveau qu'est élaborée la rénine dont nous verrons plus loin l'importance *(figure 199)*.

Le tube collecteur de Bellini. Le tube de Bellini, rectiligne, fait suite à la pièce intermédiaire. Il traverse la pyramide de Malpighi en augmentant progressivement de volume. Il est long de 17 mm environ. Il s'unit aux tubes collecteurs des autres néphrons et forme un canal volumineux qui s'ouvre au sommet de la papille par un orifice, le pore urinaire.

Vascularisation

Elle est assurée par les vaisseaux rénaux *(figure 196)*.

L'artère rénale. Elle naît de l'aorte abdominale, de chaque côté, à la hauteur de la première vertèbre lombaire. C'est une artère très volumineuse, ce qui tient au fait qu'elle est à la fois l'artère nourricière et l'artère fonctionnelle du rein. De son origine sur l'aorte, l'artère rénale se dirige obliquement en dehors et un peu en bas, vers le hile du rein, et pénètre à cet endroit dans l'organe.

À l'intérieur du sinus du rein, l'artère rénale se divise et donne ainsi les artères interpapillaires. Celles-ci pénètrent dans le parenchyme rénal, entre les pyramides, et donnent naissance à leurs branches terminales, les **artères radiées**.

Le fait essentiel à retenir est qu'il n'y a aucune anastomose entre les différents rameaux artériels et que l'oblitération de l'un d'eux, à un niveau quelconque, entraînera infailliblement la mort du territoire rénal qui en dépend, sans qu'aucune suppléance soit possible par les artères voisines. L'oblitération de l'artère rénale elle-même entraînera de la même façon la mort du rein entier. On dit que ces artères sont **terminales**.

Les artères radiées se terminent en se divisant en un grand nombre de rameaux dont chacun aboutit à un corpuscule de Malpighi. Chacun de ces rameaux constitue l'**artère afférente du glomérule**. L'artère afférente du glomérule se résout en un lacis de capillaires qui constitue le glomérule de Malpighi. De celui-ci part l'**artère efférente du glomérule**, plus petite. Celle-ci se résout à son tour en un deuxième réseau de capillaires qui entoure les autres segments du tube urinifère. De ce second réseau naissent les capillaires veineux d'où sont issues les veines efférentes, branches d'origine des veines rénales.

Les ramifications des artères glomérulaires et leur disposition en deux réseaux capillaires réunis par une artériole intermédiaire forme un système porte et plus précisément un système porte artériel. On a donné à ce système porte le nom de **réseau admirable du rein**.

La veine rénale. Nous avons vu les capillaires qui en constituent l'origine. Ceux-ci donnent naissance à des veines efférentes, puis à des veines interpapillaires dont le trajet est parallèle à celui des artères correspondantes. Ces veines forment par leur confluence la veine rénale qui sort du rein par le hile et va se jeter dans la veine cave inférieure.

Les voies urinaires

On désigne sous le nom de voies urinaires, l'ensemble des canaux excréteurs que l'urine traverse depuis les reins jusqu'au milieu extérieur. Les voies urinaires comprennent donc : les calices, le bassinet, l'uretère, la vessie, l'urètre.

Les calices

Nous avons vu plus haut que les néphrons se terminent au niveau du sommet des pyramides de Malpighi. Les voies excrétrices proprement dites du rein commencent à ce niveau.

Le sommet de chaque pyramide de Malpighi est coiffé par le début de la voie excrétrice qui s'insère à son pourtour et forme à ce niveau le petit calice. Il existe donc autant de petits calices que de pyramides de Malpighi. Ces petits calices sont des tubes creux, recueillant l'urine émise par les pyramides.

Les petits calices s'unissent entre eux et forment des calices plus larges, les grands calices. Il existe en général trois grands calices dans chaque rein : le supérieur, le moyen et l'inférieur.

Le bassinet

Le bassinet résulte de l'union des grands calices. Il constitue au niveau de chaque rein un réservoir membraneux qui collecte l'urine sécrétée par le rein et la déverse dans l'uretère. Il émerge du rein au niveau du hile où il est en rapport intime avec les vaisseaux rénaux.

Le bassinet n'est pas un simple réservoir passif. Il est doué d'un pouvoir contractile qui aide à la progression de l'urine dans les voies urinaires.

L'uretère

L'uretère est un conduit très long s'étendant du bassinet à la vessie. Sa longueur est de 25 cm en moyenne, son diamètre varie de 3 à 5 mm *(figure 194)*.

Trajet et rapports. Au cours de son trajet, l'uretère traverse successivement différentes régions :

→ la région lombaire où il descend appliqué contre la paroi abdominale postérieure (psoas) et recouvert en avant par le péritoine ;

→ le petit bassin, région dans laquelle il pénètre après avoir croisé les vaisseaux iliaques au niveau du détroit supérieur. Dans le petit bassin il entre en rapport avec :

- le rectum, en arrière ;
- l'appareil génital, en avant du rectum ; chez l'homme, il répond essentiellement aux vésicules séminales et au canal déférent ; chez la femme, il chemine dans la base du ligament large et contre la paroi latérale du dôme vaginal ;
- les vaisseaux de la région et notamment, chez la femme, l'artère utérine qui croise son trajet.

L'uretère pénètre ensuite dans la vessie à 4 cm de l'uretère du côté opposé. Il traverse sa paroi obliquement par un trajet long de 1 cm et débouche dans la vessie par un orifice distant de 2 cm de celui du côté opposé.

Structure. La structure de l'uretère ressemble à celle du tube digestif : il présente en effet une tunique externe, une tunique musculaire avec des fibres circulaires et longitudinales et enfin une muqueuse.

Physiologie. Comme l'intestin, l'uretère est doué d'un pouvoir contractile. C'est grâce à ses mouvements péristaltiques que l'urine chemine vers la vessie.

La vessie

C'est un réservoir musculo-membraneux dans lequel l'urine s'accumule dans l'intervalle des mictions.

Généralités. Lorsqu'elle est vide, la vessie est aplatie de haut en bas et d'avant en arrière. Pleine, elle devient ovoïde à grosse extrémité dirigée en arrière et en bas. Sa capacité est très variable : en moyenne, le besoin d'uriner est ressenti pour une contenance de 300 cm^3, c'est la capacité physiologique ; mais la vessie est très extensible et sa capacité maxima peut être bien plus grande : elle atteint parfois 2 à 3 litres, en cas de rétention d'urine.

Situation et rapports. La vessie est située dans le petit bassin dont elle constitue l'organe le plus antérieur *(figure 200)*.

Ses rapports varient selon le sexe et selon son degré de réplétion.

La face antérieure répond à la symphyse pubienne et à la partie basse de la paroi abdominale dont elle est séparée par l'espace prévésical.

La face supérieure répond au péritoine qui la tapisse et à la grande cavité péritonéale.

La face postérieure a des rapports différents selon le sexe :

→ chez l'homme, elle répond au rectum dont elle est séparée par un prolongement du péritoine qui sépare les deux organes, le **cul-de-sac de Douglas**. Au-dessous du cul-de-sac de Douglas, la vessie répond aux vésicules séminales, aux canaux déférents et à la base de la prostate ;

→ chez la femme, elle répond à l'utérus et au vagin *(figure 201)*.

Sur le sommet de la vessie, à l'union des parois supérieure et antérieure, s'implante un reliquat embryonnaire qui va jusqu'à l'ombilic, le canal de l'ouraque.

Configuration intérieure. La surface interne de la vessie présente trois orifices :

→ deux orifices latéraux : ceux des uretères que nous avons déjà vus ;

→ un médian antérieur : l'orifice de l'urètre ou col de la vessie.

Ces trois orifices dessinent un triangle auquel on donne le nom de **trigone**.

Structure de la vessie. Elle est constituée par une tunique externe, fibreuse, une tunique moyenne musculaire et une tunique interne muqueuse. L'ensemble des fibres musculaires de la vessie constitue le **détrusor**.

Physiologie. Le besoin d'uriner apparaît lorsque la capacité physiologique est atteinte. L'évacuation vésicale est assurée par la contraction du détrusor.

L'urètre

C'est le canal excréteur de la vessie. Son aspect est différent dans les deux sexes.

Urètre chez l'homme. Sa longueur est en moyenne de 16 cm, son diamètre moyen de 7 mm. Le trajet de l'urètre comporte différentes portions.

De son origine au niveau du col de la vessie, l'urètre s'enfonce immédiatement dans la prostate et traverse cette glande : c'est l'**urètre prostatique**. À ce niveau, sa paroi postérieure présente une saillie, le veru montanum, au sommet duquel débouchent dans la lumière de l'urètre, les **canaux éjaculateurs** et l'**utricule prostatique** *(chapitre 17)*.

À sa sortie de la prostate, l'urètre est entouré par un muscle strié, le **sphincter strié de l'urètre** dont la contraction permet la continence volontaire et permet de résister au besoin d'uriner.

L'urètre traverse ensuite les muscles et les aponévroses du périnée auxquels il adhère : **urètre périnéal**, ou **urètre membraneux**.

Il pénètre alors dans un organe érectile, le corps spongieux (**urètre spongieux**). Il suit le corps spongieux dans tout son trajet, sur toute la longueur de la verge.

Il se termine à l'extrémité antérieure de la verge, au niveau du gland, par un orifice, le méat urétral.

L'urètre est constitué par une tunique musculaire tapissée intérieurement par une muqueuse. À son origine, le muscle s'épaissit et forme le sphincter lisse qui assure la continence involontaire (continence nocturne).

Urètre chez la femme. Sa longueur ne dépasse pas 3 cm.

Il descend verticalement en avant du vagin ; le méat urétral s'ouvre à la partie antérieure du vestibule vulvaire.

Comme chez l'homme, il est constitué par une tunique musculaire épaissie à sa partie supérieure en un sphincter lisse et par une tunique muqueuse. Un sphincter strié entoure aussi son origine.

Physiologie du rein

Le rôle le plus évident du rein est la sécrétion de l'urine. Cette sécrétion, en fait, n'est que la traduction finale des fonctions du rein qui sont nombreuses.

L'urine

L'urine est un liquide jaune ambré, d'odeur spéciale, de réaction en général acide, de densité voisine de 1,016 à 1,020. La quantité émise par 24 heures est en moyenne de 1 500 cm^3.

La composition de l'urine est comparée à celle du plasma dans le *tableau de la page suivante*.

Ce tableau montre que le rein élimine en les concentrant certains éléments du sang, que cette élimination est sélective, puisque le rein retient, sans les éliminer, d'autres éléments (protides en particulier), enfin que le rein a des fonctions de synthèse puisque l'urine contient des éléments que l'on ne retrouve pas dans le sang et qui ne peuvent avoir été fabriqués que par le rein.

CONSTITUANTS	URINE (quantités pour 1 000 cm³)	PLASMA (quantités pour 1 000 cm³)
Eau	950 cm³	900 cm³
Protides	0	75 g
Lipides	0	6 g
Glucides	0	1 g
Urée	25 g	0,25 g
Acide urique	0,5 g	0,03 g
Créatinine	1,5 g	0,010 g
Chlorures	5 à 15 g	3,65 g
Sodium	4,5 g	3,25 g
Potassium	1,5 g	0,20 g
Calcium	0,15 g	0,10 g
Acide hippurique	0,5 g	0 g
Ammoniaque	1 g	0 g

Mécanisme de la sécrétion urinaire

L'élaboration de l'urine comprend trois temps différents et successifs : la filtration glomérulaire, la réabsorption tubulaire et l'excrétion tubulaire *(figure 202)*.

La filtration glomérulaire

La capsule de Bowmann se comporte comme un filtre ou, mieux, comme un ultrafiltre, c'est-à-dire un filtre ne laissant passer que des éléments très petits.

À travers les parois des capillaires du glomérule, puis à travers la capsule de Bowmann, vont passer tous les éléments du sang assez petits pour filtrer. Cet ultrafiltre ne peut retenir que les éléments figurés du sang (globules) et les substances organiques dont le poids moléculaire est supérieur à 70 000, c'est-à-dire les protéines. Tous les autres éléments du sang vont filtrer à travers le glomérule et forment ainsi l'**urine glomérulaire** *(figure 203)*.

L'urine glomérulaire a donc une composition analogue à celle du plasma sanguin, exception faite des protéines, qui sont retenues et restent dans la circulation sanguine.

La filtration glomérulaire s'effectue sous l'influence de la pression sanguine dans les capillaires glomérulaires : sa valeur est à peu près la moitié de la pression sanguine dans les grosses artères, soit environ 70 mm de Hg. Cette pression doit vaincre la pression exercée par la capsule de Bowmann elle-même (pression capsulaire : environ 20 mm de Hg) et la force d'attraction exercée par les protéines sanguines (pression oncotique des protéines : 25 mm de Hg).

Le volume du débit sanguin dans le rein est tel (il atteint le quart du débit cardiaque soit 1,5 litre par minute) que le volume de l'ultrafiltrat glomérulaire ou urine glomérulaire est considérable : il atteint le chiffre énorme de 160 à 200 litres par jour. C'est alors qu'intervient la réabsorption tubulaire.

La réabsorption tubulaire

De l'urine glomérulaire, la presque totalité va être réabsorbée au niveau du tubule : le volume de l'urine définitive n'est en effet que de 1,5 litre par 24 heures environ.

La réabsorption tubulaire s'effectue selon deux processus :

→ un processus passif de diffusion, n'exigeant aucun travail cellulaire et ne dépendant que des différences de concentration de la substance réabsorbée de part et d'autre de la cellule tubulaire ;

→ un processus actif, impliquant un travail cellulaire, un transport cellulaire actif, sous la dépendance de réactions enzymatiques. Dans ce cas, la réabsorption tubulaire est limitée et, pour un taux limite de substance à réabsorber, la cellule est saturée et la réabsorption n'intervient plus : on a atteint le **taux maximal de réabsorption**.

Cette réabsorption porte inégalement sur les différents constituants de l'urine glomérulaire :

→ l'eau est réabsorbée en quantité énorme : 99 % de ce qui avait été filtré dans le glomérule *(figure 204)* ;

→ certaines substances sont réabsorbées totalement, par exemple le glucose ; celui-ci est présent dans l'urine glomérulaire, mais fait totalement défaut dans l'urine définitive ;

→ certaines substances ne sont pas du tout réabsorbées et sont ainsi complètement éliminées. Ces substances sont dites **substances sans seuil**. Le type des substances sans seuil est la créatinine ;

→ enfin certaines substances sont réabsorbées partiellement. Leur élimination n'a lieu que lorsque le taux de ces substances dans le sang atteint un certain niveau : au-dessus de ce taux elles ne sont pas réabsorbées ; au-dessous de ce taux, elles le sont. Ces substances sont dites **substances à seuil**. Le type des substances à seuil est représenté par les électrolytes. Signalons également ici que lorsque le taux du glucose sanguin est anormalement élevé (diabète), les capacités de réabsorption des tubes sont dépassées et la réabsorption n'est plus que partielle : la glycosurie apparaît alors.

L'excrétion tubulaire

Les cellules des tubes ont en outre une activité excrétrice propre. Certaines substances sont ainsi non seulement filtrées par le glomérule, mais au contingent filtré vient encore s'ajouter une quantité excrétée au niveau du tube. Cette excrétion tubulaire est notée pour certaines substances étrangères à l'organisme (médicaments, antibiotiques, acide para-amino-hippurique, composés iodés utilisés en urographie, etc.), mais elle s'exerce également sur l'ensemble des électrolytes et joue donc un rôle fondamental sur leur équilibre.

Cette excrétion tubulaire est un processus actif, mettant en jeu le travail cellulaire et susceptible de saturation si les substances excrétées ont une très forte concentration.

Il faut ajouter à cela que les cellules du tube distal, du fait de leur propre métabolisme, peuvent libérer dans la lumière du tube un certain nombre d'éléments (ions H+, ions ammonium), ce qui constitue la sécrétion tubulaire. Là encore, il s'agit d'un processus actif.

ÉTUDE DES GRANDES FONCTIONS D'ÉLIMINATION

L'ensemble de ces fonctions d'élimination est schématisé *(figure 207)*.

Élimination de l'eau et du sodium

Nous étudierons ensemble l'élimination de ces deux éléments, car leurs mécanismes sont intimement liés.

Filtration glomérulaire

L'eau est filtrée au niveau du glomérule formant environ 120 cm³ par minute d'urine primitive ou ultrafiltrat glomérulaire. Cette filtration s'effectue sous l'action de la pression sanguine : lorsque la pression artérielle s'abaisse (état de choc), la filtration glomérulaire diminue ; elle cesse complètement lorsque la pression artérielle est inférieure à 60 mm de mercure.

La totalité du sodium plasmatique est filtrée au niveau du glomérule.

Rôle du tube proximal

La fonction du tube proximal est de réduire le volume de l'urine glomérulaire sans en modifier la composition : il amorce le processus de réabsorption.

Les cellules tubulaires proximales vont réabsorber environ 85 % du sodium présent dans le filtrat glomérulaire. Une quantité proportionnelle d'eau accompagne le sodium par un phénomène de maintien de l'équilibre osmotique entre l'urine primitive et le contenu des cellules tubulaires. L'eau et le sodium réabsorbés sont repris par les capillaires péritubulaires et font retour à la circulation sanguine.

Cette réabsorption sodique et aqueuse est un phénomène actif impliquant un travail cellulaire (pompe à sodium). Elle entraîne une réabsorption passive du chlore.

À la fin du tube proximal, le débit de l'urine primitive aura été réduit d'environ 4/5 : il ne sera plus que de 20 cm³ par minute environ. La composition de cette urine en sodium n'est toujours pas très différente de celle du plasma.

Rôle du tube distal

C'est à son niveau que se termine l'élaboration de l'urine définitive. Elle se déroule essentiellement au niveau du tube collecteur.

Deux phénomènes interviennent à ce niveau : la perméabilité à l'eau des parois du tube collecteur, la concentration osmotique du tissu interstitiel de la médullaire. Ils aident à ajuster la production de l'urine aux nécessités du maintien de l'équilibre du milieu intérieur :

→ **la perméabilité à l'eau des parois du tube collecteur** est sous la dépendance de l'hormone antidiurétique post-hypophysaire (vasopressine ou ADH). Cette hormone accroît sélectivement la perméabilité à l'eau. Sa sécrétion est réglée par la concentration osmotique du plasma par l'intermédiaire de récepteurs sensibles aux variations de pression osmotique, les osmorécepteurs situés au niveau du diencéphale. Toute augmentation de la pression osmotique (restriction de boissons) stimule les osmorécepteurs et déclenche la sécrétion d'ADH, ce qui élève la perméabilité des parois du tube collecteur, d'où une résorption accrue d'eau et une diurèse réduite. À l'inverse, la prise de boissons abondantes abaisse la pression osmotique du plasma et entraîne les phénomènes inverses ;

→ **la concentration osmotique de la médullaire** est réglée par l'anse de Henlé : sa branche descendante est perméable à l'eau (phénomène réglé aussi par l'ADH posthypophysaire), sa branche ascendante est imperméable à l'eau, mais réabsorbe le sodium par un processus actif : la réabsorption du sodium au niveau de la branche ascendante augmente la pression osmotique du tissu interstitiel par passage de l'ion sodium à ce niveau ; cette augmentation de pression osmotique est à son tour responsable d'un appel d'eau passif venant de la branche descendante *(figure 205)*. La réabsorption du sodium diminue progressivement du sommet de l'anse de Henlé vers le tube distal (puisque l'urine du tube est de moins en moins concentrée en cet ion) : ceci explique que la pression osmotique de la médullaire est de plus en plus élevée de la superficie à la profondeur ; cette élévation de pression est responsable d'une résorption accrue d'eau au niveau du tube collecteur à mesure que celui-ci s'enfonce vers la papille *(figure 206)* : l'urine est ainsi de plus en plus concentrée. Lorsque les boissons ingérées sont abondantes, la concentration osmotique de la médullaire tend à baisser, ce qui diminue la réabsorption de l'eau, d'où augmentation de la diurèse qui compense le déséquilibre ; les phénomènes sont inverses en cas de restriction hydrique.

La réabsorption du sodium, phénomène essentiel au niveau du tube, est sous la dépendance de l'aldostérone (hormone corticosurrénalienne) *(chapitre 18)*. L'aldostérone stimule la réabsorption du sodium au niveau du tube distal et de l'anse de Henlé. Sa sécrétion est déclenchée par l'insuffisance des apports d'eau : cette situation tend à diminuer le volume sanguin circulant, ce qui détermine la sécrétion de rénine par le rein ; la rénine se transforme en angiotensine, puissant stimulant de la sécrétion d'aldostérone. Ces phénomènes hormonaux sont déclenchés également par la restriction sodée lorsque les apports d'eau ne sont pas modifiés.

Le résultat de ces phénomènes complexes est le suivant : il reste 1 cm³ par minute d'urine concentrée éliminée par la vessie ; les 180 litres d'urine primitive sont devenus les 1 500 cm³ d'urine définitive *(figures 204 et 207)*.

Élimination des autres ions

Le chlore

Le chlore filtré est presque totalement réabsorbé (99 %) au niveau du tube proximal par un processus passif couplé avec la réabsorption du sodium. L'urine contient 5 à 6 g de chlore par 24 heures.

Le potassium

Le potassium filtré est totalement réabsorbé par le tube proximal. Le potassium éliminé dans l'urine est exclusivement sécrété par le tube distal où il est échangé ion pour ion avec le sodium. L'aldostérone stimule l'excrétion du potassium.

Les ions hydrogène

Ils sont sécrétés au niveau du tube distal et échangés comme le potassium contre les ions sodium.

Les ions bicarbonates

Les bicarbonates filtrés sont en quasi-totalité réabsorbés : leur excrétion quotidienne est de 2 à 3 mEq par jour chez l'adulte.

Les ions ammonium NH4

Ils sont exclusivement sécrétés au niveau du tube distal dont les cellules en assurent la synthèse.

Élimination des autres substances

L'urée

Elle est filtrée au niveau du glomérule et partiellement réabsorbée au niveau du tube. Cette réabsorption est un phénomène passif et lié à la très grande diffusibilité de l'urée à travers les membranes cellulaires.

Le glucose

Le glucose filtré au niveau du glomérule est totalement réabsorbé au niveau du tube proximal. Cette réabsorption est un phénomène actif impliquant un travail cellulaire. Cette capacité de réabsorption est dépassée si la glycémie dépasse 1,80 g par litre, et la glycosurie apparaît alors.

L'acide urique

Filtré au niveau du glomérule, il est partiellement réabsorbé au niveau du tube proximal.

La créatinine

Filtrée par le glomérule elle ne subit aucune réabsorption ; elle est ainsi totalement éliminée par la filtration glomérulaire.

Régulation de la sécrétion urinaire

Le fonctionnement du néphron dépend au premier chef de la circulation sanguine intrarénale, et par conséquent de la pression artérielle dont nous avons étudié précédemment l'influence.

Il est soumis en outre à des influences hormonales que nous avons étudiées chemin faisant : hormone antidiurétique posthypophysaire, aldostérone couplée avec le système rénine-angiotensine.

Il est enfin fonction directe des ingestions de boissons et d'électrolytes. À titre d'exemple, l'ensemble des phénomènes mis en jeu lors d'une réduction des apports d'eau est schématisé sur le *tableau de la page suivante*.

L'inverse de ces phénomènes se produit en cas d'apports exagérés d'eau.

[Fonctions du rein

Elles peuvent être groupées sous diverses rubriques.

Éliminations des déchets

Les déchets solubles de l'organisme (urée, acide urique, créatinine, etc.) sont éliminés par le rein qui les concentre. En ce qui concerne l'urée, il faut insister sur le fait qu'elle n'est pas toxique par elle-même pour l'organisme, mais que c'est l'accumulation de tous les déchets en cas d'insuffisance rénale qui est responsable des troubles dont l'urémie ou hyperazotémie n'est que le témoin.

Maintien de la constance du milieu intérieur

La vie des cellules n'est possible que si le milieu intérieur qui les baigne garde une composition constante. C'est le rein qui assure cette constance en régissant :

→ l'**équilibre hydrique** : le rôle du rein dans l'élimination de l'eau est fondamental puisqu'il maintient stable le capital hydrique de l'organisme. Les mécanismes de l'élimination de l'eau ont été étudiés précédemment et il faut souligner de plus le pouvoir d'adaptation considérable du rein, soit à la surcharge, soit à la restriction aqueuse. Les autres émonctoires (sueur, évaporation pulmonaire) ont un rôle plus accessoire ;

→ l'**équilibre électrolytique** : le rein règle l'élimination de toutes les substances minérales et maintient ainsi constante la composition ionique du plasma ;

→ l'**équilibre acido-basique** : le métabolisme cellulaire aboutit à la formation continuelle d'acides. Le rôle du rein est d'éliminer cet excès d'acides tout en épargnant le capital basique de l'organisme. C'est au tube rénal que revient cette fonction. Le maintien d'un pH normal est possible grâce à trois mécanismes : la sécrétion d'ions H+ acides (**acidogenèse**) échangés contre des ions alcalins (sodium), la réabsorption des bicarbonates alcalins, la sécrétion d'ions ammoniums (**ammoniogenèse**) permettant l'élimination des acides forts sous forme de sels d'ammonium.

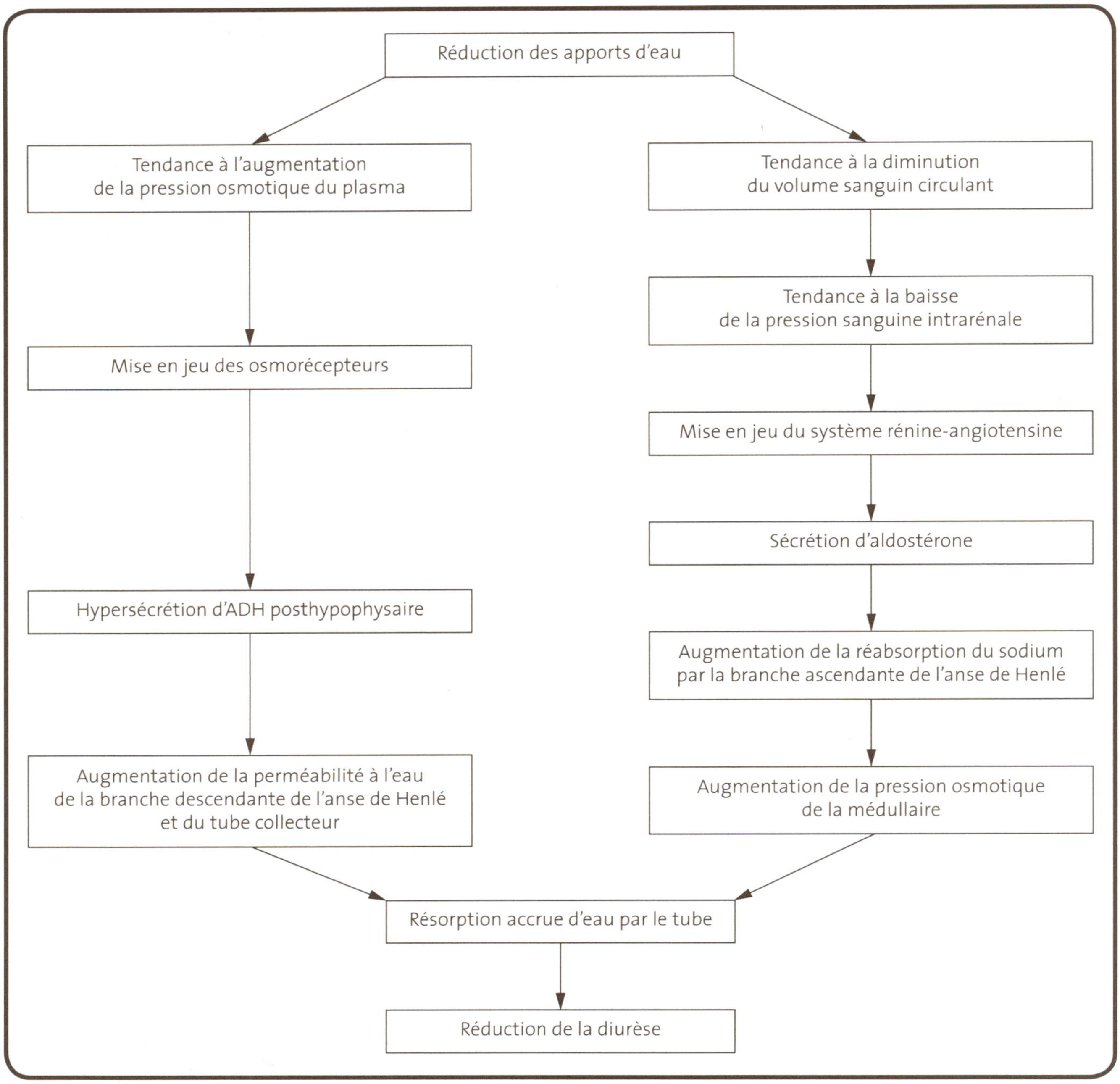

Fonction synthétique et antitoxique

Le rein assure la synthèse de nombreux produits : synthèse de l'urochrome (pigment jaune de l'urine), synthèse de l'acide hippurique à partir de composés toxiques, synthèse de l'ammoniaque dont l'élimination intervient également dans le maintien de l'équilibre acido-basique.

Le rein débarrasse donc l'organisme de produits toxiques. Signalons ici que nombre de produits médicamenteux (antibiotiques), voire de poisons, sont éliminés par les reins.

Pouvoir de sélection

Certains constituants normaux du sang (protides, lipides) ne sont jamais éliminés dans l'urine : le rein a donc un pouvoir de sélection. Ce n'est qu'en cas de lésion grave des reins que ces éléments apparaissent dans l'urine : **albuminurie**, **hématurie**, **glycosurie**, etc.

Régulation de la pression artérielle

Toute diminution de la pression artérielle intrarénale (choc, hémorragie, déshydratation sévère, rétrécissement de l'artère rénale), entraînant une insuffisance de l'irrigation artérielle du rein (ischémie rénale), provoque la sécrétion par le rein d'une substance spéciale, la **rénine**.

La rénine est élaborée par l'appareil juxtaglomérulaire. Celui-ci est constitué par trois éléments : la macula densa (segment initial du tube distal accolé au pôle vasculaire du glomérule), l'artère afférente du glomérule, accolée à la macula densa, et dont les cellules ont un aspect spécial (grains de sécrétion), enfin les cellules interposées entre les deux éléments précédents.

La rénine libérée dans le sang circulant réagit avec une substance contenue dans le plasma, l'**angiotensinogène**, synthétisée par le foie. La réaction est la suivante :

➔ rénine + angiotensinogène = angiotensine I ;

➔ angiotensine I + enzyme plasmatique = angiotensine II.

L'angiotensine II a deux propriétés fondamentales :

→ c'est la plus puissante des substances hypertensives actuellement connues (elle est sept fois plus active que la noradrénaline) ; elle agit en provoquant une vasoconstriction intense : c'est le plus puissant vasoconstricteur connu ;

→ elle contrôle la sécrétion de l'aldostérone et intervient par conséquent par son intermédiaire dans le métabolisme hydrique et sodique de l'organisme.

Enfin, il a été mis en évidence, dans la médullaire rénale, une substance vasodépressive, hypotensive, mais celle-ci est encore mal connue.

Le rein joue donc un rôle essentiel dans le maintien de la pression artérielle.

Fonction hématopoïétique

Le rein élabore une substance qui stimule l'élaboration des globules rouges par les organes hématopoïétiques. Cette substance a été nommée **érythropoïétine**. Sa sécrétion est déclenchée par l'hypoxie (rôle dans la polyglobulie des altitudes). Sa sécrétion en excès par certains cancers du rein provoque l'apparition de polyglobulies.

Sa carence est responsable de l'anémie, constante chez les malades en insuffisance rénale chronique. Elle est maintenant produite industriellement par génie génétique et utilisée de façon routinière, au long cours, pour traiter cette anémie.

L'érythropoïétine a été utilisée comme substance dopante dans certains sports de compétition, notamment le cyclisme. Elle entraîne, chez les sujets auxquels elle est administrée, une augmentation du nombre de globules rouges du sang (polyglobulie), d'où un accroissement de l'apport d'oxygène aux muscles, ce qui facilite les efforts musculaires intenses, améliore le travail des muscles et accroît l'endurance aux efforts. Mais elle comporte des risques importants pour la santé des sportifs, avec, notamment, la possibilité d'obstructions vasculaires (thromboses) du fait de la polyglobulie qui entraîne une augmentation de la viscosité sanguine.

La miction

La miction est l'évacuation des urines déclenchée par la vidange de la vessie.

Dans l'intervalle des mictions, l'urine élaborée par les reins arrive goutte à goutte par les uretères et s'accumule dans la vessie qui joue ainsi un rôle de réservoir. La réplétion progressive de la vessie est permise par l'occlusion de l'urètre (par son sphincter).

Lorsque le volume d'urine atteint la capacité physiologique de la vessie (300 ml environ), il apparaît une tension vésicale qui provoque le besoin d'uriner.

La miction résulte de la combinaison de la contraction du muscle vésical (ou détrusor) et du relâchement du sphincter de l'urètre.

Le déroulement de la miction normale est sous la dépendance du système nerveux. L'intégrité de l'innervation de la vessie *(figure 208)* est nécessaire pour que la miction soit normale.

Innervation de la vessie

Les centres nerveux

Ils assurent le fonctionnement vésical et ils sont étagés.

Il existe ainsi :

→ des **centres vésicaux** situés dans la paroi même de la vessie : ils sont sous le contrôle des centres sus-jacents (de la moelle et du cerveau) mais ils peuvent à eux seuls assurer le fonctionnement de la vessie en particulier lorsque l'innervation de celle-ci a été détruite ; il s'agit alors de ce qu'on appelle la vessie automatique ou autonome ;

→ des **centres médullaires** situés au niveau de la moelle lombo-sacrée et constituant le centre vésico-spinal ; ce centre est situé au niveau de la colonne végétative ;

→ des **centres cérébraux** de siège cortical imprécis ; ils contrôlent tous les centres sous-jacents, expliquant l'influence de la volonté sur le déclenchement de la miction.

Les voies nerveuses

Elles traversent deux amas nerveux du petit bassin appelés ganglions hypogastriques dont sont issus les nerfs afférents et efférents :

→ les **voies de la sensibilité**. Les impressions sensibles venant de la vessie émanent : de la muqueuse et du muscle (elles passent par les nerfs érecteurs), du péritoine qui recouvre la vessie (elles passent par le nerf hypogastrique), enfin de la muqueuse de l'urètre postérieur et du sphincter (elles passent par le nerf honteux interne) ;

→ les **voies de la motilité**. Les incitations motrices empruntent pour le détrusor les nerfs érecteurs, pour le sphincter lisse les nerfs hypogastriques, pour le sphincter strié les nerfs honteux internes.

Caractères de la miction

Normalement, la miction est indolente, facile et complète (la vessie se vide en totalité). Les mictions sont uniquement diurnes (la vessie dort la nuit) et surviennent à intervalles variables dans la journée. Chez le nourrisson, la miction est automatique ; ultérieurement elle est contrôlée par la volonté.

La **continence** ou possibilité de retenir ses urines est assurée par un double sphincter qui entoure l'urètre postérieur :

→ un **sphincter lisse**, innervé par le sympathique ;

→ un **sphincter strié**, d'innervation cérébro-spinale, donc soumis à la volonté.

Le sphincter lisse assure la continence inconsciente pendant le jour et la continence nocturne par son tonus permanent. Le sphincter strié assure la continence volontaire qui permet de résister au besoin d'uriner.

Les troubles de la miction sont fréquents et variés : mictions trop fréquentes (pollakiurie), difficiles (dysurie), impossibles (rétention d'urine), etc.

Observation de la diurèse

L'observation de la diurèse fait partie de l'examen clinique routinier de tout malade.

Recueil des urines

Le recueil des urines est effectué sur 24 heures à partir de et jusqu'à une heure fixe et immuable si l'observation est poursuivie plusieurs jours.

On utilisera éventuellement deux bocaux, un pour le jour, un pour la nuit.

L'importance de chaque miction sera mesurée au moyen d'une éprouvette graduée ; sa quantité sera notée sur la feuille de surveillance du malade, puis l'urine sera placée dans le bocal.

En pratique, si le recueil d'urine débute à 8 heures le matin :

→ faire uriner le malade à 8 heures et jeter cette urine ;

→ ensuite recueillir toutes les urines jusqu'au lendemain 8 heures ;

→ la dernière miction recueillie est celle de 8 heures le lendemain qui est à inclure dans la diurèse des 24 heures.

La diurèse quotidienne est notée et une courbe en est tracée sur la feuille de température.

La difficulté du recueil des urines est d'éviter d'en perdre lors de l'évacuation de l'intestin (recueil dans un bassin).

Résultats

Normalement la diurèse quotidienne est de 1 500 ml environ dont les deux tiers correspondent à la diurèse diurne et le tiers à la diurèse nocturne.

Il faut s'attacher à :

→ la **quantité** d'urine émise : la polyurie est une diurèse excessive, l'oligurie, une diurèse insuffisante ;

→ l'**aspect** de l'urine : normalement elle doit être parfaitement limpide ;

→ l'**odeur** de l'urine ;

→ la **couleur** de l'urine : elle est modifiée dans de nombreuses circonstances et par l'absorption de médicaments ou de certains aliments.

Exploration des reins et de la fonction rénale

Deux grandes catégories d'épreuves permettent l'étude des reins : celles qui permettent de préciser leur morphologie et celles qui permettent d'apprécier leur valeur fonctionnelle.

Étude de la morphologie des reins

Palpation du rein

La palpation du rein dans la fosse lombaire ne permet de percevoir celui-ci que chez les sujets maigres.

Radiographie sans préparation

Les contours du rein sont habituellement bien visibles sur des clichés sans préparation. Les images obtenues sont plus nettes si l'on utilise des tomographies de la fosse lombaire (clichés « en coupe »).

Urographie intraveineuse

Elle permet la visualisation des cavités excrétrices. Pour ce faire on injecte par voie intraveineuse un produit iodé opaque aux rayons X électivement éliminé par le rein : ce produit commence à apparaître dans les calices au bout de 2 à 3 minutes et remplit progressivement les voies urinaires. Son excrétion est suivie sur des clichés radiologiques échelonnés dans le temps *(figure 209)*.

L'urographie fournit non seulement des renseignements morphologiques sur le rein, mais également des renseignements d'ordre fonctionnel basés sur la rapidité d'apparition du produit de contraste et sa plus ou moins grande densité.

Opacifications rétrogrades

La pyélographie. Elle consiste à introduire à travers un appareil appelé cystoscope, qui permet de regarder dans la vessie, une sonde fine poussée dans l'uretère jusqu'au bassinet et à injecter un produit de contraste dans cette sonde.

L'urétéro-pyélographie rétrograde. Elle est de principe analogue, mais le produit opaque est injecté dans l'orifice urétéral lui-même, ce qui dessine tout le trajet de l'uretère.

Ces deux investigations fournissent des images précises des voies excrétrices, souvent plus nettes que celles obtenues par urographie.

Opacifications vasculaires

Il est possible d'obtenir une image radiologique des artères ou veines du rein (artériographie ou phlébographie rénales) en y injectant un produit de contraste grâce à une sonde introduite dans les vaisseaux rénaux à partir d'une artère ou d'une veine fémorale *(figure 210)*. Ces explorations vasculaires dessinent non seulement le réseau vasculaire intrarénal, mais également le parenchyme rénal lui-même (temps néphrographique de l'artériographie) renseignant sur sa qualité (densité du néphrogramme, rapidité de son apparition, épaisseur de la corticale des reins, homogénéité de l'image rénale).

Échographie, scanner, IRM

Ces examens ne comportent aucune manœuvre invasive chez le malade et sont, par conséquent, dénués de tout risque. Ils permettent d'étudier avec précision la morphologie des reins.

L'échographie. Elle est basée sur l'étude de la réflexion des ultrasons par le rein et ses différences avec la réflexion par les organes de voisinage (leur texture étant différente, les ultrasons sont réfléchis différemment). L'enregistrement de la réflexion des ultrasons fournit une image appelée échotomographie qui visualise le rein vu en coupe.

Le scanner ou tomodensitométrie ou scanographie. C'est une amélioration de la tomographie aux rayons X (étude en coupes) réalisée en traitant les images fournies par les rayons X au moyen d'un ordinateur. On obtient ainsi des coupes transversales du corps sur lesquelles sont dessinés avec une grande finesse tous les organes et en particulier les reins permettant ainsi une étude précise de leur forme.

Les scanners actuels autorisent des reconstructions tridimensionnelles des organes explorés et permettent de visualiser ceux-ci soit en coupe, soit en vue frontale, avec la possibilité de nombreuses incidences (face, profil, trois-quarts, incidences intermédiaires par rotation des images).

L'imagerie par résonance magnétique nucléaire (IRM ou RMN). C'est la plus récente des méthodes d'exploration morphologique du rein. Son principe consiste en la mesure des modifications de la rotation des protons constitutifs des atomes de l'organisme sous l'influence d'un champ magnétique très intense. Les données sont traitées par ordinateur et permettent d'obtenir des coupes de l'organisme dans les trois plans de l'espace (transversal, frontal, sagittal) *(chapitre 21)*.

La RMN fournit des images d'une précision inégalée des différents organes et notamment des reins et des voies excrétrices.

Dosages hormonaux

Dans quelques cas, on est amené à effectuer des dosages hormonaux explorant le fonctionnement rénal :

- dosage de l'activité rénine du plasma ;
- dosage de l'aldostérone dans le sang ou les urines ;
- dosage de l'érythropoïétine.

Biopsie rénale

La ponction du rein au moyen d'une aiguille spéciale permet d'en détacher un minuscule cylindre dont l'examen en microscopie ordinaire ou électronique permet une étude histologique détaillée de l'organe.

Étude des fonctions rénales

L'appréciation de la valeur fonctionnelle des reins peut être réalisée : soit en étudiant la composition de l'urine et les modifications de ses composants lors d'épreuves dynamiques, soit en étudiant le dosage dans le sang des composés éliminés électivement par le rein, soit enfin au moyen d'épreuves où interviennent à la fois des dosages sanguins et urinaires.

Examens portant uniquement sur l'urine

La mesure de la diurèse *(voir Observation de la diurèse)*. C'est l'examen le plus simple. On peut en tracer une courbe. Son interprétation doit tenir compte de la quantité de liquides ingérés et de la courbe de poids.

L'examen chimique des urines. Il comporte le dosage des éléments normaux de l'urine et la recherche des éléments anormaux :

- le dosage des constituants normaux de l'urine, électrolytes (chlore, sodium, potassium), urée, créatinine, donne une idée du pouvoir de concentration des reins. Toutefois, ces dosages n'ont d'intérêt et ne peuvent être correctement interprétés que s'ils sont intégrés dans une étude plus complète comportant en particulier un bilan des entrées et des sorties ; l'acidité, le taux d'ammoniaque urinaire reflètent l'équilibre acide-base ;
- la recherche d'éléments anormaux revêt une valeur diagnostique considérable : recherche d'une albuminurie, d'une glycosurie. On fera toujours une étude de l'élimination sur 24 heures de l'élément anormal retrouvé.

L'examen cytologique des urines. Il permet de reconnaître les éléments figurés que l'urine contient :

- la présence de cristaux, de cellules épithéliales, de cylindres hyalins ne permet pas d'affirmer une atteinte rénale ;
- la présence de cylindres granuleux témoigne d'une atteinte rénale car ils sont formés de cellules tubulaires desquamées ;
- la recherche des hématies et des leucocytes : il existe une hématurie et une leucocyturie physiologiques, mais les chiffres n'en dépassent pas 1 000 hématies par minute et 2 000 leucocytes par minute. Des chiffres plus élevés témoignent d'une atteinte rénale.

L'épreuve de dilution-concentration. Elle explore la réabsorption tubulaire de l'eau. Elle est un reflet fidèle de la capacité de concentration des reins et de leur souplesse dans la régulation du métabolisme hydrique :

- l'épreuve de concentration étudie la densité urinaire après restriction hydrique (500 cm^3 de boissons pour 24 heures) : normalement la densité doit dépasser 1 027 ;
- l'épreuve de dilution, complémentaire de la précédente, étudie la densité urinaire après absorption de 1 500 cm^3 d'eau en une heure : normalement le volume d'urine émis doit être de 1 300 à 1 500 cm^3, et la densité doit s'abaisser à 1 002.

L'étude de l'élimination urinaire de colorants injectés par voie intraveineuse (phénol-sulfone-phtaléine ou PSP) n'est plus guère utilisée de nos jours, car des investigations plus précises sont entrées en pratique.

Examens portant sur le sang

Il s'agit de faire une étude des taux plasmatiques des corps excrétés par le rein. On conçoit aisément que l'insuffisance rénale détermine une élévation du taux plasmatique des substances normalement excrétées par le rein. À cet égard ont un intérêt majeur :

- le taux des substances de déchets : urée sanguine (normale = 0,20 à 0,50 g/l), créatinine (normale = 12 mg/l), acide urique (normale = 40 mg/l) ;
- le taux des électrolytes : leur interprétation doit tenir compte des ingesta ;
- le taux des substances tampons, reflétant l'équilibre acide-base de l'organisme : réserve alcaline, pH.

Une étude globale de la fonction rénale peut être faite en étudiant la décroissance du taux plasmatique de substances éliminées par le rein et introduites par voie intraveineuse. À partir des courbes de décroissance plasmatique, il est même possible de calculer les clairances des corps considérés.

Épreuves comportant l'étude du sang et de l'urine

La **constante d'Ambard** est une épreuve d'élimination de l'urée. Son calcul repose sur une formule mathématique liant l'urée sanguine et la concentration de l'urée dans l'urine. Sa valeur normale est de 0,07.

L'étude des **clairances** est actuellement l'épreuve la plus utilisée. On désigne sous le nom de clairance d'une substance éliminée dans l'urine le volume virtuel de plasma que le rein peut épurer complètement en 1 minute de la substance étudiée. Si l'on désigne par P la concentration plasmatique de cette substance, par U sa concentration urinaire et par V le volume urinaire émis en 1 minute, le produit U × V est la quantité de substance éliminée en 1 minute, et la clairance C est donnée par la formule :

$$C = \frac{UV}{P}$$

La méthode des clairances a permis l'étude de l'excrétion rénale d'un grand nombre de substances présentes dans le plasma à l'état normal ou introduites par voie veineuse. L'étude des résultats montre que les clairances sont réparties en trois groupes :

→ certains corps (créatinine, mannitol, inuline, hyposulfite de sodium, etc.), ont une clairance voisine de 120 cm^3/minute. Ce sont des corps qui sont exclusivement filtrés par le glomérule sans aucune action du tube. Leur clairance permet donc de mesurer le volume du filtrat glomérulaire ;

→ d'autres corps (en particulier l'urée) ont une clairance inférieure à 120 cm^3/minute, donc inférieure au filtrat glomérulaire. Ce sont les corps qui sont filtrés par le glomerule puis partiellement réabsorbés par le tube ;

→ d'autres corps enfin (pénicilline, acide para-amino-hippurique ou PAH) ont une clairance supérieure à 120 cm^3/minute. Ceci signifie qu'ils sont à la fois filtrés par le glomérule et sécrétés par le tube et leur clairance permet de mesurer l'activité du tube. Le PAH offre la particularité d'être totalement éliminé par le rein en un seul passage : la mesure de sa clairance donne donc le flux plasmatique rénal. La clairance du PAH est de 630 cm^3/minute.

Des mesures plus complexes sont possibles : mesure du taux de réabsorption maximum du glucose.

Il est ainsi possible de faire une étude détaillée de la fonction des différentes parties du néphron.

Explorations isotopiques

L'injection intraveineuse d'un produit radioactif éliminé sélectivement par le rein permet une étude très fine de la fonction rénale.

La mesure de la radioactivité par comptage externe au moyen d'un détecteur de radiations, au niveau des reins, de l'uretère, de la vessie, fournit deux ordres de renseignements *(figure 211)* :

→ des renseignements **morphologiques** : la carte de la radioactivité ou **scintigramme rénal** renseigne sur la forme et la dimension des reins, leurs altérations pathologiques ;

→ des renseignements **fonctionnels** : la mesure de la radioactivité en fonction du temps permet d'apprécier l'élimination rénale du produit et d'en tracer une courbe appelée **néphrogramme isotopique**.

Différents produits radioactifs sont disponibles. Leur mécanisme d'élimination par le rein est différent et l'on peut étudier ainsi les divers temps de la sécrétion urinaire :

→ le DTPA (acide penta-acétique diéthylène triamine) marqué au technétium 99 permet d'estimer le taux de filtration glomérulaire ;

→ l'iodohippurate de sodium marqué à l'iode 131 (Hippuran I 131), le DMSA (acide di-mercaptosuccinique) marqué au technétium 99 et le MAG 3 (mercaptoacétyltriglycine) marqué au technétium 99 permettent d'évaluer le flux sanguin rénal et la sécrétion tubulaire.

Ces investigations isotopiques permettent une étude anatomique et fonctionnelle séparée des deux reins et la comparaison du fonctionnement de chacun d'eux. Elles ne comportent aucune manœuvre invasive, sont bien tolérées (même chez l'insuffisant rénal) et dépourvues de risque.

[chapitre 14]

L'œil

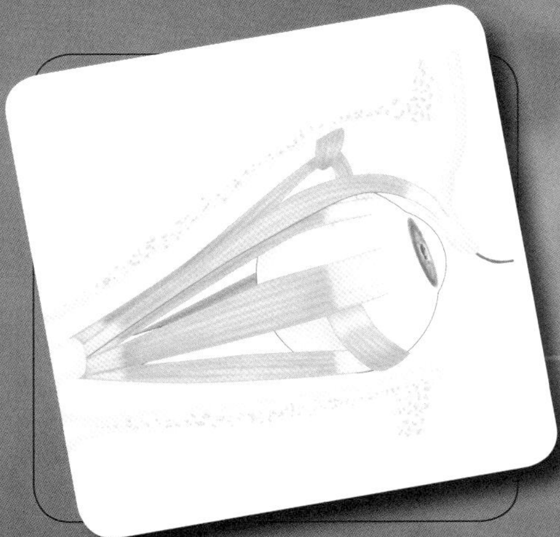

L'œil est l'organe de la vision.

Il est placé dans l'orbite, mais est relié au cerveau par le nerf optique.

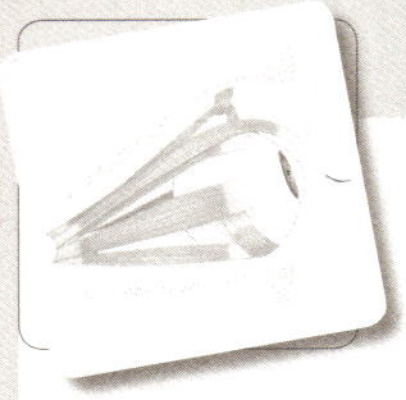

Anatomie

Nous envisagerons successivement : le globe oculaire et ses annexes, c'est-à-dire les organes chargés de le mouvoir et de le protéger.

Le globe oculaire

Le globe oculaire est un organe de forme sphérique. Son diamètre est de 25 mm environ, son poids de 7 à 8 g.

Il est constitué par une coque extérieure formée par trois membranes concentriques ; à l'intérieur de cette coque, se trouvent des milieux transparents.

Les membranes du globe oculaire

Ce sont les enveloppes du globe. Elles sont au nombre de trois, disposées concentriquement. Ce sont, de la périphérie vers le centre du globe *(figure 212)*, les membranes fibreuse, vasculaire et nerveuse.

La membrane fibreuse. C'est la membrane protectrice de l'œil. Elle est constituée de deux parties :

→ une partie postérieure formant les 5/6 postérieurs du globe : c'est la **sclérotique**. Elle donne insertion aux muscles de l'œil et présente un orifice postérieur pour le nerf optique. Elle est blanchâtre et opaque ;

→ une partie antérieure formant le 1/6 antérieur du globe : c'est la **cornée**. La cornée est plus convexe et plus saillante que la sclérotique. Contrairement à celle-ci, elle est transparente. Elle est en outre dépourvue de tout vaisseau.

L'union de la sclérotique et de la cornée se fait au niveau d'une région spéciale, le **limbe scléro-cornéen**.

La membrane vasculaire ou uvée. Membrane nourricière de l'œil, elle comprend trois parties très riches en vaisseaux et en pigments :

→ en arrière, la **choroïde** qui tapisse la face profonde de la sclérotique. Comme celle-ci, la choroïde est traversée par le nerf optique ;

→ en avant de la choroïde, la membrane vasculaire forme le **corps ciliaire** qui sécrète les liquides contenus dans le globe. Le corps ciliaire comporte deux éléments : le muscle ciliaire, muscle de l'accommodation, et les procès ciliaires : ce sont 70 à 80 petits replis conjonctifs disposés en couronne contenant des pelotons vasculaires ;

→ plus en avant encore, la membrane vasculaire forme l'**iris**. C'est un diaphragme vertical percé d'un orifice central, la **pupille**. L'iris est pigmenté et sa couleur donne la teinte de l'œil. Il contient en outre de nombreuses fibres musculaires lisses innervées par le système végétatif : la contraction de ces fibres, déclenchée par le parasympathique, provoque le rétrécissement de la pupille ou myosis, leur relâchement provoqué par le sympathique entraîne la dilatation pupillaire ou mydriase.

La membrane nerveuse ou rétine. C'est la plus interne des trois membranes, c'est aussi la membrane sensible aux impulsions lumineuses.

Elle est constituée par neuf couches différentes *(figure 213)* formées, de la périphérie vers le centre par les éléments suivants.

L'épithélium pigmentaire – C'est la couche la plus externe de la rétine dont les cellules reposent par leur base sur la choroïde. Leur sommet envoie, entre les cellules visuelles, de longues franges.

L'épithélium pigmentaire a trois rôles essentiels :

→ il agit comme écran pigmenté ;

→ il intervient dans la nutrition des cellules visuelles ;

→ il intervient dans le renouvellement des disques des cellules visuelles en détruisant les débris de ceux-ci.

Les cellules visuelles – Elles sont appelées également cellules photoréceptrices. Elles sont de deux types : les **cellules à bâtonnet**, adaptées à la vision crépusculaire en périphérie, et les **cellules à cône**, adaptées à la vision discriminative et à la vision des couleurs quand l'éclairement est suffisant *(figure 214)* :

→ **les cellules à bâtonnet.** Ce sont des cellules très allongées possédant, de part et d'autre du corps cellulaire, un long prolongement :

> le corps cellulaire contient le noyau et l'ensemble des corps cellulaires forme la couche des grains externes de la rétine ;

> le prolongement externe comporte lui-même trois parties : l'article interne, le cil connecteur et l'article externe. L'article interne contient les mitochondries et l'appareil de Golgi. Le cil connecteur est une portion effilée qui unit l'article externe à l'article interne. L'article externe est formé par l'empilement de 600 à 900 disques aplatis contenant un pigment, le pourpre rétinien ou rhodopsine.
  Les disques des bâtonnets sont renouvelés quotidiennement. De nouveaux disques sont fabriqués à la base du bâtonnet et sont repoussés vers le sommet au niveau duquel les disques usés sont détruits et leurs débris phagocytés par les cellules de l'épithélium pigmentaire. Chaque bâtonnet produit environ 80 à 90 disques par jour ;

> le prolongement interne ; étroit, se termine par un renflement, la sphérule, qui entre en contact avec les dendrites des cellules bipolaires et des cellules horizontales ;

→ **les cellules à cône.** Leur structure est comparable à celle des cellules à bâtonnet. Les différences principales sont les suivantes :

> l'article externe est plus court et ne contient que 200 à 300 disques empilés ; leur pigment visuel est différent, c'est l'iodopsine ;

> le cil connecteur est plus court ;

> le prolongement interne se termine par une extrémité élargie, le pédoncule, connecté à de nombreuses cellules d'association.

Les cellules nerveuses de relais – Ce sont des cellules bipolaires et multipolaires.

Les **cellules multipolaires** ou cellules horizontales unissent entre elles plusieurs cellules photoréceptrices.

Les **cellules bipolaires** unissent les cellules photo-réceptrices aux cellules donnant naissance aux fibres du nerf optique.

Ces deux types cellulaires forment trois couches de la rétine : la couche des grains internes et les couches plexiforme externe et plexiforme interne.

Les cellules ganglionnaires – Ce sont les cellules qui donnent naissance aux fibres du nerf optique et qui forment les deux couches les plus centrales de la rétine.

Avant d'atteindre les cellules sensibles, la lumière doit donc traverser toute l'épaisseur de la rétine.

Deux zones de la rétine présentent des propriétés particulières. Ce sont :

→ au niveau du pôle postérieur du globe, la **macula** ou **fovea** ou **tache jaune**, zone ne possédant que des cellules à cône, et au niveau de laquelle les impressions visuelles ont leur maximum de précision et de netteté ;

→ au-dessous et en dedans de la macula, la **papille**. C'est la zone qui correspond à l'arrivée du nerf optique dans le globe, à la convergence de toutes ses fibres. Cette zone n'est pas impressionnée par la lumière car elle est dépourvue de toute cellule sensible : c'est la zone aveugle de la rétine.

Les milieux transparents de l'œil

Le cristallin. C'est une lentille transparente, biconvexe, située en arrière de l'iris. Elle est maintenue en place par des ligaments dont l'ensemble forme le **zonule de Zinn**. Le cristallin est élastique et, sous l'action du muscle ciliaire, voit se modifier ses courbures ; cette élasticité diminue avec l'âge.

L'humeur aqueuse. C'est un liquide incolore chimiquement voisin de l'eau, sécrété par les procès ciliaires, et qui remplit l'espace compris entre la cornée et le cristallin ; cet espace est appelé **chambre antérieure de l'œil**.

Le corps vitré. C'est un liquide visqueux, transparent, qui emplit le globe oculaire en arrière du cristallin.

Le nerf optique

Rappelons que le nerf optique, deuxième paire de nerfs crâniens, émerge du globe oculaire à son pôle postéro-inférieur. Il pénètre dans le crâne par le trou optique et, à la base du cerveau, entrecroise ses fibres avec le nerf du côté opposé, formant ainsi le **chiasma optique**.

Des angles de celui-ci naissent en arrière les bandelettes optiques qui se terminent au niveau des corps genouillés latéraux *(chapitre 6)*.

Les annexes du globe oculaire

Ce sont tous les organes assurant la protection du globe et permettant sa mobilité.

L'orbite

C'est une cavité creusée dans le massif facial de part et d'autre du squelette nasal. Elle est de forme pyramidale, à sommet postérieur, et présente en arrière deux orifices : la **fente sphénoïdale**, qu'empruntent les nerfs moteurs de l'œil, et le **trou optique**, qu'emprunte le nerf optique ; des vaisseaux importants traversent également ces deux orifices *(figure 215)*.

Les muscles du globe oculaire

Ils sont au nombre de sept. Tous, sauf un, le petit oblique, s'insèrent dans le fond de la cavité orbitaire par un tendon commun et se dirigent d'arrière en avant vers le globe en divergeant et en formant ainsi un cône musculaire à sommet postérieur. Ces muscles sont : le droit supérieur, le droit inférieur, le droit externe, le droit interne et le grand oblique, tous insérés sur le pourtour du globe, et le releveur de la paupière supérieure qui se termine dans cette paupière. Le petit oblique, au contraire, s'insère sur la partie antérieure de la paroi orbitaire et se dirige transversalement vers le globe sur lequel il se fixe *(figures 216 et 217)*.

L'innervation de ces muscles est la suivante :

→ le nerf moteur oculaire externe (VI) innerve le droit externe : sa paralysie entraîne un strabisme interne ou convergent ;

→ le nerf pathétique (IV) innerve le grand oblique ;

→ le nerf moteur oculaire commun (III) innerve tous les autres muscles. Sa paralysie entraîne un strabisme externe ou divergent et une chute de la paupière supérieure ou ptôsis.

Les aponévroses de l'œil

Elles comprennent deux parties :

→ **la capsule de Tenon** : c'est une gaine fibreuse qui enveloppe la partie postérieure, scléroticale, du globe dont elle est séparée par un espace graisseux, l'espace de Tenon. Elle est percée d'un orifice pour le nerf optique ;

→ **l'aponévrose de Tenon** : c'est une enveloppe qui entoure complètement les muscles de l'œil et comble les espaces compris entre eux et ceci sur tout leur trajet. L'ensemble forme un cône musculo-aponévrotique, rempli de tissu graisseux et où cheminent des vaisseaux et des nerfs, en particulier le nerf optique.

Les paupières

Au nombre de deux, elles sont composées essentiellement : d'un squelette fibreux, le tarse des paupières et le septum orbitaire ; de muscles striés assurant la mobilité des paupières : muscle orbiculaire des paupières et muscle releveur de la paupière supérieure ; de muscles lisses ; d'éléments glandulaires : glandes de Meibomius ; d'un revêtement externe cutané, d'un revêtement interne, muqueux. Leur bord libre porte les cils.

La conjonctive

C'est une muqueuse qui tapisse successivement : la face profonde de chaque paupière (conjonctive **palpébrale**), puis la face superficielle de la cornée avec laquelle elle fait corps (conjonctive **oculaire**). Entre paupières et cornée, elle forme un cul-de-sac, le **cul-de-sac conjonctival**.

L'appareil lacrymal

Il comprend une glande, la **glande lacrymale**, et les **voies lacrymales**. La glande est située dans l'orbite au-dessus et en dehors du globe ; elle a pour rôle de sécréter les larmes et elle les déverse à la surface de la conjonctive par des canaux excréteurs qui débouchent dans le cul-de-sac conjonctival. Les larmes ont un rôle protecteur du globe. L'excédent des larmes se déverse dans le nez par les voies lacrymales : celles-ci commencent à l'angle interne de l'œil par les points lacrymaux et forment finalement un canal, le canal lacrymo-nasal qui aboutit dans chaque fosse nasale au niveau du méat inférieur *(figure 218)*.

Les vaisseaux et nerfs

Sans revenir sur les éléments déjà cités, mentionnons simplement que :

→ la vascularisation est assurée par l'**artère ophtalmique**, branche de la carotide interne qui irrigue tous les éléments contenus dans l'orbite ;

→ le nerf optique forme l'axe du cône musculo-tendineux de l'orbite ;

→ l'orbite contient des nerfs du système végétatif qui forment le **ganglion ophtalmique**.

Les voies optiques

Les influx nerveux engendrés par la lumière au niveau de la rétine sont transmis au cerveau par une chaîne de trois neurones qui constituent les voies optiques et qui relient la rétine au lobe occipital du cerveau *(figure 219)*.

Le premier neurone est représenté par la cellule bipolaire de la rétine. Le corps de ce neurone est situé dans la couche des grains internes. Il présente une expansion dendritique qui s'articule avec les cellules visuelles et une expansion axonique qui s'articule avec les cellules ganglionnaires. Il existe des variétés différentes de cellules bipolaires selon qu'elles sont en rapport avec des cônes ou des bâtonnets.

Le deuxième neurone est représenté par la cellule ganglionnaire. C'est une cellule volumineuse dont les dendrites sont nombreux et s'articulent avec les cellules bipolaires et dont l'axone, très long, sort du globe oculaire au niveau de la papille, parcourt le nerf optique, le chiasma, la bandelette optique, pour se terminer dans le corps genouillé latéral.

Le troisième neurone va du corps genouillé latéral à l'écorce du lobe occipital (cortex visuel), en empruntant les radiations optiques.

Les connexions au niveau de la rétine sont complexes :

→ les connexions entre cellules visuelles et cellules bipolaires sont différentes pour les cônes (où chaque cellule bipolaire ne s'articule qu'avec un cône et une cellule ganglionnaire) et pour les bâtonnets (où chaque cellule bipolaire s'articule avec plusieurs bâtonnets et chaque cellule ganglionnaire avec plusieurs bipolaires). Ces faits expliquent que l'acuité visuelle soit meilleure au niveau de la macula (qui ne contient que des cônes) qu'en périphérie où les cellules à bâtonnets sont plus nombreuses que celles à cônes ;

→ il existe par ailleurs des neurones d'association :

> les **cellules horizontales**, situées dans la couche plexiforme externe, s'articulent avec les cellules visuelles et les cellules bipolaires ;

> les **cellules amacrines**, situées dans la couche des grains internes, assurent des connexions entre les cellules ganglionnaires et les dendrites des cellules bipolaires.

Il est important de retenir que les neurones constituant le nerf optique s'entrecroisent au niveau du chiasma optique *(figure 220)*.

Au total, l'hémisphère cérébral droit reçoit les fibres venues de la moitié temporale de la rétine de l'œil droit et celles de la moitié nasale de la rétine de l'œil gauche, tandis que l'hémisphère cérébral gauche reçoit les fibres venues de la moitié nasale de la rétine de l'œil droit et celles de la moitié temporale de la rétine de l'œil gauche.

Physiologie

Phénomènes physiques de la vision

L'ensemble des milieux transparents de l'œil est l'équivalent d'un système de lentilles dont l'indice de réfraction serait de 1,40 et dont le foyer serait situé au niveau de la tache jaune de la rétine.

Un objet placé à l'infini engendre une image petite, réelle et renversée, exactement placée sur la rétine au niveau de la macula.

Le système optique de l'œil est donc tel qu'il donne de cette manière de tous les objets situés à l'infini une vision nette. Ce phénomène est spontané et ne nécessite aucun effort.

L'accommodation

Lorsque les objets se rapprochent, l'œil est obligé de faire un effort pour en donner une vision nette. Cet effort constitue l'**accommodation**. Il a pour but de ramener sur la rétine l'image des objets proches, image qui, en l'absence d'accommodation se forme derrière la rétine, entraînant une vision floue. Ce but est atteint par l'augmentation de courbure du cristallin sous l'influence de la contraction des muscles ciliaires ; parallèlement, se produit un rétrécissement de l'orifice pupillaire ou myosis (réflexe pupillaire à la distance).

Cet effort d'accommodation commence à se produire à partir d'une distance de 60 m : cette distance constitue le **punctum remotum**. Pour des distances de plus en plus petites, l'effort d'accommodation devient de plus en plus grand ; il est maximal lorsque l'objet est situé à 15 cm de l'œil : cette seconde distance constitue le **punctum proximum**. Pour des distances inférieures, le pouvoir d'accommodation du cristallin est dépassé, l'image se projette en arrière de la rétine, l'image est floue.

Le pouvoir d'accommodation diminue avec l'âge du fait de la disparition d'élasticité du cristallin. Le punctum proximum s'éloigne : c'est la **presbytie**.

Anomalies du système optique de l'œil

En cas de défaut de convergence des milieux transparents, ou de défaut de longueur du globe, l'image des objets tend à se former derrière la rétine : c'est l'**hypermétropie**. Pour voir nettement, l'hypermétrope doit éloigner les objets de son œil afin de ramener leur image sur la rétine. Ce trouble de la vision se corrige aisément par le port de lunettes ou de lentilles de contact convergentes (convexes).

En cas d'excès de convergence ou d'excès de longueur du globe oculaire, l'image se forme devant la rétine : c'est la **myopie**. Pour voir nettement, le myope doit rapprocher les objets de ses yeux afin de ramener leur image sur la rétine. Ce trouble de la vision est corrigé par le port de verres (ou de lentilles de contact), divergentes (concaves). Dans les cas les plus graves, des interventions chirurgicales visant à redresser la courbure de la cornée ont été proposées (incision de la cornée ou kératotomie).

Enfin, parfois, par suite d'une irrégularité de courbure du globe ou d'une hétérogénéité des milieux transparents, l'image d'un point devient un segment de droite ; les objets sont alors déformés dans un sens et non déformés dans l'autre : c'est l'**astigmatisme** *(figure 221)*. Ce trouble de la vision est corrigé par le port de verres (ou de lentilles) dont la forme est complexe, avec un rayon de courbure non uniforme sur toute son étendue pour focaliser les rayons lumineux des différents plans à même la rétine.

Le strabisme

Si l'axe visuel d'un œil s'écarte de celui de l'autre, il en résulte un strabisme. Il existe plusieurs sortes de strabismes. Lorsque l'axe de l'œil est orienté vers l'intérieur, il s'agit d'un strabisme convergent, s'il est orienté vers l'extérieur, il s'agit d'un strabisme divergent. Plus rarement, l'axe de l'œil est dévié vers le haut. Le strabisme peut entraîner des troubles de la vision en relief et parfois une vision double (diplopie).

Phénomènes physiologiques de la vision

La perception lumineuse

La perception des images comporte plusieurs temps.

Naissance des influx. Les influx sensoriels naissent au niveau de la rétine par excitation des cellules photoréceptrices.

Les cellules visuelles ont pour rôle d'enregistrer les excitations lumineuses et de les transformer en un message nerveux qui sera transmis au cerveau.

La naissance des influx nerveux comporte donc deux étapes :

→ l'enregistrement de l'excitation lumineuse ;

→ la formation du message nerveux.

L'enregistrement de l'excitation lumineuse – La lumière étant formée de grains de lumière appelés photons, c'est l'impact des photons au niveau de la rétine qui excite les cellules photo-réceptrices. Cette excitation met en jeu un phénomène chimique faisant intervenir le pigment visuel des disques des bâtonnets et des cônes.

Le pigment visuel est constitué de deux éléments :

→ le chromophore, composé identique dans toutes les cellules visuelles ; ce composé est le 11 cis-rétinal qui dérive de la vitamine A (ou rétinol) ;

→ une protéine ou **opsine** qui est différente dans les cônes et les bâtonnets ; il existe quatre types d'opsine ; la **rhodopsine** dans les cellules à bâtonnets et trois opsines différentes pour les cônes : l'**iodopsine** dans les cônes sensibles au rouge, et deux opsines non identifiées dans les cônes sensibles au vert et sensibles au bleu.

L'impact des photons provoque une transformation chimique du pigment visuel et plus précisément une transformation du 11 cis-rétinal en trans-rétinal qui à son tour déclenche une transformation de l'opsine laquelle se sépare du trans-rétinal ; ceci entraîne le blanchiment du pigment visuel. Les processus chimiques inverses se produisent après cessation de l'excitation lumineuse et entraînent la régénération du pigment visuel. Ces faits expliquent le rôle de la vitamine A dans la physiologie de la vision.

La formation du message nerveux – Elle est moins bien connue. Il semble que les transformations du pigment visuel entraînent des modifications de la perméabilité de la membrane des cellules visuelles avec changement dans la polarisation électrique de la membrane et apparition d'un potentiel d'action qui va se transmettre le long des chaînes de neurones.

La production d'un influx n'a lieu que lorsque l'excitation lumineuse atteint une certaine intensité et une certaine durée : il existe donc un seuil d'intensité et de durée. Lorsque l'intensité lumineuse est forte, se produit une contraction de la pupille (myosis) qui vient la freiner et empêche toute excitation trop brutale (réflexe pupillaire à la lumière). À l'inverse, lorsque l'intensité lumineuse est faible, la pupille se dilate (mydriase).

Les impressions lumineuses persistent pendant un temps très court après l'excitation qui les a engendrées (1/50 de seconde). Si entre deux excitations consécutives l'intervalle est inférieur à ce temps, l'impression subjective est celle d'une seule excitation : ce phénomène a trouvé son application dans la mise au point du cinéma.

L'acuité visuelle permet de mesurer la finesse de la vision : c'est en effet la possibilité de percevoir séparément deux points situés le plus près possible l'un de l'autre. Normalement, il est possible de distinguer deux points éloignés de 3 mm, à 10 m de distance.

Cheminement des influx. Les influx, nés au niveau des cellules sensorielles, suivent les fibres du nerf optique, gagnent avec lui le chiasma optique, cheminent ensuite dans les bandelettes optiques pour aboutir aux corps genouillés. De là, les influx sont transmis au **lobe occipital**, où se trouve situé, au voisinage de la scissure calcarine, le centre visuel. L'ensemble des fibres qui assurent la transmission des influx de la rétine au lobe occipital constitue les **voies optiques**.

La surface rétinienne est divisée en trois territoires ou champs : temporal, nasal et maculaire. Du fait de l'entrecroisement des fibres des deux nerfs optiques au niveau du chiasma, les fibres issues de ces différentes régions ont des trajets différents : cette disposition explique les anomalies du champ visuel qu'engendrent les compressions des voies optiques (**hémianopsies**) *(figure 220)*.

Interprétation cérébrale des influx. Au niveau du lobe occipital, les influx sensoriels sont interprétés par les cellules cérébrales qui en assurent la perception consciente.

Cette interprétation assure une vision correcte et explique en particulier :

→ la perception « redressée » des objets : les images formées sur la rétine sont renversées ; par suite d'un phénomène cérébral mettant en jeu la mémoire et les renseignements fournis par les autres sens, l'image est redressée, les objets sont vus droits ;

→ la vision binoculaire : normalement, l'image d'un objet regardé avec les deux yeux se forme sur chaque rétine en des points homologues ; les fibres nerveuses issues de ces points suivent pour les deux yeux le même trajet dans les voies optiques du fait de la disposition du croisement des fibres dans le chiasma. Il n'en résulte donc qu'une seule sensation au niveau du cortex occipital. Lorsque l'objet se déplace, les mouvements des globes tendent toujours à provoquer la formation des images sur chaque rétine en des points rigoureusement homologues. Si pour une raison ou pour une autre ces mouvements ne se produisent pas (absence volontaire de convergence) ou sont asymétriques (strabisme), la sensation devient double : c'est la **diplopie** ;

→ la sensation du relief résulte également d'une interprétation par le cerveau des sensations venues de chaque œil. Normalement chacun de nos yeux voit les objets sous un angle particulier, légèrement différent de celui de l'autre œil ; les images enregistrées par l'œil droit diffèrent donc légèrement de celles enregistrées par l'œil gauche ; le cerveau assure leur fusion d'où résulte la sensation de relief ;

→ la notion de distance est également un phénomène cérébral : elle est jugée sur la netteté de l'image et sa grandeur par rapport à des objets voisins connus.

La perception des couleurs

Les cellules photoréceptrices ont chacune un rôle bien défini dans la perception visuelle :

→ les bâtonnets assurent la vision par faible lumière (vision crépusculaire) ;

→ les cônes assurent la vision par lumière normale et la vision des couleurs.

Les bâtonnets ne comportent qu'un seul type cellulaire. Leur pigment, la rhodopsine, est surtout sensible à la lumière bleu-vert. Dans une semi-obscurité, les bâtonnets sont seuls à fonctionner ; la sensibilité uniforme de leur pigment explique que, dans ces conditions, il est impossible de différencier les couleurs.

Les cônes sont de trois types contenant chacun un pigment différent. Chaque pigment absorbe préférentiellement une des trois couleurs primaires du spectre lumineux visible : le bleu, le vert, le rouge. Les trois types de cônes sont donc : les cônes sensibles au bleu, les cônes sensibles au vert et les cônes sensibles au rouge. Il existe plus de six millions de cônes dans la rétine ; il n'y a presque pas de cônes sensibles au bleu au centre de la macula.

Les courbes d'absorption de chaque pigment sont larges et empiètent sur les zones voisines du spectre lumineux ; le chevauchement est particulièrement marqué pour le rouge et le vert : ainsi un cône sensible au rouge peut réagir non seulement au rouge, mais aussi à une lumière verte si elle est très intense ; les mêmes phénomènes se produisent avec les autres types de cônes. Les cônes sensibles au bleu jouent un rôle très important dans la perception des couleurs, les autres types de cônes interviennent dans la netteté de la vision et l'appréciation de la luminosité et de l'intensité lumineuse.

Une couleur est formée par le mélange en proportions variables de radiations lumineuses simples que l'œil ne peut distinguer. Le mélange des trois couleurs primaires permet ainsi de reconstituer tous les coloris : c'est ce que l'on appelle la **trichromie**.

La perception des couleurs par la rétine résulte donc de l'excitation à des degrés divers des différents types de cônes, le mélange des excitations et leurs intensités différentes assurant ainsi la reconstitution des couleurs. Ainsi :

→ quand une lumière (ou couleur) bleue touche la rétine, les cônes sensibles au bleu envoient un influx relayé par les cellules ganglionnaires ; il en va de même pour la lumière rouge ou verte ;

→ quand aucune lumière n'atteint la rétine, aucun influx n'est envoyé, c'est l'obscurité ;

→ quand une lumière blanche atteint la rétine, les trois types de cônes réagissent et envoient des influx ;

→ quand il s'agit d'une autre lumière colorée, l'excitation porte simultanément sur deux ou trois types de cônes : rouge et vert pour la lumière jaune, rouge et bleu pour le magenta, etc.

Les signaux émis par les cônes de la rétine consistent non seulement en influx excitateurs mais aussi en influx inhibiteurs, ce qui influe finalement sur les informations transmises au cerveau.

L'œil s'adapte à l'intensité de la lumière qu'il reçoit. Le premier mécanisme d'adaptation est représenté par le degré d'ouverture de la pupille : elle se contracte d'autant plus que la lumière est plus intense. Le second mécanisme est l'ajustement automatique de la sensibilité des cellules visuelles : chaque catégorie a son propre contrôle indépendant de sensibilité, ce qui modifie les informations transmises au cerveau.

Enfin, l'exposition prolongée de l'œil à une lumière blanche ou à une couleur vivement éclairée peut entraîner une fatigue des cônes correspondants, responsables d'erreurs ou d'illusions dans la perception des couleurs lors du changement brusque des conditions de vision : persistance d'images colorées, vision d'images persistantes de couleurs complémentaires.

Il en va ainsi en particulier l'hiver, à l'occasion des sports de neige, où la vision prolongée de paysages neigeux uniformément blancs associée à la réflexion des rayons du soleil sur la neige entraîne des phénomènes d'éblouissement pouvant aller exceptionnellement jusqu'à une amaurose de très courte durée. L'exposition de l'œil sans protection lors de séjours en montagne entraîne l'**ophtalmie des neiges**, caractérisée par une conjonctivite intense avec douleurs oculaires, photophobie, larmoiement et parfois ulcération de la cornée ; elle est due à la réverbération sur la neige des rayons solaires bleus, violets et ultraviolets. La prévention repose sur le port de lunettes à verres filtrants. Le port de telles lunettes est une nécessité absolue lors des sports d'hiver.

On peut fatiguer les cônes sensibles au rouge et au vert en les exposant à la lumière jaune qui les excite tous ; le sujet ne peut alors compter que sur les cônes bleus : ceci explique les importantes anomalies de perception des couleurs que l'on rencontre avec cette sorte d'éclairage.

Les anomalies de la vision des couleurs

Les anomalies de la vision des couleurs portent le nom de **dyschromatopsies**. Certaines sont congénitales, d'autres acquises, observées notamment au cours du diabète, du glaucome, dans certaines intoxications médicamenteuses.

Les dyschromatopsies congénitales atteignent 8 % des hommes et 0,45 % des femmes en France. Le trouble de la vision est bilatéral, symétrique, invariable dans le temps, incurable et inconscient. Il en existe plusieurs variétés :

→ la disparition totale de la vision des couleurs ou **achromatopsie** est très rare : les sujets ne distinguent alors que le noir, le gris ou le blanc. Les achromates possèdent un seul type de cône fonctionnel et ils ne différencient que les variations de luminosité ;

→ les défauts partiels de la vision des couleurs sont, en revanche, assez fréquents :

- certains sujets appelés **dichromates** ont deux types de cônes fonctionnels et une variété de cônes semble leur faire défaut (les cônes sensibles soit au vert, soit au rouge). Ces sujets confondent le vert et le rouge qu'ils voient de l'une ou l'autre couleur selon qu'il leur manque le pigment rouge ou le pigment vert : c'est le **daltonisme** ;
- chez d'autres sujets, appelés **trichromates anormaux**, les trois types de cônes sont présents, mais la sensibilité de l'un des types est mauvaise. La vision des couleurs est anormale (certains sujets sont peu sensibles au rouge, d'autres au vert), mais pas forcément incorrecte pour autant.

Les dyschromatopsies acquises se distinguent des précédentes par une atteinte asymétrique, évolutive et consciente. De plus, l'atteinte du bleu est la plus fréquente ici, contrairement aux formes congénitales où elle est rare.

Signalons, à propos des anomalies de la vision des couleurs, que les études de la rétine des mammifères ont permis de montrer que ceux-ci ne voient qu'en noir et blanc, car leur rétine ne contient que des bâtonnets.

[chapitre 15]

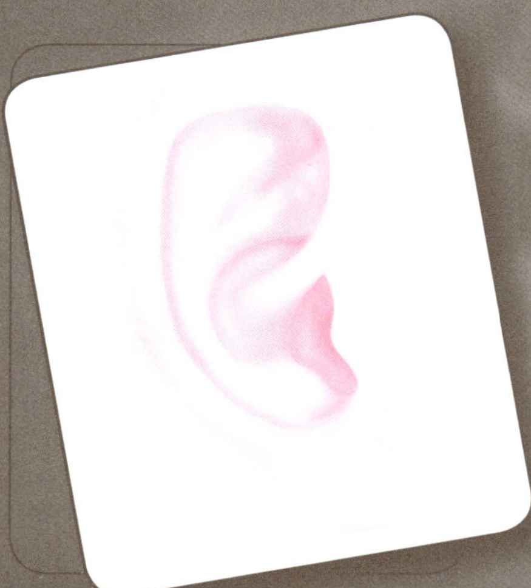

L'OREILLE

L'oreille est un organe pair et symétrique occupant des cavités creusées dans le rocher et qui assure deux fonctions différentes : l'audition et l'équilibration.

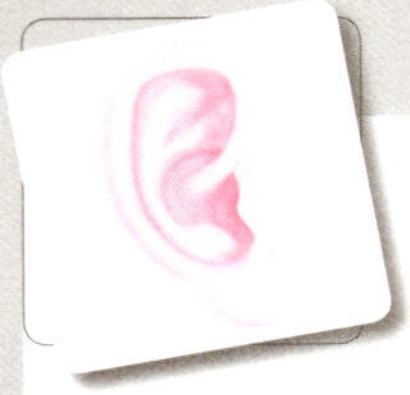

Anatomie

Anatomiquement, l'oreille comprend trois parties : l'oreille externe, l'oreille moyenne et l'oreille interne *(figure 222)*.

L'oreille externe

Elle comprend deux parties : le pavillon et le conduit auditif externe *(figure 223)*.

Le pavillon

Situé à la partie latérale du crâne, en arrière de la branche montante du maxillaire inférieur, le pavillon est formé par un cartilage enroulé sur lui-même en cornet et recouvert de peau sur ses deux faces. Il présente à étudier : un bourrelet périphérique, l'**hélix**, se prolongeant vers le bas par le **lobule de l'oreille**, une saillie concentrique à l'hélix, l'**anthélix**, enfin une excavation centrale où s'ouvre le conduit auditif externe, la **conque**, bordée par deux saillies, le tragus en avant, l'anti-tragus en arrière *(figure 224)*.

Le conduit auditif externe

C'est un canal long de 3 cm environ s'ouvrant au niveau de la conque en dehors, et dont le fond est fermé par la membrane du **tympan**.

Ses parois sont cartilagineuses en dehors, osseuses en dedans où elles sont constituées par le **tympanal**, élément constitutif de l'os temporal. Elles sont tapissées par une peau contenant de nombreux follicules pileux, des glandes sudoripares et sébacées sécrétant une matière cireuse spéciale, le **cérumen**.

L'oreille moyenne

Elle est située dans l'épaisseur du rocher et comprend trois parties : la caisse du tympan, la trompe d'Eustache, et l'antre mastoïdien avec les cellules mastoïdiennes.

La caisse du tympan

Constitution. C'est une cavité creusée dans l'os temporal :

→ sa paroi antérieure, osseuse, présente l'orifice de la trompe d'Eustache ;

→ sa paroi postérieure, l'orifice de l'antre mastoïdien ;

→ sa paroi interne, formée par le rocher contenant l'oreille interne, présente deux orifices : la fenêtre ronde et la fenêtre ovale ;

→ sa paroi externe enfin est formée par la membrane du tympan qui sépare l'oreille moyenne de l'oreille externe. C'est une membrane fibreuse, mince (0,1 mm d'épaisseur), oblique en bas et dedans (inclinée de 45° sur l'horizontale), recouverte sur sa face externe d'une peau très mince et sur sa face interne d'une muqueuse.

Contenu. La caisse du tympan contient trois petits os, les osselets de l'oreille moyenne. Ces trois osselets sont *(figure 225)* : le **marteau**, appliqué contre le tympan auquel il adhère, articulé en dedans avec l'**enclume**, elle-même articulée en dedans avec l'**étrier** qui, par son extrémité, interne vient obturer la fenêtre ovale (la fenêtre ronde est simplement fermée par une lame fibreuse).

Ces trois osselets forment donc une chaîne continue entre le tympan qui les sépare de l'oreille externe et la fenêtre ovale qui les sépare de l'oreille interne.

Les cavités mastoïdiennes

Ce sont des cavités aériennes creusées dans l'épaisseur de la portion mastoïdienne du temporal. Elles portent le nom de **cellules mastoïdiennes** ; la plus volumineuse de ces cellules est appelée **antre mastoïdien** *(figure 226)*.

Les cavités mastoïdiennes communiquent directement avec la caisse du tympan en arrière de laquelle elles sont situées ; il existe en effet un canal étroit allant de l'antre à la paroi postérieure de la caisse.

Ces rapports expliquent la possibilité de propagation des infections otitiques qui frappent l'oreille moyenne, aux cavités mastoïdiennes, réalisant alors la **mastoïdite**.

La trompe d'Eustache

C'est un canal, long de 4 cm, allant de la caisse du tympan au pharynx et faisant communiquer ces deux organes.

La trompe d'Eustache s'ouvre en arrière sur la paroi antérieure de la caisse du tympan ; en avant elle s'ouvre dans l'étage supérieur du pharynx (rhino-pharynx), en arrière de l'orifice postérieur des fosses nasales.

Elle est constituée par un canal osseux en arrière, cartilagineux en avant, entouré par deux muscles, les **muscles péristaphylins**.

Ces rapports expliquent la propagation possible d'infections rhino-pharyngées à la caisse du tympan.

L'oreille interne

L'oreille interne comprend deux éléments :

→ un ensemble de sacs à parois minces et membraneuses, le labyrinthe membraneux ;

→ des cavités, creusées dans le rocher, logeant le labyrinthe membraneux ; c'est le labyrinthe osseux.

Le labyrinthe membraneux

Constitution. Il est constitué par trois petits sacs qui communiquent entre eux. Ce sont *(figure 227)* :

→ l'**utricule** : sur l'utricule s'implantent trois canaux membraneux orientés dans les trois plans de l'espace, les canaux semi-circulaires, supérieur, postérieur et externe. Chaque canal présente au niveau d'une de ses extrémités une dilatation, l'**ampoule** ;

→ le **saccule** : il est réuni à l'utricule par un canal très fin, le canal endolymphatique. L'ensemble de l'utricule et du saccule forme le **vestibule** ;

→ le **limaçon** : c'est un élément enroulé sur lui-même en spirale, d'où son nom, communiquant avec le saccule par un canal très fin. Sa partie antérieure porte le nom de **canal cochléaire**.

Contenu. Tous les éléments du labyrinthe membraneux contiennent à l'intérieur de leur cavité un liquide aqueux, l'**endolymphe**.

Le labyrinthe osseux

Il loge dans ses cavités le labyrinthe membraneux. Entre le labyrinthe membraneux et le labyrinthe osseux se trouve un espace, l'espace périlymphatique empli également d'un liquide aqueux, le liquide périlymphatique ou périlymphe.

Le labyrinthe osseux comprend différents segments *(figure 228)*.

Le vestibule. C'est la cavité osseuse où sont logés l'utricule et le saccule :

→ sa paroi externe présente l'orifice de la fenêtre ovale obturée par l'étrier et donnant accès à la caisse du tympan ;

→ sa paroi interne répond au fond du conduit auditif interne creusé dans le rocher ;

→ sa paroi inférieure présente l'origine d'une lamelle osseuse se prolongeant dans le limaçon osseux, la lame spirale *(figure 229)*. Au-dessous de la lame spirale, le vestibule présente l'orifice de la fenêtre ronde, donnant dans la caisse du tympan et obturée par une lame fibreuse.

Les canaux semi-circulaires osseux. Au nombre de trois, ils logent les canaux semi-circulaires membraneux correspondants. Ils s'ouvrent dans le vestibule.

Le limaçon osseux. C'est la cavité osseuse qui loge le limaçon membraneux. Comme celui-ci, le limaçon osseux est enroulé en spirale ; l'axe de cette spirale est une colonne osseuse appelée **columelle**.

Le tube osseux creux spiralé qui contient le limaçon membraneux s'appelle **lame des contours** ; dans sa cavité fait saillie une lamelle osseuse mince, la **lame spirale**, dont nous avons vu l'origine au niveau du vestibule *(figure 230)*.

Le limaçon membraneux adhère aux parois du limaçon osseux. Vers l'axe, il adhère à la lame spirale ; vers la périphérie, il adhère à la lame des contours. La cavité du limaçon osseux se trouve ainsi divisée sur tout son trajet en deux étages : un étage supérieur situé au-dessus du limaçon membraneux appelé **rampe vestibulaire**, un étage inférieur situé au-dessous du limaçon membraneux appelé **rampe tympanique** *(figure 231)*. Vers la rampe vestibulaire, la paroi du limaçon membraneux n'est constituée que par une membrane très mince, la membrane de Reissner. Vers la rampe tympanique, le limaçon membraneux repose sur la membrane basilaire.

Le conduit auditif interne

C'est un canal creusé dans le rocher : son orifice interne s'ouvre dans l'étage postérieur de la base du crâne ; le fond de ce canal est formé par une lame osseuse perforée par de nombreux orifices et qui répond au vestibule et à la base du limaçon osseux *(figure 223)*.

Le conduit auditif interne livre passage au nerf facial, au nerf intermédiaire de Wrisberg, au nerf cochléaire et au nerf vestibulaire qui s'engagent dans les orifices du fond du conduit *(figure 232)*.

Physiologie

L'oreille assure deux fonctions : l'audition et l'équilibration.

L'audition

Les différentes parties constitutives de l'oreille jouent chacune leur rôle dans le phénomène de l'audition.

L'oreille externe

Le pavillon a pour rôle de capter les sons et de les diriger en profondeur vers le tympan qui se met alors à vibrer.

L'oreille moyenne

Elle a pour rôle essentiel de transmettre à l'oreille interne les sons recueillis par l'oreille externe.

Les vibrations du tympan déclenchées par les sons, sont transmises par les osselets de la caisse jusqu'à la fenêtre ovale. Elles sont, au cours de cette transmission, considérablement amplifiées, en raison de la différence de dimensions entre le tympan et la fenêtre ovale.

Les vibrations du tympan s'accordent avec la hauteur des sons : suivant l'acuité plus ou moins grande de ceux-ci, le tympan est plus ou moins tendu. La tension du tympan résulte de la contraction du muscle du marteau, petit muscle qui mobilise cet osselet. Le muscle de l'étrier qui mobilise cet osselet a une action inverse.

Le tympan ne peut vibrer correctement que si la pression aérienne est la même sur ses deux faces. Cette égalité est réalisée par le fonctionnement de la trompe d'Eustache qui unit caisse et pharynx : la trompe est le plus souvent fermée et son orifice pharyngé ne s'ouvre qu'au cours des mouvements de déglutition.

L'oreille interne

C'est à son niveau que s'effectue la perception des sons.

Sur la paroi inférieure du limaçon membraneux, se trouve l'organe de Corti, organe de la perception sensorielle auditive.

Structure de l'organe de Corti. L'organe de Corti est formé de cellules sensorielles et de cellules de soutien *(figure 233)*.

Les cellules de soutien reposent par leur pôle inférieur sur la membrane basilaire qui forme la paroi inférieure du limaçon membraneux. Ces cellules laissent entre elles des espaces étendus mais sont jointives au niveau de leur sommet : elles émettent des prolongements appelés **phalanges** qui entourent le sommet des cellules sensorielles qu'elles supportent. Parmi les espaces qu'elles ménagent entre elles, une zone plus large porte le nom de **tunnel de Corti**. Les cellules de soutien sont de différents types :

→ les **piliers internes** forment la paroi interne du tunnel de Corti ;

→ les **piliers externes** forment la paroi externe de ce tunnel ;

→ les **cellules de Deiters** sont en rapport direct avec les cellules auditives dont elles entourent la base et les terminaisons nerveuses situées à ce niveau ; les cellules de Deiters se répartissent en trois ou quatre rangées en dehors du tunnel de Corti (entourant un nombre égal de rangées de cellules auditives) et une seule rangée en dedans de ce tunnel (avec une seule rangée de cellules auditives) ;

→ les **cellules de la pente externe** et les **cellules de la pente interne** sont situées respectivement en dehors et en dedans des précédentes.

Les cellules de soutien sont unies par leur sommet, formant ainsi une membrane continue appelée membrane réticulaire.

Les cellules sensorielles auditives sont disposées en trois ou quatre rangées en dehors du tunnel de Corti (cellules auditives externes) et une seule rangée en dedans de lui (cellules auditives internes).

Les cellules auditives sont caractérisées par :

→ l'absence de cils vrais mais l'existence, à leur sommet, de nombreuses microvillosités disposées en W ou en U ;

→ l'existence, au niveau de leur base, de terminaisons nerveuses (afférentes et efférentes) avec lesquelles elles font synapse.

La membrana tectoria. Elle s'étend sur toute la surface de l'organe de Corti. Elle est constituée de protéines fibrillaires. Les microvillosités des cellules sensorielles sont insérées dans son épaisseur, constituant un véritable ancrage.

Mécanisme de la transmission des sons. Les vibrations de l'étrier sont transmises, au niveau de la fenêtre ovale, au liquide périlymphatique, et les vibrations de celui-ci vont se propager le long de la rampe vestibulaire du limaçon, puis le long de la rampe tympanique et aboutissent finalement à des déformations de la membrane de la fenêtre ronde (jeu des fenêtres), *(figure 234)*. Les vibrations du liquide périlymphatique ébranlent la membrane basilaire qui se trouve ainsi animée de mouvements dont l'amplitude, la fréquence et le siège sont responsables de la hauteur et de l'intensité des sons perçus. Les vibrations de la membrane basilaire ébranlent les cellules de soutien qui transmettent ce mouvement aux cellules sensorielles qui se déplacent latéralement par rapport au point fixe qu'est la membrana tectoria ; l'amarrage des microvillosités à celle-ci provoque leur déplacement par rapport au corps cellulaire *(figure 235)*, ce qui provoque la formation de l'influx nerveux.

Les caractéristiques des sons sont perçues de la façon suivante :

→ l'**intensité** est en rapport avec le nombre de cellules sensorielles excitées et le nombre de fibres nerveuses que celles-ci activent ; elle dépend à la fois du nombre de neurones mis en jeu et de la fréquence de la décharge des influx au niveau de chaque neurone ;

→ la **hauteur** du son, c'est-à-dire son caractère plus ou moins aigu, dépend des vibrations de la membrane basilaire. Elle vibre sur toute son étendue pour les sons de basse fréquence (sons graves), elle vibre avec une amplitude maximale en d'étroites zones de sa surface pour les sons de fréquence élevée (sons aigus), les zones de vibration maximale étant d'autant plus près de la fenêtre ovale que le son est plus aigu.

Les cellules auditives et surtout les cellules auditives externes sont particulièrement sensibles aux agressions extérieures. Une agression intense peut provoquer leur destruction entraînant une surdité définitive. L'atteinte des cellules auditives peut être d'origine :

→ toxique : certains poisons ou toxiques (quinine) et certains antibiotiques (streptomycine) sont ototoxiques, ce qui justifie des précautions d'emplois ;

→ sonore : les stimulations sonores sont nocives pour les cellules auditives lorsque leur intensité dépasse 60 décibels. La gravité des lésions qu'elles entraînent et leur rapidité d'apparition sont d'autant plus grandes que la stimulation est plus intense. La sonorisation excessive des discothèques et l'usage de baladeurs utilisés à forte puissance créent un risque élevé de surdité, à terme plus ou moins proche, pour les jeunes générations.

Au total, la transmission des sons est aérienne dans l'oreille externe, osseuse dans l'oreille moyenne, liquidienne dans l'oreille interne.

Les voies auditives

Les cellules sensorielles auditives entrent en contact avec des fibres nerveuses. Celles-ci sont de deux types :

→ les **fibres radiales** qui n'intéressent que deux à trois cellules ;

→ les **fibres spirales** qui établissent des connexions entre un grand nombre de cellules (sensorielles et nerveuses).

Toutes ces fibres nerveuses sont les dendrites du premier neurone de la voie auditive. Les corps de l'ensemble des neurones sont groupés et forment le **ganglion spiral** ou **ganglion de Corti** situé dans la lame spirale osseuse. Les axones de ces neurones se rassemblent et forment le nerf cochléaire ou branche cochléaire du nerf auditif faisant partie de la huitième paire crânienne. Le nerf cochléaire parcourt le conduit auditif interne et pénètre dans le bulbe rachidien où ses fibres se terminent dans le noyau cochléaire.

Le deuxième neurone de la voie auditive est situé dans le noyau cochléaire. Ses axones gagnent les noyaux olivaires supérieurs des deux côtés et font relais à ce niveau avec le troisième neurone.

Le troisième neurone est situé dans les noyaux olivaires supérieurs. Son axone monte dans le tronc cérébral jusqu'au corps genouillé médian où il fait à nouveau relais.

Le quatrième neurone va du corps genouillé médian aux aires de projection auditive de l'écorce cérébrale, c'est-à-dire à la partie supérieure de la première circonvolution temporale ou **gyrus transverse de Heschl**.

Cette voie est la voie auditive principale ou voie de la perception auditive consciente *(figure 236)*. Il existe également des voies réflexes, en dérivation sur la voie principale et partant ou aboutissant aux tubercules quadrijumeaux postérieurs. Certaines fibres d'origine cochléaire aboutissent à la substance réticulée du tronc cérébral et au cervelet. Il existe enfin des fibres descendantes qui semblent exercer une régulation du message sensoriel.

Le fait important est la représentation bilatérale du message auditif à tous les niveaux du système nerveux central : chaque oreille envoie des influx auditifs aux deux hémisphères cérébraux et chaque hémisphère reçoit des messages provenant des deux oreilles.

L'équilibration

Seule l'oreille interne joue un rôle dans l'équilibration. Cette fonction est plus particulièrement dévolue à la portion vestibulaire du labyrinthe membraneux.

La paroi membraneuse de l'utricule, du saccule, et des canaux semi-circulaires présente des zones sensorielles. La structure des zones sensorielles ressemble à celle de l'organe de Corti qui est la structure sensorielle auditive.

Les zones sensorielles

Pour l'utricule et le saccule, ce sont les **macules ou taches vestibulaires** *(figure 237)*.

Elles sont formées par des cellules de soutien et des cellules sensorielles. Les cellules sensorielles sont de deux types : cellules en bouteille et cellules prismatiques. Elles sont en contact par leur base avec des fibres nerveuses avec lesquelles elles font synapse. Chaque type de cellule possède des microvillosités et un cil vrai excentré. Les microvillosités et le cil sont baignés par l'endolymphe.

Les macules sont recouvertes par une membrane, la membrane otolithique, fixée aux cils des cellules sensorielles. La membrane otolithique est une masse gélatineuse qui flotte dans l'endolymphe et qui est formée par les sécrétions des cellules de soutien. Elle possède des particules solides, les otoconies.

La macule sacculaire est disposée dans un plan sagittal, la macule utriculaire est disposée dans un plan horizontal.

Pour les canaux semi-circulaires, les organes sensoriels sont les **crêtes ampullaires** situées au niveau de chaque ampoule. Leur structure est la même que celle des macules et, en particulier, on y retrouve les mêmes variétés de cellules sensorielles. Seule la membrane otolithique est remplacée par une formation analogue, la cupule terminale. Celle-ci est fixée aux cils des cellules sensorielles ; elle s'étend jusqu'au toit de l'ampoule et forme, dans celle-ci, une valve mise en mouvement par les déplacements de l'endolymphe.

Les voies de l'équilibration

Les cellules sensorielles sont en connection avec l'extrémité des dendrites de cellules nerveuses sensitives groupées dans un ganglion, le **ganglion de Scarpa**, situé dans le fond du conduit auditif interne. Le cylindraxe de ces neurones (premier neurone de la voie de l'équilibration) constitue le **nerf vestibulaire ou branche vestibulaire du nerf auditif** (VIII) qui pénètre dans le sillon bulbo-protubérantiel et se termine dans les noyaux de la zone vestibulaire du plancher du 4ᵉ ventricule. À ce niveau se situe le relais avec le deuxième neurone ; les fibres de celui-ci ont soit un trajet ascendant qui gagne l'écorce du cervelet, soit un trajet descendant, constituant en particulier le faisceau vestibulo-spinal qui entre en connexion à tous les étages, protubérantiel, bulbaire, médullaire, avec les cellules d'origine des nerfs moteurs périphériques, crâniens et rachidiens, et ceci du même côté et du côté opposé à l'origine.

Les fibres vestibulaires font ainsi partie intégrante de la voie cérébelleuse *(chapitre 7)*.

Mécanisme de l'équilibration

L'appareil vestibulaire renseigne sur la position de la tête et du corps et sur leurs déplacements dans les différents plans de l'espace.

L'origine des influx est au niveau des cellules sensorielles de l'appareil vestibulaire :

- les macules sont sensibles à la pesanteur et aux accélérations linéaires ;
- les crêtes ampullaires sont sensibles aux mouvements angulaires d'accélération et de décélération.

Les zones sensorielles de l'équilibration ne sont jamais inactives. Même sur un sujet debout et immobile existe une activité électrique des cellules sensorielles appelée **potentiel de repos**.

Les stimuli physiologiques sont :

- la pesanteur et les accélérations linéaires pour les macules ;
- les mouvements de rotation de la tête et les accélérations et décélérations angulaires pour les canaux semi-circulaires.

Les mouvements entraînent un déplacement de l'endolymphe :

- pendant l'accélération, l'endolymphe subit un mouvement relatif plus petit que celui de son contenant (canal semi-circulaire, utricule, saccule) du fait de l'inertie du liquide ;
- pendant la décélération, l'endolymphe subit un mouvement relatif plus grand que celui de son contenant pour la même raison d'inertie liquidienne.

Les mouvements de l'endolymphe provoquent la mobilisation de la membrane otolithique ou de la cupule terminale.

Les mouvements des cils et des microvillosités des cellules sensorielles qui en résultent déterminent l'apparition des influx :

- le déplacement dans un sens augmente le potentiel de repos des cellules sensorielles ;
- le déplacement dans l'autre sens diminue ce potentiel de repos ;
- ce sont les variations de ce potentiel qui sont à l'origine des influx nerveux.

Au cours des mouvements d'accélération angulaire, lorsqu'un canal semi-circulaire est excité, son homologue du côté opposé est inhibé ; lors du mouvement inverse, le canal primitivement excité est à son tour inhibé et son homologue opposé est excité.

Cet appareil sensoriel nous renseigne sur la position de la tête lorsqu'elle est immobile (**équilibration statique**) et sur les mouvements de celle-ci lorsqu'elle se déplace (**équilibration dynamique**) ; c'est lui qui nous donne en particulier les sensations de vitesse ou d'accélération.

L'oreille interne n'est cependant pas le seul appareil sensoriel de l'équilibration : elle fonctionne en association avec d'autres récepteurs situés dans les muscles de la nuque, du tronc, du globe oculaire, et sa coordination est étroite avec les renseignements fournis par l'appareil de la vision : c'est en particulier de la discordance entre les sensations vestibulaires et les sensations fournies par l'œil que peut naître l'impression de vertige.

Tous ces renseignements sont synthétisés :

- d'une part au niveau de l'écorce cérébrale, nous rendant conscient de notre situation par rapport au monde extérieur ;
- d'autre part au niveau du cervelet, concourant au maintien, inconscient et automatique de notre équilibre.

Pour plus de détails, reportez-vous :

- au *chapitre 6 (L'encéphale, p. 45)* ;
- au *chapitre 7 (Notions de statique : l'équilibre, p. 63)*.

[chapitre 16]

ORGANES DES SENS

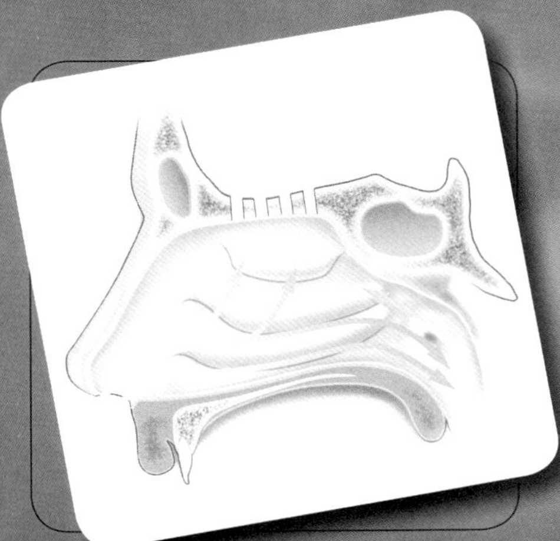

Il existe cinq sens : la vue, l'audition, l'odorat, le goût et le tact.

La vision et l'audition ont été étudiées précédemment *(chapitres 14 et 15)*.

Dans ce chapitre sont étudiés les autres organes des sens.

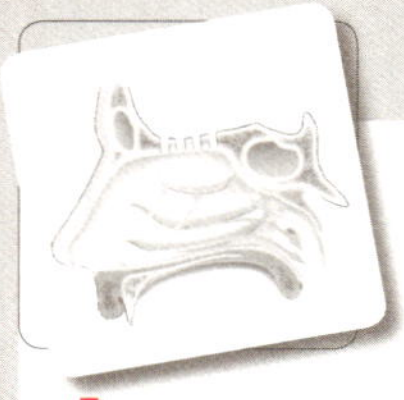

Le sens du goût ou gustation

Le sens du goût nous renseigne sur la nature et les propriétés des aliments.

Le siège du sens gustatif se situe au niveau de la langue. Le point de départ des sensations gustatives est, en effet, au niveau de la muqueuse linguale. De là, les sensations gustatives sont transmises par l'intermédiaire des voies gustatives aux centres nerveux gustatifs où a lieu leur perception consciente.

Étude anatomique

La muqueuse linguale

La langue est constituée par un squelette fibreux et par de très nombreux muscles qui en assurent la mobilité. Ceux-ci sont recouverts par la muqueuse linguale que nous étudierons seule dans ce chapitre, car elle est l'unique partie vraiment gustative de l'organe.

Mince à la face inférieure de la langue, la muqueuse est au contraire très épaisse sur sa face dorsale. Elle est revêtue d'un épithélium pavimenteux stratifié. Elle est hérissée sur le dos et les bords de la langue de petites saillies ou papilles dont on distingue cinq types *(figure 238)*, les deux premières catégories étant les seules à avoir un rôle de perception gustative :

→ les **papilles caliciformes**, les plus volumineuses, sont au nombre de 9 à 11 et dessinent sur la partie postérieure de la langue un V ouvert en avant, le V lingual ; la pointe du V constitue le foramen cæcum ;

→ les **papilles fongiformes**, en forme de champignon, au nombre de 100 à 200, sont surtout situées en avant du V lingual le long des bords de la langue ;

→ les trois autres types de papilles, **papilles filiformes**, **papilles hémisphériques**, **papilles foliées**, ont essentiellement un rôle de perception tactile.

Les organes des perceptions gustatives sont les **bourgeons gustatifs** ou bourgeons du goût. Ce sont des formations ovoïdes qui reposent sur la lame basale de l'épithélium de la langue ; leur sommet affleure le niveau de la surface de l'épithélium et forme là une petite fossette, la fossette gustative, qui s'ouvre à l'extérieur par un pore gustatif. La fossette et le pore gustatifs sont remplis en permanence d'une substance dense, homogène, qui joue un rôle important dans le mécanisme de la stimulation gustative.

Chaque bourgeon du goût est constitué *(figure 239)* par :

→ des **cellules sensorielles** : ce sont des cellules dont l'extrémité supérieure est effilée, contient des microtubules et des microfilaments et se termine par de longues microvillosités dans la fossette gustative *(figure 239)* : leur pôle inférieur est en contact avec les terminaisons dendritiques des cellules nerveuses de la voie gustative ;

→ des **cellules de soutien** rangées comme les douves d'un tonneau et entourant les cellules sensorielles.

Les bourgeons du goût sont groupés au niveau des papilles fongiformes et caliciformes. Au niveau de chaque papille, les bourgeons du goût sont situés dans les sillons qui limitent ces papilles, au fond des sillons *(figure 240)*. Les glandes qui bordent le haut des sillons sécrètent un liquide fluide qui nettoie et facilite la pénétration des liquides vers les bourgeons. Il existe des bourgeons gustatifs isolés sur la partie postérieure de la langue, sur la luette et le voile du palais *(figure 240)*.

Les voies gustatives

Les voies gustatives sont formées par trois neurones *(figure 241)*.

➤ Le premier neurone (**neurone périphérique**). Il va des bourgeons du goût jusqu'au bulbe rachidien (noyau du faisceau solitaire).

Ses dendrites proviennent des bourgeons du goût où les ramifications nerveuses forment deux sortes de plexus nerveux : un réseau disposé à la périphérie du bourgeon (**plexus périgemmal**) et un réseau qui s'insinue à l'intérieur du bourgeon entre les différentes cellules, au contact des cellules sensorielles (**plexus intragemmal**). Chaque fibre nerveuse est connectée à un grand nombre de bourgeons du goût : la perception gustative est, de ce fait, mal localisée.

Les fibres de ce premier neurone empruntent des trajets variés :

→ les fibres venant des papilles des deux tiers antérieurs de la langue empruntent successivement le nerf lingual, la corde du tympan, le nerf intermédiaire de Wrisberg (7e paire de nerfs crâniens) ; c'est le **contingent lingual** ;

→ les fibres venant des papilles caliciformes du V lingual, de la partie postérieure de la langue jusqu'à une ligne passant en avant du V lingual et parallèle à lui, empruntent le nerf glosso-pharyngien (9e paire de nerfs crâniens) : c'est le **contingent glosso-pharyngien** ;

→ les fibres venant des bourgeons du goût isolés dispersés dans le pharynx et le larynx empruntent le nerf pneumogastrique (10e paire de nerfs crâniens) : c'est le **contingent pneumogastrique**.

Quel que soit leur trajet, toutes les fibres de ce premier neurone se terminent dans le noyau du faisceau solitaire, situé dans le bulbe.

➤ Le deuxième neurone (**neurone bulbo-thalamique**). Il fait synapse avec le précédent dans le noyau du faisceau solitaire et gagne le noyau ventro-postéro-médial du thalamus.

➤ Le troisième neurone (**neurone thalamo-cortical**). Il fait synapse avec le précédent au niveau du thalamus et gagne l'écorce cérébrale au niveau de l'opercule rolandique pariétal.

À côté de ces voies nerveuses qui sont les seules vraies voies gustatives, signalons que la muqueuse de la langue possède également une innervation tactile, indépendante de l'innervation des bourgeons du goût, et qui emprunte le nerf trijumeau (5e paire de nerfs crâniens). Contrairement aux informations gustatives, les sensations tactiles sont localisées de façon très précise et si, finalement, les sensations gustatives peuvent être localisées à telle zone de la langue, c'est grâce aux informations tactiles auxquelles sont rapportées, au niveau des centres nerveux, les informations proprement gustatives.

Physiologie

Les saveurs physiologiques

Il faut d'abord bien préciser ce que sont les sensations gustatives. Quand on parle habituellement du « goût » d'un aliment, on réunit en fait dans cette expression plusieurs sensations :

→ la **saveur gustative** proprement dite ;

→ l'**olfaction gustative** : au cours de la mastication et de la déglutition, l'odeur propre des aliments est refoulée vers les fosses nasales, apportant ainsi un complément d'analyse sensorielle à l'analyse gustative (fumet d'une viande, bouquet d'un vin) ;

→ les **sensations thermiques** : aliments chauds ou froids ;

→ les **sensations tactiles** : consistance des aliments.

Toutes ces sensations s'additionnent pour aboutir au complexe final qu'est le goût.

En ce qui concerne les saveurs gustatives proprement dites, le sens du goût est assez limité dans ses possibilités d'analyse. Il permet de discerner quatre saveurs fondamentales : le salé, le sucré, l'amer, l'acide. N'importe quelle saveur secondaire peut être reproduite par la combinaison de ces saveurs fondamentales : salé + sucré = fade, sucré + amer = goût alcalin, etc. L'éventail des sensations est donc assez pauvre en réalité.

Topographie des quatre saveurs

L'expérimentation montre que chacune des quatre saveurs fondamentales a au niveau de la langue une distribution topographique qui lui est propre *(figure 242)* :

→ le dos de la langue en avant du V lingual présente des territoires complètement insensibles soit à l'une des quatre saveurs, soit même dans une zone à toutes les quatre ;

→ les papilles caliciformes du V lingual sont uniquement sensibles à l'amer ;

→ la face inférieure de la langue n'est sensible à rien ;

→ les bords de la langue sont sensibles au salé, au sucré et à l'acide ;

→ par ailleurs, les lèvres et les gencives sont sensibles à l'acide.

Mécanismes des perceptions

Mécanisme de l'excitation des bourgeons du goût. Les substances excitant les bourgeons du goût sont des substances liquides ou dissoutes : ce sont les substances sapides. L'excitation des cellules sensorielles est une excitation chimique par combinaison des substances sapides avec une protéine spécifique contenue dans les cellules sensorielles. La protéine spécifique est présente dans les villosités de ces cellules.

Il existe donc une protéine spécifique pour chaque saveur fondamentale et sa présence est responsable du caractère sélectif des cellules sensorielles qui réagissent électivement à une saveur.

Les cellules gustatives sont excitables aussi par voie sanguine, l'injection de certaines substances par voie intraveineuse produisant la sensation de goût.

Conditions influençant la perception. L'intensité de l'excitation augmente avec la concentration de la substance sapide dissoute ; il existe un seuil de concentration au-dessous duquel il n'y a pas de perception ; cependant, si la concentration de la substance sapide est élevée, elle peut stimuler l'ensemble des cellules gustatives, la spécificité de celles-ci étant relativement faible.

La température : la gustation optimale se fait entre 20 °C et 30 °C ; les températures élevées renforcent les goûts acides et sucrés, les basses, les goûts salés et amers (il faut frapper le champagne et chambrer certains vins rouges).

L'étendue de la surface excitée : les mouvements de la langue, l'étalement du liquide sont indispensables à la dégustation.

Le temps de gustation doit être long : le temps de latence est long, car il s'agit d'un mécanisme chimique.

Enfin, certaines substances paralysent la perception de l'une des quatre saveurs fondamentales : créatinine et urée diminuent le goût sucré, les épices émoussent le goût ; d'autres substances sensibilisent au contraire la perception.

Exploration du goût

Elle peut être réalisée par **électrogustométrie**. Cet examen utilise des stimulations ponctuelles par un courant électrique d'intensité inférieure au seuil de la douleur. Il doit toujours porter sur les deux côtés et être comparatif. L'électrogustométrie est de réalisation facile à la partie antérieure de la langue, délicate à la base de celle-ci et au voile du palais (réflexe nauséeux) et impossible au niveau de l'épiglotte. Cet examen ne fournit que des renseignements quantitatifs. Il est indiqué en présence de troubles gustatifs.

Les troubles du goût peuvent être quantitatifs (diminution ou disparition du goût : **hypogueusie** et **agueusie**) ou qualitatifs (anomalies de perception de certaines saveurs : **dysgueusie**). Ils peuvent s'associer à un trouble de l'olfaction. Parfois enfin des saveurs sont perçues spontanément en dehors de toute stimulation sapide.

Les troubles du goût peuvent être dus à :

→ une cause locale : atteinte des muqueuses linguale (glossite) ou buccale (infection bucco-pharyngée), insuffisance de sécrétion salivaire (hyposialie), carences en zinc, en fer, en vitamines B responsables d'atteintes muqueuses ;

→ une atteinte des voies nerveuses à un niveau quelconque : nerf crânien, diencéphale, aire corticale gustative.

LE SENS DE L'ODORAT OU OLFACTION

Le sens de l'odorat nous renseigne sur la qualité des différentes odeurs.

Chez l'homme, ce sens est en régression, alors que la majorité des mammifères a un sens olfactif très développé. Le sens de l'odorat a son siège au niveau des fosses nasales, dont la muqueuse est le point de départ des sensations olfactives. De là, ces sensations sont transmises par l'intermédiaire des voies olfactives aux centres nerveux olfactifs.

Étude anatomique

La muqueuse pituitaire

Nous avons vu au cours de l'étude de l'appareil respiratoire que les fosses nasales sont tapissées par une muqueuse spéciale, la muqueuse pituitaire. Seule une petite partie de cette muqueuse a un rôle olfactif, c'est la **muqueuse olfactive** proprement dite, le restant de la muqueuse pituitaire n'ayant qu'un rôle respiratoire, c'est la muqueuse respiratoire.

La muqueuse olfactive est située à la partie haute des fosses nasales, zone appelée **fossette olfactive**. La fossette olfactive occupe *(figure 243)* :

→ la paroi externe des fosses nasales au-dessus du cornet moyen ;

→ sa paroi supérieure en regard de la lame criblée de l'ethmoïde ;

→ sa paroi interne dans son tiers supérieur. Le bord inférieur du cornet moyen limite avec la paroi interne des fosses nasales une fente étroite, la fente olfactive, qui donne accès dans la fossette olfactive située au-dessus.

La muqueuse olfactive comprend deux parties :

→ une **zone pigmentaire**, ou **locus luteus**, formée d'une muqueuse jaune qui tapisse toute la fossette olfactive ;

→ une zone sensorielle proprement dite, d'étendue moindre, située au centre de la zone précédente et contenant les cellules olfactives.

La muqueuse olfactive est formée par trois types de cellules :

→ des **cellules basales** ;

→ des **cellules de soutien** dont le sommet présente de nombreuses microvillosités et dont le cytoplasme contient un pigment jaunâtre.

→ des **cellules sensorielles** ou **cellules de Schultze** ou **esthésioneurocytes** ; ce sont des cellules bipolaires dont le corps allongé donne naissance à deux prolongements : l'un qui s'épanouit à la surface de l'épithélium où il se termine par un renflement sphérique couvert de cils olfactifs ; l'autre, qui est une fibre nerveuse, s'enfonce en profondeur et forme avec les prolongements des autres cellules les filets du nerf olfactif. De ces deux prolongements, le prolongement cilié représente un dendrite, l'autre un axone *(figure 244)*.

Les voies olfactives

La cellule sensorielle olfactive est en réalité un neurone dont l'axone entre dans la constitution des filets olfactifs (« nerf olfactif », 1re paire de nerfs crâniens) qui vont traverser la lame criblée de l'ethmoïde et pénétrer dans le bulbe olfactif.

Les voies olfactives (**tractus olfactif**) sont constituées ensuite par *(figures 245 à 247)* :

→ le **bulbe olfactif** : c'est à son niveau que se terminent les prolongements axonaux des cellules sensorielles olfactives au niveau des glomérules olfactifs. Les bulbes olfactifs contiennent deux types de cellules nerveuses, les cellules mitrales et les cellules à panache. Ce sont des cellules bipolaires dont les dendrites s'articulent avec les prolongements des cellules sensorielles et dont l'axone transmet à l'écorce cérébrale les influx olfactifs. Chaque cellule mitrale ou à panache entre en contact synaptique avec de très nombreuses cellules sensorielles. Il existe, de plus, de très nombreux neurones d'association qui assurent des circuits complexes à l'intérieur du bulbe olfactif *(figure 246)* ;

→ les **bandelettes olfactives** : elles sont formées par la réunion des fibres issues du bulbe olfactif qui gagnent le cortex.

Les centres olfactifs

Les centres olfactifs sont situés aux extrémités du lobe limbique, c'est-à-dire *(figure 247)* :

→ en bas, à la partie antérieure de la circonvolution de l'**hippocampe**, ou 5e circonvolution temporale ;

→ en haut, à l'extrémité antérieure du lobe calleux, ou circonvolution **sous-calleuse**.

Ces centres sont reliés entre eux et aux centres végétatifs par des fibres nerveuses d'association, auxquelles on donne le nom d'**arcs marginaux externe et interne**.

Physiologie

Les excitants ou corps odorants

Seuls les corps volatils ont une odeur. L'odeur accompagne dans l'air les particules matérielles. Une gamme très étendue d'odeurs existe et l'on distingue :

→ les odeurs éthérées : vin, chloroforme ;

→ les odeurs aromatiques : camphre, menthol ;

→ les odeurs balsamiques : violette, vanille ;

→ les odeurs ambrosiaques : ambre, musc ;

→ les odeurs alliacées : ail, chlore, iode ;

→ les odeurs empyreumatiques : benzol, goudron, café ;

→ les odeurs hircinienne s : sueur ;

→ les odeurs repoussantes : pyridine, opium ;

→ les odeurs nauséeuses : fécales, putréfaction.

Les conditions de perception

Pour être perçues, les odeurs doivent parvenir jusque dans la fossette olfactive.

L'arrivée des substances odorantes peut se faire par l'orifice narinaire en suivant le flux de l'air inspiratoire. Il faut noter toutefois que le courant aérien inspiratoire normal ne passe pas directement dans la fossette olfactive, mais les molécules odorantes y parviennent par un phénomène de **diffusion**. Le fait de flairer accroît la puissance de diffusion *(figure 248)*.

L'arrivée des molécules odorantes peut se faire aussi par voie choanale postérieure en suivant le courant aérien expiratoire. Ce phénomène survient en particulier au cours de la mastication et de la déglutition des aliments. C'est l'**olfaction expiratoire** ou **olfaction gustative** qui vient compléter la gustation par l'analyse olfactive des aliments, le discernement de leur saveur et de leur odeur propre *(voir Le sens du goût ou gustation)*.

Le mécanisme de la stimulation olfactive

Deux théories ont été émises :

→ une théorie **physique** : les excitations sont déclenchées par les vibrations des molécules odorantes qui ébranlent les cils olfactifs ;

→ une théorie **chimique**, plus volontiers admise : les molécules odorantes sont absorbées à la surface des cils de la cellule olfactive en se combinant avec le mucus qui recouvre la muqueuse ; c'est donc par l'intermédiaire de réactions chimiques que les cellules sont stimulées. L'absorption des substances odorantes semble être un phénomène réversible. C'est, de plus, un phénomène sélectif qui implique une compatibilité entre la membrane de la cellule sensible et la molécule odorante ; le contact avec celle-ci entraîne une dépolarisation de la membrane cellulaire et la formation de l'influx nerveux olfactif.

L'action des cellules olfactives est facilitée par des phénomènes particuliers à ces cellules :

→ **mouvements des cils** : les cils de la cellule olfactive semblent être animés d'un mouvement permanent qui se rapproche plus de celui d'un flagelle que de celui du cil des épithéliums ; ce mouvement est asynchrone d'une cellule à l'autre ;

→ **mouvements du pôle cellulaire** : aux mouvements ciliaires s'ajoutent des phénomènes de protrusion et de rétraction du sommet de la cellule olfactive qui peut s'enfoncer ou faire plus ou moins saillie par rapport à la surface de l'épithélium.

Les lois de l'olfaction

L'olfaction est soumise à des lois :

→ il existe un seuil de concentration minimum de substance odorante au-dessous duquel il n'y a pas de perception ; les cellules olfactives semblent toutefois capables de réagir en présence d'une seule ou de quelques molécules d'une substance odorante. Chez l'homme, le seuil, mesuré en nombre de molécules odorantes pénétrant dans la cavité nasale, dépend aussi de la **durée d'action du stimulus**, de la **concentration** de la substance odorante et de la **circulation de l'air ou du gaz vecteur** à l'intérieur des fosses nasales ;

→ il existe un temps de latence assez long : ceci est en faveur d'un mécanisme chimique.

Enfin, il faut signaler que l'appareil olfactif se fatigue assez vite ; qu'il existe des réflexes à point de départ olfactif, soit respiratoires (inhibition par les odeurs nauséabondes), soit digestifs (excitation des sécrétions, ou au contraire nausées).

Les principales perturbations de l'olfaction sont : l'**anosmie** ou perte de l'odorat, et la **parosmie** ou perception sans cause d'odeurs habituellement mauvaises.

Le sens du toucher ou tact

Le sens du toucher nous renseigne sur nos contacts avec les éléments extérieurs.

L'organe du tact est représenté par la peau. La peau est l'enveloppe extérieure du corps et elle se continue au niveau des orifices naturels avec les muqueuses qui tapissent les cavités du corps en communication avec l'extérieur (cavité buccale, fosses nasales, etc.). Ses fonctions sont multiples ; elle a tout à la fois : un rôle protecteur, un rôle de sécrétion, un rôle de respiration et d'absorption et un rôle sensoriel tactile.

Étude anatomique

Aspect extérieur de la peau

La peau revêt la totalité du corps humain, ce qui représente une surface de 1,70 m^2 environ. Elle est très résistante et jouit d'une grande élasticité.

Coloration. Elle permet de diviser les ethnies humaines en quatre catégories (blanche, noire, jaune, rouge). Mais dans une même ethnie sa coloration peut varier suivant les contrées, les climats, les individus. En outre, la coloration de la peau varie suivant les régions du corps humain : elle est plus foncée autour des mamelons, au niveau des parties exposées.

Épaisseur. Elle est variable suivant les points du corps considérés : elle est très épaisse sur le crâne, à la plante du pied, à la paume de la main, très mince au contraire au niveau des paupières ; au niveau des membres, elle est mince aux plis de flexion et sur la face interne, épaisse aux surfaces d'extension et sur la face externe. Enfin, elle est plus épaisse chez l'homme que chez la femme, chez l'adulte que chez l'enfant ou le vieillard.

Surface. Elle est marquée par de nombreux sillons ou plis qui sont de quatre sortes :

→ les plis papillaires, très petits et innombrables, et qui forment aux doigts les empreintes digitales ;

→ les plis de locomotion déterminés par les mouvements, par exemple les plis de flexion ;

→ les plis musculaires déterminés par les contractions des fibres musculaires sous-jacentes ;

→ les plis séniles ou rides dus au vieillissement.

Rapports. La peau glisse sur les organes sous-jacents par l'intermédiaire d'une couche celluleuse, le **tissu cellulaire sous-cutané ou hypoderme**. Le tissu cellulaire sous-cutané est constitué par du tissu conjonctif dont les mailles contiennent une graisse jaunâtre. Cette graisse sous-cutanée représente nos réserves de graisse ; elle forme une couche très épaisse chez l'obèse, très réduite chez le sujet maigre. Elle est le siège des injections médicamenteuses sous-cutanées.

Structure de la peau

La peau est formée de deux couches superposées : une couche superficielle, l'**épiderme**, et une couche profonde, le **derme** *(figure 249)*.

L'épiderme. Il est formé de plusieurs couches de cellules superposées réalisant l'aspect d'un épithélium pavimenteux stratifié. De la profondeur à la superficie, l'épiderme est constitué de :

→ cellules profondes dont l'ensemble forme la **couche muqueuse de Malpighi**. Les cellules de la couche de Malpighi constituent la partie réellement vivante de l'épiderme. Elles sont en effet douées d'une très grande vitalité et se multiplient très activement soit pour régénérer l'épiderme au fur et à mesure de son usure superficielle, soit pour réparer les blessures accidentelles. Il se forme donc par cette couche muqueuse une production incessante de jeunes cellules épithéliales qui remplacent progressivement les cellules superficielles. C'est dans cette couche que se trouvent les matières colorantes ou pigments qui donnent à la peau sa coloration ;

→ cellules superficielles dont l'ensemble forme la **couche cornée**. Ce sont des cellules aplaties, desséchées, insensibles, qui ne sont autre chose que les cellules de la couche précédente vieillies et refoulées en surface. Leur protoplasma s'est chargé d'une substance chimique spéciale, la kératine, qui donne à la peau son caractère protecteur et isolant. Les plus superficielles de ces cellules s'exfolient et tombent régulièrement : c'est la desquamation. Les cellules de l'épiderme sont donc en renouvellement constant.

Le derme. Sous-jacent à l'épiderme, le derme est formé par un tissu conjonctif banal, serré, résistant, contenant des fibres conjonctives, des fibres élastiques enchevêtrées et des fibres musculaires lisses. La limite entre le derme et l'épiderme n'est pas régulière, mais sinueuse, hérissée de saillies du derme qui s'enfoncent dans l'épiderme : à ces saillies, on donne le nom de **papilles**. Les papilles contiennent des vaisseaux capillaires très nombreux et formant un réseau vasculaire riche (papilles vasculaires), et les terminaisons nerveuses présidant au sens du toucher avec les corpuscules du tact (papilles nerveuses).

Annexes de la peau

Les poils. D'origine épidermique les poils sont formés par une tige et une racine :

→ la **tige** est formée de cellules kératinisées, d'autant plus plates et vieilles qu'elles sont plus près de l'extrémité libre : ces cellules contiennent un pigment qui donne au poil sa coloration particulière ;

→ la **racine** est implantée profondément dans le derme ; son extrémité est renflée, formant le bulbe pileux. La racine et le bulbe sont contenus dans une cavité creusée dans le derme, mais tapissée de cellules épidermiques. La croissance du poil s'effectue par prolifération active des cellules de la racine. La nutrition du poil est assurée par de petits vaisseaux qui abordent le bulbe pileux par son sommet, déprimé en cupule (papille du poil).

À chaque poil est annexé :

→ une glande appelée glande sébacée ;

→ un petit muscle lisse, le muscle redresseur du poil, dont la contraction provoque le hérissement du poil (chair de poule).

Les ongles. Ce sont également des formations épidermiques situées sur la face dorsale de la dernière phalange des doigts et des orteils. Chaque ongle comprend trois parties : la racine, en arrière, cachée sous un repli dermique, le corps, à la partie moyenne et l'extrémité, en avant, qui dépasse la pulpe du doigt. L'ongle se renouvelle sans cesse grâce à son appareil reproducteur formé par le derme et qui comprend : le derme sous-unguéal, qui forme en avant le lit de l'ongle et en arrière sa matrice, le derme sus-unguéal, qui recouvre la racine de l'ongle, et la gouttière unguéale, zone de jonction des deux parties précédentes *(figure 250)*.

Les glandes sébacées. Ce sont de petites glandes en grappe, annexées aux poils et situées à la base de ceux-ci. Elles élaborent un produit spécial, le sébum, composé principalement de corps gras, chargé de lubrifier les poils et d'empêcher le dessèchement de la peau. Elles déversent le sébum dans les cavités occupées par les poils. Les glandes sébacées sont réparties sur toute la surface du corps, sauf à la paume de la main et à la plante du pied, zones dépourvues de poils.

Les glandes sudoripares. Ce sont de petites glandes en tube, dont l'extrémité profonde, pelotonnée sur elle-même, constitue le glomérule, situé dans l'épaisseur du derme ou le tissu cellulaire sous-cutané. Au glomérule fait suite un canal excréteur qui traverse le derme, l'épiderme et vient s'ouvrir à l'extérieur par un pore sudoripare. Le nombre des glandes sudoripares du corps est de deux à trois millions, elles sont plus abondantes dans certaines régions (aisselle). Elles sont destinées à sécréter la sueur.

On distingue deux catégories de glandes sudoripares : les glandes **eccrines** et les glandes **apocrines**. Les glandes eccrines sont réparties sur l'ensemble du corps et ce sont elles surtout qui sont responsables de la sécrétion sudorale et de la régulation de la température ; les glandes apocrines sont localisées dans les régions pileuses (aisselles, pubis) et ont un rôle beaucoup moins important que les eccrines.

Les récepteurs cutanés sensibles

Les fibres nerveuses sensitives intervenant dans le sens du toucher prennent leur origine au niveau de l'épiderme ou du derme ; l'origine de ces fibres est représentée soit par des organites spécialisés, les récepteurs ou **corpuscules sensibles**, soit par un simple renflement de l'extrémité de la fibre nerveuse. Dans les deux cas, la fibre nerveuse sensible est le dendrite d'un neurone sensitif situé dans le ganglion de la racine postérieure sensitive des nerfs rachidiens.

Les types de récepteurs. Il existe donc différents types de récepteurs cutanés sensibles *(figure 251)* :

→ les **terminaisons nerveuses libres** : très répandues, elles siègent surtout dans le derme et aussi l'épiderme. Elles sont habituellement enveloppées par les cellules de Schwann sauf lorsqu'elles se terminent dans un épithélium où elles sont directement enveloppées par les cellules épithéliales ;

→ les **complexes de Merkel** : ceux-ci sont constitués d'une terminaison nerveuse aplatie en forme de disque qui est appliqué sur une cellule spécialisée, la cellule de Merkel ; cette cellule est caractérisée par un noyau irrégulier et des digitations cytoplasmiques qui s'enfoncent entre les cellules épidermiques ; il semble que la cellule de Merkel soit une véritable cellule sensorielle transmettant les informations à la terminaison nerveuse adjacente ;

→ les **corpuscules de Meissner** : ils sont situés au niveau des papilles dermiques et se rencontrent surtout sur la face palmaire des troisièmes phalanges. De forme cylindrique, ils sont constitués par une capsule mince formée de quelques lamelles concentriques et par une cavité contenant des logettes où se trouvent de nombreuses cellules de Schwann disposées en lamelles superposées. Les fibres nerveuses sensibles se distribuent entre ces cellules en décrivant un trajet en spirale et se terminent par des renflements ;

→ les **corpuscules de Ruffini** : ils sont situés dans les couches profondes du derme. De forme allongée, ils sont constitués d'une capsule mince comme les corpuscules de Meissner, et sont abordés par plusieurs fibres nerveuses qui s'y résolvent en rameaux courts et tortueux ;

→ les **corpuscules de Pacini** : ils sont surtout abondants au niveau des doigts. De forme ovoïde, ils présentent une enveloppe lamellaire épaisse limitant une cavité centrale. Plusieurs fibres nerveuses abordent chaque corpuscule : la fibre principale se renfle en massue dans la cavité centrale, les fibres accessoires forment un réseau très riche autour de la fibre principale ;

→ les **corpuscules de Krause ou de Golgi** : ils ressemblent aux précédents mais sont plus petits. Leur coque lamellaire est plus mince et la fibre nerveuse afférente s'y ramifie en peloton avec des renflements.

Tous ces récepteurs corpusculaires sont entourés d'une capsule lamellaire formée de cellules aplaties et dérivée du périnèvre de la fibre nerveuse correspondante.

Signalons enfin le rôle sensoriel de certaines structures cutanées complexes :

→ les poils sont entourés de terminaisons nerveuses libres et contiennent dans leur gaine épithéliale des complexes de Merkel ;

→ les disques tactiles de Pinkus sont situés au niveau de l'épiderme, au voisinage d'un poil et sont caractérisés par l'abondance des complexes de Merkel.

Rôle des récepteurs. Selon leur rôle physiologique, les récepteurs cutanés de la sensibilité peuvent être classés en trois groupes correspondant aux trois types de modalités sensitives : les thermorécepteurs, les nocicepteurs et les mécanorécepteurs. Le rôle de chaque type de récepteur n'est pas complètement élucidé pour certains d'entre eux :

→ les **thermorécepteurs** réagissent aux stimulations thermiques (chaud et froid). Les récepteurs du froid sont des terminaisons nerveuses libres ; les récepteurs du chaud ne sont pas identifiés avec certitude ; il pourrait s'agir également de terminaisons nerveuses libres ;

→ les **nocicepteurs** enregistrent les stimulations douloureuses. Celles-ci peuvent être des excitations mécaniques ou thermiques intenses. Les nocicepteurs semblent être également des terminaisons nerveuses libres ;

→ les **mécanorécepteurs** réagissent aux stimulations mécaniques : tact, pression, vibrations, etc. Ils sont représentés par l'ensemble des récepteurs que nous avons décrits (fibres nerveuses libres, récepteurs corpusculaires, structures complexes) sans qu'il soit possible d'établir une plus grande spécificité pour chacun.

Il semble cependant que les cellules de Merkel sont excitées par une pression constante, que les corpuscules de Meissner et de Pacini sont sensibles aux mouvements et aux vibrations.

Cette différence tient au fait que les cellules de Merkel sont des récepteurs à adaptation et réponse lentes et que les corpuscules de Meissner et de Pacini sont des récepteurs à adaptation et réponse rapides. Ces derniers réagissent à des vibrations de fréquences différentes : Meissner, fréquence inférieure à 100 par seconde ; Pacini, fréquence supérieure à 100 par seconde.

Il existe d'ailleurs une interaction des différents types de sensibilité car un stimulus, quelle que soit sa nature, peut, par son intensité, mettre en jeu les nocicepteurs, à côté des récepteurs sensoriels spécifiques.

Les voies de la sensibilité

Elles ont été étudiées dans le chapitre sur le système nerveux *(chapitre 6)*.

Physiologie

La peau a des rôles multiples.

Rôle protecteur

La peau est résistante, elle sépare notre organisme du milieu extérieur et, de ce fait, le protège contre les agressions de toute nature. Elle est mauvaise conductrice de la chaleur et protège également du froid. Par ailleurs, les pigments que contient la peau ont un rôle de protection contre les radiations lumineuses et solaires. Enfin, les annexes de la peau ont également un rôle de protection : les poils protègent certains orifices contre les poussières extérieures (cils des yeux, poils du nez et des oreilles).

Rôle sécréteur

Par ses glandes sudoripares, la peau sécrète la sueur.

Constitution de la sueur. La sueur est un liquide aqueux de réaction acide et d'odeur spécifique. Elle contient du chlorure de sodium, de potassium, des phosphates, de l'urée, de l'acide lactique, des acides gras volatils. La quantité de sueur éliminée est en moyenne de 1 000 cm^3 par jour, plus forte en cas de travail musculaire.

Sécrétion sudorale. La sueur est déversée de manière continue à la surface de la peau, mais habituellement elle est immédiatement transformée en vapeur : c'est la perspiration cutanée insensible. Quand elle est plus abondante, les gouttes de sueur deviennent apparentes : c'est la sudation. La sécrétion sudorale dépend de la circulation qui la favorise ; elle est influencée par le système nerveux : le sympathique contient des filets excito-sécréteurs de la sueur ; enfin, certaines hormones (adrénaline, thyroxine) excitent la sécrétion sudorale.

Rôle de la sécrétion sudorale. La sueur a un double rôle :

→ élimination de substances toxiques : ce que nous savons de la composition de la sueur explique ce rôle ;

→ rôle dans la thermorégulation : la sueur a un rôle essentiel par son évaporation dans la défense de l'organisme contre l'élévation de la température, dans sa lutte contre la chaleur *(chapitre 20)*.

Rôle absorbant

La peau n'est que très peu absorbante et, à son niveau, les phénomènes d'absorption sont souvent peu marqués. L'état des corps mis en contact avec la peau intervient d'ailleurs dans la rapidité d'absorption : les gaz peuvent traverser la peau, d'où la notion d'une discrète **respiration transcutanée** ; pour les liquides, la peau ne présente que très peu de phénomènes d'absorption, et le peu qui est absorbé l'est surtout par l'orifice des glandes et des poils ; à ces niveaux, en effet, l'épiderme s'amincit considérablement. Mais les puits contenant les poils sont pleins de graisse sébacée ; il en résulte que seuls auront des chances de passer les corps susceptibles de dissoudre les graisses (solvants des graisses), d'être dissous par elles (corps liposolubles) ou de modifier leur état physique (corps émulsionnants, mouillants).

Rôle immunitaire

Les cellules de l'épiderme sécrètent un grand nombre de facteurs solubles, les cytokines, qui agissent sur les fonctions des cellules et interviennent dans :

→ l'**inflammation** : les cytokines participent à la défense contre les agressions microbiennes en augmentant l'activité métabolique et bactéricide des polynucléaires et en favorisant la migration de ceux-ci (diapédèse) vers les foyers inflammatoires par l'augmentation de leur chimiotactisme ;

→ la **cicatrisation** : les cytokines augmentent la prolifération des fibroblastes, la croissance des cellules épidermiques (kératinocytes) et la production de collagène ;

→ le **tropisme des cellules de défense** : les cytokines favorisent l'activation et la prolifération des lymphocytes, notamment des lymphocytes T *helper*, des lymphocytes NK *(Natural Killer)* et des mastocytes ;

→ les **phénomènes allergiques cutanés** : certaines cytokines augmentent la sécrétion locale d'histamine par les mastocytes et interviennent probablement à l'origine des dermatoses allergiques.

Rôle sensoriel

La peau est douée d'une grande sensibilité : elle contient en effet les dernières ramifications de nombreux nerfs sensitifs qui aboutissent aux corpuscules que nous avons décrits.

Le point de départ des influx sensitifs à partir des corpuscules sensibles explique que la sensibilité cutanée soit **ponctuelle** : des points de sensibilité élevée sont entourés de zones de sensibilité nulle ou faible ; les points de sensibilité maxima correspondent à un corpuscule sensible.

Les sensations perçues par la peau sont de trois ordres :

→ sensations tactiles : elles permettent d'apprécier le poids, la forme, la résistance, les dimensions des objets ;

→ sensations douloureuses ;

→ sensations thermiques : elles permettent d'apprécier la température des objets.

Certaines régions sont spécialisées : ainsi le dos de la main et la joue enregistrent électivement les sensations thermiques. Ceci est dû à la spécialisation des récepteurs cutanés sensibles que nous avons étudiée.

Par ses corpuscules du tact, la peau possède une sensibilité au contact très grande. Les sensations sont transmises aux centres nerveux avec un certain retard : il s'écoule environ 1/10 de seconde entre l'excitation et la sensation consciente.

Toute la surface cutanée n'est pas douée de la même finesse de perception tactile. Elle est maximale au niveau de la face palmaire de la main, à l'extrémité des doigts et au bord des lèvres ; elle est minimale dans le dos et à la face postérieure des membres. La sensibilité tactile est d'autant plus marquée sur un secteur cutané que celui-ci est plus riche en corpuscules tactiles.

La finesse de la perception varie également avec l'état de la peau : elle est d'autant plus faible que l'épaisseur de l'épiderme est grande (lorsque l'épiderme est mince, la finesse de la perception est accrue) ; elle diminue par le refroidissement ; elle est augmentée par le décapage de la peau. La sensibilité tactile est d'ailleurs susceptible de s'affiner par l'exercice, par exemple chez les aveugles où le toucher joue un rôle de suppléance du sens manquant.

L'exploration de la sensibilité comporte différents volets.

La finesse des sensations tactiles se mesure au moyen d'appareils appelés aesthésiomètres ; le plus connu est le compas de Weber dont chacune des branches est terminée par une pointe. La mesure de la sensibilité est appréciée par la distance des deux pointes du compas nécessaire pour donner la sensation d'une double piqûre : dans le dos, cette distance est égale ou supérieure à 5 mm, à la pulpe des doigts elle n'est que de 1 mm. Ce test dit **test du compas de Weber** est un test objectif précieux d'étude de la sensibilité tactile.

Celle-ci est également explorée par : des tests de contact (piqûre ou toucher), des tests de sensibilité aux vibrations (au moyen de diapasons), des tests de ramassage ou d'identification d'objets, yeux fermés.

La sensibilité thermo-algésique est explorée par les **tests à la piqûre** ou **au chaud** et **au froid**.

[chapitre 17]

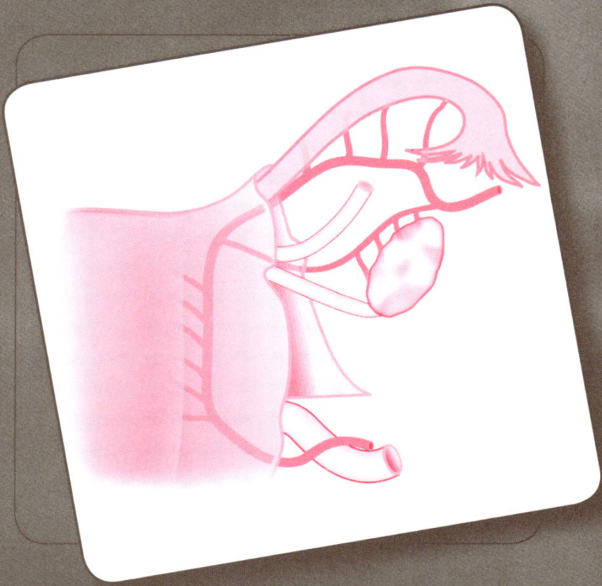

L'APPAREIL GÉNITAL

On donne le nom d'appareil génital à l'ensemble des organes chargés des fonctions de reproduction.

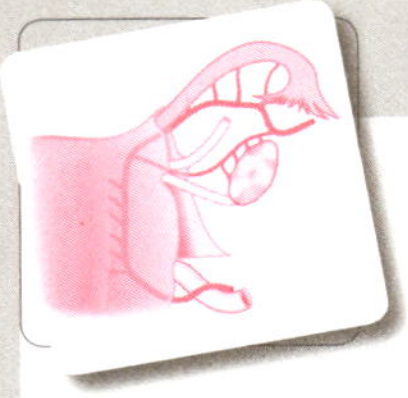

[Généralités

Nous avons déjà vu *(chapitre 1)* que le développement des êtres pluricellulaires, et de l'être humain en particulier, s'effectue par divisions successives d'une cellule unique appelée œuf. L'œuf résulte lui-même de la fusion de deux cellules sexuelles appelées gamètes : un gamète mâle, ou spermatozoïde, venu du père et un gamète femelle, ou ovule, venu de la mère. Chacun de ces gamètes ne possède que la moitié du patrimoine chromosomique de chaque procréateur et leur fusion donne une cellule contenant un nombre normal de chromosomes.

L'œuf humain, pratiquement dépourvu de réserves, effectue son développement dans l'organisme maternel qui assure sa subsistance pendant la durée de la gestation, puis après la naissance, l'enfant continuera un certain temps son parasitisme du fait de la lactation.

L'étude de l'appareil génital comporte donc celle des organes formateurs de gamètes, des voies qu'ils suivent, des organes de la gestation et de la lactation.

[L'appareil génital de l'homme

Il comprend :

→ des glandes élaborant les gamètes : ce sont les **testicules** ;

→ une succession de conduits amenant les spermatozoïdes au-dehors, ce sont : l'**épididyme**, le **canal déférent**, le **canal éjaculateur** et l'**urètre** ;

→ deux réservoirs emmagasinant le liquide séminal avant son utilisation : ce sont les **vésicules séminales** *(figure 252)*.

Les testicules

Généralités

Ce sont deux glandes, de forme ovoïde, aplaties transversalement, à grand axe oblique en bas et en arrière, dont les dimensions sont comparables à celles d'un œuf de pigeon : 5 cm de long, 3 cm de large, 2,5 cm d'épaisseur. Leur poids moyen est de 20 g. Leur surface est lisse, leur couleur blanc bleuâtre, leur consistance ferme, leur sensibilité grande.

Situation et rapports

Les deux testicules sont situés à la racine des cuisses. Ils sont contenus dans une série d'enveloppes dont l'ensemble constitue les bourses ou scrotum *(figure 253)*.

Ces enveloppes sont :

→ la peau ;

→ une membrane fibreuse, le **dartos**, qui cloisonne le scrotum en deux parties, droite et gauche ;

→ une séreuse, dépendant embryologiquement du péritoine, la **vaginale**. Comme toute séreuse, la vaginale est constituée par deux feuillets : un feuillet pariétal appliqué contre le dartos et un feuillet appliqué contre le testicule. Entre les deux feuillets se trouve une cavité, la **cavité vaginale**, siège possible dans certains cas, d'épanchements liquidiens (**hydrocèle**, **hématocèle**).

Embryologie

Chez l'embryon, le testicule est dans la fosse lombaire, au voisinage du rein. Quand le fœtus se développe, le testicule descend puis sort de l'abdomen par un orifice, le canal inguinal. Il entraîne dans cette migration ses vaisseaux et un diverticule du péritoine, dont il s'entoure, et qui ne va pas tarder à perdre toute connexion avec le péritoine, constituant la vaginale. Les anomalies de migration du testicule sont à l'origine de situations anormales de cet organe : **ectopies testiculaires**. La persistance de la perméabilité du diverticule du péritoine qui accompagne le testicule (**canal péritonéo-vaginal**) est à l'origine de hernies inguinales congénitales.

Structure du testicule

Chaque testicule est formé par une enveloppe fibreuse, l'**albuginée**, qui entoure un grand nombre de **lobules testiculaires** (300 à 500) et envoie entre eux des cloisons qui les séparent les uns des autres *(figure 254)*.

Chaque lobule est formé par le groupement de minuscules canaux, les canalicules (appelés aussi canaux ou tubes) séminifères (ou séminipares). Chacun de ces canaux est constitué *(figure 255)* par :

→ une enveloppe fibreuse ;

→ une couche épithéliale formée de cellules de soutien, assurant la nutrition des autres éléments du tube, les **cellules de Sertoli** ;

→ les cellules de la lignée génitale. Ce sont des cellules hautement différenciées qui subissent au cours de leur évolution, une division particulière, la méiose *(chapitre 1)* qui aboutit à la formation des spermatozoïdes *(figure 256)*.

Entre les tubes séminifères, existent des îlots de cellules qui possèdent une sécrétion endocrine : ce sont les **cellules interstitielles** ou **cellules de Leydig**.

Les tubes séminifères évacuent les spermatozoïdes par les voies spermatiques intratesticulaires. Celles-ci sont constituées de la façon suivante :

→ les tubes séminifères d'un lobule se fusionnent et forment un tube droit ;

→ tous les tubes droits aboutissent à un réseau de canaux, le rete testis, creusé dans un épaississement de l'albuginée, le corps d'Highmore ;

→ le rete testis est lui-même drainé par 10 à 12 canaux, les cônes efférents qui se jettent dans l'épididyme.

L'épididyme

C'est un organe long de 6 cm environ, appliqué contre le testicule, le long de son bord postéro-supérieur. Il est également enveloppé par l'albuginée et par la vaginale.

On lui distingue trois parties : la **tête**, volumineuse, à la partie supérieure, le **corps**, plus petit, et la **queue**, très effilée et située au pôle inférieur du testicule. La queue se continue avec le canal déférent.

L'épididyme est fait d'un canal fin et très long (6 mètres environ) pelotonné sur lui-même, enveloppé dans une gaine fibreuse. Il reçoit les cônes efférents.

Le canal déférent

C'est un canal long de 45 cm environ, de 2 mm de calibre, cylindrique, de consistance très ferme (en corde à fouet), qui s'étend de la queue de l'épididyme au canal éjaculateur.

Il commence en faisant suite à la queue de l'épididyme avec laquelle il dessine une anse, l'**anse épididymo-déférentielle**. Il chemine d'abord le long de la face interne de l'épididyme dans les bourses, puis remonte vers la région inguinale, en compagnie des vaisseaux et des nerfs destinés au testicule : l'ensemble des vaisseaux, des nerfs et du déférent constitue le **cordon spermatique**. À ce niveau, le déférent est l'élément central du cordon, il est aisément palpable. Il traverse ensuite le canal inguinal, pénètre dans la cavité abdominale mais reste en dehors du péritoine, longe la face latérale de la vessie, surcroise l'uretère et atteint la base de la prostate. Il se termine à ce niveau en se dilatant en une ampoule bosselée, l'ampoule déférentielle, qui sert de réservoir aux spermatozoïdes dans l'intervalle des éjaculations.

Les vésicules séminales

Ce sont deux réservoirs musculo-membraneux, situés en arrière de la prostate, branchés chacun sur la terminaison du canal déférent correspondant. Elles sont longues de 5 cm environ, larges de 1,5 cm.

Contrairement à une opinion communément admise, les vésicules séminales ne servent pas de réservoir aux spermatozoïdes, mais sécrètent et contiennent simplement un liquide destiné à diluer la bouillie épaisse des spermatozoïdes en réserve dans l'ampoule déférentielle, le liquide séminal.

Les canaux éjaculateurs

Ce sont deux canaux très courts (2,5 cm de long), inclus en entier dans l'épaisseur de la prostate.

Ils sont formés par la réunion du canal déférent et de la vésicule séminale qui se fusionnent. Ils se terminent au niveau de l'urètre postérieur dans lequel ils débouchent.

L'urètre

Nous en avons déjà donné la description à propos de l'appareil urinaire *(chapitre 13)*. Il assure donc une double fonction, urinaire et génitale, puisqu'il est le véhicule de l'urine et du liquide spermatique. Mais ces deux fonctions ne peuvent s'exercer en même temps du fait de la présence du sphincter lisse dont la contraction fait obstacle à la miction au cours de l'érection.

Les deux canaux éjaculateurs se terminent dans l'urètre prostatique, au niveau d'une saillie de sa paroi postérieure, le **veru montanum**, de part et d'autre d'un diverticule de sa cavité, l'**utricule prostatique** *(figure 257)*.

La prostate

C'est une glande annexée à la partie initiale de l'urètre masculin. Elle a en gros la forme d'un cône, à sommet inférieur, à base supérieure ; elle mesure environ 2,5 cm de long, 4 cm de large, 3 cm de haut.

Elle est située en arrière de la symphyse pubienne, en avant du rectum, au-dessous de la vessie qui repose sur sa base, entre les deux muscles releveurs de l'anus latéralement, au-dessus du plancher du périnée en bas.

Elle est traversée par l'urètre, l'utricule prostatique et les canaux éjaculateurs.

Elle est constituée par un ensemble de petits culs-de-sac glandulaires avec leurs canaux excréteurs, entourés de tissu conjonctif et de fibres musculaires lisses. Ces éléments glandulaires sécrètent un liquide de dilution pour les spermatozoïdes.

L'appareil de l'érection

Il est formé par des organes érectiles entourés par des enveloppes et auxquels sont annexés des muscles. La juxtaposition des organes érectiles constitue la verge.

Les organes érectiles

Ils sont au nombre de trois : les deux corps caverneux et le corps spongieux.

- **Les corps caverneux.** Au nombre de deux, les corps caverneux, droit et gauche, s'insèrent chacun sur le bord inférieur de l'os iliaque correspondant. Ils se portent vers l'avant et s'accolent l'un à l'autre jusqu'à l'extrémité de la verge *(figure 258)*.

- **Le corps spongieux.** C'est un organe érectile impair et médian qui entoure l'urètre antérieur dans toute sa longueur. Il commence en arrière par une extrémité renflée, le bulbe, où s'enfonce l'urètre au sortir de la prostate. Puis il se porte vers l'avant, s'accole aux deux corps caverneux et se loge dans la gouttière à concavité inférieure que forme l'union de ceux-ci.

- **Structure des organes érectiles.** Les organes érectiles sont constitués par une enveloppe fibreuse, l'albuginée, d'où émanent des cloisons, limitant des aréoles emplies de sang. Les corps érectiles sont donc constitués en quelque sorte par un amas de capillaires sanguins, dilatés et plus ou moins gorgés de sang, entourés par l'albuginée.

Les muscles annexés aux organes érectiles

Ce sont des muscles qui entourent ces organes à leur partie postérieure. Leur contraction chasse le sang de la partie postérieure des organes érectiles vers leur partie antérieure déterminant ainsi l'érection. Ces muscles sont : le **bulbo-caverneux** et l'**ischio-caverneux**.

La verge

La verge ou pénis est l'organe de la copulation chez l'homme. Elle est située au-dessus des bourses en avant de la symphyse pubienne.

À l'état de flacidité, la verge a la forme d'un cylindre aplati d'avant en arrière et pend en avant des bourses. À l'état d'érection, elle se relève au-devant de l'abdomen, augmente de volume et devient rigide.

La verge se termine à son extrémité antérieure par une portion renflée, le gland à l'extrémité duquel s'ouvre le méat urétral. Le **gland** est entouré par un repli cutané, le **prépuce**.

La verge est constituée par l'accolement de la partie antérieure des corps érectiles ; leur partie postérieure, en effet, est située au niveau du périnée. Au niveau de la verge, les trois corps érectiles sont entourés par : une enveloppe élastique (le fascia pénis), une couche de fibres musculaires lisses (le dartos pénien), et enfin la peau.

Le périnée

On donne le nom de périnée à l'ensemble des parties molles qui ferment le petit bassin vers le bas.

Le périnée est limité : en avant et latéralement par le bord inférieur des deux os iliaques, en arrière par le coccyx.

Le périnée est constitué par des muscles et des aponévroses que traversent le rectum et les organes génito-urinaires.

Les muscles et aponévroses du périnée

Les muscles qui ferment le périnée sont disposés sur trois plans. Ce sont, de la profondeur à la superficie :

→ un plan profond, constitué par deux muscles : le releveur de l'anus et l'ischio-coccygien ;

→ un plan moyen, formé par deux muscles : le transverse profond du périnée et le sphincter externe de l'urètre que nous avons déjà étudié avec l'urètre ;

→ un plan superficiel, constitué par quatre muscles : le transverse superficiel du périnée, le sphincter externe de l'anus (que nous avons déjà étudié avec cet organe), le bulbo-caverneux et l'ischio-caverneux que nous venons de voir, annexés aux corps érectiles, entourant leur partie postérieure *(figures 259 et 260)*.

Les aponévroses sont comme les muscles disposées sur trois plans. Il existe ainsi : une aponévrose profonde, une aponévrose moyenne, la plus résistante et la plus solide, enfin une aponévrose superficielle recouvrant le tout.

Disposition générale du périnée

Le périnée est traversé par les organes génito-urinaires et la portion terminale du tube digestif, l'anus. Ceci permet de le diviser en deux parties différentes :

→ une partie antérieure ou périnée antérieur ou périnée uro-génital. Il est traversé par l'urètre et contient la partie postérieure des corps érectiles et les muscles annexés à ces derniers ;

→ une partie postérieure ou périnée postérieur ou périnée anal. Il est traversé par le canal anal entouré de son sphincter.

L'APPAREIL GÉNITAL DE LA FEMME

Il comprend *(figure 261)* :

→ les glandes élaborant les gamètes femelles : ce sont les **ovaires** ;

→ deux conduits amenant les ovules jusqu'à l'organe de la nidation : ce sont les **trompes utérines** ;

→ l'organe de la nidation et de la gestation où se développe l'ovule fécondé : c'est l'**utérus** ;

→ les organes de la copulation : **vagin** et **vulve** ;

→ on y rattache habituellement les organes de la lactation : les **glandes mammaires**.

Les ovaires

Description et rapports

Ce sont deux glandes paires et symétriques, de forme ovoïde, mesurant environ 3,5 cm de haut, 2 cm de large, 1 cm d'épaisseur. Leur consistance est ferme, leur couleur blanc rosé.

Elles sont situées dans le petit bassin, contre sa paroi latérale, de part et d'autre et à distance de l'utérus. L'ovaire est situé dans la grande cavité péritonéale, mais il est dépourvu de revêtement péritonéal ; les deux lèvres du péritoine s'insèrent sur les deux bords de son hile, zone au niveau de laquelle chaque ovaire reçoit ses vaisseaux et nerfs.

Les ovaires sont reliés à la paroi lombaire par le **ligament lombo-ovarien** qui contient les vaisseaux ovariens. Ils sont reliés à l'utérus par le **ligament utéro-ovarien**.

Structure

L'ovaire est constitué de deux parties différentes *(figure 262)* :

→ une enveloppe formée par un épithélium de revêtement à une seule couche de cellules polyédriques : c'est l'épithélium ovarien ;

→ un parenchyme ovarien, zone centrale dans laquelle les cellules sexuelles vont effectuer leur développement. L'ovaire contient 200 000 à 300 000 cellules sexuelles mais seul un petit nombre d'entre elles parviendra à maturité : 200 à 300 environ. Chacune de ces cellules sexuelles, à laquelle on donne le nom d'**ovocyte** (ovule étant le nom de la cellule parvenue à maturité), est entourée de cellules à fonction nourricière et endocrine, les cellules folliculeuses. L'ensemble de l'ovocyte et des cellules folliculeuses constitue un follicule. Il existe trois types de follicules :

> les **follicules primordiaux** : ce sont les plus nombreux puisqu'ils sont formés par les cellules sexuelles qui ne parviendront jamais à maturité. Ces follicules sont destinés à subir l'atrésie folliculaire ;

> les **follicules en voie de croissance** ou **follicules pleins** dans lesquels les cellules folliculeuses se disposent en plusieurs couches concentriques. Ils sont formés par les cellules sexuelles, qui parviendront à maturité et représentent le stade évolutif intermédiaire ;

> le **follicule adulte** ou **follicule de de Graaf** : il n'en existe qu'un seul à ce stade, un seul ovocyte parvenant à maturité au cours de chaque cycle menstruel. Le follicule mûr est entouré d'une double enveloppe, la thèque externe et la thèque interne ; à l'intérieur de celle-ci, l'ovocyte est entouré d'un amas de cellules dont l'ensemble forme la granulosa ; la granulosa sécrète un liquide, le liquor folliculi, riche en folliculine, qui s'accumule dans une cavité centrale. Lorsque l'ovocyte est parvenu à maturité, se produit le phénomène de l'**ovulation** : le follicule de de Graaf se rompt et libère l'ovule qui va gagner la trompe utérine (ponte ovulaire).

Les trompes

Les trompes utérines ou trompes de Fallope sont deux conduits creux qui s'étendent de la surface de l'ovaire aux angles latéraux de l'utérus.

Leur longueur est de 10 à 14 cm. Chaque trompe présente quatre parties :

→ le **pavillon** : c'est la partie externe, frangée, de la trompe. Elle présente un orifice, l'ostium tubaire, qui donne accès dans la cavité de la trompe. Le pavillon est largement étalé sur l'ovaire et l'on conçoit son rôle qui est de recueillir les ovules mûrs après la ponte ovulaire ;

→ l'**ampoule**, partie légèrement dilatée ;

→ l'**isthme**, portion rétrécie ;

→ enfin la **partie interstitielle** : elle est située dans l'épaisseur même de la paroi utérine. La trompe traverse en effet l'utérus et vient s'ouvrir dans la cavité utérine.

La trompe est faite d'une tunique fibreuse, d'une tunique musculaire lisse et enfin d'une muqueuse.

La trompe est l'organe qui assure le transport de l'ovule depuis l'ovaire jusqu'à l'utérus. C'est à son niveau que s'effectue la fécondation de l'ovule par le spermatozoïde.

L'utérus

C'est l'organe destiné à contenir l'œuf fécondé pendant son évolution et à l'expulser quand il est arrivé à son complet développement.

Situation et rapports

L'utérus est situé dans le petit bassin, sur la ligne médiane entre la vessie en avant et le rectum en arrière. Il répond donc à ces deux organes ; en bas, il est en outre en rapport avec le vagin ; en haut, il répond aux anses intestinales.

En cas de grossesse, l'utérus déborde sur la cavité abdominale, dont, au voisinage du terme, il occupe la plus grande partie.

Configuration

Ses dimensions moyennes sont, en dehors de toute gravidité, de 6,5 cm de long, 4 cm de large, 2 cm d'épaisseur. Au cours de la grossesse, elles sont bien plus considérables.

On distingue à l'utérus trois parties :

→ le **corps**, partie supérieure la plus volumineuse ;

→ l'**isthme**, portion intermédiaire rétrécie ;

→ le **col**, partie cylindrique, étroite, s'ouvrant dans le vagin par un orifice étroit.

À l'état normal, l'utérus est incliné vers l'avant, son axe fait avec celui du vagin un angle ouvert vers l'avant : c'est l'antéversion. De plus, l'axe du col fait avec celui du corps un angle ouvert vers le bas : c'est l'antéflexion. L'ouverture ou l'inversion de ces angles conduisent aux anomalies de position de l'organe : rétroversion et rétroflexion.

L'utérus est maintenu en place par des ligaments. Ceux-ci sont : les ligaments ronds qui l'attachent à la paroi abdominale antérieure, les ligaments utéro-sacrés qui l'attachent au sacrum, et enfin les ligaments larges formés par le péritoine qui l'attachent à la paroi latérale du petit bassin.

Structure

L'utérus est constitué essentiellement par une couche de fibres musculaires lisses extrêmement épaisse : c'est le **muscle utérin** ou **myomètre**, dont l'épaisseur est de 2 cm en moyenne. Le muscle est tapissé extérieurement par le péritoine et intérieurement par une muqueuse, l'**endomètre**, qui subit, au niveau du corps, des modifications capitales au cours du cycle menstruel.

Le péritoine et les ligaments larges

Le péritoine, nous l'avons vu, tapisse la face supérieure des organes du petit bassin, se prolongeant entre ceux-ci en formant des culs-de-sac *(figure 263)*.

Il tapisse donc :

→ en avant, la face supérieure de la vessie ;

→ puis il se réfléchit sur la face antérieure de l'utérus, formant le cul-de-sac vésico-utérin ;

→ il tapisse les deux faces de l'utérus et s'enfonce entre utérus et rectum en formant un cul-de-sac très profond, le cul-de-sac de Douglas qui descend tout près du vagin (le toucher vaginal permet d'explorer le cul-de-sac de Douglas) ;

→ il remonte enfin sur la face antérieure du rectum.

Mais latéralement, de part et d'autre de l'utérus, celui-ci est prolongé de chaque côté par : le ligament rond, la trompe utérine et le ligament utéro-ovarien. Ces trois organes soulèvent le péritoine, qui les enveloppe et retombe en avant et en arrière d'eux à la façon d'une draperie. On donne le nom de ligament large à cet ensemble du péritoine et des organes qui le soulèvent. Le ligament large fixe, de chaque côté, l'utérus à la paroi latérale du petit bassin.

Le vagin

Le vagin est un conduit qui s'étend du col utérin à la vulve.

À son extrémité supérieure, il s'insère sur tout le pourtour du col utérin qu'il divise en deux parties (supra- et intravaginale) et avec lequel il dessine un sillon circulaire profond autour du col, sillon que l'on divise artificiellement en quatre culs-de-sac : antérieur, postérieur, droit et gauche.

Durant son trajet, le vagin est situé entre le rectum en arrière, la vessie et l'urètre en avant. Il traverse les muscles et aponévroses du périnée, ce qui permet de lui décrire deux étages : un étage supérieur, pelvien, situé au-dessus de la traversée du périnée, un étage inférieur, périnéal, après la traversée du périnée.

Le vagin se termine en bas en s'ouvrant dans la cavité vulvaire par un orifice partiellement obturé chez la fille vierge par un repli muqueux, l'hymen.

La vulve

C'est l'ensemble des organes génitaux externes de la femme *(figure 264)*.

La vulve est occupée à sa partie moyenne par une cavité, médiane, au fond de laquelle s'ouvrent l'urètre et le vagin. Cette cavité est appelée **vestibule**. Elle est limitée de chaque côté par deux replis cutanéo-muqueux juxtaposés, la **grande lèvre** en dehors et la **petite lèvre** en dedans.

Les grandes lèvres se perdent en avant sur une saillie médiane, le mont de Vénus.

Les petites lèvres sont reliées par leur extrémité antérieure à un organe érectile médian, le **clitoris**. Celui-ci est formé par la réunion de deux corps érectiles, les **corps caverneux**, dont la disposition est semblable à celle des corps caverneux masculins ; le clitoris reproduit d'ailleurs en raccourci la disposition de la verge masculine. Il existe deux autres organes érectiles, les bulbes vestibulaires ou vulvaires, placés dans le fond du vestibule, de chaque côté de l'orifice vaginal ; les bulbes vestibulaires correspondent au bulbe de l'homme mais scindé en deux moitiés, droite et gauche, par les orifices du vagin et de l'urètre.

Deux glandes enfin sont annexées à la vulve : ce sont les **glandes de Bartholin**, placées de chaque côté de l'orifice vaginal, et dont le canal excréteur s'ouvre à la base des petites lèvres.

Le périnée

Sa disposition est comparable à celle du périnée de l'homme *(figure 265)*.

Les muscles et aponévroses sont, comme chez l'homme, disposés en trois plans. Seules existent quelques modifications dans la disposition des muscles avec apparition d'un muscle supplémentaire, le **constricteur de la vulve**.

Comme chez l'homme, il est possible de lui reconnaître deux parties :

→ une partie antérieure uro-génitale, le périnée antérieur, qui présente la particularité de voir s'ouvrir les conduits génital et urinaire par deux orifices séparés dans le vestibule vulvaire, alors que chez l'homme n'existe qu'un conduit unique ;

→ une partie postérieure, anale, le périnée postérieur.

Les glandes mammaires

Ce sont deux glandes chargées de la sécrétion du lait *(figure 266)*.

Elles sont situées de chaque côté du sternum, sur la face antérieure de la cage thoracique. Leurs dimensions moyennes sont de 11 à 12 cm de hauteur et de 10 cm de large. Leur forme, leur volume et leur consistance sont sujettes à de grandes variations individuelles.

Elles présentent sur la partie moyenne de leur face antérieure une zone pigmentée de 3 à 5 cm de diamètre, l'aréole. Le centre de l'aréole est occupé par une saillie cylindrique ou conique, le **mamelon**, qui présente les orifices des canaux excréteurs de la glande, ou **canaux galactophores**, au nombre de 15 à 20. À l'aréole et au mamelon sont annexées des fibres musculaires lisses dont l'ensemble forme le **muscle aréolaire**.

La glande mammaire est formée par la juxtaposition de 10 à 20 lobes glandulaires. Chaque lobe est divisé lui-même en plusieurs lobules qui contiennent les éléments sécréteurs ou acini. Les canaux excréteurs des acini et des lobules se résument en un canal unique pour chaque lobe, le canal galactophore, qui s'ouvre au mamelon.

Formation et maturation des cellules sexuelles

La formation des cellules sexuelles est comparable dans les deux sexes.

Alors que toutes les cellules de l'organisme possèdent un nombre constant de chromosomes, dit nombre **diploïde** (2n), qui est de 46 pour l'homme, les cellules sexuelles ou gamètes sont l'aboutissement d'un mode de division particulier qui aboutit à la formation de cellules ne possédant que la moitié du nombre normal de chromosomes ; ces cellules sont, pour cette raison, dites cellules **haploïdes** (n) et ne possèdent que 23 chromosomes. La division qui aboutit à ce résultat est la **méiose** *(chapitres 1 et 2)*.

Stades de la gamétogenèse

Les stades successifs de la formation des gamètes (dans les deux sexes) sont les suivants *(figure 267)*.

Phase de multiplication

Les cellules souches de la lignée sont les cellules germinales qui possèdent 2n chromosomes.

Elles se multiplient par mitose normale qui ne réduit pas le nombre des chromosomes. Cette multiplication aboutit à la formation de gonies qui possèdent également 2n chromosomes : spermatogonies dans le sexe masculin, ovogonies dans le sexe féminin.

Phase d'accroissement

Elle est caractérisée par le doublement de la quantité d'ADN contenue dans le noyau de la gonie. Ainsi se forment :

→ les spermatocytes I dans le sexe masculin ;

→ les ovocytes I dans le sexe féminin.

Ces deux types de cellules contiennent encore 2n chromosomes.

Phase de réduction chromatique

Les spermatocytes I et les ovocytes I subissent alors la division méiotique qui aboutit à la formation de cellules ne contenant plus que n chromosomes.

Dans le sexe masculin, la division de chaque spermatocyte I aboutit à la formation de deux **spermatocytes II**.

Dans le sexe féminin, la division de chaque ovocyte I aboutit à la formation d'un **ovocyte II** et d'un **globule polaire**, cellule beaucoup plus petite et qui n'aboutira pas à la formation d'un gamète.

Phase de maturation

Chacune des cellules formées à la phase précédente se divise une nouvelle fois pour former deux nouvelles cellules à n chromosomes :

→ dans le sexe masculin, cette division aboutit à la formation des **spermatides** ;

→ dans le sexe féminin, la division de l'ovocyte II donne un ovotide ou **ovule mûr** et un **globule polaire** ; à partir de chaque ovocyte I se forment donc un ovule et deux globules polaires ; ces derniers sont voués à la dégénérescence. L'évolution des cellules sexuelles femelles s'arrête ici.

Phase de spermiogenèse

Elle n'existe que dans le sexe masculin. Elle aboutit à la transformation de chaque spermatide en un **spermatozoïde**.

Au total, dans le sexe masculin, la division de chaque spermatogonie aboutit à la formation de quatre spermatozoïdes. Dans le sexe féminin au contraire, la division de chaque ovogonie ne donne qu'un seul ovule et trois globules polaires voués à l'atrophie et dépourvus de tout rôle dans la reproduction.

Phénomènes particuliers à la gamétogenèse

Les deux phénomènes essentiels de la gamétogenèse sont :

→ la **réduction du nombre des chromosomes** par la méiose ;

→ le **brassage du matériel génétique**, lors de celle-ci.

Le premier phénomène ayant déjà été longuement décrit, nous n'insisterons ici que sur le brassage de l'ADN lors de la méiose *(figure 268)*.

Chaque paire de chromosomes étant constituée d'un chromosome d'origine paternelle et d'un chromosome d'origine maternelle, le résultat le plus apparent de la méiose est la séparation des éléments de chaque paire et leur migration vers une des cellules filles.

Le brassage du matériel génétique est le résultat de processus complexes.

Échange entre chromosomes et matériel génétique

Au moment de la méiose, les chromosomes de chaque paire s'apparient par l'intermédiaire du synapton. Les bras de chaque chromosome peuvent présenter des points de contact ou chiasmas avec leurs homologues. Au niveau des chiasmas, les chromosomes peuvent échanger leur ADN. Les échanges sont rigoureusement équilibrés, c'est-à-dire qu'ils intéressent exactement la même quantité d'ADN et qu'ils interviennent entre deux segments de même longueur et au niveau de points strictement homologues des deux molécules d'ADN intéressées par l'échange. Le nombre et le siège des chiasmas étant variables et voués au hasard, le nombre de combinaisons apparaît ainsi infini.

Migration au hasard des chromosomes

Lors de la méiose, les chromosomes de chaque paire, quelle que soit leur origine, paternelle ou maternelle, migrent absolument au hasard vers un des pôles du fuseau cellulaire. Ceci autorise toutes les combinaisons possibles.

Le brassage du matériel génétique est tel que l'on peut dire que tous les gamètes ont une composition génique différente les uns des autres du fait des innombrables possibilités d'échange.

Généralités, les étapes de la vie génitale

Chez l'enfant, l'appareil génital n'atteint pas son plein épanouissement et reste en sommeil. La suppléance des fonctions endocrines de l'appareil génital est assurée par les autres glandes endocrines : thymus, surrénales.

La puberté marque la reprise du développement génital, l'éveil de la fonction sexuelle et l'apparition des caractères sexuels secondaires. La puberté est donc le passage de l'enfance à l'état adulte. Elle survient à un âge variable, voisin de 13 ans d'âge osseux :

→ chez le garçon, on note une augmentation de volume des testicules, l'apparition de la sécrétion des cellules de Leydig qui conditionne l'apparition des caractères sexuels secondaires : augmentation du volume de la verge, pigmentation du scrotum, apparition des poils, mue de la voix. Mais la spermatogenèse est plus tardive ;

→ chez la fille, la puberté est plus précoce. Elle se marque par l'apparition des poils pubiens, le développement des seins, l'apparition des règles vers 13 ans, les premiers cycles étant dépourvus d'ovulation.

L'apparition de la puberté est liée à des mécanismes hormonaux complexes où interviennent l'hypophyse et l'hypothalamus ainsi que les glandes sexuelles.

L'âge adulte est, chez l'homme comme chez la femme, la période de pleine activité génitale.

Celle-ci se poursuit jusqu'à un âge variable où l'on assiste à une cessation progressive de l'activité génitale.

Physiologie de l'appareil génital mâle

Nous la reverrons également au chapitre consacré aux glandes endocrines *(chapitre 18)*, les testicules possédant également une fonction endocrine.

À partir de la puberté, l'activité génitale de l'homme est continue, contrairement à ce qui se passe chez la femme où elle est cyclique. L'élaboration des spermatozoïdes par le testicule est en effet continue ; ceux-ci sont mis en réserve dans les ampoules déférentielles dans l'intervalle des rapports sexuels.

Les facultés viriles s'épuisent progressivement avec l'âge. On donne le nom d'**andropause** à l'ensemble des phénomènes qui marquent chez l'homme la cessation de l'activité génitale.

Physiologie de l'appareil génital femelle

Nous en reparlerons également à propos des glandes endocrines en étudiant le mécanisme du cycle menstruel.

Après la puberté, contrairement à ce qui se passe chez l'homme, l'activité de l'appareil génital féminin n'est pas continue. Elle est rythmique et caractérisée par la succession régulière de cycles marqués par la modification de chaque organe de l'appareil génital.

Le cycle génital

La durée moyenne du cycle génital est de 28 jours. Pendant ce délai, on assiste à des modifications ovariennes, utérines, vaginales et hormonales *(figure 269)*.

Le cycle ovarien

Du 1er au 14e jour du cycle génital se produit la maturation folliculaire. Un follicule primordial et un seul entre en activité, mûrit l'ovule qu'il contient et sécrète une hormone, l'**œstradiol**.

Au 14e jour, le follicule éclate et libère son ovule mûr qui va s'engager dans la trompe.

Après le 14e jour, le follicule rompu se rétracte, se comble, ses cellules se chargent de graisses, et l'ensemble prend un aspect pigmenté c'est le corps jaune. L'évolution de celui-ci est variable :

→ lorsque l'ovule a été fécondé, le corps jaune persiste, augmente de volume, sécrète une grande quantité d'hormones : **œstradiol** et **progestérone**. Il continue à fonctionner ainsi jusque vers le milieu de la grossesse. C'est le **corps jaune gestatif** ;

→ lorsque l'ovule n'a pas été fécondé, le corps jaune s'atrophie, ne laissant après lui qu'une trace cicatricielle à la surface de l'ovaire. C'est le **corps jaune périodique** dont l'évolution est terminée au 28e jour, date de début d'un nouveau cycle. Il sécrète également folliculine et progestérone.

Le cycle utérin

Les quatre premiers jours du cycle sont marqués par la desquamation de la muqueuse utérine accompagnée d'hémorragie. C'est le phénomène de la **menstruation** qui prélude à la réapparition d'une muqueuse apte à assurer la nidation éventuelle de l'ovule du cycle à venir.

Du 4e au 14e jour du cycle, l'utérus, sous l'action de la folliculine, régénère progressivement sa muqueuse qui prolifère mais reste lisse.

Du 14e jour au 28e jour du cycle, la muqueuse utérine subit une prolifération considérable : ses cellules se divisent activement, ses glandes se multiplient considérablement formant des cryptes innombrables. Elle prend alors un aspect particulier, en dentelle : c'est la **dentelle utérine**. Elle est alors particulièrement apte à assurer la nidation de l'ovule si celui-ci a été fécondé. Cette transformation s'effectue sous l'action de la folliculine et de la progestérone du corps jaune.

Lorsque l'ovule n'a pas été fécondé, cette muqueuse inutilisée est éliminée : ce sont les **règles** ou **menstrues** dont l'apparition marque le début d'un nouveau cycle.

Au niveau du col utérin, les œstrogènes règlent l'ouverture de l'orifice interne du col, stimulent la sécrétion de la glaire cervicale et en déterminent les caractères. Au moment de l'ovulation, cette glaire est abondante, transparente, filante, ce qui est très favorable à l'ascension des spermatozoïdes vers la cavité utérine. Après l'ovulation, sous l'action de la progestérone, la glaire se tarit, devient opaque et collante et le col se referme, conditions défavorables à la fécondation.

Le cycle vaginal

Bien que sa muqueuse ne soit apparemment le siège d'aucun phénomène macroscopique notable, en réalité la muqueuse vaginale subit des modifications au cours du cycle génital. Ces modifications ont pu être mises en évidence par la pratique des **frottis vaginaux** : ceux-ci consistent à examiner au microscope les sécrétions vaginales recueillies au niveau du cul-de-sac postérieur, sur un petit tampon. Ces frottis contiennent des cellules desquamées de la muqueuse vaginale. L'aspect de ces cellules varie au cours des différentes phases du cycle, de même que la proportion des différents types de cellules :

→ au cours de la phase folliculaire : les frottis contiennent une prédominance de cellules basophiles, de moyen volume et à gros noyau, remplacées progressivement par des cellules **éosinophiles** dont le taux atteint 50 à 60 % le 14e jour ;

→ après l'ovulation : l'évolution inverse se produit, les cellules éosinophiles, d'abord prédominantes, cédant progressivement la place aux cellules **basophiles**.

Ce procédé, très utilisé en gynécologie, constitue un moyen d'exploration commode des fonctions endocrines de l'appareil génital.

Le cycle hormonal

Le cycle génital est un phénomène complexe qui met en jeu la sécrétion d'hormones par les ovaires mais celle-ci est régulée par la région hypothalamo-hypophysaire.

Ces phénomènes seront étudiés en détail plus loin *(chapitre 18)* et nous ne ferons que résumer ici les phénomènes principaux.

Les 14 premiers jours du cycle. Sécrétion par l'hypophyse de LH et de FSH sous l'action d'une hormone hypothalamique, la GnRH (ou LH-RH) ; sécrétion par l'ovaire d'œstrogènes sous l'action des hormones hypophysaires. La FSH provoque en outre la maturation folliculaire.

Les quantités de stimulines sécrétées par l'hypophyse sont modulées par les taux d'œstrogènes ovariens circulants selon un mécanisme de rétrocontrôle.

Au 14e jour. Ovulation sous l'influence de la LH hypophysaire dont la sécrétion présente un pic élevé.

Du 14e au 28e jour du cycle. Diminution de la sécrétion de LH et de FSH par l'hypophyse : la sécrétion de ces deux hormones est freinée par les œstrogènes et par la progestérone sécrétée par le corps jaune.

Diminution de la sécrétion d'œstrogènes par l'ovaire et sécrétion par le corps jaune de progestérone jusqu'à la fin du cycle ; la sécrétion de progestérone est stimulée par la LH hypophysaire.

Phénomènes d'accompagnement

La température centrale suit les variations du cycle génital. Elle peut être surveillée par la courbe des températures matinales ou **courbe ménothermique**. Pendant la première moitié du cycle, la température centrale reste basse. Elle commence à s'élever peu avant l'ovulation sous l'effet de la progestérone. Il se produit ainsi un décalage de 0,5 °C à 1 °C vers le haut de la courbe thermique qui persiste pendant la seconde partie du cycle. La date de survenue du décalage thermique est donc annonciatrice de l'ovulation. Celle-ci peut également être déterminée de façon assez précise par les dosages quotidiens des hormones dans les urines.

La grossesse

La survenue d'une grossesse interrompt bien évidemment le cycle génital. Elle est responsable de modifications locales de l'appareil génital et de phénomènes endocriniens que nous étudierons succinctement.

Modifications utérines

La **muqueuse** subit pendant les premières semaines de la grossesse une hypertrophie considérable. Elle constitue la **caduque**. Le point d'union de l'œuf et de l'utérus constitue le **placenta**, zone au niveau de laquelle les vaisseaux fœtaux et maternels vont se réunir, assurant ainsi la nutrition du fœtus. À partir du 4e mois de grossesse, la muqueuse utérine cesse de se développer et s'atrophie progressivement jusqu'au terme. La caduque sera éliminée au moment de la délivrance.

Le **muscle** utérin subit également une hypertrophie considérable responsable de l'augmentation de volume de l'organe à mesure du développement du fœtus.

Modifications ovariennes

La modification la plus caractéristique est le développement, au niveau de l'ovaire qui a donné naissance à l'ovule fécondé, du **corps jaune gestatif**. Celui-ci a une fonction hormonale essentielle dont l'intégrité est nécessaire pour la poursuite de la grossesse (élaboration d'œstrogènes et de progestérone). À partir du 3e mois, la fonction hormonale du corps jaune gestatif est progressivement suppléée par le placenta.

Bien entendu, la grossesse, pendant toute sa durée, empêche toute nouvelle ovulation. Cette notion est à la base de procédés anticonceptionnels (pilule) où, par administration continue d'hormones, on réalise un état de pseudo-grossesse qui bloque toute ovulation.

Modifications vaginales

Pendant la grossesse, l'aspect des frottis est voisin de l'aspect réalisé en fin du cycle génital normal : faible pourcentage de cellules éosinophiles, cellules d'aspect spécial (**cellules naviculaires**).

Phénomènes hormonaux

Nous venons de les évoquer. Les phénomènes essentiels peuvent être résumés ainsi :

→ sécrétion par le corps jaune gestatif d'œstrogènes et de progestérone durant les premières semaines de la grossesse ;

→ puis, prise en charge progressive de la sécrétion hormonale par le placenta qui relaie le corps jaune. Le placenta, outre les hormones précédentes, élabore une **gonadotrophine chorionique** qui relaie les fonctions de la gonadostimuline B ou LH hypophysaire dont la sécrétion est bloquée par les hormones circulantes ;

→ à l'étage hypophysaire : diminution progressive de la sécrétion de toutes les gonadostimulines, en particulier de la LH. La mise au repos hypophysaire est due au taux élevé d'hormones circulantes provenant du corps jaune et du placenta. On note toutefois une augmentation de la sécrétion de prolactine durant la grossesse : cette hormone a une action de maintien de la fonction du corps jaune ; de plus, elle règle les modifications gravidiques de la glande mammaire.

L'existence de ces sécrétions hormonales, en particulier de gonadotrophine, est à la base des réactions biologiques de grossesse dont le principe est d'étudier les modifications de l'appareil génital d'un animal (lapin, rate, grenouille) après injection d'urine de la femme supposée enceinte.

La puberté et la ménopause

La puberté

Elle est marquée par l'apparition du premier cycle génital. Cette apparition se fait sous l'influence d'une glande endocrine, l'**hypophyse**. Elle a lieu entre 11 et 15 ans.

La ménopause

C'est l'ensemble des phénomènes qui marquent chez la femme la cessation de l'activité génitale. La ménopause est marquée par la régression des caractères sexuels secondaires, la disparition du cycle menstruel, la cessation de l'activité externe de l'ovaire, la disparition de la fonction reproductrice.

La durée limitée de l'activité génitale, le fait qu'un seul ovule mûrisse au cours de chaque cycle, nous expliquent le petit nombre d'ovules qui arriveront à maturation comparé au nombre considérable de cellules sexuelles contenues dans chaque ovaire.

La date de survenue de la ménopause est variable et voisine de la cinquantaine. La ménopause est souvent précédée pendant quelques mois d'importantes irrégularités menstruelles et suivie de quelques épisodes menstruels sporadiques : ces phénomènes portent le nom de **périménopause**.

La ménopause est souvent marquée par un cortège de troubles fonctionnels parmi lesquels dominent les bouffées de chaleur, la prise de poids, les troubles du sommeil, les modifications des phanères (chute des cheveux, pilosité du visage), la décalcification osseuse (ostéoporose) responsable de douleurs. Ces troubles sont efficacement combattus à l'heure actuelle par un traitement hormonal substitutif par œstrogènes et progestérone qui, sans rétablir la fonction génitale, atténue les effets secondaires de sa suppression. Ce traitement est actuellement remis en cause car certaines études ont semblé montrer qu'il entraînait un risque accru, à long terme, de maladies cardiovasculaires (thrombo-embolies veineuses, accidents vasculaires cérébraux) et de cancers, notamment du sein et de l'utérus. En fait, il semble que ces risques soient observés lors de traitements par œstrogènes seuls, par voie orale et de durée prolongée (plus de 5 ans de traitement). La tendance actuelle pour le traitement hormonal substitutif est la prescription d'œstrogènes par voie trans-dermique associés à de la progestérone micronisée. Dans tous les cas, la durée du traitement doit être aussi courte que possible.

[La reproduction

La reproduction est le processus biologique qui assure la perpétuation de l'espèce par la création, à partir d'individus dits géniteurs, d'une nouvelle génération d'êtres semblables à leurs parents.

Dans l'espèce humaine, la reproduction est sexuée et nécessite l'accouplement d'un individu du sexe mâle et d'un individu du sexe femelle.

La reproduction est le résultat d'un ensemble d'actes comprenant : l'acte sexuel, la fécondation, la nidation, le développement du fœtus (période de gestation), l'expulsion du produit de conception (ou accouchement). Nous n'envisagerons ici que les premières étapes de cet ensemble.

L'acte sexuel

L'accouplement de deux individus est le prélude à la fécondation qui, dans l'espèce humaine, s'effectue à l'intérieur de l'appareil génital féminin.

L'acte sexuel est déclenché par des phénomènes psychiques liés à l'instinct sexuel ; le désir sexuel est la **libido**.

L'acte sexuel comporte schématiquement trois phrases : une phase préparatoire d'excitation, une phase d'accouplement proprement dit, une phase de relaxation.

Phase d'excitation

Elle se produit sous l'influence de stimulations psychiques et sensorielles (visuelles et tactiles). Cette phase est caractérisée par une vasodilatation considérable de la région pelvienne qui affecte préférentiellement les organes érectiles (verge chez l'homme, clitoris chez la femme). L'érection de la verge est indispensable à l'accomplissement de l'acte sexuel. L'érection est commandée par un centre nerveux médullaire situé au niveau de la moelle sacrée ; ce centre est lui-même sous la dépendance des centres nerveux supérieurs, et en particulier du cortex cérébral, expliquant l'importance des phénomènes psychiques dans le déroulement de l'acte sexuel.

Phase d'accouplement

Elle est caractérisée par l'intromission de la verge en érection dans le vagin.

Cette phase entraîne un état d'excitation nerveuse croissante du fait de stimulations mécaniques des organes sexuels et de stimulations psychiques. Le paroxysme de cet état constitue l'**orgasme** qui coïncide chez l'homme avec l'**éjaculation**, émission saccadée du sperme, mélange de spermatozoïdes et de liquide séminal issu des organes génitaux profonds. Ici encore, l'éjaculation est commandée par un centre éjaculateur situé au niveau de la moelle sacrée.

Phase de relaxation

Elle est caractérisée par la détumescence des organes génitaux.

La fécondation

Les spermatozoïdes éjaculés au niveau du fond du vagin sont attirés par la glaire cervicale de l'utérus, alcaline, alors que les sécrétions acides du vagin tendent à les refouler. Ils pénètrent ainsi à l'intérieur de l'utérus, dont ils parcourent la cavité, et ils s'engagent dans les trompes utérines. La rencontre avec l'ovocyte (libéré au moment de l'ovulation) qui descend dans la trompe a lieu au niveau du tiers externe de la trompe. Un seul spermatozoïde va féconder l'ovocyte. L'ovocyte fécondé descend vers l'utérus et s'implante, après ses premières divisions, au niveau de la muqueuse utérine : c'est la **nidation**.

La fécondation a pour résultat, par l'union de deux cellules **haploïdes** (à n chromosomes), de reconstituer une cellule **diploïde** (à 2n chromosomes) dont les divisions successives vont reconstituer un individu entier.

La nidation

L'implantation de l'œuf fécondé au niveau de l'utérus est précédée d'une période de vie libre de 4 à 5 jours durant lesquels l'œuf se divise activement tout en poursuivant sa descente vers l'utérus. Cette période de vie libre est la **progestation**.

La nidation de l'œuf humain n'est possible que si la muqueuse utérine a subi une imprégnation hormonale par les œstrogènes et la progestérone. L'embryon traverse l'épithélium utérin et se fixe au niveau du chorion tandis que l'épithélium se reconstitue au-dessus de lui.

Le développement du fœtus

Les premiers stades de ce développement ont été décrits précédemment *(chapitre 1)*.

Les phénomènes qui caractérisent la grossesse viennent d'être exposés.

La contraception

Son but est de permettre la planification des naissances et la survenue de grossesses programmées en évitant les grossesses non désirées.

Différents moyens ont été imaginés.

Moyens visant les spermatozoïdes

Ils sont de plusieurs ordres :

→ tarissement de la sécrétion : ceci n'est actuellement obtenu commodément chez l'homme que par la vasectomie (section des canaux déférents). Le tarissement obtenu par pilule anticonceptionnelle masculine n'a pas d'application pratique actuellement ;

→ destruction des spermatozoïdes au niveau du vagin : gelées spermicides ;

→ obstacles mécaniques à la progression des spermatozoïdes : préservatifs, capes et diaphragmes cervicaux. Les préservatifs masculins ont, de plus, un rôle préventif de premier plan dans la transmission des infections sexuellement transmissibles et notamment du sida ;

→ l'éjaculation extravaginale réalise le **coïtus interruptus** : cette méthode consiste à interrompre l'acte sexuel juste avant l'éjaculation ; elle réclame une grande maîtrise.

Moyens visant l'ovule

Le blocage de l'ovulation supprime celle-ci et empêche la libération de l'ovule. Ceci est réalisé par l'administration d'hormones qui réalisent un état de pseudo-grossesse et qui bloquent ainsi les sécrétions hypophysaires responsables de l'ovulation. Ce mode de contraception fait appel à l'administration de combinaisons hormonales associant œstrogènes et progestérone données soit simultanément, soit successivement au cours du cycle (méthode séquentielle). Il nécessite la prise quotidienne par la femme de sa pilule contraceptive. Différentes formules de ces pilules existent. Préférence est donnée actuellement à celles faiblement dosées en œstrogènes. Ce traitement contraceptif oral est contre-indiqué en cas d'hypertension artérielle et de troubles du métabolisme lipidique (hyperlipidémie, hypercholestérolémie). Il est responsable de complications, en particulier d'ordre vasculaire (thromboses veineuses ou artérielles) surtout si un tabagisme est présent.

Moyens visant à empêcher la nidation de l'ovule fécondé

Deux moyens évitent la fixation de l'ovule fécondé au niveau de la muqueuse utérine et sont en fait des procédés abortifs :

→ les dispositifs intra-utérins, ou **stérilets**, dont il existe différents modèles ; ils doivent être changés à intervalles réguliers ; ils sont parfois responsables d'infections endo-utérines et de grossesse extra-utérine ;

→ le RU 486, produit hormonal synthétique récemment mis au point et commercialisé agissant sur la trophicité de l'endomètre.

Méthode d'abstinence périodique

Cette méthode connue depuis longtemps sous le nom de méthode Ogino consiste à éviter tout rapport sexuel au voisinage de la période d'ovulation, celle-ci étant déterminée par la surveillance de la courbe de la température matinale. La variabilité de la date de survenue de l'ovulation ainsi que la durée de vie des gamètes rendent cette méthode assez aléatoire.

Fécondation artificielle

Les techniques de fécondation artificielle permettent de lutter avec succès contre la stérilité.

Différentes techniques sont possibles.

Fécondation *in vitro*

Un ou plusieurs ovules sont prélevés chez la femme (par ponction ovarienne ou par cœlioscopie). Ce prélèvement est fait après stimulation folliculaire et déclenchement de l'ovulation par un traitement hormonal.

Les ovules ainsi prélevés sont mis en contact au laboratoire avec les spermatozoïdes qui vont le féconder. Une variante consiste en l'injection des spermatozoïdes directement dans le cytoplasme d'un ovule au moyen d'une micro-pipette (technique dite **ICSI** : *IntraCytoplasmic Spermatozoa Injection*).

Le transfert des embryons dans l'utérus est effectué 48 heures environ après la fécondation.

Cette technique requiert un environnement technique lourd et son coût est élevé. Elle s'adresse exclusivement aux stérilités d'origine tubaire (trompes absentes ou totalement obstruées). Le pourcentage de succès est faible : il ne dépasse pas 25 %.

Fécondation intratubulaire

L'ovule prélevé comme précédemment chez la mère est immédiatement placé dans la trompe où sont injectés simultanément les spermatozoïdes.

La fécondation survient dans la trompe et simule le processus normal de la fécondation. Comme la précédente, elle nécessite une cœlioscopie et constitue donc une méthode relativement lourde. Elle est indiquée en cas de stérilité liée à une maladie du péritoine. Les succès sont de l'ordre de 30 %.

Transfert intratubaire d'embryons

L'ovule prélevé comme précédemment est fécondé au laboratoire. L'embryon est replacé dans la trompe sous cœlioscopie.

Cette technique combine les principes et les techniques des deux méthodes précédentes, à savoir la fécondation au laboratoire et le transfert de l'embryon dans la trompe (et non pas dans l'utérus). Elle est indiquée en cas de stérilité d'origine péritonéale ou d'origine immunologique. Le transfert d'embryon est effectué entre 16 et 20 heures après la fécondation.

Fécondation intrapéritonéale

La fécondation de l'ovule est effectuée par injection directe de spermatozoïdes dans le cul-de-sac de Douglas.

Dans les stérilités d'origine masculine par oligospermie ou asthénospermie, la fécondation peut être obtenue même en cas d'injection d'un nombre relativement faible de spermatozoïdes. Dans les stérilités d'origine féminine, les embryons peuvent être recueillis par ponction du Douglas et réimplantés dans l'utérus.

Les différentes techniques décrites ont chacune leurs indications propres.

En cas d'azoospermie (absence de spermatozoïdes dans le sperme) chez le partenaire, il est possible d'utiliser le sperme d'un donneur, mais cette technique pose de graves problèmes moraux et d'éthique médicale. Récemment, des fécondations ont pu quand même être obtenues en cas d'azoospermie à partir de spermatides (à n chromosomes) et non de spermatozoïdes.

Les techniques de procréation médicalement assistée soulèvent de nombreux problèmes moraux, éthiques, religieux et nécessitent une vigilance particulière pour éviter toute dérive ou indication abusive ou risquée (problème des mères porteuses, notamment après la ménopause).

Physiologie du sein

Le sein est une glande hormonodépendante. Il est soumis à l'action de nombreuses hormones mais principalement :

→ les œstrogènes qui excitent la croissance des canaux galactophores, augmentent la vascularisation de la glande et stimulent la croissance et la pigmentation de l'aréole et du mamelon ;

→ la progestérone qui freine la croissance des canaux galactophores ;

→ la prolactine qui n'intervient qu'au moment de la lactation.

Puberté

Le développement de la glande survient vers 11 ans sous l'action de l'augmentation de la sécrétion œstrogénique. Vers 15 ans, les seins acquièrent le type adulte.

Cycle menstruel

Au cours du cycle menstruel, les variations de l'équilibre hormonal entraînent des modifications glandulaires cycliques : involution tubulo-acineuse du 1er au 10e jour, prolifération galactophorique et hypervascularisation du 11e au 16e jour, prolifération acineuse du 17e au 28e jour. Ces modifications expliquent l'augmentation de volume et la tension douloureuse des seins en fin de cycle.

Stimulation sexuelle

Elle déclenche une réaction en trois phases : érection mamelonnaire, congestion glandulaire (maximale lors de l'orgasme), résolution.

Grossesse

En début de grossesse existe une stimulation intense des canaux galactophores (par augmentation des taux sanguins d'œstrogènes).

À partir du 3e mois survient la différenciation acineuse (par action progestéronique). Au début du 5e mois, les acini se dilatent.

Pendant les quatre derniers mois, survient le début de la sécrétion du colostrum.

Lactation

Pendant et après l'accouchement, sous l'action de la prolactine se produisent l'hypertrophie des acini et le déclenchement de la synthèse de la caséine et du lactose. La lactation est maintenue par l'activité de la prolactine. La glande est alors le siège d'une activité intense de synthèse et d'échanges métaboliques locaux très actifs.

Allaitement

C'est la succion du mamelon qui permet l'éjection du lait. Celle-ci se fait par contraction des cellules myo-épithéliales qui entourent les acini et les canaux. La stimulation du mamelon au cours de la tétée déclenche un réflexe neurohormonal qui entraîne la libération de prolactine (qui maintient la production lactée) et d'ocytocine, hormone qui permet la contraction des cellules myo-épithéliales et l'éjection du lait.

Ce mécanisme neurohormonal explique l'influence possible de facteurs psychologiques sur la lactation et l'allaitement.

Ménopause

La perte progressive de la structure lobulaire du sein commence vers 40 ans ; entre 40 et 45 ans, survient l'aplatissement des galactophores et la fibrose glandulaire. Le processus s'étend après 50 ans. L'involution de la glande est due au changement de l'état hormonal et notamment à la cessation progressive de l'activité hormonale ovarienne.

[chapitre 18]

Principales glandes endocrines

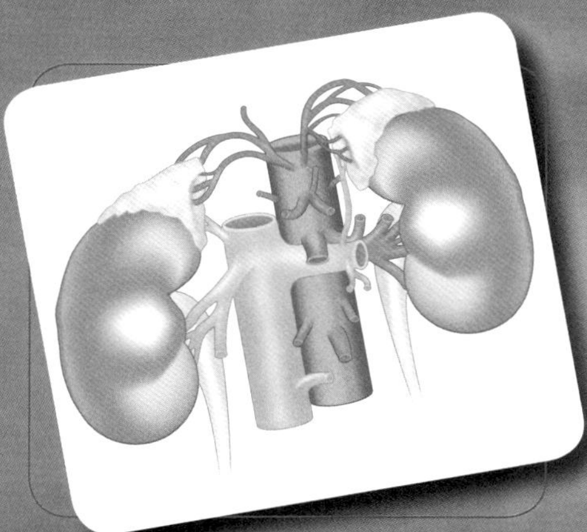

Les glandes peuvent être divisées en trois grandes catégories *(chapitre 1)* : les glandes exocrines dont le produit de sécrétion se déverse par un canal excréteur, soit à l'extérieur, soit dans la cavité d'un viscère creux ; les glandes endocrines, dépourvues de canal excréteur, qui déversent leur produit de sécrétion directement dans les vaisseaux sanguins qui assurent leur irrigation ; enfin, les glandes mixtes où les deux modes d'excrétion s'associent.

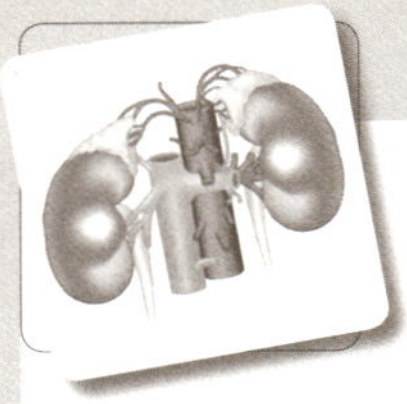

Généralités

Les glandes endocrines sont caractérisées par la richesse de leur vascularisation et par la disposition spéciale de leurs capillaires, dépourvus de paroi propre, le sang baignant directement les cellules glandulaires : capillaires dits **sinusoïdes**.

On donne le nom d'hormones aux produits de sécrétion des glandes endocrines.

Le corps thyroïde

Anatomie descriptive

C'est la plus volumineuse des glandes endocrines. Elle est située à la face antérieure du cou, au-dessous des cartilages du larynx, contre la trachée dont elle recouvre les premiers anneaux *(figure 270)*.

Elle est constituée par deux lobes latéraux réunis l'un à l'autre par une portion rétrécie, l'isthme. Sa forme générale rappelle donc celle d'un H. Sa consistance est ferme, sa coloration gris rosé, son poids moyen de 20 à 25 g.

Histologiquement, la glande thyroïde apparaît comme formée par la juxtaposition de nombreux îlots cellulaires auxquels on donne le nom de **vésicules thyroïdiennes**. Chaque vésicule thyroïdienne est constituée ainsi :

➔ le centre est occupé par une masse plus ou moins volumineuse de substance gommeuse, jaunâtre, dépourvue de toute cellule. Cette substance est appelée **substance colloïde** *(figure 271)* ;

➔ chaque amas de substance colloïde est entouré d'une seule couche de cellules épithéliales polyédriques. Ce sont ces cellules qui élaborent la substance colloïde qu'elles mettent en réserve au centre des vésicules ;

➔ entre les vésicules thyroïdiennes existe un très riche réseau capillaire. L'aspect des cellules thyroïdiennes et la quantité de substance colloïde contenue dans les vésicules varient selon le degré d'activité de la glande.

Les hormones thyroïdiennes

Les hormones thyroïdiennes sont synthétisées et stockées au sein de la substance colloïde. Celle-ci est constituée par une substance protéique dont la composition chimique est encore incomplètement connue, la thyréoglobuline, qui résulte de la combinaison des hormones thyroïdiennes ou de leurs précurseurs avec une globuline.

Les hormones thyroïdiennes sont libérées à partir de la thyréoglobuline. Ces hormones sont : la di-iodo-thyronine, ou T2, la tri-iodo-thyronine, ou T3, et la tétra-iodo-thyronine ou thyroxine ou T4. Ces hormones, liées dans la molécule de thyréoglobuline qui sert de réserve, sont libérées et déversées dans le sang, où elles sont fixées sur des protéines de transport. La thyroxine représente à elle seule environ 75 % des hormones thyroïdiennes circulantes, les autres hormones les 25 % restants. Ces hormones sont, contrairement à la thyréoglobuline, de constitution chimique parfaitement connue. La part prise dans les effets physiologiques par chacun des composés hormonaux est inégale : les deux produits les plus actifs sont la T3 et la T4, avec un rôle de premier plan pour la T3.

Le fait essentiel à connaître est la très grande richesse en iode des hormones thyroïdiennes. L'iode est fixé avec avidité par la glande qui l'utilise pour la synthèse des hormones en le fixant sur la thyréoglobuline. Aussi la présence d'iode est-elle indispensable à l'activité de la thyroïde, toute carence en iode déterminant un hypofonctionnement thyroïdien et l'apparition d'un goitre.

Des travaux récents ont permis la découverte d'une nouvelle hormone thyroïdienne, totalement différente, la **thyrocalcitonine**. Il s'agit d'une hormone de nature protéique agissant uniquement sur le métabolisme du calcium.

Physiologie du corps thyroïde

Elle est maintenant bien connue par les expériences d'ablation complète de la glande et l'administration d'extraits thyroïdiens chez les animaux adultes et les animaux jeunes en voie de croissance, et l'étude des maladies humaines dues à un trouble du fonctionnement de la glande.

La glande thyroïde est douée de multiples fonctions qui ne sont que la conséquence de l'action qu'elle exerce sur le métabolisme à l'étage cellulaire, action que nous étudierons en premier lieu.

Actions métaboliques

L'action qu'exerce la thyroïde sur le métabolisme cellulaire constitue le dénominateur commun de toutes les fonctions de la glande.

D'une façon générale, la thyroïde active les processus de combustion au niveau de la cellule ; elle fait en quelque sorte tourner plus vite la « centrale thermique » humaine. Elle agit ainsi :

➔ sur l'énergie libérée par les cellules : l'ablation de la glande diminue l'activité cellulaire et par conséquent l'énergie libérée par les cellules, l'administration d'extraits thyroïdiens au contraire augmente le métabolisme cellulaire. Le métabolisme cellulaire peut être mesuré aisément par le métabolisme de base : il est considérablement abaissé (de - 30 % à - 45 %) après suppression de la glande, il est augmenté en cas d'hyperfonctionnement thyroïdien ;

➔ sur le métabolisme des glucides, des lipides, des protides dont elle accélère l'utilisation par les cellules de l'organisme, utilisation diminuée en cas d'hypofonctionnement thyroïdien ;

➔ cette augmentation du métabolisme général entraîne une élévation des échanges respiratoires, une augmentation du volume sanguin circulant et du débit cardiaque se traduisant cliniquement par les palpitations et les bouffées de chaleur en cas d'hyperfonctionnement thyroïdien ; l'hypothyroïdie entraîne les phénomènes inverses ;

➔ cette action métabolique générale joue un rôle important dans la régulation de la température centrale : la thyroïde lutte contre les abaissements de température par une augmentation de la production de chaleur par l'organisme ;

→ rappelons enfin que la thyroïde joue un rôle important dans le métabolisme de l'iode. La majeure partie de l'iode de l'organisme est fixée par la glande dans la substance colloïde et sert à l'élaboration des hormones thyroïdiennes.

Action sur la croissance

Cette action de stimulation qu'exerce la thyroïde sur l'activité cellulaire explique le rôle fondamental de cette glande au cours de la croissance, période d'intense activité cellulaire.

Ce rôle est particulièrement bien mis en évidence par l'expérimentation animale :

→ dans toutes les espèces animales, la suppression de la glande thyroïde chez des sujets en voie de croissance provoque l'arrêt de celle-ci et entraîne un nanisme thyroïdien ; cet arrêt de croissance est d'autant plus grave que l'animal est plus jeune. L'administration d'extraits thyroïdiens corrige les troubles provoqués par l'ablation de la thyroïde et ceci avec des résultats d'autant meilleurs que le traitement substitutif a été commencé plus précocement ;

→ de plus, l'administration d'extraits thyroïdiens à des animaux normaux en voie de croissance entraîne une accélération de celle-ci ; il n'y a cependant jamais exagération de la croissance, ni apparition de gigantisme ;

→ chez les animaux présentant une métamorphose au cours de la croissance, et notamment chez les amphibiens (crapaud, grenouille), la suppression de la thyroïde empêche totalement la métamorphose du têtard en animal adulte alors que l'administration d'hormone thyroïdienne au têtard normal accélère sa transformation en animal adulte.

La thyroïde a donc une action de stimulation sur la croissance. Dans l'espèce humaine les troubles liés à la suppression de la glande chez le sujet jeune sont particulièrement accentués. L'insuffisance thyroïdienne survenant chez le très jeune enfant entraîne un retard de croissance staturo-pondérale considérable associé à une absence de développement sexuel et intellectuel (crétinisme).

Actions tissulaires

La thyroïde agit sur les différents tissus de l'organisme et leur donne une trophicité normale, c'est-à-dire une résistance et un aspect normaux. Elle agit :

→ sur les cartilages de conjugaison dont elle prépare la maturation et l'ossification. Cette action sur les cartilages de conjugaison explique l'action de la glande sur la croissance ;

→ sur l'appareil génital : la présence du corps thyroïde est indispensable au développement génital du jeune et en particulier à l'apparition de la puberté ;

→ sur les annexes de la peau (poils et ongles) et sur les dents ; elle favorise la pousse des poils, des ongles, l'apparition et la croissance des dents ;

→ sur les cellules du système nerveux supérieur : elle facilite le fonctionnement de ces dernières et, par là, agit sur le développement intellectuel et psychique de l'individu. D'ailleurs, les troubles du fonctionnement thyroïdien entraînent constamment un retentissement intellectuel et caractériel chez l'homme : crétinisme chez l'enfant, ralentissement intellectuel chez l'adulte en cas d'hypothyroïdie, irritabilité et excitabilité en cas d'hyperthyroïdie.

Ces différentes actions peuvent être aisément constatées sur l'homme au cours des maladies perturbant le fonctionnement de la glande :

→ certaines comportent un hypofonctionnement de la glande : **myxœdème** ;

→ les autres un hyperfonctionnement thyroïdien : **maladie de Basedow**.

Action de la thyrocalcitonine

Elle agit sur le métabolisme du calcium : elle entraîne une hypocalcémie (baisse du taux sanguin du calcium) avant tout par action directe sur le système osseux en inhibant la résorption osseuse. Ce freinage du catabolisme osseux est très important et il diminue de façon considérable la quantité de calcium libéré à partir de l'os. La thyrocalcitonine détermine aussi une hypercalciurie qui s'ajoute au mécanisme précédent pour réaliser l'hypocalcémie.

La thyrocalcitonine agit également sur le métabolisme du phosphore, intimement lié à celui du calcium : elle entraîne une hypophosphorémie (baisse du taux sanguin du phosphore) par le même mécanisme et également en augmentant l'élimination urinaire du phosphore.

Cette hormone a donc un rôle antagoniste de celui de la parathormone (qui est hypercalcémiante) pour le maintien de la calcémie. Ce maintien à un taux stable de 100 mg par litre est une nécessité vitale, des troubles sévères apparaissant dès que la calcémie s'abaisse (tétanie) ou s'élève (troubles psychiques, insuffisance rénale, hypertension, ulcères, etc.) de quelques milligrammes par litre.

Connexions de la glande thyroïde

La thyroïde obéit à une hormone sécrétée par le lobe antérieur de l'hypophyse : la thyréostimuline, ou TSH La suppression de l'hypophyse réduit de 90 % l'activité de la glande thyroïde. L'hypophyse elle-même est sous la commande de l'hypothalamus (plancher du troisième ventricule) qui sécrète une hormone stimulant la sécrétion par l'hypophyse de thyréostimuline : cette hormone est le TRF. La sécrétion de TRF, et par conséquent de thyréostimuline, est déterminée par le taux des hormones thyroïdiennes circulantes : augmentation de la sécrétion en cas de baisse du taux des hormones thyroïdiennes circulantes, et inversement. Dans les cas humains d'hyperfonctionnement thyroïdien (maladie de Basedow) a été découvert un activateur thyroïdien anormal, le LATS, dont l'activité est très proche de celle de la TSH.

La sécrétion de la thyrocalcitonine est totalement indépendante de la commande hypophysaire et ne dépend que du taux de la calcémie, toute hausse de celle-ci entraînant l'accroissement de la sécrétion hormonale, et toute baisse un freinage sécrétoire.

Exploration de la fonction thyroïdienne

Plusieurs épreuves permettent d'étudier, en clinique, les anomalies de la fonction thyroïdienne :

→ la mesure du **métabolisme de base** : augmenté dans l'hyperthyroïdie, diminué dans l'hypothyroïdie ;

→ le dosage du **cholestérol sanguin** : diminué dans l'hyperthyroïdie, augmenté dans l'hypothyroïdie ;

→ le **réflexogramme achilléen** : allongé dans l'hypothyroïdie, raccourci dans l'hyperthyroïdie ;

→ l'étude de la **fixation thyroïdienne de l'iode radioactif** (scintigraphie thyroïdienne). Elle permet de dresser des courbes de fixation et de réaliser des cartographies de la glande. La fixation d'iode est d'autant plus rapide que la glande est hyperfonctionnelle ;

→ les dosages sanguins de l'**iode** circulant et des hormones thyroïdiennes : leur taux est d'autant plus élevé qu'il existe un hyperfonctionnement thyroïdien ;

→ le dosage sanguin de la **TSH** (thyréostimuline hypophysaire) renseigne sur l'existence d'un éventuel trouble du fonctionnement thyroïdien : son taux s'élève en cas d'hypothyroïdie et s'abaisse en cas d'hyperthyroïdie.

Les glandes parathyroïdes

Anatomie

Ce sont de petites glandes ovalaires, au nombre de quatre, situées deux par deux à la face postérieure des lobes latéraux du corps thyroïde. Des anomalies de nombre, de forme et de situation sont fréquentes *(figure 272)*. Très petites, de la taille d'un pois, elles pèsent de 0,01 à 0,10 g.

Histologiquement, elles sont constituées de deux types de cellules :

→ les **cellules principales**, dépourvues de granulations, qui semblent seules douées de la fonction endocrine de la glande ;

→ les **cellules oxyphiles** contenant de nombreuses granulations.

Physiologie des parathyroïdes

Les expériences d'ablation totale des parathyroïdes et l'administration d'extraits parathyroïdiens ont montré que :

→ ces glandes sont indispensables à la vie ;

→ elles tiennent sous leur dépendance le métabolisme du calcium et du phosphore.

La parathyroïdectomie

Quand elle est totale, elle entraîne une tétanie aiguë, maladie caractérisée par des accès convulsifs généralisés, des contractures musculaires et une évolution rapide vers la mort par arrêt respiratoire.

Quand la parathyroïdectomie n'est que partielle, elle entraîne une tétanie fruste. Cette maladie se traduit par : des contractures musculaires évoluant par crises, des accès convulsifs. Les examens mettent en évidence deux phénomènes fondamentaux : une **hyperexcitabilité neuro-musculaire** traduite par des anomalies de l'électromyogramme et des troubles du métabolisme phospho-calcique avec hypocalcémie, hyperphosphorémie, diminution de la calciurie et de la phosphaturie.

L'administration d'extraits parathyroïdiens

Elle corrige les troubles provoqués par la parathyroïdectomie.

L'administration d'extraits parathyroïdiens à l'animal normal entraîne l'apparition d'une hyperparathyroïdie. L'hyperparathyroïdie existe chez l'homme en cas de tumeur de l'une des parathyroïdes : c'est la maladie de Recklinghausen. L'hyperparathyroïdie entraîne trois ordres de signes :

→ des modifications du squelette et du tissu osseux avec apparition de géodes ;

→ des troubles rénaux : apparition de calculs ;

→ des troubles biologiques : hypercalcémie avec hypercalciurie et hypophosphorémie ;

→ plus accessoirement, l'hyperparathyroïdie peut entraîner des troubles digestifs (ulcères gastro-duodénaux), musculaires (hypotonie musculaire), une hypertension.

L'hormone parathyroïdienne

Elle porte le nom de **parathormone**. C'est une protéine complexe, dont la structure exacte est maintenant bien connue. Elle est formée par une chaîne de 84 molécules d'acides aminés dont la nature et l'enchaînement sont connus.

Elle assure la régulation du métabolisme du calcium et du phosphore et tous les troubles engendrés par la parathyroïdectomie ou l'hyperparathyroïdie relèvent de ce mécanisme.

Elle entraîne une **hypercalcémie** et une **hypophosphorémie**. Ces effets biologiques résultent d'actions :

→ au niveau de l'os : la parathormone détermine une résorption osseuse (en augmentant l'activité des ostéoclastes) : cette résorption porte non seulement sur les éléments minéraux, mais aussi sur la matrice protéique. Le résultat de cette résorption osseuse est la mobilisation du calcium osseux, et par suite l'hypercalcémie ; il existe également une mobilisation du phosphore osseux ;

→ au niveau du rein : la parathormone entraîne une augmentation de la phosphaturie (en diminuant la réabsorption tubulaire des phosphates). Cette hyperphosphaturie détermine à son tour une hypophosphorémie malgré la mobilisation du phosphore osseux insuffisante à compenser la fuite de phosphore par le rein. L'hormone provoque également une augmentation de la réabsorption tubulaire du calcium ; elle tend donc à freiner l'hypercalciurie déclenchée par l'hypercalcémie et à maintenir ainsi l'hypercalcémie. L'hyperparathyroïdie entraîne fréquemment la formation de calculs au niveau des voies urinaires, due à l'hypercalciurie ;

→ au niveau de l'intestin : l'hormone augmente l'absorption intestinale du calcium.

La parathormone a donc une action antagoniste de la thyrocalcitonine pour le maintien de la calcémie. Elle est l'hormone de protection du capital calcique.

Au total, ces deux hormones tendent à maintenir constants les taux sanguins du calcium et du phosphore, le rapport entre ces deux éléments (**rapport phospho-calcique**) devant rester constant dans l'organisme.

Connexions des parathyroïdes

La sécrétion parathyroïdienne est réglée uniquement par le taux de la calcémie dans le sang irriguant les parathyroïdes, et en particulier par l'activité du calcium ionisé. Toute baisse stimule la sécrétion hormonale, toute hausse la freine.

Exploration de la fonction des parathyroïdes

Le fonctionnement des glandes parathyroïdes peut être étudié :

→ par l'étude du calcium, du phosphore et de leurs taux dans les différents liquides de l'organisme : calcémie, calciurie, phosphorémie, phosphaturie, étude des éliminations rénales par les clairances notamment des phosphates ;

→ par le dosage sanguin de la parathormone : il s'agit d'un **dosage radio-immunologique** qui utilise un anticorps radioactif spécifique antihormone ;

→ des explorations morphologiques sont parfois utilisées pour préciser la topographie des tumeurs de la thyroïde : échographie, artériographie sélective, scintigraphie à la méthionine marquée au Sélénium 75.

LES GLANDES SURRÉNALES

Anatomie

Les glandes surrénales sont au nombre de deux, une droite et une gauche ; elles sont situées chacune au voisinage du pôle supérieur du rein correspondant. Leurs dimensions moyennes sont de 3 cm de haut, 2 cm de large, 1 cm d'épaisseur, leur poids de 4 à 6 g, leur consistance molle, leur coloration jaune chamois *(figure 273)*.

À la coupe, les surrénales se montrent constituées de deux zones absolument différentes, différence qui se retrouve dans leur fonction. Ces deux zones sont *(figure 274)* :

→ la zone corticale ou **corticosurrénale**, située à la périphérie de la glande, de coloration jaune. Elle est formée par trois couches superposées de cellules glandulaires ; ces trois couches de cellules portent les noms de zones glomérulaire, fasciculée et réticulée ;

→ la zone médullaire ou **médullosurrénale**, d'aspect brun-rouge occupe le centre de la glande. Elle est formée de cellules polygonales, en cordons, bourrées d'enclaves colorables ; ces enclaves peuvent être mises en évidence par une réaction chimique spéciale, la réaction chromaffine, spécifique de l'adrénaline.

Physiologie de la corticosurrénale

Les expériences

Les nombreuses expériences d'ablation des glandes surrénales pratiquées chez l'animal depuis Brown-Séquard en 1856 ont montré que la corticosurrénale est indispensable à la vie alors que la médullosurrénale ne l'est pas.

La suppression de la corticosurrénale chez l'animal, comme d'ailleurs chez l'homme, entraîne la mort en un à cinq jours dans un tableau associant des troubles digestifs, un collapsus cardio-vasculaire et une prostration aboutissant au coma. Les examens biologiques montrent des troubles graves portant sur l'équilibre et le métabolisme de l'eau, ainsi que sur l'équilibre des électrolytes (sodium et potassium en particulier).

L'administration d'extraits corticosurrénaux à l'animal surrénalectomisé corrige ces troubles.

Les hormones corticosurrénales

La corticosurrénale sécrète de nombreuses hormones dont la constitution chimique est maintenant bien déterminée, ainsi que leur fabrication dans la surrénale (biosynthèse) et leur métabolisme dans l'organisme. L'action physiologique de certains composés est cependant encore inconnue. Toutes les hormones surrénaliennes peuvent désormais être synthétisées et l'on fabrique même des produits artificiels doués d'activité hormonale, mais de structure radicalement différente des hormones naturelles (**stéroïdes** dits **de synthèse**).

L'ensemble des hormones de la corticosurrénale est désigné sous le nom général de **corticostéroïdes** ou de **corticoïdes**.

Toutes ces hormones ont en commun :

→ le même noyau chimique : le noyau stérol ; les différentes hormones ne se différencient que par les éléments fixés sur ce noyau ;

→ la même voie de synthèse : toutes sont fabriquées à partir du cholestérol.

Les hormones de la corticosurrénale peuvent, en fonction de leur rôle biologique, être classées en trois grands groupes : minéralocorticoïdes, glucocorticoïdes et androgènes.

> **Les hormones minérales ou minéralocorticoïdes.** Ce sont les « hormones de l'eau et du sel ». Elles règlent en effet dans l'organisme l'équilibre de l'eau et des électrolytes en agissant sur l'élimination de ces éléments par le rein. L'hormone essentielle de ce groupe porte le nom d'aldostérone ; elle diminue l'élimination par le rein du sodium et de l'eau et accroît au contraire l'élimination, par cet organe, du potassium ; le point d'impact de l'hormone est le tube rénal distal : elle augmente, à ce niveau, la réabsorption du sodium et de l'eau et accroît la sécrétion du potassium. La surrénalectomie entraîne donc, du fait de la suppression de la sécrétion d'aldostérone, une élimination urinaire accrue de sodium et d'eau et une rétention de potassium : ces troubles se traduisent cliniquement par de la **polyurie**, une **déshydratation**, une **hypotension artérielle** et biologiquement par la baisse des taux sanguins du sodium, du chlore, de la réserve alcaline et l'élévation du potassium. À l'inverse, une sécrétion exagérée d'aldostérone a été mise en évidence dans certaines tumeurs de la surrénale (hyper-aldostéronisme ou syndrome de Conn) ; il existe alors une hypertension artérielle, une asthénie, une faiblesse musculaire, des crises tétaniques, et, sur le plan biologique, une baisse du potassium sanguin (hypokaliémie), une élévation du sodium sanguin (hypernatrémie), de la réserve alcaline (alcalose métabolique), du volume sanguin (volémie), une augmentation de l'élimination urinaire du potassium (hyperkaliurie), une diminution de celle du sodium (hyponatriurie). Les autres hormones de ce groupe ont une action plus faible que l'aldostérone ; ce sont : la désoxycorticostérone et la 17-hydroxy-11-désoxycorticostérone. C'est à son action sur le métabolisme hydrominéral que la surrénale doit ses fonctions vitales.

> **Les hormones métaboliques ou glucocorticoïdes ou 11-oxycorticostéroïdes.** Ces hormones agissent sur le métabolisme des glucides et des protides : elles favorisent, en effet, la fabrication par l'organisme de glucides, aliments énergétiques, à partir des protides, aliments plastiques ; cette fabrication porte le nom de **néo-glycogenèse** ; elles favorisent la synthèse du glycogène au niveau du foie. Les corticoïdes ont une action hyperglycémiante et peuvent, administrés en

excès, entraîner un diabète (**diabète stéroïdien**). Ces hormones agissent également sur le métabolisme des lipides : elles inhibent la lipogenèse et modifient la distribution du tissu adipeux. En outre, les corticoïdes agissent sur les lymphocytes et inhibent la production d'anticorps ; c'est pourquoi ils sont utilisés pour prévenir et traiter le rejet des greffes d'organes ; du fait de cette action, ils ont un rôle anti-inflammatoire.

L'hormone essentielle de ce groupe est le **cortisol** ou **hydrocortisone** dont la production moyenne chez l'homme est de 15 à 20 mg par 24 heures. La surrénale fabrique peu de cortisone, hormone du même groupe et l'action gluco-corticoïde de la surrénale chez l'homme est attribuée en quasi-totalité au cortisol.

Les glucocorticoïdes ont également, mais à un moindre degré, des propriétés minéralocorticoïdes. Cette dualité d'action fait du cortisol la plus active des hormones corticosurrénales puisque sa seule administration suffit à maintenir en vie l'animal ou l'homme surrénalectomisés. La découverte du cortisol a permis de pratiquer chez l'homme la surrénalectomie totale (indiquée par exemple dans certains cancers généralisés) et de maintenir en survie les malades dont les surrénales sont détruites (maladie d'Addison).

L'hydrocortisone est le **traitement substitutif** de choix en cas d'insuffisance de la sécrétion hormonale normale.

Les hormones androgènes ou 17-cétostéroïdes. Ce sont des hormones dont la formule chimique est très proche de celle des hormones génitales mâles élaborées par le testicule, que nous allons étudier plus loin ; la plus importante de ces hormones est la **déhydroépiandrostérone** ou **DHA**. Le rôle physiologique des androgènes surrénaliens paraît faible en regard des androgènes testiculaires, et en particulier de la testostérone qui assure l'essentiel de cette fonction.

La surrénale élabore enfin une faible quantité d'œstrogènes (hormones sexuelles femelles).

Ces trois catégories d'hormones sont inactivées au niveau du foie et éliminées ensuite par les reins. Les dosages de ces différents constituants dans les urines revêtent une importance fondamentale au cours de l'étude des maladies des surrénales.

Histophysiologie du cortex surrénalien

La différenciation des trois zones de la corticosurrénale est non seulement histologique, mais également fonctionnelle.

Il est actuellement admis que :

→ les minéralocorticoïdes sont élaborés au niveau de la zone glomérulée ; cette activité est indépendante de l'activité hypophysaire et notamment de la sécrétion d'ACTH *(Adreno-CorticoTrophin-Hormon)* ;

→ les glucorticoïdes sont élaborés au niveau de la zone fasciculée ; cette sécrétion est sous la dépendance de l'ACTH hypophysaire ;

→ les androgènes sont élaborés au niveau de la zone réticulée.

Les connexions

Les corticosurrénales obéissent à une régulation complexe.

Une commande hypophysaire. Le lobe antérieur de l'hypophyse sécrète une hormone stimulante, la cortico-stimuline ou ACTH dont l'injection augmente la sécrétion corticosurrénalienne. La sécrétion d'ACTH est commandée par l'hypothalamus : celui-ci élabore une hormone appelée CRF qui stimule la sécrétion par l'hypophyse d'ACTH La sécrétion de CRF est elle-même déterminée par le taux des hormones corticosurrénaliennes circulantes. L'ACTH agit exclusivement sur la sécrétion des hormones métaboliques (glucocorticoïdes).

Une commande humorale. Ce dernier mécanisme n'intervient que pour la sécrétion d'aldostérone qui est totalement indépendante de la commande hypophysaire.

La sécrétion d'aldostérone est réglée par :

→ la teneur en sodium et en potassium des liquides extracellulaires : tout régime pauvre en sel provoque une augmentation de la sécrétion d'aldostérone, et vice versa, le potassium ayant des effets inverses ;

→ le volume du sang circulant : l'augmentation de la volémie (perfusions) freine la sécrétion d'aldostérone, sa diminution (hémorragies) la stimule ; les incitations sécrétoires de cet ordre ont leur point de départ dans des récepteurs spécialisés, sensibles au volume du sang circulant (volo-récepteurs) situés au niveau de l'oreillette droite et de la bifurcation carotidienne ;

→ le chiffre de la pression artérielle : son augmentation freine la sécrétion d'aldostérone, sa baisse la stimule. Le point de départ de l'incitation sécrétoire est constitué par des tensorécepteurs situés en particulier dans le rein et à la bifurcation carotidienne.

L'ensemble de ces facteurs contrôle la sécrétion d'aldostérone par l'intermédiaire du rein et la mise en jeu du **système rénine-angiotensine**. C'est en effet l'angiotensine (formée par action de la rénine élaborée par le rein) qui déclenche directement la sécrétion d'aldostérone. Toutes les incitations stimulantes provoquent donc dans un premier temps la sécrétion de rénine, laquelle déclenche la sécrétion d'aldostérone. Les incitations freinatrices ont l'effet inverse.

Le système nerveux intervient dans la sécrétion d'aldostérone : toute stimulation du système nerveux sympathique déclenche la libération de catécholamines par les extrémités nerveuses et par la médullosurrénale. Cette libération de catécholamines provoque la sécrétion de rénine (et par conséquent d'aldostérone) en agissant sur les bêtarécepteurs du rein.

Applications pratiques

L'insuffisance surrénale se rencontre au cours de la **maladie d'Addison**, liée à une atteinte tuberculeuse des cortico-surrénales.

L'hyperfonctionnement corticosurrénal ou hypercorticisme peut s'observer au cours des tumeurs ou des hypertrophies de ces glandes : l'hypersécrétion d'aldostérone provoque une maladie appelée **syndrome de Conn**, l'hypersécrétion de cortisone provoque la **maladie de Cushing**, l'hypersécrétion des hormones sexuelles entraîne des phénomènes de virilisation ou de féminisation.

L'exploration de la fonction corticosurrénalienne se fait par le dosage des corticostéroïdes ou de leurs métabolites dans le sang et les urines.

Les explorations morphologiques (échotomographie, tomodensitométrie, IRM) permettent d'objectiver les tumeurs ou les hypertrophies des glandes surrénales.

Physiologie de la médullosurrénale

Les expériences

Elles ont montré que, contrairement à la corticosurrénale, la médullosurrénale n'est pas indispensable à la vie.

L'ablation de la médullosurrénale entraîne une chute de pression artérielle, rapidement compensée d'ailleurs.

Les hormones

La médullosurrénale sécrète deux hormones : l'**adrénaline** et la **noradrénaline**. Ces hormones sont désignées sous le vocable plus général de **catécholamines**.

La sécrétion, dans les conditions physiologiques, est constituée d'environ 90 % d'adrénaline et de 10 % de noradrénaline.

Ces deux composés sont chimiquement voisins, mais leur action biologique n'est pas semblable.

Action cardio-vasculaire. C'est sur l'appareil cardio-vasculaire que leur action est la plus manifeste.

La noradrénaline entraîne :

→ une vasoconstriction généralisée, sauf au niveau des vaisseaux coronaires ;

→ une bradycardie.

L'adrénaline entraîne :

→ avant tout une tachycardie, un renforcement des contractions myocardiques, une élévation du débit cardiaque ;

→ sur les vaisseaux : une vasodilatation modérée, sauf à doses élevées, où elle devient vasoconstrictrice.

Les deux hormones entraînent ainsi une hypertension artérielle, mais de mécanisme différent : la noradrénaline détermine une hypertension en élevant les résistances vasculaires périphériques, l'adrénaline provoque l'hypertension en augmentant le débit cardiaque.

Actions métaboliques. L'action des catécholamines est brève et intense.

L'action sur le métabolisme glucidique se traduit par une **hyperglycémie** liée à la mobilisation des réserves hépatiques de glycogène, et par une augmentation du catabolisme glucidique de toutes les cellules, mais surtout des cellules musculaires. L'adrénaline est ici quatre à cinq fois plus active que la noradrénaline.

L'action sur le métabolisme lipidique se traduit par une mobilisation des graisses de réserve.

L'ensemble de ces actions métaboliques intervient lors de la lutte contre le froid, de l'effort musculaire (accroissement du rendement musculaire, retard à l'apparition de la fatigue).

Actions sur les muscles lisses et les viscères. Les catécholamines entraînent le relâchement des muscles lisses et provoquent ainsi : une dilatation bronchique, un ralentissement du péristaltisme gastrique et intestinal.

Elles entraînent une contraction de la rate (splénocontraction) et la contraction des sphincters viscéraux (vessie, tube digestif).

Catécholamines et récepteurs périphériques

Les différences d'action des catécholamines tiennent au fait que celles-ci agissent à l'échelon cellulaire par l'intermédiaire de structures spéciales, les récepteurs.

Il existe deux types de récepteurs ayant des effets antagonistes : les **récepteurs** α et les **récepteurs** β *(chapitre 6)*.

Les activités de type α comprennent la vasoconstriction, la splénocontraction, le relâchement des fibres lisses.

Les activités de type β comprennent : la vasodilatation, les effets cardiaques, la bronchodilatation.

La noradrénaline a une action exclusivement de type α, l'adrénaline agit sur les deux types de récepteurs et possède, en fonction des doses administrées, tantôt une action α, tantôt une action β.

Les actions de l'un ou de l'autre type peuvent être dissociées par l'administration de substances qui bloquent électivement l'un ou l'autre type de récepteurs (α-bloquants et β-bloquants).

L'adrénaline et le symphatique

L'action des catécholamines est comparable à celle du sympathique. Ceci tient au fait que la noradrénaline est non seulement une hormone médullosurrénalienne mais aussi le médiateur chimique des fibres sympathiques. Le système sympathique et la médullosurrénale agissent donc en connexion étroite : la glande est vraiment intégrée au système sympathique et peut être considérée comme l'équivalent des cellules nerveuses postganglionnaires.

Les connexions de la médullosurrénale

La médullosurrénale possède une sécrétion permanente faible, mais réagit rapidement aux situations d'urgence par une sécrétion accrue de catécholamines.

Les phénomènes qui déclenchent cette sécrétion sont : l'hypotension artérielle (hémorragie, choc), l'effort musculaire, le froid, les émotions, la douleur, l'hypoglycémie, bref, toutes les circonstances qui représentent une agression pour l'organisme ou qui augmentent brusquement ses besoins métaboliques.

Ces facteurs agissent sur des centres de l'hypothalamus et la stimulation médullosurrénale emprunte, de là, les voies nerveuses sympathiques (nerfs splanchniques) ; elle est déclenchée par les fibres préganglionnaires du sympathique par l'intermédiaire de leur médiateur chimique l'**acétylcholine**. Le déclenchement de la sécrétion médullosurrénalienne lors des agressions s'effectue donc par voie nerveuse exclusive et essentiellement par voie sympathique. Ceci s'explique par une origine embryologique commune du système sympathique et de la médullosurrénale.

Applications pratiques

L'hyperfonctionnement de la médullosurrénale s'observe en cas de tumeur de cette glande. Ce type de tumeur appelé **phéochromocytome** produit en excès de la noradrénaline et de l'adrénaline et se traduit par une hypertension artérielle paroxystique et par une hyperglycémie.

L'exploration de la sécrétion médullosurrénalienne, justifiée en cas de phéochromocytome, est effectuée par le dosage des catécholamines et de leurs métabolites dans le sang et les urines.

Les explorations morphologiques permettent la visualisation des glandes et leur éventuelle atteinte tumorale. Outre l'échographie, la tomodensitométrie, l'IRM, on dispose actuellement de la scintigraphie à la MIBG (méthyl-iodo-benzyl-guanidine). Ces examens sont utilisés pour montrer les phéochromocytomes et préciser leur siège exact.

Le pancréas endocrine

Anatomie

Nous avons déjà étudié le pancréas avec le tube digestif. Rappelons simplement que c'est une glande mixte, élaborant en outre des sucs digestifs et que sa fonction endocrine est dévolue à des îlots de cellules spéciales disséminés au sein du pancréas exocrine, les **îlots de Langerhans**. Les études au microscope électronique y ont montré la présence de plusieurs types différents de cellules :

→ les cellules A (ou $\alpha 2$) qui sécrètent le glucagon ;

→ les cellules B (ou β) qui sécrètent l'insuline ;

→ les cellules D qui sécrètent la somatostatine ;

→ les cellules F ou PP sécrétrices du polypeptide pancréatique humain.

Données expérimentales

La suppression du pancréas chez l'animal (chien), entraîne sa mort dans un tableau de diabète aigu : augmentation du sucre sanguin (hyperglycémie), glycosurie, troubles nerveux, puis coma diabétique.

L'injection d'extraits pancréatiques corrige ces troubles, empêche l'évolution fatale et permet la survie.

Actions du pancréas et hormones pancréatiques

L'insuline

L'hormone essentielle sécrétée par le pancréas est l'insuline. C'est grâce à ses propriétés hypoglycémiantes que le pancréas exerce sa fonction endocrine essentielle : la régulation du métabolisme des sucres.

L'insuline est une protéine complexe, contenant du soufre, dont la formule chimique exacte est connue. Elle est sécrétée par les **cellules B**.

L'insuline a un rôle essentiel dans le métabolisme des glucides, des lipides et des protides.

Métabolisme des glucides. C'est là son rôle majeur.

L'insuline abaisse le taux du sucre sanguin (glycémie) par différents mécanismes :

→ elle favorise la pénétration du glucose à l'intérieur des cellules, en particulier au niveau du muscle et du tissu adipeux ;

→ elle favorise le stockage du glucose sous forme de glycogène, dans les cellules, en particulier au niveau du foie, des muscles et du tissu adipeux ;

→ elle inhibe tous les processus de dégradation du glycogène en glucose ;

→ enfin elle inhibe la fabrication de glucose à partir des lipides ou des protides (**néoglycogenèse**).

L'insuline contribue à maintenir constant le taux de la glycémie et cette action est largement utilisée en thérapeutique dans le traitement du diabète.

La sécrétion d'insuline est déclenchée par différents facteurs :

→ l'élévation de la glycémie est le facteur primordial de la sécrétion d'insuline ;

→ l'action de certaines hormones intervient : lors de la digestion, la sécrétine et la pancréozymine déclenchent une insulinosécrétion ; le glucagon a également une action stimulante sur la sécrétion d'insuline ;

→ les facteurs nerveux : les catécholamines (médiateurs du système nerveux autonome) inhibent la sécrétion d'insuline ; le pneumogastrique provoque la sécrétion d'insuline (il est commandé par un centre hypothalamique).

Métabolisme des lipides. L'insuline favorise la mise en réserve des triglycérides dans les cellules adipeuses et s'oppose à leur catabolisme.

Elle favorise la synthèse d'acides gras à partir des glucides, dans le tissu adipeux et au niveau du foie : cette action tend également à abaisser la glycémie.

Métabolisme des protides. L'insuline favorise l'anabolisme protéique en facilitant la synthèse des protides à partir des acides aminés.

Elle s'oppose également au catabolisme des protides.

Les autres hormones pancréatiques

Le glucagon. Le glucagon est une autre hormone du pancréas élaborée par les cellules A. Ses propriétés sont antagonistes de l'insuline :

→ métabolisme glucidique : le glucagon provoque l'augmentation de la glycémie en libérant le glucose à partir des réserves glycogéniques du foie (**glycogénolyse**) ;

→ métabolisme des lipides : le glucagon libère les acides gras à partir des réserves du tissu adipeux ;

→ métabolisme des protides : le glucagon favorise la fabrication par le foie de glucides à partir des acides aminés.

Le glucagon intervient également dans le métabolisme électrolytique en déterminant une hyperkaliémie (élévation du potassium sanguin) et une augmentation de l'élimination urinaire des électrolytes. Enfin, le glucagon stimule la sécrétion d'autres hormones : insuline, catécholamines, hormone de croissance, thyrocalcitonine.

La sécrétion de glucagon est contrôlée par :

→ le taux plasmatique du glucose, facteur capital, et accessoirement par le taux plasmatique des acides aminés ou des acides gras libres ;

→ le système nerveux : stimulation sécrétoire par les catécholamines et le pneumogastrique ;

→ d'autres hormones : stimulation par le vaso-intestinal peptide, la pancréozymine, l'hormone de croissance, les corticoïdes, diminution par la somatostatine, l'insuline.

Par ses deux hormones glycorégulatrices d'action inverse, le pancréas endocrine assure donc, au mieux des besoins de l'organisme, la régulation du métabolisme des sucres et la stabilité de la glycémie.

La somatostatine. La somatostatine ou SRIF *(Somatotrophin Release Inhibiting Factor)* est élaborée par les cellules D.

Son action physiologique est encore imparfaitement connue. Elle inhibe chez l'homme la sécrétion d'hormone de croissance, d'insuline, de glucagon, de gastrine.

Le polypeptide pancréatique humain. Il est élaboré par des cellules particulières. Son rôle physiologique est inconnu.

Le testicule

Anatomie

Nous l'avons déjà étudiée. Rappelons simplement que la fonction endocrine du testicule est dévolue aux cellules interstitielles de Leydig.

Physiologie

Le testicule est une glande mixte : nous avons déjà étudié sa fonction exocrine qui consiste dans l'élaboration des spermatozoïdes, en insistant sur son caractère continu, depuis la puberté jusqu'à la sénescence.

La fonction endocrine a pu être étudiée par la castration :

→ pratiquée avant la puberté, la castration entraîne la persistance du type infantile caractérisé par le non-développement des organes génitaux (caractères sexuels primaires) et par la non-apparition des caractères sexuels secondaires : pilosité pubienne, mue de la voix, comportement masculin, développement musculaire et squelettique de type masculin ;

→ pratiquée chez l'adulte, la castration n'entraîne qu'une régression très incomplète des caractères sexuels secondaires. Bien entendu, la castration supprime toute possibilité de reproduction.

L'administration au sujet castré d'extraits glandulaires entraîne la correction des troubles et permet, en particulier chez l'enfant, le développement des organes génitaux et des caractères sexuels secondaires.

Les hormones testiculaires

Ce sont des substances stéroïdes : elles sont donc chimiquement proches des hormones corticosurrénales. L'hormone essentielle est la testostérone ; les autres hormones (**androstérone**) semblent être des produits de transformation de la **testostérone**.

Les actions de la testostérone sont multiples :

→ actions tissulaires :

- elle développe les organes du tractus génital mâle : épididyme, déférent, prostate, organes génitaux externes ;
- elle confère au développement musculaire et squelettique le type masculin ;
- elle agit sur la peau, plus rude et plus pigmentée chez l'homme ;
- elle agit sur la répartition du tissu graisseux ;
- elle provoque le développement pileux ;
- enfin, elle agit sur la musculature du larynx, conditionnant les mues de la voix ;

→ actions sur le comportement : elle augmente la combativité, l'agressivité, développe la libido ;

→ actions métaboliques enfin : l'action la plus nette de la testostérone porte sur les lipides, la castration entraînant un engraissement rapide alors que l'administration d'hormone agit en sens inverse ; par ailleurs, la testostérone facilite la synthèse par l'organisme de ses protides, ce qui explique son rôle dans la croissance et le développement du squelette et des muscles. Elle a en outre un effet toni-cardiaque et vasodilatateur.

L'administration à la femelle d'hormones mâles agit sur : les ovaires, les caractères sexuels secondaires (transformations des muqueuses utérine et vaginale, hypertrophie clitoridienne, hypertrophie des glandes mammaires) ; elle peut, à doses élevées, entraîner l'apparition de signes de virilisme.

La testostérone est inactivée dans l'organisme au niveau du foie et transformée en dérivés appelés cétostéroïdes éliminés par voie urinaire. La production de testostérone est d'environ 7 mg par 24 heures.

Le testicule sécrète également une hormone non stéroïdienne appelée inhibine. L'inhibine est sécrétée par les cellules de Sertoli. Elle a une triple action :

→ au niveau hypophysaire, elle bloque la synthèse et la libération de FSH ;

→ au niveau hypothalamique, elle inhibe la synthèse de GnRH ;

→ au niveau testiculaire, elle joue un rôle dans l'acquisition de la mobilité des spermatozoïdes.

Les connexions du testicule

Il existe des interrelations étroites entre le testicule et les autres glandes endocrines de l'organisme : c'est ainsi que la castration entraîne une hypertrophie de l'hypophyse, une hyperthyroïdie, retarde l'involution du thymus et provoque une augmentation des îlots de Langerhans pancréatiques.

Le développement et le fonctionnement du testicule sont commandés par l'hypophyse qui élabore des gonado-stimulines. Au moment de la puberté, la sécrétion de gonadostimulines par l'hypophyse augmente brusquement provoquant le développement testiculaire et déclenchant la sécrétion par celui-ci de la testostérone qui va achever le développement génital. Il existe deux gonado-stimulines :

→ la **gonadostimuline A** ou **FSH** qui stimule la spermatogenèse et la croissance des tubes séminifères ;

→ la **gonadostimuline B** ou **LH** qui stimule le fonctionnement des cellules de Leydig et la production par celles-ci de testostérone.

La sécrétion de ces deux gonadostimulines est elle-même sous la dépendance de l'hypothalamus qui élabore une hormone de libération appelée GnRH. Cette hormone stimule la sécrétion de FSH et de LH. La sécrétion de GnRH est continue chez l'homme, mais son importance dépend du taux des hormones sexuelles circulantes, la baisse de ce taux augmentant la sécrétion de GnRH.

Rappelons que l'inhibine testiculaire exerce un contrôle (rétrocontrôle) sur les taux de FSH et de GnRH dont elle inhibe la synthèse et la libération.

La nutrition enfin a une influence considérable sur le testicule : la dénutrition entraîne une atrophie des cellules de Leydig ; la vitamine E agit surtout sur la lignée séminale, elle est nécessaire à la production des stimulines et influence la spermatogenèse.

L'OVAIRE

Anatomie

Nous l'avons déjà décrite. La fonction endocrine est dévolue aux cellules folliculeuses qui entourent l'ovocyte au cours de son développement et à partir desquelles se formera le corps jaune.

Physiologie

Nous avons déjà étudié en détail la fonction exocrine de l'ovaire, c'est-à-dire la production des ovules. Comme celle-ci, la fonction endocrine de l'ovaire est cyclique, la sécrétion des hormones ovariennes s'effectue selon un rythme qui se superpose au cycle génital.

La castration

La castration ovarienne a des effets différents suivant l'âge auquel elle est effectuée :

→ avant la puberté, elle entraîne la persistance d'un tractus génital infantile, l'absence de puberté, une obésité ;

→ après la puberté, elle entraîne la régression du tractus génital, l'atténuation des caractères sexuels secondaires, la suppression de la fonction de reproduction, l'arrêt du cycle génital, une obésité.

L'administration d'hormones ovariennes corrige les effets de la castration. À doses exagérées, elles entraînent chez l'enfant un développement précoce de l'appareil génital et de ses annexes.

Les hormones ovariennes

L'ovaire sécrète quatre groupes d'hormones : les **œstrogènes**, la **progestérone**, une petite quantité d'**androgènes** et le groupe de l'inhibine et des **cybernines**. Contrairement aux autres hormones, l'inhibine et les cybernines ne sont pas stéroïdiennes.

Les hormones œstrogéniques ou œstrogènes. Elles sont au nombre de trois : l'**œstradiol** (ou dihydrofolliculine) produit le plus actif, l'**œstrone** (ou folliculine) et l'**œstriol** (ou hydrate de folliculine).

Les œstrogènes sont élaborés essentiellement par les cellules de la thèque interne.

Leurs actions physiologiques sont les suivantes :

→ actions sur le tractus génital et les caractères sexuels :

- elles entraînent une hypercontractilité des trompes ;
- au niveau du corps utérin, elles favorisent le développement du muscle utérin et de la muqueuse utérine ;
- au niveau du vagin, elles entraînent l'apparition sur le frottis vaginal de cellules superficielles ;
- au niveau des seins elles provoquent une hypertrophie de la glande mammaire ;

→ actions métaboliques : les œstrogènes favorisent la fixation du calcium sur la trame protéique de l'os et la soudure précoce des cartilages de conjugaison. Ils favorisent aussi la rétention hydrique ;

→ autres actions : chez la femme, les œstrogènes facilitent le développement des fibromes et des cancers du sein ; chez l'homme, ils entraînent une atrophie des organes sexuels (pénis, épididyme, vésicules séminales), une diminution de la spermatogenèse et de la production de testostérone.

Les œstrogènes, en partie détruits par le foie, sont éliminés par voie essentiellement urinaire sous forme d'**œstriol**.

À côté des hormones naturelles, on a pu fabriquer de nombreux corps chimiques doués des mêmes propriétés : ce sont les **œstrogènes de synthèse** (stilbœstrol, hexœstrol, dienœstrol, etc.).

La progestérone. Elle est élaborée, en dehors de la grossesse, par les cellules de la granulosa (corps jaune), et pendant la grossesse par le placenta.

Le rôle physiologique de la progestérone porte essentiellement sur la préparation et le maintien de la grossesse : la destruction du corps jaune au début de la grossesse entraîne l'arrêt de celle-ci.

Elle exerce son action sur :

→ le tractus génital :

- au niveau de l'utérus, elle ramollit le muscle utérin dont elle inhibe les contractions, et elle complète l'action des œstrogènes sur la muqueuse qu'elle amène au stade de dentelle utérine ;
- au niveau du vagin, elle modifie l'aspect des frottis (apparition de cellules plicaturées) ;
- au niveau des seins, elle hypertrophie les glandes mammaires ;

→ pendant la grossesse, elle inhibe la contractilité de l'utérus et empêche l'expulsion de l'ovule ;

→ autres actions : elle facilite le métabolisme des œstrogènes et a une action d'élévation de la température.

La progestérone est éliminée dans les urines sous forme de **prégnandiol**.

À côté de la progestérone, on a fabriqué des **progestatifs de synthèse** dont l'action bloque l'ovulation et qui, de ce fait, sont utilisés pour la contraception.

Les androgènes. L'ovaire sécrète une petite quantité d'androgènes et essentiellement de la $\Delta 4$-androsténedione (environ 3,4 mg par 24 heures) qui est ensuite transformée en testostérone.

Les androgènes sont sécrétés essentiellement par le stroma ovarien.

Ils agissent principalement sur la pilosité pubienne et axillaire.

L'inhibine et les cybernines. L'**inhibine** ovarienne a les mêmes actions au niveau de l'hypophyse et de l'hypothalamus que l'inhibine testiculaire. Au niveau de l'ovaire, l'inhibine intervient dans la maturation folliculaire.

Les **cybernines** modulent les actions de la FSH et de la LH au niveau du follicule. Plusieurs cybernines sont actuellement connues :

→ l'inhibiteur de la maturation des ovocytes (bloque l'ovocyte en méiose) ;

→ l'inhibiteur de la liaison de FSH (détermine l'atrésie du follicule) ;

→ l'inhibiteur de la lutéinisation (l'empêche de se produire avant le pic de LH) ;

→ l'inhibiteur de la liaison de LH à ses récepteurs (intervient dans l'atrophie du corps jaune) ;

→ la gonadocrinine a une action inverse de celle de l'inhibine : elle stimule la sécrétion de FSH et de LH à l'étage hypophysaire.

L'étude des hormones ovariennes montre une certaine spécialisation sécrétoire des différents constituants du parenchyme ovarien puisque :

→ les cellules de la thèque sécrètent les œstrogènes ;

→ les cellules de la granulosa sécrètent la progestérone, l'inhibine et les cybernines ;

→ enfin, les cellules du stroma ovarien élaborent les androgènes.

Le cycle hormonal de l'ovaire

Le cycle hormonal ovarien est le suivant :

→ du 1er au 14e jour du cycle : la maturation folliculaire s'effectue sous l'influence de la FSH sécrétée par l'hypophyse. La sécrétion de FSH hypophysaire est elle-même déclenchée par un centre de contrôle hypothalamique qui élabore une hormone, la GnRH qui stimule la sécrétion hypophysaire. Le centre de contrôle hypothalamique a une activité cyclique et sa sécrétion est fonction du taux des œstrogènes circulants, ainsi que de la sécrétion d'inhibine et de cybernine. Au fur et à mesure de la maturation du follicule, ses cellules sécrètent des œstrogènes dont le taux augmente pendant toute cette période. Les œstrogènes entraînent les modifications des muqueuses utérine et vaginale étudiées au chapitre précédent. Ils agissent également sur la sécrétion de GnRH qui provoque à son tour la sécrétion de LH hypophysaire ;

→ au 14e jour du cycle, la sécrétion de LH hypophysaire atteint un pic qui détermine la ponte ovulaire ;

→ durant la seconde moitié du cycle, l'activité du corps jaune est commandée par l'hypophyse : la sécrétion de FSH est moindre et celle de LH est prédominante, tenant sous sa dépendance la sécrétion hormonale du corps jaune. Celui-ci sécrète simultanément œstradiol et progestérone et cette association commande les transformations des muqueuses utérine (dentelle utérine) et vaginale. L'arrêt de ces différentes sécrétions hormonales marque la fin du cycle et la survenue des règles. L'atrophie du corps jaune périodique est sous la dépendance de l'inhibiteur de la liaison de LH à ses récepteurs.

Pendant la seconde moitié du cycle, existe également une sécrétion de prolactine hypophysaire qui explique la congestion mammaire prémenstruelle mais n'influe pas sur le déroulement du cycle hormonal ovarien. En revanche, au cours de la grossesse, la sécrétion de prolactine augmente considérablement, ce qui conditionne les modifications gravidiques de la glande mammaire et, ultérieurement, après l'accouchement, la montée laiteuse.

Le déclenchement de l'activité ovarienne s'effectue à la puberté par commande hypothalamo-hypophysaire, et c'est l'apparition des sécrétions endocrines de l'ovaire qui est responsable des transformations de l'appareil génital et de l'apparition des caractères sexuels secondaires.

La cessation de l'activité endocrine ovarienne s'effectue vers 50 ans : c'est la ménopause. C'est la disparition des hormones ovariennes qui est responsable des troubles observés à ce moment.

Les connexions de l'ovaire

Nous avons étudié ci-dessus la commande des sécrétions ovariennes par l'hypophyse et les rapports des hormones ovariennes et des stimulines hypophysaires.

[L'HYPOPHYSE

Anatomie

L'hypophyse est une petite glande appendue au plancher du troisième ventricule par une tige étroite, la **tige pituitaire**, et logée dans la **selle turcique** creusée sur le corps du sphénoïde. Son poids est de 0,60 g, sa taille celle d'un pois.

Elle est constituée de trois parties, dont les fonctions sont totalement différentes : le **lobe antérieur**, le **lobe intermédiaire**, et le **lobe postérieur** *(figure 275)*.

Physiologie du lobe antérieur

Le lobe antérieur de l'hypophyse ou **antéhypophyse** est formé de deux sortes de cellules : les **cellules chromophiles**, riches en granulations, soit acidophiles (40 % des cellules antéhypophysaires), soit basophiles (10 % des cellules) et les cellules chromophobes (50 % des cellules) dépourvues de granulations.

L'antéhypophyse sécrète de très nombreuses hormones, les principales étant l'hormone de croissance, les stimulines et les hormones lipolytiques.

L'hormone de croissance

Elle est appelée aussi **hormone somatotrope**. Elle assure un développement harmonieux du corps humain ; elle est responsable de la taille du sujet. Elle stimule donc la croissance et ceci par action spécifique sur les cartilages de conjugaison qui s'hypertrophient considérablement sous son action. L'hypophysectomie entraîne l'arrêt de la croissance chez l'animal jeune, l'administration excessive d'hormone somatotrope à un sujet normal en voie de croissance entraîne un gigantisme.

L'hormone de croissance a en outre un rôle sur la cicatrisation.

Enfin, elle a des fonctions métaboliques :

→ sur les protides : elle a une action d'anabolisme et de synthèse des protides ;

→ sur les glucides : elle a une action hyperglycémiante car elle mobilise les sucres en provoquant la sécrétion de glucagon pancréatique ;

→ sur les lipides : elle mobilise les réserves lipidiques et favorise leur utilisation pour la synthèse des protides.

L'hormone de croissance est utilisée dans le traitement des troubles de croissance et notamment du nanisme hypophysaire. Les risques de transmission de la maladie de Creutzfeld-Jakob (encéphalopathie spongiforme d'évolution lente mais toujours mortelle) par l'hormone de croissance d'origine humaine (extraite de l'hypophyse) ont fait interdire ce produit au profit de l'hormone de croissance biosynthétique obtenue par génie génétique.

Les stimulines

Elles agissent sur les autres glandes endocrines dont elles règlent le fonctionnement.

La cortico-stimuline ou ACTH. Elle stimule les zones fasciculée et réticulée de la corticosurrénale et la sécrétion hormonale de ces zones (cortisol et androgènes) ; en revanche, il n'y a pas d'action de l'ACTH sur la sécrétion d'aldostérone. L'ACTH stimule toutes les étapes de la formation des corticostéroïdes à partir du cholestérol.

La thyréostimuline ou hormone thyréotrope ou TSH. Elle augmente le poids et la vascularisation de la thyroïde, elle stimule les cellules folliculaires et toutes les étapes de la synthèse des hormones thyroïdiennes avec libération accrue de celles-ci.

Les gonadostimulines. Ce sont :

→ la **FSH** : chez la femelle, la FSH provoque la maturation des follicules mais ne peut déclencher l'ovulation (qui nécessite la LH) ; chez le mâle, la FSH stimule la spermatogenèse ;

→ la **LH** : chez la femelle, elle provoque, en synergie avec la FSH, l'ovulation, la formation du corps jaune et la sécrétion d'œstrogènes et de progestérone ; chez le mâle, elle stimule le fonctionnement des cellules de Leydig et la production d'hormone mâle ; il est très remarquable de constater que les gonadostimulines sont identiques dans les deux sexes, et que leur action est différente chez l'homme et chez la femme ;

→ la **prolactine** : elle a une double action sur les glandes mammaires. Elle a un effet **mammotrope** (croissance des glandes mammaires en synergie avec les œstrogènes, la progestérone et la STH) et un effet **lactogénique** (montée laiteuse et entretien de la lactation après l'accouchement).

L'existence des stimulines explique l'atrophie des glandes endocrines constatée au cours des syndromes d'insuffisance hypophysaire ou après hypophysectomie.

Les hormones lipolytiques

Elles sont au nombre de deux : la β-LPH et la α-LPH. Elles provoquent une diminution de la masse adipeuse et une augmentation du taux d'acides gras libres.

Physiologie du lobe intermédiaire

Son rôle est net chez l'animal où il a une action sur les cellules pigmentaires grâce à une hormone, l'**intermédine** ou MSH *(Melanocyte-Stimulating Hormone)* ou **hormone mélanotrope**. Il existerait deux hormones mélanotropes, l'α-MSH et la β-MSH. Ces hormones conditionnent le changement de couleur de certains animaux. Chez l'homme, leur rôle physiologique reste à déterminer.

Physiologie du lobe postérieur

Le lobe postérieur ou **posthypophyse** est constitué de cellules spéciales, les pituicytes, entourées de cellules névrogliques.

Les hormones posthypophysaires sont en réalité synthétisées dans l'hypothalamus et le lobe postérieur de l'hypophyse n'est qu'un simple lieu de stockage à partir duquel elles sont libérées dans la circulation.

Ces hormones sont au nombre de deux : la **vasopressine** (hormone antidiurétique) et l'**ocytocine**.

La vasopressine ou pitressine, ou ADH

Elle a deux actions :

→ elle provoque une vasoconstriction et entraîne de ce fait une hypertension artérielle ;

→ elle a une action antidiurétique : elle règle la réabsorption rénale de l'eau qu'elle tend à augmenter, par action au niveau du tube distal et du tube collecteur de Bellini, évitant ainsi des fuites urinaires trop importantes. Elle tend en outre à augmenter l'élimination urinaire du chlore et du sodium. Sa sécrétion est sous la dépendance de la pression osmotique du sang artériel donc de la teneur en eau et en électrolytes de celui-ci, toute augmentation de pression osmotique provoquant la sécrétion de l'hormone et, inversement, toute diminution de pression osmotique freinant la sécrétion de vasopressine. De la même façon, toute diminution du volume sanguin circulant (hypovolémie par déshydratation ou hémorragie) déclenche, par voie réflexe, à partir des volorécepteurs de l'oreillette, une sécrétion d'ADH. L'altération de la posthypophyse et surtout de l'hypothalamus entraîne un **diabète insipide**, maladie caractérisée par une diurèse quotidienne considérable.

L'ocytocine

Elle provoque la contraction des fibres musculaires lisses et notamment celles de l'utérus : à ce titre, elle joue un rôle fondamental dans l'accouchement. Elle intervient également, en association avec la prolactine, dans le déclenchement de la lactation.

L'HYPOTHALAMUS

Les travaux modernes ont démontré que la fonction de l'hypophyse (qui elle-même contrôle les autres glandes endocrines de l'organisme) est sous la dépendance de l'hypothalamus. La région hypothalamique est donc le véritable « cerveau endocrinien » de l'organisme puisqu'elle commande la sécrétion de toutes les glandes endocrines du corps.

Noyaux hypothalamiques

Au sein de l'hypothalamus ont été individualisés un certain nombre de noyaux *(figure 275)* : noyaux supra-optiques, noyau paraventriculaire, noyau infundibulaire, noyaux accessoires, etc. Ces noyaux sont les lieux d'élaboration des hormones hypothalamiques.

Connexions hypothalamo-hypophysaires

Les liaisons entre hypothalamus et hypophyse diffèrent selon qu'il s'agit de l'antéhypophyse ou de la posthypophyse :

→ les liaisons avec l'antéhypophyse sont mixtes, neuro-vasculaires : les produits de sécrétion hypothalamiques sont acheminés d'abord le long des axones qui se dirigent vers l'hypophyse puis déversés dans le réseau vasculaire hypophysaire qui les conduit jusqu'aux cellules antéhypophysaires ;

→ les liaisons avec la posthypophyse sont nerveuses pures : les hormones hypothalamiques sont acheminées le long des axones uniquement jusqu'au lobe postérieur de l'hypophyse où elles sont stockées.

Hormones hypothalamiques

Actuellement, une dizaine de facteurs hormonaux hypothalamiques ont été individualisés, dont certains sont stimulants et d'autres inhibiteurs.

Ces hormones hypothalamiques sont les suivantes :

→ le **facteur de contrôle de l'hormone thyréotrope** : ce facteur appelé **TRH**, stimule la sécrétion et la libération de TSH hypophysaire ;

→ les **facteurs de contrôle de l'hormone corticotrope**. Ils semblent être au nombre de deux : l'α-**CRF** qui favorise la libération d'ACTH par l'hypophyse et le β-**CRF** qui favorise sa synthèse par les cellules hypophysaires ;

→ les **facteurs de contrôle de l'hormone somatotrope**. Il existe deux facteurs de contrôle de cette hormone (la STH) :

- un facteur stimulant, la **GHRH**, qui favorise la synthèse et la libération de la STH ;
- un facteur inhibiteur, la **GHRIH** ou **SRIF** ou **somatostatine** qui empêche la libération de STH mais inhibe également la sécrétion par le pancréas d'insuline et de glucagon ;

→ les **facteurs de contrôle des hormones gonadotropes**. Il semble qu'il n'existe, en fait, qu'un seul facteur de libération des hormones gonadotropes. Ce facteur appelé **GnRH** provoquerait à la fois la libération de la FSH et de la LH ;

→ les **facteurs de contrôle de la prolactine**. Ils semblent être au nombre de deux :

- un facteur stimulant, le **PRF** ;
- un facteur inhibiteur, le **PIF** ;

→ les **facteurs de contrôle de l'hormone mélanotrope**. Ils sont également au nombre de deux :

- un facteur stimulant, le **MRF** ;
- un facteur inhibiteur, le **MIF**.

AUTRES GLANDES ENDOCRINES, AUTRES HORMONES

D'autres organes du corps ont également une fonction endocrine. Nous les envisagerons rapidement.

L'épiphyse

Elle dépend anatomiquement du toit du troisième ventricule. Elle synthétise une hormone appelée **mélatonine**. La mélatonine a des actions multiples :

→ elle a un effet inhibiteur sur la sécrétion par l'hypothalamus de TRH et a de ce fait, une action inhibitrice sur la thyroïde ;

→ elle inhibe la sécrétion par l'hypophyse d'ACTH, de STH, de GnRH ; cette dernière action explique qu'elle puisse freiner la maturation gonadique du sujet jeune ;

→ elle bloque la sécrétion hypothalamique de MIF et épuise ainsi l'hormone mélanotrope du lobe moyen de l'hypophyse ;

→ elle stimule la sécrétion par l'hypophyse de prolactine ;

→ chez l'amphibien, la mélatonine éclaircit la coloration de la peau en provoquant la constriction des cellules pigmentées ;

→ elle pourrait enfin induire le sommeil.

La mélatonine est produite d'une façon rythmique par l'épiphyse : il existe une forte sécrétion nocturne (non corrélée avec les phases du sommeil) et une diminution de la sécrétion pendant le jour. On a noté aussi des variations saisonnières de la sécrétion épiphysaire.

Enfin, une situation de stress peut augmenter la sécrétion de mélatonine.

Récemment, on a attribué à la mélatonine un effet anti-vieillissement.

Le thymus

Il est placé à la partie haute du médiastin antérieur, en arrière du sternum. Il est très développé chez l'enfant et s'atrophie chez l'adulte. On lui a attribué un rôle dans la croissance comme réserve de nucléoprotéines, un rôle dans la maturation sexuelle. En fait, le thymus joue un rôle majeur dans l'établissement, après la naissance, des processus d'immunité. C'est en effet à son niveau que s'effectue la maturation d'une partie de la lignée des cellules lymphoïdes et leur différenciation en lymphocytes T *(chapitre 19)* qui sont les éléments essentiels de l'immunité à médiation cellulaire. La maturation des lymphocytes T s'effectue sous l'influence de facteurs hormonaux sécrétés par le thymus et appelés **thymosines**.

Le rein

Il sécrète, rappelons-le, la rénine, d'action hypertensive et l'érythropoïétine qui stimule la fabrication des globules rouges par les organes hématopoïétiques.

Le cœur

Outre son rôle mécanique de pompe, le cœur a également une fonction endocrine. Il élabore, en effet, une hormone, diversement dénommée : **cardionatrine**, **atriopeptine**, **auriculine**, **atrine**, **facteur atrionatriurétique (ANF)**.

Cette hormone est élaborée au niveau de l'oreillette droite. Sa sécrétion est déclenchée par la distension des oreillettes ou l'augmentation des pressions intra-auriculaires (surcharge liquidienne).

La cardionatrine agit au niveau :

→ du rein : elle augmente la filtration glomérulaire et l'élimination urinaire du sodium, elle inhibe la sécrétion de rénine ;

→ de la surrénale : elle inhibe la sécrétion d'aldostérone ;

→ des gros vaisseaux : elle est puissamment vasodilatatrice.

La cardionatrine intervient dans le maintien de la volémie, l'équilibre de la balance sodée, la régulation de la pression artérielle.

Les organes du tube digestif

Ils sécrètent de très nombreuses hormones qui lui confèrent une fonction endocrine d'importance capitale. Ces hormones ont été étudiées à propos de l'appareil digestif et nous renvoyons aux chapitres qui lui ont été consacrés.

Les prostaglandines

Ce sont des composés hormonaux qui existent dans de très nombreux organes et dont les actions physiologiques sont multiples.

Composition

Toutes les prostaglandines sont des acides gras à 20 atomes de carbone. On connaît actuellement 14 prostaglandines différentes que l'on classe en quatre types en fonction de leur structure chimique : **prostaglandines A, B, E** et **F**.

Siège

Initialement découvertes dans le liquide séminal humain (d'où leur nom), on a démontré qu'elles existent à l'état naturel dans la plupart des cellules et des tissus où elles exercent d'importantes fonctions.

Actions

Les actions physiologiques des prostaglandines sont très nombreuses et nous ne pourrons en donner qu'un aperçu. Elles semblent intervenir dans nombre de processus métaboliques à l'échelon cellulaire.

Les principales actions portent sur :

→ l'appareil génital : chez l'homme elles interviennent dans la vasodilatation des organes génitaux au cours de l'acte sexuel et déclenchent l'éjaculation ; chez la femme, elles agissent sur les fibres musculaires lisses de l'utérus et des trompes, certaines inhibant la contraction musculaire, d'autres au contraire l'exagérant : certaines prostaglandines favorisent donc la nidation, d'autres interviennent lors de l'accouchement et peuvent même être abortives ;

→ l'appareil respiratoire : certaines prostaglandines sont bronchodilatatrices, d'autres bronchoconstrictrices ;

→ l'appareil circulatoire : la plupart des prostaglandines sont vasodilatatrices, abaissent la pression artérielle, accroissent le débit cardiaque et la contractilité du myocarde ;

→ le système nerveux : les prostaglandines semblent intervenir dans la transmission de l'influx nerveux ; elles sont toxiques lorsqu'elles sont injectées par voie intraventriculaire ;

→ le tube digestif : selon leur nature, les prostaglandines influencent dans un sens ou l'autre la motilité du tube digestif ; elles s'opposent au développement d'ulcères digestifs ;

→ l'appareil urinaire : elles sont puissamment diurétiques ; elles interviennent dans la régulation de la pression artérielle ;

→ les grands métabolismes : elles stimulent ou freinent la lipolyse ; certaines prostaglandines ont une action hypoglycémiante (comme l'insuline), d'autres favorisent la synthèse des stéroïdes ;

→ la coagulation sanguine et les phénomènes inflammatoires : les prostaglandines inhibent l'adhésivité et l'agrégation des plaquettes ; les prostaglandines peuvent reproduire les signes de la réaction inflammatoire mais certaines ont des propriétés anti-inflammatoires ;

→ l'immunité : les prostaglandines semblent avoir un effet régulateur sur les fonctions des lymphocytes.

Les somatomédines

Ce sont des hormones protéiques élaborées essentiellement au niveau du foie. Elles agissent sur la croissance des cartilages de conjugaison et ont une activité métabolique comparable à celle de l'insuline ; on les appelle d'ailleurs pour cette raison *insulin-like growth factors*.

La substance P

Elle se trouve dans de nombreux organes : glandes salivaires, thyroïde, trachée, pancréas, vessie, prostate, système nerveux central. C'est un puissant stimulant de la sécrétion salivaire et de la motilité intestinale ; elle a une action vasodilatatrice dans le muscle et le tissu adipeux ; elle inhibe la libération d'insuline ; enfin et surtout, elle joue un rôle essentiel dans la transmission de la douleur (elle est libérée durant l'activation des fibres nociceptives). Il semble s'agir d'un neuromodulateur qui agit en synergie avec les médiateurs du système nerveux.

Conclusion

Toutes les glandes endocrines entretiennent des rapports étroits : avec les tissus dont les besoins leur sont rapportés par voie sanguine (appauvrissement en hormones) ou nerveuse (nerfs sensibles) ; entre elles, par voie sanguine ; enfin avec le système nerveux qui groupe au niveau du plancher du troisième ventricule un groupe de centres constituant un véritable « cerveau végétatif » qui règle l'activité de tout le système endocrinien : c'est le **neurostat endocrinien**. Cet ensemble neuro-endocrinien met en jeu simultanément plusieurs de ses éléments dans des actions déterminées (glycorégulation, défense de l'organisme contre les agressions, par exemple) ; cette solidarité harmonise le fonctionnement de nos organes, régularise nos métabolismes, maintient constant notre milieu intérieur et, par là, nous permet une vie normale.

[chapitre 19]

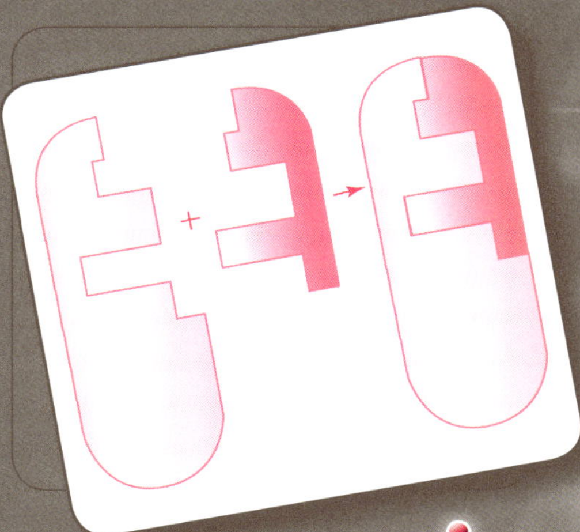

Notions d'immunologie et de défense de l'organisme

L'organisme humain est soumis en permanence à des agressions de la part du milieu extérieur : accidents, agressions microbiennes ou toxiques, etc.

La reconnaissance, par l'organisme, du « soi » (ce qui lui appartient) et du « non-soi » (ce qui lui est étranger) constitue la base essentielle des phénomènes de défense de l'organisme.

La défense de l'organisme

Soumis à l'invasion d'un agent étranger qu'il ne reconnaît pas comme lui étant propre, l'organisme développe une réaction qui vise à protéger son intégrité en éliminant ou en neutralisant l'hôte ou la substance indésirables.

De ces phénomènes de défense, les uns existent naturellement et sont innés, d'autres, au contraire, n'existent pas normalement mais peuvent être acquis au cours de la vie.

Les phénomènes de défense sont très polymorphes dans leur expression mais les différents aspects réalisés ne sont que des traductions différentes d'une même réaction.

Protection mécanique de l'organisme

Elle est assurée par la **peau** et les **muqueuses** qui constituent les frontières qui nous séparent du milieu extérieur.

Leur intégrité est nécessaire pour assurer la protection de l'organisme ; une blessure, même minime, simple égratignure ou piqûre d'insecte, supprime cet obstacle mécanique et permet la pénétration de germes microbiens ou de produits toxiques. Les muqueuses respiratoires ou digestives peuvent, de la même façon, être franchies par les éléments agresseurs.

Le rôle de barrière mécanique est complété par les produits de sécrétion de la peau et des muqueuses qui ont une action chimique : les corps gras élaborés par les glandes sébacées, le mucus élaboré par les muqueuses, les constituants des sécrétions (**lysozyme** contenu dans la salive, les larmes, **acide chlorhydrique** du suc gastrique, **enzymes** digestives, etc.), ont un rôle de protection chimique et de destruction microbienne en particulier.

La réaction inflammatoire

La réaction inflammatoire est l'ensemble des phénomènes déclenchés par l'effraction d'une des barrières de protection mécanique de l'organisme, en particulier par des germes microbiens. Il s'agit d'une **réaction locale** ou plus précisément de la traduction locale des phénomènes de défense immunitaire de l'organisme : toutes les cellules qui interviennent appartiennent en effet au système immunitaire.

L'évolution de la réaction inflammatoire comporte différentes étapes :

- phase de migration leucocytaire ;
- phase de phagocytose ;
- phase de digestion avec libération d'enzymes lysosomiales ;
- phase de cicatrisation.

Ces différentes étapes sont analogues, quel que soit l'agent responsable de l'agression mais nous envisagerons surtout l'agression microbienne.

Phase de migration leucocytaire

Dès qu'un germe franchit une barrière de protection, une série de moyens de défense apparaît immédiatement :

- des modifications circulatoires locales : ralentissement du flux sanguin au niveau des capillaires, vasodilatation, c'est-à-dire augmentation du calibre des vaisseaux, exagération de la perméabilité des parois capillaires, provoquant l'exsudation locale de plasma. Ces modifications circulatoires sont provoquées par des facteurs mis en circulation à partir du foyer d'agression : **prostaglandines**, **histamine**, **kinines**, qui sont de puissants vasodilatateurs. Elles sont responsables des phénomènes locaux de l'inflammation : **rougeur**, **chaleur**, **douleur**, **tuméfaction** ;
- un afflux local de leucocytes :
  - ceux-ci adhèrent d'abord à l'endothélium des capillaires : c'est la **margination des leucocytes** ;
  - ils franchissent ensuite la paroi capillaire ; c'est la **diapédèse des leucocytes** qui leur permet d'atteindre le lieu de l'infection.

L'afflux local des leucocytes est déterminé par des substances chimiques qui attirent ceux-ci (chimiotactisme). Ces substances chimiotactiques sont variées : protéines provenant des germes microbiens, certains composants du complément, kinines et histamine.

Cette mobilisation des leucocytes intéresse dans un premier temps les **polynucléaires**, éléments circulants, intravasculaires, et qui arrivent très rapidement sur les lieux de l'agression microbienne. Dans un second temps, l'afflux des leucocytes intéresse les **lymphocytes** et les **monocytes**, éléments moins mobiles ; leur passage dans les tissus les transforme en macrophages. Ces derniers peuvent phagocyter des débris de plus grosse taille. De plus, leur durée de vie est plus longue, ce qui assure la permanence du combat contre l'infection. Au total, les polynucléaires paraissent avoir une action immédiate d'attaque et de destruction des germes, et les macrophages une action de combat au long cours qui vise à empêcher ou à stopper la dissémination des germes.

Phase de phagocytose

Pour que les leucocytes puissent phagocyter les germes microbiens, il se produit dans un premier temps une **opsonisation** de ceux-ci, c'est-à-dire le contact des germes avec des substances spéciales appelées **opsonines**, élaborées par l'organisme et qui favorisent l'englobement des germes par les cellules phagocytaires. Les opsonines sont multiples et on décrit sous ce nom :

- certains composants du **complément** ;
- des **immunoglobulines** du groupe des IgG.

Ces opsonines se fixent sur la membrane microbienne.

Quelle que soit la nature de la cellule phagocytaire (polynucléaire ou macrophage), le déroulement du processus de phagocytose est le même. L'ingestion du germe par le phagocyte se produit en deux temps : l'accolement et l'englobement. L'accolement du germe à la membrane du phagocyte est réalisé par les immunoglobulines opsonisantes qui sont fixées par une de leurs extrémités à la membrane bactérienne et par l'autre à la membrane du phagocyte. Une fois l'accolement réalisé, le phagocyte émet des pseudopodes qui englobent le germe dans les trois plans de l'espace : lorsque les extrémités des pseudopodes ont fusionné, le germe est enfermé dans une vacuole dont la membrane est identique à la membrane cellulaire. Ce processus ne demande que quelques dizaines de minutes *(figure 276)*.

Phases ultérieures

Les phases ultérieures varient selon l'importance de l'inoculation microbienne, la virulence des germes, leur nature, l'état des défenses immunitaires de l'organisme. Différentes éventualités sont possibles *(figure 277)*.

La digestion des germes. Dès qu'est formée la vacuole de phagocytose, les lysosomes et les granulations cytoplasmiques du phagocyte vont s'accoler à sa membrane et fusionner avec elle en déversant leur contenu à l'intérieur de la vacuole. Ce contenu est très riche en enzymes et en peroxyde d'hydrogène qui provoquent la mort du germe et sa digestion.

Ce processus est analogue pour les polynucléaires et les macrophages. Toutefois les macrophages, à la différence des polynucléaires, ont la propriété de réaliser une dégradation ménagée des particules ingérées ; ceci leur permet de transmettre aux autres cellules immunocompétentes l'information antigénique qui permettra l'acquisition de l'immunité et la synthèse des anticorps.

La destruction du germe ingéré entraîne souvent la mort de la cellule phagocytaire. Lorsque l'inoculation microbienne a été importante, la mort des leucocytes détermine la formation de pus, liquide crémeux formé de débris leucocytaires, de phagocytes altérés, de microbes et de débris cellulaires nécrotiques.

Ultérieurement, lorsque les agresseurs microbiens ont été détruits, le pus évacué et le foyer inflammatoire nettoyé, la cicatrisation de celui-ci se produit.

La persistance des germes. Ici, les germes ingérés persistent à l'intérieur de la cellule phagocytaire. Ceci se produit lorsque le germe ne peut être digéré par les enzymes lysosomiales (en particulier lorsque sa membrane s'entoure d'une couche protéique de protection).

Cette persistance peut être à l'origine :

→ de réactions inflammatoires persistantes chroniques ;

→ d'infections latentes qui, en cas d'affaiblissement ultérieur des défenses immunitaires, pourront entraîner l'apparition d'une infection aiguë.

La multiplication des germes. Certains agents infectieux, particulièrement virulents ou résistants, ne sont pas soumis à l'action des enzymes lysosomiales ou y résistent. Ils peuvent alors se multiplier à l'intérieur de la cellule phagocytaire. Cette multiplication est habituellement le prélude à une dissémination de l'infection.

L'enkystement du foyer infectieux. Lorsque l'agent responsable du déclenchement de la réaction inflammatoire n'est pas biodégradable (particules minérales, corps étrangers), les macrophages vont l'isoler en s'accumulant autour de lui ; ils peuvent même fusionner entre eux et donner naissance à des cellules géantes. Les fibroblastes pourront alors proliférer autour du foyer et, grâce au collagène qu'ils synthétisent, l'agent irritant sera enveloppé d'une coque qui l'isole du restant de l'organisme.

Cas particulier des infections à virus. Les virus ont pour caractéristique commune de se multiplier exclusivement à l'intérieur des cellules. Les cellules atteintes varient selon le pouvoir pathogène du virus : cellules du foie pour le virus de l'hépatite, cellules nerveuses pour le virus de la poliomyélite, etc.

Les cellules réagissent à l'infection virale en produisant une protéine spéciale, l'interféron, qui s'oppose à la multiplication du virus. Pour un même virus, la nature de l'interféron diffère selon l'espèce à laquelle appartient l'hôte ; chez un hôte donné, l'interféron est le même pour tous les virus.

ÉLÉMENTS D'IMMUNOLOGIE

L'immunologie est la discipline qui étudie les phénomènes d'immunité, c'est-à-dire les moyens de défense de l'organisme contre les agressions extérieures.

Généralités

L'organisme vivant soumis à l'invasion d'un agent étranger qu'il ne reconnaît pas comme lui étant propre développe une réaction qui vise à protéger son intégrité en éliminant ou neutralisant l'hôte ou la substance indésirable. Cette réaction met en jeu le système immunitaire de l'organisme, seul capable de distinguer ce qui lui est propre (**« soi »**) de ce qui lui est étranger (**« non-soi »**). L'élément étranger est appelé **antigène**.

L'introduction dans l'organisme d'un antigène détermine une **réponse immunitaire**. Cette réponse comporte initialement la prolifération des cellules sensibles à l'antigène ou **cellules immunocompétentes** qui vont coloniser l'ensemble des organes du système immunitaire. Ces cellules immunocompétentes vont y déterminer l'apparition d'une nouvelle lignée de cellules appelées **cellules effectrices** qui vont être l'agent de la réponse immunitaire proprement dite.

Les réactions immunitaires sont polymorphes. Il existe schématiquement deux types de réponses ou de réactions immunitaires :

→ la **réaction immunitaire à médiation humorale** : les cellules effectrices sont les plasmocytes qui sécrètent des produits particuliers appelés anticorps. Les anticorps sont spécifiques vis-à-vis de l'antigène ; il existe donc autant d'anticorps que d'antigènes différents. Ils sont libérés dans la circulation sanguine et leur action sur l'antigène tend à neutraliser l'action nocive de celui-ci ;

→ la **réaction immunitaire à médiation cellulaire** : les cellules effectrices ont une sensibilité spécifique à l'antigène et agissent directement sur celui-ci pour le détruire ou le neutraliser ; elles sécrètent des produits non spécifiques de l'antigène appelés **lymphokines**.

Ces deux types de réponse immunitaire peuvent être transférés à un sujet neuf : le premier par injection d'anticorps, le second par injection de cellules effectrices sensibilisées.

Enfin l'immunité (et ses différentes réactions) peut être :

→ **naturelle** : elle existe dès la naissance, elle est permanente ;

→ **acquise** : soit spontanément à la suite d'une maladie immunisante, soit de façon provoquée par vaccination ou sérothérapie.

Le système immunitaire

On désigne sous ce nom l'ensemble des tissus et organes qui concourent aux réponses immunitaires. Il est formé de cellules circulantes et d'organes appelés organes lymphoïdes *(figure 278)*.

Les cellules immunitaires

Elles comportent différentes populations cellulaires.

Les cellules phagocytaires. Ce sont les **polynucléaires**, les **monocytes** et les **macrophages** (monocytes transformés après leur passage dans les tissus) ; ces cellules ayant été étudiées précédemment à propos de la réaction inflammatoire, nous n'étudierons pas à nouveau leurs propriétés ici.

Les cellules de la lignée lymphoïde. Elles comprennent les lymphoblastes, les lymphocytes, les plasmocytes ; seules ces cellules lymphoïdes seront étudiées maintenant.

Les **lymphoblastes** sont des cellules jeunes, peu différenciées et qui donnent naissance aux lymphocytes. Ils siègent essentiellement dans la moelle osseuse, les ganglions lymphatiques et la rate. Sous diverses influences, les lymphocytes peuvent subir une dédifférenciation et une transformation lymphoblastique qui les ramène à l'état de leurs précurseurs.

Les **lymphocytes** sont les cellules centrales du système immunitaire dont elles assurent les fonctions essentielles. Elles proviennent de la maturation des lymphoblastes. Parmi les lymphocytes, certains circulent dans le sang ou la lymphe, d'autres siègent au niveau des organes lymphoïdes ; une faible proportion seulement des lymphocytes circule dans le sang et une partie de ceux-ci présente la particularité de recirculer, c'est-à-dire qu'ils quittent le sang pour gagner les ganglions et la lymphe puis regagnent le courant sanguin après être passés par le canal thoracique.

L'étude de la durée de vie des lymphocytes a montré qu'il existe deux populations de lymphocytes : les **lymphocytes à vie courte** (environ 5 jours) et les **lymphocytes à vie longue** (plusieurs mois) ; ce sont en majorité ces derniers qui ont la propriété de recirculer.

L'étude des propriétés des lymphocytes et de leur rôle dans les réponses immunitaires a montré qu'il en existe deux grandes familles :

→ les **T-lymphocytes** ou **lymphocytes thymodépendants**. Ils sont ainsi appelés parce que leur maturation s'effectue au niveau du thymus dont l'ébauche a été colonisée par les cellules précurseurs des lymphocytes T (ces cellules sont appelées **thymocytes**). Cette maturation comporte une prolifération cellulaire intense. Ultérieurement, les T-lymphocytes vont coloniser les organes lymphoïdes où va s'achever leur différenciation ; il se forme alors différentes sous-populations de T-lymphocytes : T-lymphocytes **auxiliaires** (ou *helpers*), T-lymphocytes **répondeurs** (ou effecteurs) qui donnent naissance aux lymphocytes cytotoxiques et aux lymphocytes-mémoire, T-lymphocytes **suppresseurs**. Ces différentes sous-populations lymphocytaires sont porteuses au niveau de leur membrane de marqueurs spécifiques qui peuvent être mis en évidence grâce à l'action d'anticorps particuliers appelés **anticorps monoclonaux** ; ces marqueurs sont désignés par un « numéro d'immatriculation » (CD4, CD8, CD10, etc.) dont certains sont communs à plusieurs sous-populations. Les T-lymphocytes interviennent essentiellement dans les réactions d'immunité à médiation cellulaire ; ils ne sécrètent pas des anticorps mais uniquement des **lymphokines** ;

→ les **B-lymphocytes** ou **lymphocytes bursodépendants** ou **lymphocytes thymo-indépendants**. Ils sont appelés ainsi parce que leur maturation s'effectue au niveau de la moelle osseuse. Les B-lymphocytes interviennent essentiellement dans les réactions immunitaires à médiation humorale en sécrétant des anticorps. Les études récentes avec les anticorps monoclonaux ont permis de distinguer aussi des sous-populations de B-lymphocytes.

La coopération des deux types de lymphocytes B et T est nécessaire pour assurer une immunité normale de l'organisme. Les T-lymphocytes sont retrouvés dans le sang, les ganglions, le canal thoracique (85 à 90 % des lymphocytes circulants sont des T-lymphocytes), les B-lymphocytes sont retrouvés dans la rate et la moelle osseuse. Les B-lymphocytes ont en majorité une vie courte, les T-lymphocytes comprennent des lymphocytes à vie longue et à vie courte.

Les **plasmocytes** sont des cellules stationnaires fixées dans les tissus, au niveau des organes lymphoïdes (ganglions), dans le tissu conjonctif sous-muqueux en particulier des voies respiratoires ou du tube digestif. Les plasmocytes sont très rares dans le sang et la lymphe. Les plasmocytes sont formés à partir des B-lymphocytes lorsque ceux-ci sont sensibilisés à un antigène ; les B-lymphocytes donnent alors naissance à une lignée de cellules effectrices dont le terme final est le plasmocyte. Les plasmocytes ont une durée de vie de quelques semaines. Comme les lymphocytes B, ils ont la propriété de sécréter des anticorps.

Les autres cellules immunitaires. Les cellules « tueuses » s'attaquent directement aux cellules cibles de la réaction immunitaire en les détruisant. Elles ne visent pas un antigène précis mais semblent avoir une action non spécifique. Bien que leur filiation ne soit pas totalement connue, elles semblent dériver des lymphocytes. Parmi ces cellules tueuses, on distingue :

→ les cellules **NK** *(Natural Killer)* qui ont une action de cytolyse non spécifique vis-à-vis des cellules tumorales et des cellules infectées par les virus ;

→ les cellules **K** *(Killer)* qui agissent de concert avec les immunoglobulines spécifiques pour provoquer la lyse cellulaire ;

→ les cellules **LAK** *(Lymphokine Activated Killer)*, activées par des cytokines et qui ont une haute activité cytotoxique sur les cellules tumorales malignes.

Les organes lymphoïdes

Ce sont les organes spécialisés dans la formation, l'éducation et le stockage des cellules immunocompétentes. On les distingue en organes centraux et organes périphériques.

Les organes centraux. Chez l'homme, ils sont représentés uniquement par le thymus, organe situé à la partie antérieure et supérieure du médiastin. C'est à son niveau que s'effectue la maturation des T-lymphocytes sous l'influence des facteurs hormonaux sécrétés par le thymus (**thymosines**). Le thymus a pour particularité d'être situé à l'écart des voies de pénétration et de circulation des antigènes et en dehors du système de recirculation des lymphocytes, si bien qu'un lymphocyte qui quitte le thymus n'y revient plus jamais.

Les organes périphériques. Ils comprennent différentes formations :

→ les **ganglions lymphatiques** : ils sont répandus dans tout l'organisme et le plus souvent en groupe sur le trajet des vaisseaux lymphatiques. La circulation des lymphocytes à l'intérieur des ganglions dépend de leurs potentialités fonctionnelles puisque les ganglions présentent des zones **thymodépendantes**, habitées exclusivement par les lymphocytes T et des zones **thymo-indépendantes**, habitées exclusivement par des lymphocytes B. À l'intérieur du ganglion lymphatique, la zone périphérique ou corticale est la zone thymo-indépendante, la zone moyenne est la zone thymodépendante, la zone profonde ou médullaire est une zone où coexistent différentes populations cellulaires (lymphocytes B et T, plasmocytes, macrophages) ;

→ la **rate** : comme les ganglions, elle présente une systématisation en zones thymodépendantes et thymo-indépendantes ;

→ les **amygdales**, les **follicules clos** et les **plaques de Peyer** sont disséminés le long des voies digestives et respiratoires. La même systématisation peut y être observée.

La moelle osseuse occupe une place à part dans ce système puisqu'elle est le centre de production des éléments cellulaires précurseurs de toutes les lignées sanguines, en particulier des lymphocytes. Elle aurait également un rôle dans la différenciation des B-lymphocytes.

Les antigènes

Les antigènes sont des molécules qui, introduites dans l'organisme, induisent une réponse immunitaire où interviennent les cellules lymphoïdes qui vont réagir avec l'antigène. L'antigène suscite la formation d'**anticorps** donnant avec l'antigène une réaction spécifique.

L'aptitude de l'antigène à se combiner avec l'anticorps spécifique est liée à la complémentarité de structure qui existe entre une portion limitée de la molécule d'antigène et une portion de la molécule d'anticorps *(figure 279)*. Cette zone est appelée site ou déterminant antigénique. Un antigène peut posséder plusieurs sites antigéniques.

Nature chimique des antigènes

Les antigènes sont habituellement constitués de grosses molécules. Ce sont en général les molécules de **protéines** et les molécules de **sucres complexes (polyosides)** qui sont immunogènes. Ces composés sont synthétisés par les êtres vivants et peuvent être en particulier retrouvés dans les germes microbiens, notamment au niveau de leur membrane.

Parmi ces antigènes :

→ certains sont naturels et sont normalement des constituants de la matière vivante (antigènes bactériens, viraux, parasitaires) ;

→ d'autres sont artificiels et ne sont pas rencontrés chez les êtres vivants : la gélatine est un exemple d'antigène artificiel ;

→ d'autres enfin sont synthétiques et fabriqués par synthèse chimique : polymères d'acides aminés par exemple.

Un **haptène** est une substance qui est l'équivalent d'un site antigénique isolé. Du fait de son faible poids moléculaire un haptène n'entraîne pas de réaction immunitaire. Mais lorsqu'un haptène s'accouple à une protéine qui lui donne un poids moléculaire suffisant (protéine porteuse), il peut alors se comporter comme un antigène et susciter la formation d'anticorps *(figure 280)*.

Selon leur configuration physique, les antigènes se différencient en :

→ **antigènes solubles** : solution de protéines par exemple ;

→ **antigènes particulaires** ou **figurés** : bactéries, globules sanguins, parasites.

Propriétés des antigènes

Les caractères fondamentaux des antigènes sont :

→ leur **immunogénicité**, c'est-à-dire leur capacité à déclencher une réaction immunitaire, en particulier la sécrétion d'anticorps ;

→ leur **spécificité**, c'est-à-dire leur capacité à réagir exclusivement avec l'anticorps auquel ils ont donné naissance.

Parmi les antigènes on distingue :

→ les **hétéro-antigènes** : antigènes d'une espèce différente de celle du sujet considéré ; ils suscitent chez ce dernier l'apparition d'**hétéro-anticorps** ;

→ les **allo-antigènes** : antigènes présents chez des individus de la même espèce ; ils suscitent la formation d'**allo-anticorps** ;

→ les antigènes **hétérophiles** : antigènes appartenant en commun à plusieurs espèces ; ils entraînent l'apparition d'**anticorps hétérophiles** ;

Un fait essentiel à retenir est que pour un organisme donné, ses propres tissus ne sont pas antigéniques. Dans des conditions anormales et pathologiques, ils peuvent le devenir ce qui conduit à l'élaboration d'**auto-anticorps**.

Enfin, le développement de tissus nouveaux (cancer) provoque l'apparition de néoantigènes.

Les anticorps

Les anticorps sont des protéines complexes appelées **immunoglobulines**. Leur apparition est provoquée par l'introduction d'un antigène dans l'organisme.

Il existe chez l'homme cinq classes d'immunoglobulines : IgG, IgM, IgA, IgD, IgE ; certaines classes ont pu être divisées en sous-classes : il existe quatre sous-classes d'IgG (IgG1 à IgG4). Les IgG représentent 75 % des immunoglobulines du sérum humain normal.

Structure des immunoglobulines

Quelle que soit leur classe, les immunoglobulines ont une structure comparable *(figure 281)*.

La molécule d'immunoglobuline est constituée par quatre chaînes de polypeptides :

→ deux **chaînes lourdes** appelées H ;

→ deux **chaînes légères** appelées L.

Chaque chaîne légère est liée à une chaîne lourde par un pont disulfure (à deux atomes de soufre) et chaque chaîne lourde est liée à l'autre par plusieurs ponts disulfures. Les chaînes légères sont les mêmes pour les cinq classes d'immunoglobulines ; il en est de deux types : κ et λ. C'est la nature des chaînes lourdes qui différencie les classes d'immunoglobulines ; il en est cinq types γ, δ, μ, α, ε.

Il est possible de fragmenter la molécule d'immunoglobuline en faisant agir sur elle des enzymes protéolytiques *(figure 282)*. La papaïne scinde la molécule en trois fragments :

→ deux fragments appelés **Fab**, identiques et qui portent chacun à leur extrémité le site de combinaison avec l'antigène. Le Fab est donc le support de l'activité anticorps. Sur chaque molécule d'immunoglobuline peuvent donc venir se fixer deux molécules d'antigène ;

→ un fragment appelé **Fc**, dépourvu de toute activité anticorps. Il est en revanche le siège de l'activité antigénique de l'immunoglobuline, car celle-ci, comme toute protéine, est immunogène. Le fragment Fc est donc le **site antigénique** de la molécule ; c'est également le site de fixation de celle-ci sur les cellules.

Propriétés des immunoglobulines

La synthèse des immunoglobulines obéit aux règles générales de la synthèse des protéines. Elle obéit donc à un mécanisme génétique et dépend des gènes de l'ADN *(chapitre 2)*. La synthèse des immunoglobulines est effectuée par les lymphocytes B et les plasmocytes après introduction de l'antigène ; chaque cellule ne synthétise qu'un seul type d'immunoglobuline. Lors d'une seconde introduction du même antigène dans l'organisme, la réponse anticorps est plus précoce et plus intense.

Les immunoglobulines ont deux types de fonction :

→ une fonction de **reconnaissance** de l'antigène ;

→ une fonction **effectrice** qui tend à neutraliser l'antigène par différents moyens (agglutination, précipitation, etc.).

Le complément

Le complément est un système complexe formé de protéines, existant dans le sérum en dehors de toute immunisation et dont le rôle principal est de se fixer sur certains systèmes antigène-anticorps.

Le complément est composé de neuf fractions (C1 à C9) qui se fixent sur le fragment Fc des immunoglobulines en présence de l'antigène et dans un ordre déterminé. Le complément intervient dans les phénomènes de :

→ **lyse cellulaire** : destruction des bactéries, virus, globules rouges étrangers ;

→ **opsonisation** : phénomène qui intervient avant la phagocytose ;

→ adhérence et agglutination.

Le lieu d'élaboration du complément n'est pas totalement connu, mais on connaît le rôle du foie pour C3, C6, C9, de la rate et des macrophages pour C1, C4, C5 et des cellules intestinales pour C1.

Les cytokines

Ce sont des protéines élaborées par les cellules de la lignée lymphocytaire également appelées lymphokines, dont l'activité peut s'exercer localement ou à distance et se caractérise d'une part par l'activation, la maturation, la différenciation des cellules lymphocytaires (B et T) et des lignées qui en sont issues, d'autre part par des modifications métaboliques de l'organisme en réponse à une agression inflammatoire ou infectieuse.

Différentes cytokines sont parfaitement identifiées à l'heure actuelle :

→ les **interleukines** : on en distingue huit, numérotées de IL 1 à IL 8, agissant sur les différentes lignées de cellules immunitaires, chaque interleukine ayant des propriétés particulières connues ;

→ le **facteur de nécrose des tumeurs** (TNF) : on distingue le TNFα, ou cachectine, et le TNFβ, ou lymphotoxine. Il intervient dans la nécrose des tumeurs malignes, dans les processus inflammatoires et l'activation des macrophages, des cellules NK, des lymphocytes T ;

→ les **interférons** dont on distingue trois types : α, β et γ. Ils ont une activité antivirale en empêchant la réplication virale et la transmission des virus d'une cellule à l'autre. Ils ont été utilisés dans le traitement des hépatites chroniques virales ;

→ le **facteur de croissance des granulocytes et des macrophages** (GM–CSF) : il s'agit d'un ensemble de facteurs induisant la maturation au niveau de la moelle osseuse des précurseurs des polynucléaires et des éosinophiles et augmentant le pouvoir de phagocytose de ces cellules.

Les anticorps monoclonaux

Ce sont des anticorps purs, spécifiques d'un déterminant antigénique particulier et qui sont produits par une lignée pure de lymphocytes B.

L'obtention d'anticorps monoclonaux passe par les étapes suivantes :

→ immunisation d'un animal (rat, souris) à un antigène donné et recueil de ses lymphocytes B sensibilisés ;

→ fusion de ces lymphocytes avec des cellules de myélome permettant une prolifération indéfinie des cellules fusionnées (ou hybridomes) en culture ;

→ injection intrapéritonéale d'un hybridome sélectionné à l'animal entraînant l'apparition d'une ascite qui est fortement concentrée en anticorps monoclonal.

Il est possible d'obtenir des anticorps monoclonaux dirigés sélectivement contre différentes catégories de cellules : les anticorps se fixent sur la cellule étudiée et non sur d'autres cellules. On a pu ainsi obtenir des anticorps monoclonaux dirigés électivement contre les lignées lymphocytaires et qui bloquent telle lignée de T-lymphocytes sans influer sur les autres lignées.

Les anticorps monoclonaux ont un intérêt majeur en raison de leurs applications dans la recherche immunologique et dans la thérapeutique humaine :

→ en recherche, ils permettent la caractérisation des lignées cellulaires et l'étude de leurs propriétés, l'identification et la purification des antigènes ;

→ en thérapeutique, ils sont utilisés au cours des maladies auto-immunes (diabète, thyroïdite, sclérose en plaques), au cours du traitement des affections malignes et notamment des leucémies (puisqu'ils sont susceptibles d'agir électivement sur la lignée qui prolifère) ; enfin ils ont été utilisés dans la prévention du rejet des greffes d'organes en utilisant des anticorps dirigés contre les lymphocytes T.

La réaction antigène-anticorps

La propriété fondamentale des anticorps est leur aptitude à se combiner spécifiquement avec l'antigène qui a déterminé leur apparition. La mise en présence de ces deux composants provoque la formation de complexes antigène-anticorps.

L'aspect de la réaction antigène-anticorps est variable selon les conditions physiques de celle-ci. Il existe très schématiquement deux types principaux de réaction :

→ lorsque l'antigène est **particulaire** (bactérie, virus, cellule étrangère, parasite), l'action de l'anticorps donne lieu à un phénomène d'**agglutination**, parfois visible à l'œil nu *(figure 283)* ; la détermination des groupes sanguins par exemple fait appel à ce type de réaction puisqu'elle est basée sur la réaction des antigènes des globules rouges avec les anticorps contenus dans un sérum de groupe connu ;

→ lorsque l'antigène est **soluble** (protéines étrangères), l'action de l'anticorps donne lieu à un phénomène de **précipitation** *(figure 284)*.

Ces deux types de réactions sont largement utilisés au laboratoire dans différentes circonstances :

→ réactions d'agglutination : détermination des groupes sanguins, recherche d'une immunisation Rhésus, agglutination de particules de latex revêtues d'anticorps pour recherche de différents antigènes, etc. ;

→ réactions de précipitation : recherche d'anticorps solubles par différentes techniques : immunodiffusion simple ou double, immuno-électrophorèse, immunofluorescence.

La réaction immunitaire chez l'homme

La réponse immunitaire a pour point de départ la reconnaissance d'un antigène (substance étrangère) par une cellule immunocompétente, c'est-à-dire un lymphocyte. Cette reconnaissance se fait par l'intermédiaire de récepteurs situés à la surface des lymphocytes, sur leur membrane et sur lesquels se fixent les sites antigéniques de l'antigène. Cette rencontre induit une activation du lymphocyte qui est à l'origine d'une prolifération cellulaire intense.

Les réponses immunitaires

Deux types de réponses peuvent être observées : réponse humorale, réponse cellulaire.

Réponse humorale. L'introduction de l'antigène provoque l'apparition d'anticorps. La cellule effectrice de la réponse humorale est le B-lymphocyte qui se différencie en plasmocyte sécréteur d'anticorps.

L'apparition des anticorps va neutraliser l'antigène qui est catabolisé puis disparaît. Au fur et à mesure du déroulement de la réponse humorale, on assiste simultanément à l'augmentation du taux des anticorps et à la diminution du taux de l'antigène. Lorsque l'antigène a totalement disparu, il reste des anticorps libres circulants qui vont persister. L'organisme a été immunisé : il s'agit d'une primo-immunisation. Avec le temps, les anticorps libres circulants peuvent à leur tour disparaître *(figure 285)*.

Lors d'un second contact avec le même antigène, la réponse est à la fois plus rapide et plus intense et la neutralisation de l'antigène plus rapide se traduisant par l'accélération du taux de sa décroissance. Ceci se produit même si aucun anticorps résiduel issu de la réaction primaire n'est présent dans le plasma ; l'organisme a en effet conservé la mémoire d'une première stimulation par le même antigène et la production d'anticorps spécifique est plus précoce et plus intense.

Dans la réponse humorale, les deux types de lymphocytes interviennent :

→ les B-lymphocytes par la sécrétion d'anticorps ;

→ les T-lymphocytes, qui sont en majorité des lymphocytes à vie longue, sont les **lymphocytes-mémoire**.

Réponse cellulaire. L'introduction de l'antigène aboutit à la formation de lymphocytes immuns, sensibilisés à l'antigène et porteurs de récepteurs spécifiques de cet antigène. Ces lymphocytes sont des **T-lymphocytes**. Sous l'action de l'antigène, les T-lymphocytes vont se transformer en cellules blastiques qui se multiplient activement. Les cellules blastiques et les T-lymphocytes effecteurs qui en sont issus ne sécrètent pas d'anticorps mais sont capables de libérer des lymphokines, facteurs solubles non spécifiques de l'antigène.

Ces lymphocytes sensibilisés développent une toxicité propre qui va aboutir à la destruction de l'antigène. Souvent dans ce cas, l'antigène étant cellulaire, le résultat de la réaction immunitaire est une **cytotoxicité** entraînant la destruction par lyse cellulaire.

Comme précédemment, le contact avec l'antigène a entraîné l'immunisation avec conservation de la mémoire de la première stimulation antigénique. Lors de la réintroduction ultérieure du même antigène, les mêmes phénomènes, amplifiés, surviendront : il s'agit alors d'une **réaction immunitaire cellulaire secondaire**.

Manifestations cliniques de la réponse immune. L'utilité de la réponse immunitaire pour la survie de l'individu est certaine puisque c'est cette réponse qui protège l'organisme des agressions de toute nature et en particulier assure la défense anti-infectieuse. Mais la répétition des agressions par le même antigène modifie les réactions immunitaires qui peuvent entraîner alors des accidents chez l'individu atteint.

Manifestations liées à la réponse humorale. La production d'anticorps circulants est le plus souvent bénéfique puisqu'elle aboutit à une protection antibactérienne ou antivirale. Cette production d'anticorps est le but des **vaccinations** ; on peut également protéger l'individu en lui injectant des anticorps et l'on réalise alors une **sérothérapie**.

Dans certaines circonstances, les anticorps ont un rôle néfaste et provoquent des accidents dits d'**hypersensibilité immédiate**. Ces accidents sont variés :

→ l'**anaphylaxie** : la sérothérapie anti-infectieuse se complique parfois d'accidents puisque les anticorps injectés peuvent être d'origine animale (cheval). Les protéines de cheval suscitent chez l'homme la formation d'anticorps anticheval. Lors d'une sérothérapie itérative, il se produit immédiatement après la réinjection du sérum un état de choc grave connu sous le nom de **choc anaphylactique**. Celui-ci est la complication classique de la sérothérapie antitétanique répétée ;

→ le **phénomène d'Arthus** : il est observé lorsque sont effectuées des injections répétées d'antigène par voie sous-cutanée. Ces injections entraînent l'apparition d'anticorps circulants qui, à l'occasion d'une injection ultérieure d'antigène, vont provoquer l'apparition d'une nécrose au niveau du point d'injection ;

→ l'**allergie** : les phénomènes d'allergie surviennent habituellement chez des sujets génétiquement prédisposés et sont dus à des anticorps appelés **anticorps réaginiques** qui appartiennent en majeure partie à la classe des IgE. Ces anticorps se fixent sur les tissus : peau, bronches, etc.

Lorsque l'antigène parvient au contact des anticorps fixés, il se produit une réaction antigène-anticorps avec lésions tissulaires et libération de produits tels qu'histamine, sérotonine, etc. Ces phénomènes sont responsables des manifestations cliniques : asthme par spasme bronchique, urticaire par vasodilatation et augmentation de la perméabilité capillaire, œdème de Quincke par mécanisme analogue, etc. ;

→ la **maladie sérique** : il s'agit d'un syndrome provoqué par l'injection de sérum **hétérologue** (d'une autre espèce animale) effectuée dans un but thérapeutique. Contrairement au choc anaphylactique, la maladie sérique survient après la première injection de sérum. La réaction antigène-anticorps est responsable de lésions viscérales et en particulier d'atteinte rénale avec une glomérulonéphrite membranoproliférative avec dépôts de complexes immuns le long des membranes basales glomérulaires.

Manifestations liées à la réponse cellulaire. Elles mettent en jeu des phénomènes cellulaires sans anticorps circulants décelables. Le rôle des lymphocytes dans ces manifestations est fondamental puisqu'elles peuvent être transmises d'un individu à l'autre par transfusion de lymphocytes sensibilisés. Ces manifestations sont connues sous le nom général d'**hypersensibilité retardée**.

Le phénomène d'hypersensibilité retardée est impliqué dans plusieurs types de réaction :

→ la **cuti-réaction** ou l'**intradermo-réaction** à la tuberculine est un phénomène local qui met en évidence l'immunité cellulaire acquise par un premier contact avec le bacille de Koch ;

→ les phénomènes de **dermite de contact** induits par le dinitro-chlorobenzène ;

→ les phénomènes d'**allergie vaccinale** (en particulier vaccin antivariolique) ;

→ enfin, les phénomènes de **rejet des homogreffes** d'organes font intervenir de façon prépondérante un processus cellulaire où les lymphocytes cytotoxiques jouent un rôle majeur.

Immunologie et greffe d'organes

Depuis plusieurs décennies, la transplantation d'organes est devenue le moyen de traitement des insuffisances fonctionnelles des différents organes humains.

À l'exception des greffes effectuées entre jumeaux vrais, homozygotes, qui n'entraînent jamais de phénomènes de rejet car les jumeaux vrais sont identiques et ne représentent, en fait, que les deux moitiés d'un même individu, toutes les autres greffes entraînent chez le receveur des phénomènes de rejet, l'organe transplanté étant immédiatement reconnu par les cellules immunocompétentes comme du **non-soi**.

Différents types de greffes ont été tentés chez l'homme.

Les greffes d'organes prélevés chez des donneurs d'une autre espèce (**hétérogreffe** ou **xénogreffe**) en l'occurrence essentiellement les singes (chimpanzés, babouins) ont été constamment suivies d'échecs malgré l'espoir qu'avait fait naître la relative proximité du système immunitaire et du patrimoine génétique de l'homme et du singe. Tantôt l'organe greffé est le siège d'un rejet suraigu survenant en quelques minutes ou heures ; plus rarement, l'organe fonctionne pendant quelques jours ou semaines au prix d'un traitement très lourd mais finit par être rejeté. Des possibilités nouvelles les apparaissent toutefois par le conditionnement d'animaux donneurs dont le patrimoine génétique a été modifié en intégrant à leur génome des gènes humains aux tout premiers stades de leur développement embryonnaire par les techniques de génie génétique. Cette technique pourrait, dans l'avenir, redonner une impulsion à ces hétérogreffes.

Les greffes d'organes prélevés sur l'homme (**homogreffe** ou **allogreffe**) sont jusqu'à présent les seules utilisées. Elles sont prélevées soit chez un donneur vivant volontaire du cadre familial, soit chez un donneur cadavérique maintenu en survie artificielle (perfusion, ventilation mécanique) jusqu'au moment du prélèvement.

Ces allogreffes entraînent, sans aucune exception, des phénomènes de rejet. Ceux-ci sont essentiellement à médiation cellulaire et font intervenir de façon prépondérante les lymphocytes T et leurs différentes sous-populations, le terme ultime du processus étant la destruction de l'organe greffé par les lymphocytes T cytotoxiques. Lorsque, préalablement à la transplantation, le malade a subi une immunisation, par exemple par des grossesses chez la femme ou par une première greffe, se surajoute alors un mécanisme humoral : le sang du receveur contient des anticorps qui vont réagir avec les antigènes de l'organe provoquant un rejet aigu à l'image des phénomènes d'hypersensibilité immédiate. Certains sujet sont porteurs de nombreux anticorps acquis : ce sont les sujets dits **hyperimmunisés** pour lesquels la transplantation peut être difficile, voire impossible.

Les phénomènes de rejet peuvent être moins intenses lorsque le donneur et le receveur ont en commun un ou plusieurs antigènes du système d'histocompatibilité ou système HLA *(chapitre 9)*. Vu l'extrême polymorphisme de celui-ci, il est impossible de trouver deux sujets identiques et l'on ne tient compte actuellement que des allèles des locus A, B et Dr., chaque individu étant porteur de deux allèles par locus. Plus le nombre d'allèles identiques sur les différents loci est élevé entre deux individus et plus la greffe d'organes entre eux est compatible et les phénomènes de rejet atténués. L'idéal est l'identité des allèles sur les trois loci.

Le traitement immunosuppresseur a pour but de freiner ou d'éviter les phénomènes de rejet. Ce traitement vise à bloquer l'activité des cellules immunocompétentes et essentiellement des lymphocytes T. De considérables progrès ont été réalisés ces dernières années. Les principaux produits utilisés sont :

→ des médicaments non spécifiques : azathioprine (qui déprime toutes les lignées sanguines) et corticoïdes (qui jouent aussi sur les facteurs humoraux) ;

→ des médicaments agissant spécifiquement sur les lymphocytes et leurs sous-populations : ciclosporine ;

→ des anticorps dirigés électivement contre la lignée lymphocytaire : sérum (ou globuline) antilymphocytaire ou antithymocytaire, anticorps monoclonaux (OKT 3).

La tolérance immunitaire

La tolérance immunitaire spécifique désigne l'état d'un organisme qui après un premier contact avec un antigène devient incapable de s'immuniser contre cet antigène tout en restant capable de répondre à d'autres.

Rappelons que normalement il existe une tolérance naturelle de l'organisme pour ses propres tissus.

L'étude de l'état de tolérance immunitaire revêt un grand intérêt car la possibilité d'induire un tel état à la demande laisserait espérer de grands progrès dans le domaine des greffes d'organes.

On sait à l'heure actuelle induire, dans certaines conditions, un état de tolérance immunitaire chez l'animal d'expérience mais aucune application chez l'homme n'est encore possible.

Acquisition de l'immunité

L'immunité anti-infectieuse peut être acquise spontanément à la suite d'une maladie infectieuse qui a guéri. Si cette immunité acquise est durable, la maladie est dite immunisante (varicelle, rougeole par exemple).

Dans d'autres cas, l'immunité est conférée artificiellement. L'immunité ainsi acquise est tantôt active, tantôt passive : dans le premier cas l'immunité est conférée par vaccination, dans le second cas par sérothérapie.

La vaccination. Son but est de faire fabriquer par le sujet vacciné des anticorps qui le protégeront contre une atteinte ultérieure de la maladie contre laquelle la vaccination a été effectuée. L'immunité acquise de cette façon est active puisque c'est le sujet vacciné qui fabrique ses propres anticorps.

Les vaccins sont habituellement préparés à partir de cultures microbiennes dont la virulence a été atténuée ou supprimée et l'antigénicité conservée. On peut ainsi utiliser :

- une toxine bactérienne inactivée par chauffage lorsque les germes agissent par leur toxine (tétanos, diphtérie) ; la toxine ainsi modifiée est appelée **anatoxine** ;
- des germes microbiens soit tués (typhoïde, coqueluche) soit atténués (variole, poliomyélite).

L'immunité acquise par vaccination est lente à apparaître mais elle est durable. Son intérêt est **essentiellement préventif**.

La plupart des maladies infectieuses et notamment les maladies infantiles peuvent être prévenues par la vaccination. Les vaccins contre plusieurs maladies sont parfois associés entre eux. Les principaux vaccins sont :

- le BCG : contre la tuberculose ;
- le DT polio : contre diphtérie, tétanos et poliomyélite antérieure aiguë ;
- le DTTAB : contre diphtérie, tétanos et typhoïde (A et B) ;
- le ROR : contre rougeole, oreillons, rubéole ;
- le DT coq. : contre diphtérie, tétanos, coqueluche ;
- le vaccin anti-*Hémophilus influenzae*, contre ce germe.

Les vaccinations obligatoires en France sont le DT polio et le BCG. Rappelons, en outre, que pour les personnels de santé deux vaccinations sont obligatoires : la vaccination contre l'hépatite B et la vaccination contre la typhoïde pour les personnels travaillant en laboratoire.

Enfin, chez les personnes du troisième âge, la vaccination antigrippale est fortement recommandée à l'entrée de l'hiver.

La sérothérapie. Son but est de protéger un sujet contre une maladie infectieuse en lui administrant des anticorps actifs contre cette maladie. L'immunité acquise de cette façon est **passive** puisque les anticorps actifs ont été fabriqués par un autre sujet ou un animal.

Classiquement, les sérums étaient préparés à partir du sang d'un animal immunisé (cheval en général). À l'heure actuelle, on tend à préférer les anticorps d'origine humaine prélevés chez des sujets immunisés et préparés par fragmentation plasmatique dans les centres de transfusion sanguine. On obtient ainsi des **γ-globulines** ayant des activités spécifiques. Ces γ-globulines humaines entraînent beaucoup moins d'accidents que les sérums d'origine équine.

L'immunité acquise par sérothérapie est **immédiate** mais de **courte durée**. Son intérêt est essentiellement curatif pour une maladie déclarée ou immédiatement menaçante. Sérums et vaccins ayant des activités complémentaires, il peut être avantageux de les associer (**séro-vaccination** ou **séro-anatoxithérapie**) pour conférer à un sujet une immunité immédiate et durable.

Conclusion

L'immunologie a connu au cours des vingt dernières années un essor considérable qui en fait à l'heure actuelle une des plus importantes sciences fondamentales. Dans tous les domaines cliniques, les phénomènes immunitaires interviennent. Ceux-ci sont de plus étroitement en rapport avec les autres disciplines biologiques, notamment la génétique. Chaque jour, l'immunologie nous apporte des connaissances nouvelles sur la cause de nombreuses maladies.

Cette science est appelée à des progrès encore plus grands dans les années à venir. Comme son nom l'indique (*immunis* = libre de), elle est la science de la liberté biologique de l'être vivant.

[chapitre 20]

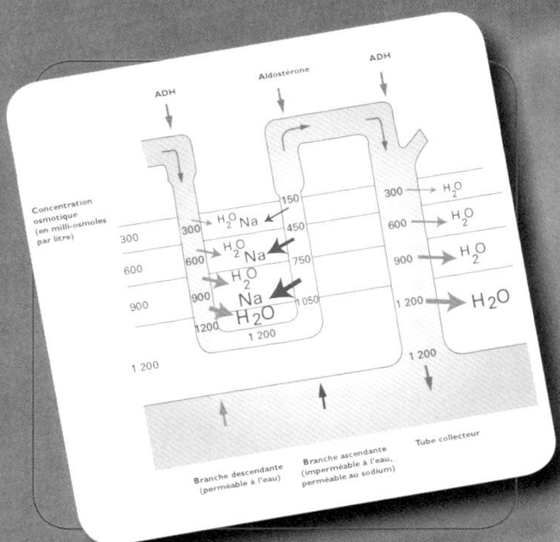

Régulation des métabolismes

L'organisme humain est le siège d'activités physiologiques permanentes, témoins de la vie et qui ne disparaissent qu'avec la mort de l'individu.

Même durant le sommeil, ou les périodes de repos général, les cellules continuent leur activité et l'ensemble de ces activités cellulaires constitue le métabolisme.

La machine humaine présente ainsi de grandes analogies avec nos moteurs mécaniques : c'est une machine toujours chauffée, sous pression, qui tourne sans arrêt, tantôt au ralenti, tantôt au contraire à plein régime.

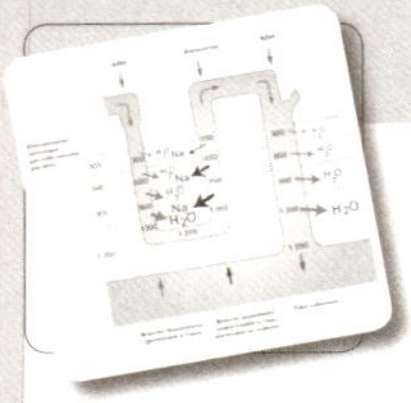

Le milieu intérieur, l'homéostasie

Les cellules de l'organisme humain doivent emprunter au milieu où elles se trouvent les éléments indispensables à leur activité. C'est également dans ce milieu qu'elles rejettent les déchets provenant de leur fonctionnement.

Le sang est au premier chef responsable de ces fonctions : fonction d'approvisionnement pour le sang artériel, fonction d'élimination et d'épuration pour le sang veineux. Mais la lymphe est, nous l'avons vu, également chargée, tout comme le sang, de ces diverses fonctions. Cependant, toutes les cellules de l'organisme n'entrent pas en contact direct ni avec le sang ni avec la lymphe. Mais toutes sont baignées par un milieu liquide, auquel on donne le nom de **liquide interstitiel** et avec lequel elles effectuent la totalité de leurs échanges métaboliques. Le renouvellement et l'épuration du liquide interstitiel lui-même sont assurés par le sang circulant et la lymphe. Le volume du liquide interstitiel est important, car il baigne toutes les cellules de l'organisme : il représente environ 15 % du poids du corps, soit un peu plus de 10 litres ; rappelons à ce propos que le volume du sang circulant n'est que de 5 litres environ.

L'ensemble du sang circulant, de la lymphe et des liquides interstitiels constitue le milieu intérieur de l'organisme, grâce auquel s'effectue le métabolisme cellulaire.

Mais la machine humaine ne peut fonctionner normalement que dans des conditions très strictes, à la façon des machines de l'industrie qui ne peuvent tourner régulièrement que si elles sont normalement approvisionnées en combustibles, débarrassées de leurs déchets, si la température de fonctionnement reste constamment proche de celle du régime optimal, etc. En particulier, le fonctionnement de l'organisme ne peut s'effectuer normalement que si la composition du milieu intérieur reste rigoureusement constante : constance de composition, de concentration, de température, de tension osmotique, etc. Seules de très minimes variations sont possibles et compatibles avec un métabolisme normal. Toute variation importante entraîne des troubles organiques plus ou moins sévères, pouvant aller dans les cas les plus graves jusqu'à la mort de l'organisme. Cette fixité nécessaire du milieu intérieur a été appelée **homéostasie**.

L'existence de l'homéostasie implique l'existence de mécanismes régulateurs extrêmement précis. Du fait du métabolisme cellulaire, le milieu intérieur est constamment soumis à des agressions qui tendent à en modifier la fixité. Tout ce qui tend à modifier l'équilibre homéostatique provoque une réaction correctrice de l'organisme. Cette correction des perturbations est réglée automatiquement, en dehors de toute intervention de la volonté et de la conscience, par le système nerveux végétatif et en particulier par les centres nerveux du diencéphale, auxquels parviennent tous les renseignements concernant les désordres organiques et qui, par l'intermédiaire des glandes endocrines, commandent les mécanismes régulateurs. Le mécanisme peut être comparé à celui d'un thermostat qui enregistre la température et coupe le courant lorsque la température voulue est atteinte.

Métabolisme basal

L'organisme humain en action est comparable à un moteur au travail et, au repos, ressemble à un moteur tournant au ralenti. Au repos ou pendant le sommeil, nos cellules continuent leurs activités élémentaires : les battements cardiaques persistent, mais sont simplement ralentis, les mouvements respiratoires continuent, les mouvements péristaltiques du tube digestif et les sécrétions de ses glandes se poursuivent. Ces activités cellulaires entraînent donc pour l'organisme une dépense d'énergie, puisqu'il doit continuer à fournir aux cellules les éléments nutritifs nécessaires à leur activité. Cette dépense d'énergie est incompressible ; c'est la quantité minimale d'énergie nécessaire pour le maintien en vie de l'organisme. Le repos absolu représente donc malgré tout une dépense d'énergie, et cette quantité minimale d'énergie a été appelée **métabolisme basal**.

Les dépenses énergétiques de l'organisme comprennent d'une façon générale :

➔ les dépenses dites **réductibles** : dépenses entraînées par l'effort, le travail musculaire ; dépenses liées à l'alimentation et nécessaires à l'utilisation des aliments ; dépenses nécessaires au maintien d'une température constante, en particulier dans la lutte contre le froid ;

➔ les dépenses dites **irréductibles** ou **dépenses de fond** : elles sont représentées par le métabolisme de base.

La valeur du métabolisme basal, grandeur énergétique, s'exprime en calories. Pour un homme adulte, le métabolisme basal est voisin de 40 calories par heure et par mètre carré de surface corporelle (celle-ci peut être déterminée grâce à des tables spéciales établies en fonction du poids, de la taille et du sexe) : pour un adulte normal, le métabolisme basal représente une production d'énergie d'environ 1 800 calories par 24 heures.

Le terme ultime du fonctionnement cellulaire étant, en dernière analyse, la combustion des aliments cellulaires grâce à l'oxygène, le métabolisme basal peut être déterminé par la mesure de la quantité d'oxygène consommée par l'organisme objet de la mesure. Lors de cette mesure, le sujet doit être au repos complet et placé à la température dite de **neutralité thermique**, à laquelle il n'a aucune dépense à faire pour le maintien de sa température et la lutte contre le froid ou la chaleur. La connaissance de la consommation d'oxygène permet la détermination du métabolisme basal en sachant que la consommation d'un litre d'oxygène correspond à la production de :

➔ 4,5 calories en cas d'alimentation protidique ;

➔ 5,09 calories en cas d'alimentation glucidique ;

➔ 4,7 calories en cas d'alimentation lipidique.

Une valeur approximative du métabolisme basal est obtenue en considérant que la consommation de 1 litre d'oxygène correspond à la production de 4,825 calories, valeur moyenne pour une alimentation mixte équilibrée.

Les résultats sont exprimés en pourcentages en plus ou moins de la valeur normale (par exemple : métabolisme basal élevé de +10 % ou abaissé de -20 %).

Le métabolisme basal dépend :

➔ de la taille et du poids : il s'accroît en même temps que ces deux paramètres ;

→ du sexe : il est plus élevé chez l'homme que chez la femme ;

→ de l'état physiologique : chez la femme, il s'élève au cours de la grossesse et au moment des règles ;

→ de l'âge : il est très élevé chez l'enfant du fait des besoins métaboliques liés à la croissance ; il s'abaisse progressivement avec l'âge tout au long de la vie.

Le métabolisme basal est sous la dépendance du fonctionnement thyroïdien, cette glande réglant les activités métaboliques à l'échelon cellulaire *(chapitre 18)*. Le métabolisme basal s'élève donc au cours des hyperthyroïdies, ainsi qu'au cours de tous les états pathologiques accroissant les besoins métaboliques (fièvre). Il est abaissé dans les hypothyroïdies (myxœdème).

La régulation de la température

L'homme, comme tous les animaux à sang chaud, maintient sa température interne pratiquement constante ; les variations normales sont très minimes suivant l'heure, l'état physiologique (influence du cycle menstruel) et l'âge.

Mécanisme de la régulation thermique

Le maintien de cette constance thermique est fonction de deux mécanismes opposés : l'un producteur de chaleur, la **thermogenèse**, l'autre éliminant les calories, la **thermolyse**.

La thermogenèse

Les sources de chaleur sont multiples :

→ la source principale est fournie par la combustion des aliments au contact de l'oxygène ;

→ le tonus musculaire de repos et l'activité musculaire sont aussi une source majeure ;

→ la production calorique moyenne est ainsi environ de 2 400 calories par jour (pour une activité musculaire modérée).

La thermolyse

La déperdition calorique se fait par différentes voies :

→ cutanée : par rayonnement, par perspiration insensible, par sudation ;

→ pulmonaire : évaporation d'eau éliminée par l'expiration, réchauffement de l'air inspiré ;

→ il faut y ajouter : les pertes caloriques par les excrétas, le réchauffement des aliments ingérés ;

→ le total des pertes moyennes atteint aussi 2 400 calories environ par jour.

La constance thermique est facile à obtenir si la température extérieure reste dans la zone de neutralité thermique. Mais dès que la température s'écarte de cette zone, l'organisme met en jeu des moyens de lutte.

La lutte contre le froid

Elle s'effectue par :

→ l'**augmentation de la thermogenèse**, obtenue par :

> l'augmentation des combustions cellulaires entraînant une élévation du métabolisme ;

> l'activité musculaire consciente ;

> l'activité musculaire involontaire (frisson) ;

→ la **diminution de la thermolyse**, obtenue par :

> la vasoconstriction cutanée ;

> les mouvements de l'eau avec diminution de l'eau des territoires superficiels ;

> il faut ajouter que l'épaisseur du pannicule adipeux chez l'obèse diminue les échanges thermiques au niveau de la peau ;

→ les moyens visant à diminuer les pertes (vêtements, chauffage), ou à augmenter la thermogenèse (alimentation, boissons chaudes).

La lutte contre le chaud

Elle s'effectue par :

→ l'**augmentation de la thermolyse**, essentiellement obtenue par :

> la vasodilatation cutanée ;

> la perspiration cutanée insensible, et surtout la sudation ;

> la ventilation pulmonaire permettant un supplément d'évaporation ;

→ les **moyens artificiels** : vêtements légers, ventilation, réduction de l'alimentation, réduction de l'effort musculaire aux heures chaudes, etc.

Le mécanisme régulateur du maintien de la température est déclenché par les variations de température extérieure perçues au niveau des récepteurs cutanés. Les centres thermorégulateurs sont situés au niveau de l'hypothalamus. Ils agissent sur : le centre respiratoire (polypnée thermique), le sympathique (sudation, vasomotricité cutanée, frisson), l'hypophyse (sécrétion de stimulines), la thyroïde (sécrétion de thyroxine qui élève la thermogenèse), la médullosurrénale (sécrétion d'adrénaline qui élève aussi la thermogenèse).

Régulation des différents métabolismes

Notions générales

Nous avons vu que, dans les conditions normales, la composition et l'état physico-chimique du milieu intérieur restent constants. Toute modification de l'un des constituants de ce milieu déclenche un mécanisme régulateur qui tend à ramener à la normale le taux de ce constituant.

Le mécanisme général schématique de cette régulation est le suivant :

→ toute diminution de l'un des constituants du milieu intérieur est aussitôt palliée par une série de mécanismes tendant à corriger la carence de cet élément. Ces mécanismes sont :

> l'apport exogène : c'est-à-dire l'apport de cet élément à partir de sources extérieures à l'organisme, en particulier par voie alimentaire ;

- l'apport endogène : c'est-à-dire la libération de cet élément à partir des constituants de l'organisme lui-même ; l'utilisation des réserves de l'organisme au fur et à mesure des besoins ressortit à ce mécanisme ;
- la diminution des éliminations : elle diminue les pertes et freine ainsi la chute du taux de l'élément considéré ;

→ à l'inverse, toute augmentation anormale de l'un des constituants du milieu intérieur tend à être compensée par :

- l'augmentation de son élimination qui cherche à supprimer l'excès de ce constituant ;
- l'utilisation de cet élément par l'organisme parfois suivant une modalité autre que le mode normal auquel elle se surajoute et vient en aide.

La mise en jeu de ce mécanisme fait appel à :

→ des récepteurs périphériques : ce sont des organes sensibles aux modifications du milieu intérieur ; l'excitation de ces récepteurs donne naissance à des influx nerveux transmis aux centres neurovégétatifs supérieurs ou libère des hormones ou des médiateurs chimiques visant à corriger le trouble responsable. Certains de ces récepteurs sont sensibles aux modifications de la composition chimique du milieu intérieur (**récepteurs chimiosensibles**), d'autres sont sensibles aux modifications des constantes physiques du milieu intérieur : température (**récepteurs thermosensibles**), pression (**récepteurs barosensibles**), volume sanguin circulant (**volorécepteurs**) ;

→ des centres neurovégétatifs supérieurs : ils sont situés dans le diencéphale, ils reçoivent les incitations qui leur sont transmises des récepteurs périphériques, mais peuvent être excités directement par les modifications du milieu intérieur ; ils déclenchent la réponse régulatrice de l'organisme ;

→ la réponse régulatrice est effectuée par l'intermédiaire des glandes endocrines et de leurs sécrétions hormonales et par l'intermédiaire du système neurovégétatif et de ses médiateurs chimiques. Médiateurs chimiques et hormones vont alors agir sur les cellules de l'organisme, mettant en jeu les ferments ou diastases cellulaires, les vitamines, les constituants du milieu intérieur ou des cellules elles-mêmes.

Nous ne passerons pas en revue la totalité des métabolismes et de leur régulation, sujet beaucoup trop vaste, mais simplement les plus importants d'entre eux.

Métabolisme de l'eau et sa régulation

L'eau représente le constituant le plus important de l'organisme, puisqu'elle forme environ 70 % du poids du corps, soit près de 50 litres pour un adulte de 70 kg.

Répartition de l'eau dans l'organisme

L'eau est répartie dans l'organisme en deux secteurs :

→ **l'eau intracellulaire ou secteur intracellulaire** : c'est l'eau qui entre dans la constitution même des cellules ; elle est pour cette raison appelée également eau de constitution. Elle représente environ 50 % du poids corporel, soit 35 litres pour un adulte de 70 kg ;

→ **l'eau extracellulaire ou secteur extracellulaire** : c'est l'eau dite libre ; elle comprend deux compartiments formant un vaste système communicant :

- l'eau des espaces interstitiels, formant le liquide interstitiel : elle représente 15 % du poids corporel, soit un peu plus de 10 litres ; nous avons vu que c'est dans cette eau que les cellules puisent leurs aliments et rejettent leurs déchets ;
- l'eau des liquides vasculaires : c'est l'eau qui entre dans la constitution du sang circulant ; elle représente environ 5 % du poids corporel, soit environ 3,5 litres.

La limite entre ces deux secteurs, extra- et intracellulaires, est formée par la membrane cellulaire.

Métabolisme proprement dit

Les sources de l'eau. Elles sont représentées par :

→ l'**apport exogène**, c'est-à-dire l'apport alimentaire. Il comprend non seulement les boissons, mais aussi les aliments solides qui, dissociés dans l'intestin, fournissent près de 1 litre d'eau par jour pour un régime moyen ;

→ l'**apport endogène**, formé par l'eau qui résulte des réactions chimiques, des combustions alimentaires à l'étage cellulaire ; 300 à 500 cm³ d'eau sont ainsi libérés par jour dans l'organisme.

Les pertes d'eau. Plusieurs voies d'élimination existent :

→ la **respiration** pulmonaire et cutanée. Elle élimine environ 1 litre d'eau par jour. L'ensemble des pertes pulmonaires (élimination de vapeur d'eau) et des pertes cutanées (perspiration insensible) constitue les pertes insensibles ;

→ la **sudation** ou **transpiration** : celle-ci n'intervient que lorsque la température s'élève. Les pertes d'eau par cette voie peuvent atteindre des chiffres considérables (plusieurs litres) en cas de très fortes chaleurs ;

→ l'**élimination digestive** : la majeure partie de l'eau digestive, c'est-à-dire l'eau absorbée, les sécrétions diverses du tube digestif (bile, sucs intestinaux, etc.), soit près de 10 litres en tout par 24 heures, est réabsorbée par le côlon. Mais dans les selles partent 100 cm³ d'eau chaque jour ;

→ l'**élimination urinaire** est le facteur capital. La quantité d'urine émise par jour est de 1 400 cm³ environ. L'eau ainsi éliminée entraîne de plus les déchets que le rein a pour fonction d'évacuer.

Ainsi, au total, les pertes journalières en eau de l'organisme normal, en dehors de toute lutte contre la chaleur, sont chez l'adulte de :

Pertes insensibles	1 000 cm³
Pertes digestives	100 cm³
Pertes urinaires	1 400 cm³
	2 500 cm³

Les besoins en eau. Ils découlent des pertes qu'il faut compenser. Nous avons vu quelles sont les sources de l'eau ; celles-ci interviennent dans le bilan de la façon suivante :

Eau de boisson	1 200 cm³
Eau des aliments	1 000 cm³
Eau endogène	300 cm³
	2 500 cm³

Dans certains cas pathologiques, le bilan hydrique peut se trouver perturbé et entraîner :

→ un état de **déshydratation** lors des carences en eau : apport insuffisant ou excès de pertes non compensées (sudation extrême, vomissements, diarrhées, fistules, occlusions intestinales, hémorragies, etc.) ;

→ un état d'**hyperhydratation** lors des surcharges en eau.

Ces déséquilibres peuvent frapper soit l'ensemble des deux secteurs, intra- et extracellulaire, soit isolément l'un d'eux ; ils sont parfois dissociés, un état d'hyperhydratation dans un secteur coexistant avec un état de déshydratation de l'autre. Il en résulte autant de tableaux cliniques différents.

Le contrôle de l'équilibre hydrique. Il est assuré par un système complexe.

Le centre nerveux régulateur supérieur est situé au niveau de l'hypothalamus. Il est sensible au taux de la pression osmotique des liquides extracellulaires, taux déterminé par la concentration des composés minéraux de ces liquides : c'est ce que l'on appelle un centre **osmosensible**.

Ce centre maintient l'équilibre hydrique par une action sur la soif et sur la diurèse. Cette action est fonction de l'état d'hydratation. L'action sur la diurèse s'effectue par l'intermédiaire de deux glandes endocrines :

→ le lobe postérieur de l'hypophyse qui sécrète la **vasopressine** ou pitressine ; cette hormone a une action antidiurétique *(chapitre 18)* ;

→ le cortex surrénal qui sécrète l'**aldostérone** ; celle-ci agit surtout sur l'élimination des sels *(chapitre 18)*.

Rappelons aussi que la cardionatrine, hormone d'origine cardiaque *(chapitre 18)* intervient dans le contrôle de l'équilibre hydrosodé. Sa sécrétion est déclenchée par la distension des oreillettes (surcharge liquidienne) et elle agit en augmentant l'élimination aqueuse et sodée par le rein.

Métabolisme des protides

Nous en avons déjà étudié la première phase, phase de digestion et d'absorption, lors de l'étude du tube digestif, et nous n'y reviendrons pas.

L'utilisation des protides par l'organisme se fait selon deux modes différents :

→ utilisation **énergétique** : les protides, sous forme d'acides aminés, sont utilisés par les cellules, décomposés par elles, ce qui libère de l'énergie utilisée par l'organisme pour couvrir ses dépenses d'énergie. Cette décomposition porte le nom de **catabolisme**. Le catabolisme protidique aboutit à la formation d'urée, d'ammoniaque, d'acide urique, déchets qui sont ensuite éliminés par le rein ;

→ utilisation **plastique** : les acides aminés sont utilisés par les cellules pour synthétiser leurs propres protides. Cette synthèse porte le nom d'**anabolisme**. La synthèse par l'organisme de ses propres protides est sous la dépendance d'un mécanisme génétique *(chapitre 2)*.

L'équilibre physiologique du métabolisme protidique est à la fois quantitatif et qualitatif :

→ équilibre quantitatif : la ration alimentaire doit apporter une quantité de protides suffisante pour compenser le catabolisme protidique. Si un adulte est mis à un régime sans protides, on observe quand même l'élimination d'urée et d'autres déchets témoignant de la persistance du catabolisme protidique : ce catabolisme se fait aux dépens des constituants cellulaires eux-mêmes et une carence alimentaire prolongée en protides va rapidement déterminer des troubles importants. La ration protidique minimale de l'adulte sain est de **1 g par kilo de poids et par jour**, soit une ration quotidienne de 60 à 80 g par jour. Il faut noter qu'en période de croissance les besoins en protides sont nettement plus importants pour l'édification tissulaire très intense et peuvent atteindre 2 g par kilo de poids et par jour. Il en va de même au cours de la grossesse ou de l'allaitement ;

→ équilibre qualitatif : l'organisme est capable, à partir des glucides ou des lipides, de synthétiser une partie des acides aminés. Mais il existe 10 acides aminés dont l'organisme est totalement incapable d'assurer la synthèse et qui lui sont cependant absolument indispensables. Ils doivent donc obligatoirement être apportés par l'alimentation. Les dix acides aminés indispensables sont : le **tryptophane**, la **phénylalanine**, la **tyrosine**, la **lysine**, la **thréonine**, la **méthionine**, la **cystine**, la **leucine**, l'**isoleucine** et la **valine**.

L'alimentation doit donc être suffisamment équilibrée pour amener ces différents acides aminés. Pour que ceux-ci soient tous présents, il faut des protides d'origine végétale et au moins 50 % de protides d'origine animale.

Métabolisme des glucides

Nous avons déjà étudié la digestion et l'absorption des glucides *(chapitre 12)*.

Devenir des glucides dans l'organisme

Comme pour les protides, deux utilisations sont possibles :

→ l'anabolisme : les glucides peuvent être utilisés pour synthétiser des substances indispensables à l'organisme, et notamment :

- ils servent dans la formation de constituants cellulaires complexes : **glucoprotéines, cérébrosides** ;
- ils peuvent être convertis en protides ou en lipides en cas de carence momentanée de l'un de ces éléments ;
- enfin et surtout les glucides sont stockés dans l'organisme sous forme de **glycogène** : soit au niveau du foie où ils parviennent par la veine porte après leur absorption au niveau du tube digestif, soit au niveau du muscle ;

→ le catabolisme : les glucides sont les aliments énergétiques par excellence. Leur dégradation aboutit en plusieurs étapes à la formation d'acide lactique avec production d'énergie ; cette dégradation s'intrique par ses produits intermédiaires avec le cycle de Krebs, cycle qui aboutit à la dégradation complète avec production de gaz carbonique et d'eau. Au cours de ces processus de dégradation, l'acide adénosine-triphosphorique, ou ATP, intervient en réagissant avec les produits intermédiaires, fournit lui aussi de l'énergie et apparaît comme une substance clé du métabolisme cellulaire.

Régulation du métabolisme glucidique

Le taux sanguin des glucides ou **glycémie** reste constant et oscille autour de 1 g par litre de sang. Cette fixité du taux de la glycémie nécessite un équilibre entre : les apports et les facteurs hyperglycémiants d'une part et l'utilisation et les facteurs hypoglycémiants d'autre part.

Le rein n'a dans cet équilibre qu'un rôle accessoire. À l'état normal, les glucides ne sont pas du tout éliminés par le rein.

Mais si, pour une raison quelconque, le taux de la glycémie augmente et vient à dépasser le taux de 1,67 g par litre, l'excès de sucre est alors éliminé dans les urines : on dit que le glucose est une substance **à seuil**.

La présence de sucre dans l'urine est appelée **glycosurie**. Elle survient en cas de diabète et son importance quantitative témoigne de la sévérité de la maladie.

Les facteurs **hypoglycémiants**, c'est-à-dire qui tendent à abaisser la glycémie, sont, en dehors de la diminution des apports, représentés par un seul facteur, l'**insuline**, hormone sécrétée par les cellules β des îlots de Langerhans *(chapitre 18)*.

Les facteurs hyperglycémiants, c'est-à-dire qui tendent à élever la glycémie, sont :

→ l'**antéhypophyse** par l'intermédiaire de l'hormone de croissance (STH) qui freine l'utilisation du glucose par les muscles ;

→ la **médullosurrénale** : l'adrénaline favorise la dégradation du glycogène en glucose ;

→ la **corticosurrénale** : les glucocorticoïdes favorisent l'absorption intestinale du glucose ;

→ la **thyroïde** : elle favorise l'absorption intestinale des sucres ;

→ le **pancréas**, enfin, sécrète un facteur hyperglycémiant, le **glucagon**.

À l'état normal, un équilibre harmonieux entre ces facteurs aboutit au maintien d'une glycémie normale. Tout déséquilibre va créer : soit un **diabète** lorsque le taux de la glycémie est anormalement élevé, soit des accidents d'**hypoglycémie** lorsque celle-ci s'abaisse, éventualité rencontrée dans certains cas de tumeurs pancréatiques sécrétant de l'insuline en quantités considérables.

Métabolisme des lipides

Nous avons précédemment étudié la digestion et l'absorption des lipides.

Nature chimique des lipides

Les lipides présents dans l'organisme peuvent être classés, selon leur structure chimique, en trois catégories principales :

→ les **lipides complexes**, qui contiennent des acides gras. Parmi ces lipides complexes, on distingue :

- les **acides gras** qui peuvent être **saturés** (souvent acides gras d'origine animale) ou **insaturés** (souvent acides gras d'origine végétale) ;
- les **triglycérides**, formés à partir du **glycérol** ;
- les **phosphatides** ou **phospholipides**, dérivés du glycérol et de l'acide phosphorique ;
- les **sphingolipides**, rencontrés essentiellement au niveau du système nerveux ;
- les **cires** ;

→ les **lipides simples**, qui ne contiennent pas d'acides gras. On distingue, parmi eux :

- les **terpènes**, précurseurs des stérols ;
- les **stérols**, dont le principal est le cholestérol, qui interviennent dans un grand nombre de processus métaboliques et donnent en particulier naissance aux hormones stéroïdes ;
- les **prostaglandines** *(chapitre 18)* ;

→ les **lipoprotéines**, qui sont des molécules particulièrement complexes formées par l'union de plusieurs molécules de lipides simples et complexes. Les lipoprotéines sont essentiellement des formes de transport des lipides. On distingue :

- les **apolipoprotéines** : il en est différentes sous-classes (apolipoprotéines A, B, C, D, E, F) ;
- les lipoprotéines **transporteuses de cholestérol** ;
- les lipoprotéines **transporteuses de triglycérides**.

Rôle des lipides dans l'organisme

Les lipides ont, dans l'organisme, un double rôle : rôle structural et rôle énergétique.

Rôle structural. Les lipides sont des constituants essentiels des membranes cellulaires dont ils représentent environ 40 %. Il s'agit essentiellement de cholestérol, de phospholipides et de sphingolipides. Le cholestérol est synthétisé par le foie.

Par ailleurs, les lipides sont également des constituants des membranes nucléaires, des organites intracellulaires.

Ainsi donc, les lipides peuvent s'intégrer complètement à la substance constitutive des cellules (graisse **constitutive**) ou, en cas d'excès, être stockés, essentiellement sous forme de triglycérides, au niveau des cellules adipeuses ou **adipocytes** (graisse de **réserve**). La graisse de réserve assume plusieurs rôles : elle couvre les besoins énergétiques en cas de jeûne, elle diminue les échanges thermiques au niveau de la peau, jouant ainsi un rôle dans la thermorégulation, elle donne sa forme au corps humain et capitonne les organes. Rappelons enfin que le foie est protégé de la surcharge graisseuse par les vitamines dites **lipotropes** du groupe B, et que les lipides sont excrétés par la glande mammaire au cours de la lactation.

Rôle énergétique. Comme les glucides, les lipides sont des aliments énergétiques. Ils représentent, de loin, la plus importante source d'énergie de l'organisme ; ce rôle est assumé par les triglycérides qui sont catabolisés au niveau des muscles et servent de substrat à la contraction musculaire. Leur dégradation est lente, mais leur pouvoir calorique est grand et durable : 1 g de lipides peut dégager en cas de dégradation totale 9,3 calories, alors que les glucides ne fournissent que 4,1 calories par gramme. Les lipides sont donc un facteur essentiel pour le maintien de la température à son chiffre normal, en particulier dans les pays froids.

La combustion complète des graisses ne fournit théoriquement que du gaz carbonique et de l'eau, mais l'oxydation imparfaite, fréquente au cours du diabète et de l'inanition, laisse des déchets acides et de l'acétone responsables des états d'**acidocétose**.

Il n'existe pas de mécanisme régulateur du taux sanguin des lipides. Leur excès favorise l'**athérome**, lésion des vaisseaux caractérisée par le dépôt de lipides au niveau de la paroi des artères ; l'athérome est une cause majeure de mortalité par atteinte des artères des organes nobles (cœur, cerveau).

Métabolisme des électrolytes

Selon Bertrand, 16 métaux sont utilisés dans l'organisme : **calcium**, **sodium**, **potassium**, **fer**, **magnésium**, **cuivre**, **zinc**, **nickel**, **cobalt**, **manganèse**, **aluminium**, **plomb**, **étain**, **molybdène**, **vanadium**, **titane**. Nous n'envisagerons que les principaux d'entre eux.

Sodium et potassium

Nous les envisagerons ensemble, car leur métabolisme est très semblable.

Répartition dans l'organisme. Le sodium est essentiellement réparti dans le secteur extracellulaire. Le taux des électrolytes totaux du plasma étant de 310 mmol[1] par litre, le sodium a un taux plasmatique de 143 mmol par litre. Le sodium est beaucoup moins abondant dans le secteur intracellulaire : le muscle, par exemple, ne contient que 7 mmol de sodium par litre.

Le potassium, à l'inverse, est essentiellement un élément intracellulaire : son taux plasmatique n'est que de 5 mmol par litre, alors que son taux dans le liquide cellulaire atteint 115 mmol par litre.

Métabolisme proprement dit. Les sources de ces deux éléments sont :

→ l'**alimentation** : le sodium est fourni à l'organisme surtout sous forme de sel de cuisine (chlorure de sodium), et un régime moyen en apporte environ 4 à 7 g par jour. Le potassium est amené par les aliments, dont certains contiennent une haute teneur en cet élément (fruits secs, haricots, lentilles) ;

→ signalons en outre, pour le potassium, la possibilité d'**apport endogène** : le catabolisme cellulaire libère en effet une quantité importante de potassium qui peut être réutilisée par l'organisme ;

→ accessoirement, dans les cas pathologiques, signalons la possibilité d'apport par **voie intraveineuse** au moyen de solutions médicamenteuses.

L'élimination de ces deux éléments se fait :

→ avant tout par voie urinaire : rappelons ici que le taux final d'élimination urinaire est le résultat de la filtration glomérulaire, de la réabsorption tubulaire et de la sécrétion tubulaire. Cette élimination urinaire est sous la dépendance des glandes endocrines :

- la corticosurrénale, par l'intermédiaire de l'aldostérone : cette hormone augmente la réabsorption tubulaire du sodium et diminue celle du potassium ;
- la posthypophyse, par l'intermédiaire de la pitressine : elle augmente la réabsorption de ces deux ions ;

→ les autres voies d'élimination ont un rôle plus réduit :

- voie digestive : salive, selles ;
- voie cutanée : sueur.

L'élimination urinaire du sodium et du potassium dépend aussi de la cardionatrine qui augmente leur élimination par le rein en diminuant la réabsorption tubulaire de ces ions.

Rôle dans l'organisme. Le sodium domine les problèmes du secteur extracellulaire. Il a un rôle dans :

→ le maintien de la pression osmotique du milieu extracellulaire, ce qui conditionne le degré d'hydratation des cellules elles-mêmes et du milieu extracellulaire ;

→ le maintien de la volémie, c'est-à-dire le volume des liquides intravasculaires, eux-mêmes en rapport étroit avec les liquides interstitiels ;

→ le maintien de l'équilibre acide-base du milieu extracellulaire ;

→ les phénomènes métaboliques et enzymatiques à l'échelon cellulaire : il intervient dans un grand nombre de réactions chimiques du métabolisme cellulaire ;

→ le maintien des potentiels électriques des membranes cellulaires : l'ion sodium, chargé positivement, joue un rôle dans le maintien des potentiels de repos, et surtout l'apparition des potentiels d'action, ceux-ci étant en partie sous la dépendance de passages de l'ion sodium à travers les membranes cellulaires.

Le potassium est au contraire un constituant essentiel des cellules, au même titre que les protides. Il intervient dans :

→ le maintien de la pression osmotique intracellulaire, régissant ainsi les mouvements de l'eau à travers la membrane cellulaire ;

→ le maintien du potentiel de repos de la cellule qui dépend du rapport potassium intracellulaire/potassium extracellulaire ;

→ l'excitabilité neuromusculaire : il intervient dans la contraction musculaire par action directe sur la fibre musculaire : les carences en potassium peuvent entraîner des paralysies des muscles striés et des muscles lisses (occlusion paralytique). Au niveau du cœur, le potassium agit sur les processus d'excitation, la conduction des influx et la contractilité myocardique : la carence en potassium peut entraîner des troubles du rythme, et à un degré extrême, un arrêt cardiaque ; à l'inverse, une surcharge en potassium peut entraîner une fibrillation ventriculaire avec arrêt circulatoire ;

→ le potassium intervient enfin dans de nombreuses réactions du métabolisme intracellulaire, en particulier dans le métabolisme des glucides.

Les transferts transmembranaires du sodium et du potassium sont des phénomènes actifs impliquant un travail cellulaire avec dépense d'énergie et l'on parle volontiers de **pompe à sodium**.

Régulation des taux. Les taux sanguins du sodium (**natrémie**) et du potassium (**kaliémie**) sont assez fixes et ne peuvent varier que dans d'étroites limites.

Cette fixité des taux est le résultat d'un mécanisme régulateur qui, en présence d'une anomalie (par excès ou par défaut) du taux de ces constituants, en modifie l'élimination.

Toute anomalie de ces deux éléments entraîne des modifications de pression osmotique au niveau du secteur intéressé avec transferts d'eau d'un secteur à un autre. Il en résulte des modifications des secteurs hydriques de l'organisme (modifications de la volémie, du secteur interstitiel et du secteur intracellulaire).

Toutes ces modifications mettent en jeu les osmorécepteurs, les volorécepteurs et les barorécepteurs de l'organisme. Ceux-ci, par voie réflexe, déclenchent les sécrétions hormonales qui contrôlent l'élimination hydrosodée et potassique.

1. *Aux notations classiques qui expriment le taux des constituants sanguins en grammes et milligrammes par litre ou en milliéquivalents par litre (qui expriment la teneur en ions ou particules chargées d'électricité) tend à être substituée actuellement la notation utilisant les unités du système international : mole, millimole et micromole. Ces unités expriment la teneur en ions, mais tiennent en plus compte de la valence de chaque constituant (nombre d'atomes d'hydrogène auquel peut se combiner chaque atome du constituant considéré). Il est possible, au moyen de facteurs de conversion, de convertir les taux en l'une ou l'autre notation.*

Phosphore et calcium

Ici encore, nous les envisagerons ensemble, car leur métabolisme est intimement lié.

Répartition dans l'organisme. La presque totalité de ces deux éléments est fixée dans le tissu osseux :

→ 99 % du calcium de l'organisme est situé dans les os, soit environ 1 200 g de calcium ;

→ 70 % au moins du phosphore de l'organisme est situé dans l'os, soit près de 500 g ;

→ ces deux éléments sont combinés entre eux ou avec d'autres éléments minéraux pour constituer les sels minéraux de l'os ; les plus importants de ces sels sont : le **phosphate tricalcique**, le **carbonate de calcium**, le **pyrophosphate de calcium**, le **citrate de calcium**, le **phosphate disodique**, le **phosphate trimagnésien**.

Le reste du calcium et du phosphore a d'autres localisations. Ces deux éléments se rencontrent en effet dans tous les tissus, surtout le phosphore qui participe à de multiples combinaisons moléculaires, mais à des concentrations beaucoup plus faibles que dans l'os. Nous insisterons surtout sur leur répartition dans le plasma :

→ le calcium plasmatique existe dans le plasma sous deux formes : une forme liée aux protéines (50 % du calcium plasmatique) et une forme libre, dite **forme diffusible**, elle-même divisée en une fraction ionisée et une fraction non ionisée. Le taux global de la calcémie est de 100 mg par litre (2,5 mmol par litre) ;

→ le phosphore plasmatique existe aussi sous deux formes : une forme organique et une forme minérale. Le taux du phosphore minéral est de 35 mg par litre (1 mmol par litre), celui du phosphore organique de 100 mg par litre (2,5 mmol par litre).

L'apport phosphocalcique. Il est essentiellement fourni par l'alimentation : sont riches en calcium les produits laitiers, sont riches en phosphore les viandes, les céréales, les œufs.

L'absorption de ces éléments est intestinale, mais seule une partie du calcium ingéré (25 à 30 % environ) est effectivement absorbée ; il en va de même pour le phosphore. Il faut signaler que l'absorption intestinale du calcium est :

→ favorisée par : l'acidité (acidité gastrique), la vitamine D, l'hormone parathyroïdienne ;

→ retardée par l'alcalinité, un transit trop rapide, un excès d'ions phosphore ou d'acides gras, la cortisone, et surtout les produits **anticalciques** (acide phytique du froment ou acide oxalique).

Les besoins de l'organisme sont chez l'adulte de : 1 g de calcium et 1,2 g de phosphore par jour. L'alimentation doit fournir une ration équilibrée de chacun de ces éléments avec un rapport constant entre eux ; le rapport optimal entre calcium et phosphore alimentaires doit être de 0,65. Les besoins quotidiens sont plus importants chez la femme enceinte (calcium : 2,5 g ; phosphore : 3,5 g) et chez l'enfant (500 mg la première année, 900 mg de 2 à 10 ans).

L'utilisation du calcium et du phosphore. Ils sont utilisés :

→ avant tout par le tissu osseux. Celui-ci est en remaniement constant et le calcium et le phosphore sont utilisés dans les échanges simples, et surtout au cours des phénomènes de construction osseuse : ossification, consolidation osseuse ;

→ autres utilisations : rappelons le rôle du calcium dans la coagulation *(chapitre 9)*, dans les phénomènes d'excitabilité neuromusculaire et la contraction cardiaque, et le rôle majeur du phosphore dans le métabolisme cellulaire, cet élément entrant dans la constitution de nombreux composés phosphorés (acide adénosine mono-, di- ou triphosphorique) qui sont les éléments clés des réactions métaboliques intracellulaires.

L'élimination du calcium et du phosphore. L'élimination du calcium et du phosphore est double :

→ par les selles : on y retrouve la portion non absorbée du calcium et du phosphore, avec en plus une fraction excrétée dans la bile et les sucs digestifs. C'est la voie d'excrétion de 80 % du calcium éliminé ;

→ par les urines :

- la calciurie est en moyenne de 100 à 200 mg par 24 heures ;
- la phosphaturie est mieux connue dans son mécanisme : le phosphore est une substance à seuil qui n'apparaît dans l'urine que pour une concentration plasmatique dépassant ce seuil. La phosphaturie normale est d'environ 600 mg par 24 heures. L'hormone parathyroïdienne augmente la phosphaturie.

Régulation des taux. Dans les conditions physiologiques, le niveau de la calcémie et de la phosphorémie est d'une stabilité remarquable.

Cet équilibre est sous la dépendance de la sécrétion de parathormone (hypercalcémiante) et de calcitonine (hypocalcémiante). Les cellules thyroïdiennes et parathyroïdiennes qui sécrètent ces hormones sont directement sensibles au taux du calcium sanguin et ajustent leur sécrétion à ce taux.

Ces deux hormones agissent en interaction avec la vitamine D, synthétisée au niveau du derme sous l'influence des rayons ultraviolets, et qui favorise l'absorption digestive du calcium.

Les déséquilibres phosphocalciques provoquent chez l'homme, des troubles très sévères :

→ l'hypocalcémie entraîne la survenue d'accès de tétanie caractérisés cliniquement par des crises de contracture, des convulsions, un spasme laryngé ;

→ l'hypercalcémie est observée au cours de l'hyperparathyroïdie, affection qui entraîne une résorption du tissu osseux avec déformations, des calculs des voies urinaires, des ulcères gastroduodénaux, des pancréatites, une altération de l'état général.

Autres électrolytes

Le magnésium. Il est stocké dans les os pour sa plus grande part. Les besoins quotidiens sont de 300 mg en moyenne chez l'adulte, 13 mg par kilo de poids chez le nourrisson. Le magnésium intervient dans les phénomènes d'excitabilité neuromusculaire qu'il diminue. Il est aussi impliqué dans de nombreuses réactions enzymatiques.

Le fluor. Il est également stocké au niveau du système osseux. Sa carence paraît favoriser la survenue de caries dentaires.

Le fer. C'est un composant de l'hémoglobine et de la myoglobine. Un homme de 70 kg en porte au total 4 g environ, en réserve ou en service. C'est dans la moelle osseuse que le fer est fixé sur les globules rouges. Ce sont la rate et le foie qui l'emmagasinent lorsqu'il est libéré du fait de la mort des globules rouges.

L'iode. La plus grande partie de l'iode contenu dans le corps humain est stockée au niveau de la thyroïde et entre dans la constitution des hormones thyroïdiennes. L'élimination de l'iode se fait par voie urinaire et par les selles.

Le chlore. Il est habituellement lié au sodium pour former le chlorure de sodium. Il suit donc ce dernier et lui est intimement lié au cours de son métabolisme. Signalons que le chlore entre dans la composition de l'acide chlorhydrique du suc gastrique : cette sécrétion d'acide chlorhydrique constitue une des voies d'élimination du chlore.

Le soufre. Il entre dans diverses combinaisons : il crée des sels minéraux, sulfates notamment, des sels organiques (esters aromatiques) et s'associe enfin à des complexes organiques, par exemple la kératine de la peau. Le soufre entre dans la constitution des immunoglobulines *(chapitre 19)*.

Le zinc. Il intervient dans de nombreux processus enzymatiques. Il est stocké dans l'os, les muscles, la peau, les cheveux. Sa carence peut entraîner des dermatoses bulleuses. Il est apporté par le poisson, les coquillages, la viande, les céréales, les légumes verts.

Le cuivre. Il intervient dans de nombreuses réactions enzymatiques. Il favorise l'absorption intestinale du fer et la synthèse de l'hémoglobine. Il est apporté par les poissons, les coquillages.

Le sélénium. Il exerce une action de protection des membranes cellulaires. Il est apporté par les aliments riches en protéines.

Le cobalt. Il entre dans la composition de la vitamine B12 ; il est apporté par les aliments d'origine animale.

Régulation de l'équilibre acide-base

Pour que la vie cellulaire se déroule normalement, un équilibre constant doit être établi et fixé dans d'étroites limites entre les constituants acides et les constituants basiques du milieu intérieur. Ce point d'équilibre constitue le pH du milieu intérieur.

Éléments tendant à perturber le pH

Des apports constants de corps acides ou basiques viennent menacer l'équilibre stable du pH :

→ la plupart de ces corps sont acides : acides d'origine alimentaire, acide chlorhydrique gastrique réabsorbé, acides produits par le travail cellulaire dont le principal est de loin l'acide carbonique, ou acides-déchets définitifs ou intermédiaires du métabolisme cellulaire (acide lactique, pyruvique, phosphorique, sulfurique, etc.), acides enfin apportés par une thérapeutique (transfusion, réanimation) ;

→ plus rarement ces corps sont alcalins, d'apport alimentaire ou thérapeutique.

Malgré ces agressions permanentes, le pH du milieu intérieur reste fixe : le pH sanguin est de 7,4 pour le sang artériel. Les limites de variation du pH compatibles avec la vie seraient entre 7 et 7,8.

Mécanisme régulateur du pH

Il fait intervenir deux éléments : les systèmes tampons et les émonctoires.

Les systèmes tampons. On donne ce nom à des composés chimiques qui peuvent se combiner indifféremment avec des corps acides ou basiques pour contrebalancer leur acidité ou leur alcalinité.

Le système tampon fondamental du milieu extracellulaire est représenté par la combinaison : **acide carbonique/bicarbonates**, que nous figurerons schématiquement par la formule CO_3H_2/CO_3HB. Si, dans ce milieu, on introduit un acide fort comme l'acide chlorhydrique, il se combine aux bicarbonates et donne de l'acide carbonique, acide beaucoup moins puissant : l'acidité de l'acide chlorhydrique a donc été atténuée par cette réaction ; on dit qu'elle a été **tamponnée**. À l'inverse, si on introduit dans le système tampon une base forte, elle se combine à l'acide carbonique pour former des bicarbonates, sels neutres ; l'alcalinité de la base a donc été atténuée par la réaction avec le système tampon. Ces réactions sont schématisées dans le *tableau de la page suivante*.

Les systèmes tampons se comportent donc comme des milieux chimiques à activité réversible et capables de fonctionner dans un sens ou dans l'autre, suivant que le pH tend à être déplacé soit vers l'acidité, soit vers l'alcalinité.

Au niveau du sang, il existe un rapport constant entre le taux des bicarbonates et celui de l'acide carbonique, rapport nécessaire pour un fonctionnement parfait du système tampon. Le rapport bicarbonates/acide carbonique est normalement égal à 20/1.

Il existe dans l'organisme d'autres systèmes tampons d'action analogue à celle du précédent. Citons-les simplement. Ce sont :

→ le système **protéines alcalines** - **protéines acides** ;

→ le système **phosphates alcalins** - **phosphates acides**.

Les émonctoires. On appelle ainsi les organes d'élimination qui sont chargés d'éliminer soit l'excès de substances alcalines, soit l'excès de substances acides. Ce sont : le **poumon** et le **rein**.

Le poumon est, nous l'avons vu *(chapitre 10)*, chargé de rejeter le gaz carbonique formé lors du métabolisme cellulaire. Ce gaz carbonique a été au niveau du sang transformé en acide carbonique et en bicarbonates constituants du système tampon fondamental de l'organisme. Au niveau du poumon, l'acide carbonique libère à nouveau le gaz carbonique qui est rejeté. Par cette action sur le système tampon, le poumon a donc une action sur l'équilibre acide-base, essentiellement dans le sens d'une alcalinisation du milieu intérieur. La régulation de cette ventilation est commandée par le centre respiratoire qui est sensible à la teneur du sang en oxygène et en gaz carbonique, mais aussi à son pH. L'insuffisance d'élimination du gaz carbonique par le poumon conduit à l'accumulation d'acide carbonique et à un état d'acidose dite **acidose respiratoire** ; l'excès d'élimination du gaz carbonique provoquée par exemple par une hyperventilation diminue l'acide carbonique du système tampon et conduit par une action prédominante des bicarbonates à une alcalose dite **alcalose respiratoire**.

Le rein est capable d'éliminer à la fois substances acides et alcalines. Cette élimination est le fait d'un travail complexe actif, de la part du parenchyme rénal qui tend toujours à économiser le capital basique de l'organisme.

HCL (acide chlorhydrique)	+	CO_3HB (bicarbonates)	→	CO_3H_2 (acide carbonique)	+	Cl B (sel)
B OH (base)	+	CO_3H_2 (acide carbonique)	→	CO_3HB (bicarbonates)	+	H_2O (eau)
		système tampon		**système tampon**		

Il arrive cependant que le pouvoir épurateur du rein soit débordé par la surproduction de métabolites acides ou alcalins. Lorsque cette accumulation de métabolites n'est pas d'origine respiratoire mais résulte uniquement du métabolisme cellulaire, on parle d'**acidose** ou d'**alcalose métaboliques**. Il est des cas où une surproduction métabolique d'origine cellulaire est aggravée par une insuffisance d'élimination par l'émonctoire pulmonaire : il s'agit alors d'**acidose** ou d'**alcalose mixtes**.

Examens de laboratoire. Les examens permettant d'avoir une idée de l'équilibre acide-base de l'organisme sont :

→ la **réserve alcaline** qui mesure la concentration des bicarbonates plasmatiques donnant ainsi un reflet de l'état du système tampon des bicarbonates (normale : 27 mmol par litre, ou 60 volumes pour 100 cm^3) ;

→ la mesure des substances basiques : mesure des **bases-tampons**, mesure des **bases en excès** ;

→ la mesure du pH : normalement à 7,41, un chiffre inférieur témoigne d'une acidose, un chiffre supérieur d'une alcalose ;

→ la mesure de la **pression partielle du gaz carbonique**, **$PaCO_2$**, est importante lors d'une anomalie de l'équilibre acide-base pour préciser si l'origine en est respiratoire, métabolique ou mixte.

[chapitre 21]

NOTIONS D'IMAGERIE DU CORPS HUMAIN

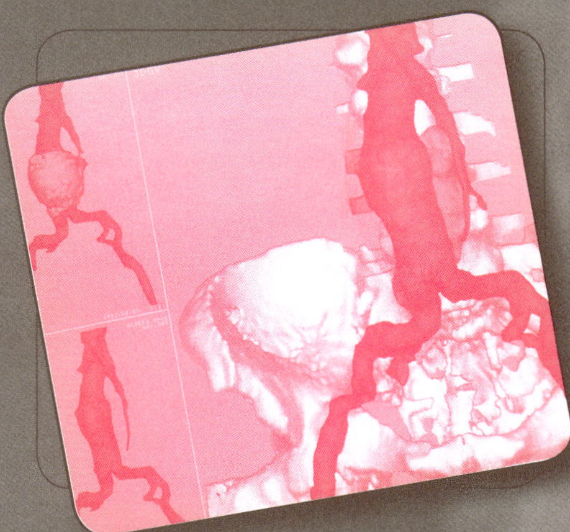

L'imagerie du corps humain, c'est-à-dire l'exploration du corps humain et de ses organes, réalise des progrès constants. La tendance actuelle en matière d'investigations est de privilégier, en première intention, les examens qui ne comportent aucune manœuvre agressive pour le patient et, par conséquent, ne lui font courir aucun risque. Seules seront envisagées ici les investigations dont l'étude figure au programme des diplômes d'État.

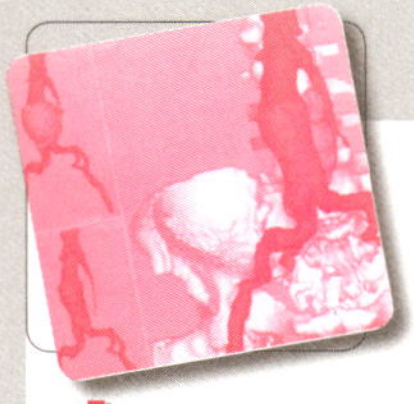

Exploration ultrasonore, examen Doppler

Les ultrasons

Les ultrasons sont des vibrations sonores dont la fréquence est supérieure à celles que peut percevoir l'oreille humaine, c'est-à-dire supérieure à 20 000 cycles par seconde.

Les ultrasons se propagent à travers les différents tissus du corps humain à une vitesse qui dépend de la plus ou moins grande densité du tissu considéré : cette vitesse est très élevée dans l'os, un peu plus lente dans les tissus mous avec des variations suivant la nature de ceux-ci.

Lorsque les ultrasons traversent la limite de séparation entre deux tissus, limite appelée interface :

→ une partie des ultrasons franchit cette interface et poursuit sa route : **transmission** ;

→ une partie des ultrasons est réfléchie : **réflexion** ;

→ une partie des ultrasons peut diffuser dans toutes les directions de l'espace : **diffusion** ;

→ une partie des ultrasons est absorbée avec dégagement de chaleur : **absorption** ; l'absorption est d'autant plus importante que la fréquence des ultrasons est plus élevée.

Propriétés des ultrasons, effet Doppler

La propriété majeure des ultrasons sur laquelle sont fondées toutes les modalités d'investigation ultrasonore est la suivante : lorsqu'un faisceau d'ultrasons est réfléchi par une structure ou un organe, sa fréquence change et la fréquence du faisceau réfléchi est différente de celle du faisceau incident. Il s'agit là d'un principe général de physique appelé **effet Doppler-Fizeau**.

Les diverses investigations ultrasonores sont toutes fondées sur la mesure de la différence de fréquence entre faisceau incident et faisceau réfléchi des ultrasons.

La propagation des ultrasons à travers le corps humain est absolument indolore. Les ultrasons n'ont aucune action sur les organes ni aucun effet nocif sur leur fonctionnement. Toutefois, l'utilisation de puissances élevées doit être restreinte pour l'étude du fœtus *in utero*.

Applications pratiques

Deux grandes catégories d'explorations ultrasonores existent.

L'étude des structures mobiles

On étudie ici, essentiellement, la **circulation sanguine**. Dans ce cas, le faisceau d'ultrasons est réfléchi par les éléments figurés du sang en mouvement. La différence de fréquence entre faisceau incident et faisceau réfléchi est proportionnelle à la vitesse du sang circulant. Cette différence de fréquence entre dans la gamme des fréquences perceptibles à l'oreille : elle donne un son aigu dans les artères où le sang circule vite et plus grave dans les veines où il circule plus lentement. De plus, cette différence de fréquence peut être traduite graphiquement sous forme d'une courbe représentant la vitesse instantanée du sang circulant à l'endroit considéré et sa variation en fonction des phases de la contraction cardiaque.

Cet examen est donc une vélocimétrie Doppler. Il évalue la vitesse du sang dans les vaisseaux, mais ne renseigne pas sur le débit sanguin. Toute atteinte de la paroi d'un vaisseau qui entraîne un retentissement sur la circulation sanguine à son niveau se traduit par une modification de l'aspect de la courbe.

Les appareils les plus perfectionnés permettent également l'analyse des fréquences du faisceau ultrasonore (**analyse spectrale**) qui fournit aussi des renseignements importants.

L'étude des structures fixes

Contrairement à la vélocimétrie qui fournit des renseignements dynamiques, l'étude des structures fixes fournit des renseignements sur la forme et la dimension des organes étudiés.

On se fonde alors sur deux éléments :

→ la mesure du temps qui sépare l'émission du faisceau ultrasonore de la réception du faisceau réfléchi : ce temps renseigne sur la profondeur de l'organe étudié par rapport à la peau ;

→ la mesure de l'atténuation des ultrasons lors de la traversée de l'organisme, qui se traduit par une plus ou moins grande intensité du signal de retour et sera représentée sur l'écran de réception par des points plus ou moins brillants permettant de constituer une **échelle de gris** à partir de laquelle est établi le schéma de la structure de l'organe étudié.

Cette étude des structures fixes porte le nom d'**échotomographie** :

→ écho-, par analogie fonctionnelle avec le phénomène d'écho sonore bien connu en montagne ;

→ tomographie car cet examen fournit des coupes de l'organe étudié.

Appareillage et résultats

Tous les appareils comportent une sonde à la fois émettrice et réceptrice des ultrasons qui doit être appliquée sur la peau par l'intermédiaire d'un gel assurant le contact *(figure 286)*.

Selon le mode d'émission des ultrasons, on distingue :

→ les appareils à **émission continue** dont la technologie est la plus simple, mais dont les renseignements ne permettent pas toujours la discrimination précise d'éléments voisins ;

→ les appareils à **émission pulsée** : les ultrasons sont émis par périodes dont la durée est de l'ordre de la microseconde, la réception s'effectuant entre deux périodes d'émission. La technologie de ces appareils est plus complexe mais fournit des renseignements plus précis.

L'analyse et le traitement du signal Doppler varient selon les appareils et permettent d'obtenir différents renseignements.

La courbe simple de vélocimétrie sanguine mesure la vitesse du courant sanguin au niveau des vaisseaux. Le déplacement de la sonde le long du trajet des vaisseaux permet d'explorer toute la hauteur des axes vasculaires *(figure 287)* et de déceler une éventuelle lésion de ceux-ci. L'allure de la courbe permet de différencier obstruction, rétrécissement, rigidité des vaisseaux et d'apprécier le développement des circulations de suppléance.

La courbe normale de vélocimétrie artérielle présente de légères différences selon le siège de l'artère explorée avec, cependant, des points communs. Le tracé de cette courbe montre *(figure 287)* :

→ un segment rapidement ascendant traduisant l'accélération du flux sanguin due à la contraction du ventricule gauche ;

→ un segment rapidement descendant traduisant le ralentissement du flux sanguin contemporain de la diastole ventriculaire ;

→ au niveau des artères des membres inférieurs existe une onde négative traduisant un reflux du sang artériel pendant la diastole avec butée du sang sur la valve aortique ; cette onde négative n'existe pas sur les artères des membres supérieurs ;

→ un segment de retour à la ligne de base.

Toute lésion artérielle retentissant sur la circulation sanguine (rétrécissement de la lumière par plaque d'athérome, obstruction segmentaire) va se traduire par des modifications de la courbe de vélocimétrie : disparition de l'onde de reflux, diminution de hauteur du pic systolique, aplatissement plus ou moins marqué de la courbe *(figure 288)*.

La courbe de vélocimétrie veineuse est peu pulsatile, contrairement à la courbe artérielle. Elle ne présente que de très minimes déflexions au cours de la révolution cardiaque et des oscillations un peu plus amples liées aux mouvements respiratoires et dont la périodicité suit celle de la respiration.

L'analyse spectrale étudie de plus la répartition des fréquences du faisceau ultrasonore *(figure 289)*. Elle fournit des renseignements plus précis sur le mode d'écoulement du sang à l'intérieur du vaisseau. Au moyen de différents calculs mathématiques, il est possible de connaître les vitesses circulatoires en valeur absolue, les débits sanguins. L'existence de ralentissements circulatoires, d'accélérations, de turbulences peut être détectée et témoigne de rétrécissements des vaisseaux dont on peut ainsi apprécier le retentissement.

Le couplage écho-Doppler combine en un seul examen l'étude vélocimétrique et échotomographique. Celle-ci est réalisée par les appareils les plus performants. Les renseignements hémodynamiques et morphologiques peuvent être obtenus simultanément ou successivement lors de l'examen, les renseignements semblant plus précis et plus complets en cas d'acquisitions successives.

Le codage couleur est le progrès le plus récent et spectaculaire en matière d'exploration vasculaire ultrasonique et constitue le **Doppler couleur**. Il réalise une cartographie des flux sanguins. La sonde Doppler permet de reconnaître le sens du flux sanguin et sur l'image échographique les écoulements orientés vers la sonde sont colorés en rouge et ceux qui s'éloignent d'elle sont colorés en bleu, ce codage pouvant éventuellement être modifié. On objective ainsi les écoulements sanguins, leur sens et d'éventuelles anomalies (ralentissement, inversion de flux).

L'échotomographie est utilisable pour l'exploration de tous les viscères profonds (foie et voies biliaires, surrénales, appareil génital, etc.) et fournit une image morphologique de ceux-ci *(figure 290)*. Elle permet de détecter une éventuelle lésion de l'organe exploré. L'échotomographie a supplanté, dans un pourcentage appréciable de cas, l'exploration radiologique particulière d'un organe comme examen de première intention et permet souvent d'éviter un tel examen. La simplicité, l'inocuité de l'échotomographie et son faible coût lui assurent une place de choix en imagerie médicale.

En cours d'intervention chirurgicale, l'échotomographie est parfois utilisée notamment pour préciser les limites d'une tumeur et enlever celle-ci en passant en tissu sain ; l'échographie peropératoire est d'une utilité particulière dans la chirurgie des tumeurs du foie.

Quelle que soit la modalité d'investigation ultrasonore réalisée, celle-ci nécessite une technique rigoureuse. Les résultats de cet examen dépendent grandement de la qualité de l'opérateur.

TOMODENSITOMÉTRIE, SCANOGRAPHIE, SCANNER

Ces trois termes, synonymes, désignent la même investigation radiologique qui a été rendue possible grâce à l'utilisation de l'informatique et des méthodes de reconstruction d'image.

La tomodensitométrie consiste à effectuer des coupes transversales du corps. Elle fournit des images comparables à celles qui peuvent être observées lors des études anatomiques comportant des sections cadavériques transversales.

Principes et réalisation

L'appareillage de tomodensitométrie comporte :

→ une source de rayons X, comparable à celle utilisée pour les examens radiologiques courants ;

→ une série de détecteurs de rayons X disposés en couronne autour du patient et qui transforment le faisceau de rayons X en un courant électrique qui est ensuite transmis au calculateur ;

→ un calculateur qui, à partir des mesures d'absorption effectuées dans les différentes directions, élabore l'image transversale du corps.

L'étude tomodensitométrique nécessite, pour l'étude des différentes parties du corps humain, que la source de rayons X et les détecteurs soient mobiles. Selon les appareils, tantôt c'est le tube de rayons X qui est mobile et décrit des mouvements de rotation autour du malade (appareils dits à détecteurs fixes), tantôt ce sont les détecteurs qui sont mobiles et décrivent des mouvements de rotation autour du malade et des mouvements de translation pour l'exploration d'étages successifs.

L'élaboration de l'image est effectuée à partir des mesures de l'absorption des rayons X lors de leur traversée des tissus. Cette absorption permet l'élaboration d'une échelle de densité des tissus répartie en plusieurs niveaux de gris. La comparaison de l'absorption en chaque point avec l'échelle de gris permet la réalisation de l'image radiologique définitive.

L'examen tomodensitométrique comporte un certain nombre d'impératifs ou de contraintes :

→ l'amélioration du contraste nécessite fréquemment, au niveau de l'abdomen en particulier, l'injection de produits de contraste iodés qui renforcent la densité des organes pleins et permettent le repérage et la visualisation des vaisseaux ; cette injection doit être évitée chez les sujets ayant un risque lié à l'utilisation de ces produits (insuffisance rénale notamment). De même, il peut être utile de repérer les structures digestives en opacifiant le tube digestif par repas opaque ou lavement opaque ;

→ l'examen nécessite une immobilité totale et une apnée pendant la durée de la prise des clichés : l'examen des patients agités ou dyspnéiques peut donc être difficile, voire parfois impossible. Mais le temps d'acquisition des données des appareils les plus récents a été considérablement réduit par rapport aux appareils de première génération, ce qui en a accru les performances et permis d'élargir les limites de l'examen ;

→ la chambre dans laquelle le patient est placé est très étroite et dans certains cas de claustrophobie, on doit renoncer à cet examen.

Résultats

La scanographie permet d'obtenir deux types de renseignements :

→ d'une part des éléments morphologiques précis concernant chaque organe et permettant une analyse anatomique fine ;

→ d'autre part des éléments densitométriques, à savoir les mesures de densité de chaque organe. Si l'air, la graisse, l'eau peuvent facilement être individualisés des éléments de voisinage, en revanche, les autres tissus mous ont des densités qui peuvent être voisines et il est quelquefois difficile de les individualiser. C'est dans ces cas que l'utilisation de produits de contraste est utile ; lorsque la tomodensitométrie est effectuée après injection intraveineuse (ou intra-artérielle) de produit de contraste, l'examen est appelé **angioscanner**.

La scanographie permet l'exploration de toutes les parties du corps humain : le crâne, le thorax, l'abdomen, les membres *(figure 291)*. Tous les viscères du corps humain peuvent être explorés. Il faut savoir que seules les lésions de petite taille (moins de 1 cm) échappent à la détection par le scanner. L'éventail immense des possibilités d'exploration offertes par le scanner n'en permet pas un exposé détaillé.

La scanographie permet d'obtenir des coupes transversales de la zone explorée. L'interprétation des clichés nécessite donc une connaissance anatomique précise ; un apprentissage de leur lecture est parfois nécessaire.

D'autre part, les vues en coupe transversale permettent difficilement une représentation dans l'espace des organes, de leur situation respective, du volume et de l'étendue d'une éventuelle lésion. Deux procédés permettent de pallier cet inconvénient :

→ le traitement par ordinateur de coupes successives permet de faire des reconstructions qui donnent une vue frontale. Pour que les images de ces reconstructions soient assez précises, il faut que les coupes initiales soient très rapprochées : tous les centimètres ou moins ;

→ le perfectionnement très récent des appareils de scanographie permet maintenant d'obtenir des images spatiales en trois dimensions des différents organes. Ces appareils sont appelés scanners hélicoïdaux ou spiralés ou scanners 3D. Les images qu'ils fournissent sont d'un réalisme saisissant *(figure 292)*. Il s'y ajoute la possibilité de faire tourner les images obtenues sur 360°, ce qui permet d'examiner les organes explorés sous de multiples incidences, d'étudier leurs connexions et leurs rapports réciproques et, en particulier, d'apprécier avec une grande exactitude l'extension d'une tumeur aux éléments de voisinage.

Résonance magnétique nucléaire

La résonance magnétique nucléaire, communément dénommée RMN ou IRM (imagerie par résonance magnétique) est la dernière-née des techniques d'imagerie du corps humain.

Principes

La RMN mesure l'aimantation locale des tissus de l'organisme placé au sein d'un champ magnétique élevé, la variation de cette aimantation lorsqu'on modifie la direction du champ magnétique et le retour à l'équilibre après suppression du champ magnétique. Plus précisément, la RMN mesure l'aimantation des noyaux d'hydrogène dans les tissus : les noyaux d'hydrogène sont, en effet, des noyaux légers et particulièrement abondants dans l'organisme puisqu'ils entrent dans la composition de l'eau.

Les champs magnétiques utilisés en imagerie sont créés par des conducteurs électriques ou des aimants extrêmement puissants. Ces champs magnétiques sont en effet 10 000 à 30 000 fois plus puissants que le champ magnétique terrestre.

Lorsque le corps humain est placé dans un tel champ magnétique, les noyaux d'hydrogène qu'il renferme et qui sont normalement orientés dans tous les sens, s'alignent dans la direction du champ magnétique comme l'aiguille d'une boussole s'aligne dans le champ magnétique terrestre. Il en résulte une aimantation totale et, en quelque sorte, le corps humain lui-même est aimanté. La RMN mesure le nombre de noyaux d'hydrogène aimantés par unité de volume. Pour permettre cette mesure, on fait varier la direction du champ magnétique, ce qui modifie la direction des noyaux d'hydrogène (phénomène de résonance) et l'on étudie le retour à l'équilibre initial, ce qui permet de définir des **temps de relaxation** appelés T1 et T2. L'ensemble des données recueillies est traité par ordinateur et après des processus complexes d'analyse mathématique, il est possible de reconstruire des images dont les contrastes dépendent de la densité en hydrogène des tissus.

Résultats

Comme la tomodensitométrie, la RMN fournit d'une part des renseignements morphologiques, d'autre part des données de caractérisation tissulaire qui peuvent permettre de reconnaître une éventuelle malignité tumorale.

La RMN fournit des images tomographiques, comme la scanographie :

→ les tomographies peuvent être réalisées dans toutes les directions de l'espace (transversale, frontale, sagittale), ce qui fournit des renseignements anatomiques et topographiques d'une précision exceptionnelle *(figure 293)* ;

→ les images obtenues sont infiniment plus détaillées et plus fines que celles du scanner ; pour ne donner qu'un seul exemple, l'examen du système nerveux central permet de visualiser les circonvolutions cérébrales, les arborisations de l'écorce du cervelet, les ventricules cérébraux, les éléments constitutifs du tronc cérébral, exactement comme après une dissection anatomique.

Parmi les avantages de la RMN, il faut signaler :

→ son caractère totalement non agressif pour le patient ;

→ l'absence d'irradiation du patient par des rayonnements ionisants (rayons X).

Comme le scanner, la RMN permet la visualisation du système vasculaire (angio-IRM) et la vascularisation des différents organes. L'angio-IRM nécessite l'injection intraveineuse d'un produit spécial de contraste, non allergénique et non iodé, donc non toxique pour le rein, le **gadolinium**. Ceci permet son utilisation sans risque chez les sujets allergiques à l'iode.

Des précautions d'utilisation sont cependant nécessaires :

→ les champs magnétiques intenses attirent les objets métalliques : il faut écarter tous les objets métalliques de la salle d'examen et il faut s'assurer que le malade n'est pas porteur de clips métalliques (posés lors d'une intervention chirurgicale antérieure), car ceux-ci risqueraient d'être arrachés ; il en va de même pour les plombages dentaires métalliques ;

→ le port de stimulateurs cardiaques est une contre-indication absolue à la RMN, car les champs magnétiques peuvent léser définitivement leurs circuits électroniques et arrêter complètement leur fonctionnement.

La RMN permet l'exploration de toutes les parties et de tous les viscères du corps humain et fournit des images d'une précision « anatomique ». Il s'agit toutefois d'une investigation relativement longue. De plus, le coût très élevé de l'appareil en freine l'utilisation : l'installation d'un appareil de RMN est, en effet, soumis à une autorisation donnée par le ministère de la Santé et son coût est responsable du sous-équipement actuel, en France, de ce type d'appareil, d'où des difficultés d'accès possibles à cette investigation avec des délais parfois longs d'obtention de rendez-vous.

Les indications de l'examen par RMN sont encore un peu floues par rapport à celles du scanner, car beaucoup d'indications de ces deux types d'examens se recoupent. L'évolution technologique des années à venir apportera certainement des progrès à ces deux techniques et précisera probablement leurs domaines respectifs.

[Annexes]

Tableau récapitulatif des principales constantes biologiques

CONSTANTES SANGUINES

Constantes physiques	
Volume sanguin total	80 ml/kg poids (1/12 du poids du corps)
Volume plasmatique	41,5 ml/kg poids (1/20 du poids du corps)
Hématocrite (rapport volume des globules du sang/volume total du sang)	44 %
pH	7,41
Pression osmotique	– 0°,56

Constituants minéraux	Taux normal en unités conventionnelles	Taux normal en unités internationales
Taux global des électrolytes du plasma	310 mEq/l	310 mmol/l
Sodium plasmatique	139 à 145 mEq/l	139 à 145 mmol/l
Potassium plasmatique	3,5 à 5 mEq/l	3,5 à 5 mmol/l
Chlore plasmatique	100 à 105 mEq/l	100 à 105 mmol/l
Chlore globulaire	54 mEq/l	54 mmol/l
Rapport chlore globulaire/chlore plasmatique	0,52	0,52
Calcium plasmatique	5 mEq/l	2,5 mmol/l
Fer	1 à 1,70 mcg/l	18 à 30,5 µmol/l
Magnésium plasmatique	18 à 25 mg/l	0,75 à 1 mmol/l
Phosphore minéral	25 à 40 mg/l	0,8 à 1,30 mmol/l
Réserve alcaline	20 à 30 mEq/l	20 à 30 mmol/l
Constituants organiques		
Urée	0,20 à 0,45 g/l	2,5 à 8 mmol/l
Créatinine	8 à 12 mg/l	70 à 120 µmol/l
Acide urique	40 à 70 mg/l	240 à 460 µmol/l
Glucose	1 g/l	5,5 mmol/l
Protides totaux	70 à 80 g/l	70 à 80 g/l
– albumine	40 g/l (58 %)	40 g/l
– α1 globuline	3 g/l (4 %)	3 g/l
– α2 globuline	6 g/l (8 %)	6 g/l
– β globuline	9 g/l (12 %)	9 g/l
– γ globuline	12 g/l (18 %)	12 g/l
– rapport albumine/globuline	1,5	1,5
Fibrinogène	3 à 4 g/l	3 à 4 g/l
Hémoglobine	140 g/l	140 g/l
Bilirubine libre	≤ 10 mg/l	≤ 17 mmol/l
Lipides totaux	5 à 7 g/l	5 à 7 g/l
– triglycérides	0,5 à 1,3 g/l	0,57 à 1,48 mmol/l
– cholestérol total	1,50 à 2,20 g/l	4,14 à 5,68 mmol/l
– cholestérol estérifié	1,30 g/l	3,35 mmol/l
– rapport cholestérol estérifié/cholestérol total	0,70	0,70
– phospholipides	1,50 à 3,50 g/l	2 à 4,5 mmol/l
Hémogramme		
Globules rouges	5 millions/mm³	5 T/l*
Globules blancs	6 000/mm³	6 G/l**
– poly. neutrophiles	65 %	0,65
– poly. éosinophiles	2 %	0,02
– poly. basophiles	1%	0,01
– lymphocytes	27 %	0,27
– monocytes	5 %	0,05
Plaquettes	300 000/mm³	300 G/l

* T : symbole de téra (= 10^{12}) ** G : symbole de giga (= 10^{9})

CONSTANTES URINAIRES

	Taux normal en unités conventionnelles	Taux normal en unités internationales
Urée	15 à 25 g/l	250 à 420 mmol/l
Acide urique	0,4 à 0,8 g/l	2,4 à 2,8 µmol/l
Sodium	1,5 à 3 g/l	65 à 130 mmol/l
Potassium	1,5 à 2,5 g/l	39 à 65 mmol/l
Rapport sodium/potassium	< 1,3	< 1,3
Chlore	120 à 150 mEq/l	120 à 150 mmol/l
Calcium	100 à 200 mg/l	2,5 à 5 mmol/l
Phosphore	0,8 à 1 g/l	24,8 à 32 mmol/l
Créatinine	1,5 à 3 g/l	13,3 à 26,5 mmol/l
Compte d'Addis (HLM)	1 000 < N < 5 000 hématies/mn N < 1 000 leucocytes/mn	

Dénominations anatomiques internationales

Dénominations classiques	Dénominations actuelles
SQUELETTE CRÂNE & FACE	
Maxillaire supérieur	Maxilla
Malaire	Os zygomatique
Maxillaire inférieur	Mandibule
MEMBRE SUPERIEUR	
Omoplate	Scapula
Trochiter	Tubercule majeur
Trochin	Tubercule mineur
Condyle huméral	Capitulum huméral
Epitrochlée	Epicondyle médial
Epicondyle	Epicondyle latéral
Cubitus	Ulna
Scaphoïde	Os naviculaire
Semi-lunaire	Lunatum
Pyramidal	Triquetrum
Grand os	Capitatum
Os crochu	Hamatum
MEMBRE INFERIEUR	
Os iliaque	Os coxal
Cotyle	Acétabulum
Trou obturateur	Foramen obturé
Condyle interne (du fémur)	Condyle médial
Condyle externe (du fémur)	Condyle latéral
Tubérosité du condyle interne	Epicondyle médial
Tubérosité du condyle externe	Epicondyle latéral
Rotule	Patella
Cavités glénoïdes (du tibia)	Condyles (médial et latéral
Epine tibiale antérieure	Tubercule intercondylaire médial
Epine tibiale postérieure	Tubercule intercondylaire latéral
Malléole interne	Malléole médiale
Péroné	Fibula
Malléole externe, interne	Malléole latérale, médiale
Astragale	Talus
Calcanéum	Calcanéus
Scaphoïde	Os naviculaire
1er, 2ème, 3ème cunéiforme	Os cunéiforme médial, intermédiaire et latéral
COLONNE VERTEBRALE, THORAX	
Apophyse (articulaire, épineuse, transverse)	Processus (articulaire, épineux, transverse)
Canal rachidien	Foramen vertébral
Canal transversaire	Foramen transversaire
Trou de conjugaison	Foramen intervertébral
ARTICULATIONS	
Huméro-cubitale	Huméro-ulnaire
Radio-cubitale (supérieure, inférieure)	Radio-ulnaire (supérieure, inférieure)
Fémoro-rotulienne	Fémoro-patellaire
Tibio-péronière (supérieure, inférieure)	Tibio-fibulaire (proximale, distale)
Tibio-tarsienne	Talo-crurale
Sous-astragalienne	Sous-talienne
MUSCLES TETE ET COU	
Pyramidal (des paupières)	Procerus
Peaucier du cou	Platysma
Ptérygoïdien interne, externe	Ptérygoïdien médial, latéral
Muscles sus-hyoïdiens, sous-hyoïdiens	Muscles supra-hyoïdiens, infra-hyoïdiens
MEMBRE SUPERIEUR	
Sus-épineux, sous-épineux	Supra-épineux, infra-épineux
Sous-scapulaire	Sub-scapulaire
Sous-clavier	Sub-clavier
Longue portion (du triceps)	Chef long (du triceps brachial)
Vaste externe (du triceps)	Chef latéral (du triceps brachial)
Vaste interne (du triceps)	Chef médial (du triceps brachial)
Brachial antérieur	Brachial
Long supinateur	Brachio-radial
Premier radial	Long extenseur radial du carpe
Deuxième radial	Court extenseur radial du carpe
Grand palmaire	Long palmaire ou fléchisseur radial du carpe
Petit palmaire	Court palmaire
Cubital antérieur	Fléchisseur ulnaire du carpe

MEMBRE INFERIEUR	
Grand, moyen, petit fessier	Grand, moyen, petit glutéal
Pyramidal du bassin	Piriforme
Carré crural	Carré fémoral
Couturier	Sartorius
Droit antérieur (faisceau du quadriceps crural)	Droit de la cuisse
Vaste externe, vaste interne	Vaste latéral, vaste médial
Crural	Vaste intermédiaire
Droit interne	Gracile
Tendon rotulien	Ligament patellaire
Demi-tendineux, demi-membraneux	Semi-tendineux, semi-membraneux
Jumeau interne, jumeau externe	Gastrocnémien (chef médial, chef latéral)
Jambier antérieur	Tibial antérieur
Extenseur propre du gros orteil	Long extenseur de l'hallux
Long péronier latéral, court péronier latéral	Long fibulaire, court fibulaire
Péronier antérieur	Troisième fibulaire
Jambier postérieur	Tibial postérieur
Long fléchisseur propre du gros orteil	Long fléchisseur de l'hallux
Pédieux	Court extenseur des orteils, de l'hallux
Court fléchisseur plantaire	Court fléchisseur des orteils
Chair carrée de Sylvius	Carré plantaire
Muscles moteurs du gros orteil	Muscles moteurs de l'hallux

TRONC	
Triangulaire du sternum	Transverse du thorax
Diaphragme : orifice (aortique, œsophagien)	Diaphragme : hiatus (aortique, œsophagien)
Grand dentelé	Dentelé antérieur
Grand oblique	Oblique externe de l'abdomen
Petit oblique	Oblique interne de l'abdomen
Grand droit	Droit de l'abdomen ou Rectus abdominis

CŒUR ET VAISSEAUX	
Oreillette (droite, gauche)	Atrium (droit, gauche)
Orifice auriculo-ventriculaire (droit, gauche)	Ostium atrio-ventriculaire (droit, gauche)
Cloison (inter-auriculaire, inter-ventriculaire)	Septum (inter-atrial, inter-ventriculaire)
Artère carotide primitive, iliaque primitive	Artère carotide commune, iliaque commune
Artère sous-clavière	Artère sub-clavière
Artère humérale	Artère brachiale
Artère cubitale	Artère ulnaire
Artère péronière	Artère fibulaire
Artère diaphragmatique	Artère phrénique
Artère coronaire stomachique	Artère gastrique gauche
Artère pylorique	Artère gastrique droite
Artère gastro-épiploïque (droite, gauche)	Artère gastro-omentale (droite, gauche)
Artère hémorroïdale (supre, moyenne, infre)	Artère rectale (supre, moyenne, infre)
Veine saphène interne	Veine grande saphène
Veine saphène externe	Veine petite saphène

APPAREIL DIGESTIF, PERITOINE	
Amygdale	Tonsille
Glande sous-maxillaire	Glande sous-mandibulaire
Grosse tubérosité (de l'estomac)	Fundus (de l'estomac)
Epiploon (grand, petit)	Omentum (grand, petit)
Arrière-cavité des épiploons	Bourse rétro-omentale
Hiatus de Winslow	Foramen omental
Bandelette (du côlon)	Tænia (pluriel : tæniæ) coli

APPAREIL GENITAL	
Muscle releveur de l'anus	Muscle élévateur de l'anus
Muscle bulbo-caverneux	Muscle bulbo-spongieux
Artère lombo-ovarienne	Artère ovarique
Artère honteuse	Artère pudendale

SYSTEME NERVEUX	
Moelle épinière	Moelle spinale
Sillon médian antérieur (de la moelle)	Fissure médiane ventrale
Sillon médian postérieur (de la moelle)	Sillon médian dorsal
Sillon collatéral antérieur, postérieur	Sillon collatéral ventral, dorsal
Renflement lombaire (de la moelle)	Renflement lombo-sacral
Espace sous-arachnoïdien	Espace sub-arachnoïdien
Circonvolution (cérébrale)	Gyrus
Protubérance annulaire	Pont (pont de Varole)
Nerfs rachidiens	Nerfs spinaux
Nerf pathétique	Nerf trochléaire
Nerf moteur oculaire externe	Nerf abducens
Nerf pneumogastrique	Nerf vague
Nerf grand hypoglosse	Nerf hypoglosse

LARYNX, ORGANES DES SENS	
Cordes vocales	Plis vocaux
Papilles caliciformes (de la langue)	Papilles circumvallées
Marteau (de l'oreille moyenne)	Malleus
Enclume (de l'oreille moyenne)	Incus
Etrier (de l'oreille moyenne)	Stapes

INDEX

A

Abducteur du gros orteil 38
Abduction 61
Accélérine 117
Accommodation 138
Acétylcholine 33, 42, 52
Achromatopsie 141
Acide 151
– chlorhydrique 112
– désoxyribonucléique 3
– gras 117
– hippurique 130
– para-amino-hippurique 134
– ribonucléique 10
– urique 129
Acides linoléique et linolénique 119
Acidogenèse 129
Acidose 202
– respiratoire 201
Acinus 94
Acromion 22
Acte sexuel 166
ACTH 180
Actine 3
Action de la thyrocalcitonine 171
Adducteur 37, 38
– du pouce 37
Adénine 10
ADH 180
Adhésion des plaquettes 82
ADN 3
Adrénaline 175
Adventice 70
Aesthésiomètres 156
Agglutination 189
Agglutinines 85
Agglutinine α 85
Agglutinine β 85
Agglutinogènes 85
Agonistes 62
Agueusie 151
Air alvéolaire 96
Aire auditive 47
Aire olfactive 47
Aire visuelle 47
Albuginée 158
Albuminurie 130, 133
Alcalose métaboliques 202
Alcalose respiratoire 201
Aldostérone 128, 197
Alimentation 117
Allantoïde 7
Allèles 12
Allergie 190
Allo-antigènes 187
Allogreffe 190
Alvéole pulmonaire 94
Amacrines 138
Amer 151
Amiboïsme 5
Amitose 5
Ammoniaque 130
Ammoniogenèse 129
Amniocentèse 15
Amphiarthroses 26
Ampoule 161
– déférentielle 159
– de Vater 105, 107
Amygdale palatine 103
Amygdales 187
Amylase pancréatique 113
Amylase salivaire 111
Amyloïde 5
Anabolisme 121, 197
Analyse spectrale 204
Anaphase 5
Anaphylaxie 189
Anconé 37
Androgènes 178
Andropause 163
AngioIRM 77
Angioscanner 77
Angiotensine I 130
Angiotensine II 130
Angiotensinogène 130
Anosmie 153
Anoxie 98
Anse de Henlé 124
Antagonisme 62
Antéhypophyse 179
Anticodon 11
Anticorps 187
Anticorps monoclonaux 188
Antigène 185
Antigènes 187
– A et B 85
– hétérophiles 187
– particulaires 187
– solubles 187
Antivitamines K 83
Anus 105
Aorte 68, 70
Apnées du sommeil 58
Aponévrose d'enveloppe 30
Aponévrose d'insertion 30
Aponévrose de Tenon 137
Aponévrose épicrânienne 34
Apophyse 18
– coracoïde 22
– coronoïde 22
– épineuse 21
– odontoïde 21
– styloïde 22
– transverse 21
Apophyses articulaires 21
Apoptose 5
Appareil de Golgi 2
Appareil juxtaglomérulaire 130
Appendice vermiculaire 105
Appendice xiphoïde 22
Apport endogène 196
Apport exogène 196
Aqueduc de Sylvius 45, 47
Arachnoïde 54
Arcade dorsale du carpe 71
Arcade palmaire profonde 71
Arcade palmaire superficielle 71
Aréole 162
ARN 10
– de transfert 10
– messager 10
– ribosomique 10
Artère
– afférente du glomérule 125
– auriculaire postérieure 71
– axillaire 71
– carotide externe 71
– carotide interne 70
– circonflexe iliaque profonde 72
– cubitale 71
– efférente du glomérule 125
– épigastrique 72
– faciale 71
– fémorale 72
– fémorale profonde 72
– fessière 72
– hémorroïdale moyenne 72

– hépatique 106
– honteuse interne 72
– humérale 71
– hypogastrique 72
– iléo-lombaire 72
– iliaque externe 72
– iliaque interne 72
– ischiatique 72
– linguale 71
– mammaire interne 71
– maxillaire interne 71
– mésentérique inférieure 71
– mésentérique supérieure 71
– obturatrice 72
– occipitale 71
– ombilicale 72
– ophtalmique 71, 138
– pédieuse 72
– péronière 72
– pharyngienne ascendante 71
– plantaire externe 72
– plantaire interne 72
– poplitée 72
– prostatique 72
– pulmonaire 68, 70, 94
– radiale 71
– rénale 125
– sacrée latérale 72
– sacrée moyenne 71
– scapulaire postérieure 71
– splénique 107
– temporale superficielle 71
– thyroïdienne supérieure 71
– tibiale antérieure 72
– tibiale postérieure 72
– utérine 72
– vaginale 72
– vertébrale 71
– vésicale inférieure 72
– vésiculo-déférentielle 72
Artères 69
– bronchiques 71, 94
– capsulaires 71
– carotides primitives 70
– coronaires 70
– diaphragmatiques 71
– digitales 71
– génitales 72
– iliaques primitives 71
– intercostales 71
– interpapillaires 125
– lombaires 71
– œsophagiennes 71
– radiées 125
– rénales 71
– sous-clavières 71
– spermatiques 71
– utéro-ovariennes 71
Artériographie 77, 132
Arthrodies 26
Articulations par emboîtement réciproque 26
Asphyxie 98
Astigmatisme 139
Astragale 24
Atlas 21
Audition 145
Axis 21
Axone 40

B

Bandelettes olfactives 152
Bandelettes optiques 137
Bassinet 125
Bassin osseux 23
Bicarbonates 98
Biceps 30
– brachial 36
– crural 38
Bile 113
– cholédocienne 114
– hépatique 114
– vésiculaire 114
Biopsie rénale 133
Blastula 7
Bol alimentaire 110
Bouche 102
Bourgeons du goût 150
Bourrelets 26
Bourses 158
– séreuses 27, 30
Bouton embryonnaire 7
Brachial antérieur 37
Bradykinine 113
Brassage du matériel génétique 163
Bronches 93
Bronchioles 93
Bronchomotricité 96
Buccinateur 34
Bulbe olfactif 152
Bulbe rachidien 45
Bulbo-caverneux 159, 160
Bulbogastrone 112
Bursodépendants 82

C

Caduque 165
Cæcum 105
Caillot 82
Caisse du tympan 144
Calcanéum 24
Calcium 119, 200
Calices 125
Canal
– anal 105
– cholédoque 107
– cystique 106, 107
– déférent 159
– de l'ouraque 126
– de Rivinus 103
– de Santorini 105, 107
– de Sténon 103
– de Wharton 103
– de Wirsung 105, 107
– inguinal 36
– lacrymo-nasal 138
– médullaire 19
– thoracique 73
– vertébral 21
Canaux
– de Walther 103
– éjaculateurs 159
– hépatiques 106
– lymphatiques 73
– ou tubes séminifères 158
– semi-circulaires 145
– semi-circulaires 65
Canin 34
Canines 102
Capacité inspiratoire 100
Capacité pulmonaire totale 99
Capacité résiduelle fonctionnelle 100
Capacité vitale 100
Capillaires 69
– lymphatiques 73
– sinusoïdes 70
Capsule articulaire 26
Capsule de Bowmann 124
Capsule de Tenon 137
Carbhémoglobine 81, 98
Carbonate de calcium 18
Carboxyhémoglobine 98
Cardia 103
Cardionatrine 181, 197
Carpe 23
Carré crural 38
Carré des lombes 36

Carré du menton 34
Carrefour temporo-pariéto-occipital 47
Carré pronateur 37
Cartilage
– articulaire 26
– aryténoïde 92
– cricoïde 92
– de conjugaison 20
– épiglottique 92
– thyroïde 92
Caséine 112
Caséogène 112
Catabolisme 121, 197
Catécholamines 175
Cathétérisme cardiaque 75
Cavité
– amniotique 7
– cotyloïde 23
– glénoïde 22
– pleurale 95
– sigmoïde 23
– vaginale 158
Cavités glénoïdes 24
Cavités mastoïdiennes 144
Ceinture pelvienne 23
Ceinture scapulaire 22
Cellules
– A (ou α2) 176
– à bâtonnet 136
– à cône 136
– à mucus 104
– B (ou β) 176
– bipolaires 40
– D 176
– de la lignée lymphoïde 186
– de Leydig 158
– de Schultze 152
– de Sertoli 158
– endocrines 104
– folliculeuses 160
– F ou PP 176
– G 112
– haploïdes 162
– immunitaires 186
– immunocompétentes 185
– multipolaires 40
– pariétales 104
– phagocytaires 186
– photoréceptrices 136
– piriformes 40
– principales 104
– pyramidales 40
– souches embryonnaires 7
– « tueuses » 186
– unipolaires 40
Centre cellulaire 3
Centre de gravité 63
Centre du sommeil 57
Centres nerveux sous-corticaux 63
Centres olfactifs 152
Centre vésico-spinal 131
Centre vigile 57
Centromère 12
Centrosome 3
Cerveau 45, 46
Cerveau 63
Cervelet 45, 46, 63
Chaîne sympathique 51
Chaînes légères 187
Chaînes lourdes 187
Chair carrée de Sylvius 38
Chambre antérieure de l'œil 137
Chiasma optique 137
Chimiodysplasies 14
Chlore 119, 129, 201
Choane 92
Choc anaphylactique 189
Cholécystokinine-pancréozymine 113
Cholestérol 117
Cholestérol-estérase 113
Chondriome 2
Chondrocytes 26
Chordomésoblaste 7
Choroïde 136
Chromatides 12
Chromatine 3
Chromophore 139
Chromosome X 7
Chromosome Y 7
Chromosomes 11
Chronaxie 32, 42
Chyle 73
Chylifères 73
Chylomicrons 115
Chyme alimentaire 110
Chymotrypsine 113
Chymotrypsinogène 113
Cil connecteur 136
Cils 137
Circonvolutions cérébrales 47
Circumduction 61
Clairances 133, 134
Clavicule 22
Clitoris 162
Clou plaquettaire 81
Coagulation du sang 82
Coagulation intravasculaire disséminée 85
Coagulopathie de consommation 85
Cobalt 201
Coccyx 21
Codominants 12
Codon 11
Coefficient de Tiffeneau 100
Cœur 68, 181
Col 161
Col du fémur 23
Colipase 113
Collagène 6
Colloïde 5
Côlon ascendant 105
Côlon descendant 105
Côlon pelvien 105
Côlon sigmoïde 105
Côlon transverse 105
Colonnes de Bertin 124
Colonne vertébrale 21
Colony Stimulating Factor 81
Colostrum 168
Columelle 145
Compas de Weber 156
Complément 188
Complexes de Merkel 154
Complexus 35
Conductibilité 41
Conduit auditif externe 144
Conduit auditif interne 145
Condyle 22
Condyles 23
Condyliennes 26
Conjonctif lâche 6
Conjonctive 137
Constante d'Ambard 134
Continence 131
Contraception 166
Contractilité 31
Contraction 5
– dynamique 62
– statique 61
Coraco-brachial 37
Cordes vocales 92
Cordon spermatique 159
Cornée 136
Cornets 21, 92
Coronarographie 75
Corps 161
– calleux 46
– caverneux 159
– ciliaire 136

– d'Highmore 158
– de Luys 47
– du sternum 22
– jaune 164
– jaune gestatif 164, 165
– spongieux 159
– strié 47
– thyroïde 170
– vitré 137
Corpuscule de Malpighi 124
Corpuscules de Krause 155
Corpuscules de Meissner 154
Corpuscules de Pacini 154
Corpuscules de Ruffini 154
Cortex cérébral 47
Cortex visuel 138
Cortico-stimuline 180
Corticosurrénale 173
Côtes 22
Couche cornée 154
Couche de Malpighi 153
Couche des grains internes 137
Couches plexiforme externe et plexiforme interne 137
Coulisse bicipitale 22
Course 64
Court abducteur 37
Court extenseur 37
Court fléchisseur 37, 38
Court fléchisseur plantaire 38
Court péronier latéral 38
Court supinateur 37
Couturier 38
Créatinine 129
Crête 18
Crête tibiale 24
Cristallin 137
Cubital antérieur 37
Cubital postérieur 37
Cubitus 22
Cuboïde 24
Cuivre 201
Cul-de-sac conjonctival 137
Cul-de-sac de Douglas 126, 161
Cunéiformes 24
Cuti-réaction 190
Cyanose 77, 98
Cybernines 178
Cycle de Krebs 197
Cycle génital 163
Cycle hormonal 164
– de l'ovaire 179
Cycle ovarien 164
Cycle utérin 164
Cycle vaginal 164
Cylindraxe 40
Cylindres granuleux 133
Cylindres hyalins 133
Cyphose 21
Cytogénétique 14
Cytokines 156, 188
Cytoplasme 2
Cytosine 10
Cytosquelette 3

D

Daltonisme 141
Dartos 158
Défécation 111
Dégénérescence 5
– wallérienne 41
Déglutition 110
Deltoïde 36
Demi-membraneux 38
Demi-tendineux 38
Dendrites 40
Dent 102
Dentelle utérine 164
Dentition définitive 102
Dentition de lait 102
Denture 102
Dépenses dites irréductibles 194
Dépenses dites réductibles 194
Dépenses énergétiques 194
Derme 154
Déshydratation 196
Désoxyribonucléase 113
Désoxyribose 10
Détrusor 126
Deuxième radial 37
Di-iodo-thyronine 170
Diaphragme 36
Diaphyse 18
Diarthroses 26
Diastole générale 74
Dichromates 141
Diencéphale 50
Diffusion 97
Digastrique 35
Digestion 110
– des germes 185
Dilatateur de la narine 34
Dipeptides 113
Diploïde 162
Diplopie 139, 140
Disaccharides 112
Disques tactiles de Pinkus 155
Dissolution du caillot 83
Diurèse 132
Diverticule de Meckel 105
DMSA (acide di-mercaptosuccinique) 134
Dosage sanguin de la TSH 172
Dosages sanguins de l'iode circulant et des hormones thyroïdiennes 172
Douleur 55
Droit externe 137
Droit inférieur 137
Droit interne 38, 137
Droit latéral 35
Droit supérieur 137
Droits postérieurs 35
DTPA (acide penta-acétique diéthylène triamine) 134
Duodénum 104
Dure-mère 54
Dynamomètres 33
Dyschromatopsies 141
Dysgueusie 151

E

Eau 119
Échancrure intercondylienne 23
Échocardiogramme 75
Échographie 132
Échotomographie 77, 132, 204
Ectoblaste 7
Effet Doppler 77
Effet Doppler-Fizeau 204
Effet shunt 97
Effets α 53
Effets β 53
Élastase 113
Élasticité 31
Électrocardiogramme 75
Électrogustométrie 151
Électrolaryngographie externe 93
Élimination digestive 196
Élimination urinaire 196
Émail 102
Éminence hypothénar 37
Éminence thénar 37
Émonctoires 201
Énarthroses 26
Encéphale 45
Endocarde 69
Endolymphe 145
Endomètre 161
Endopeptidases 113

Endormissement 56
Enkystement 185
Entérokinase 113
Entoblaste 7
Enzymes
– glycolytiques 113, 114
– lipolytiques 113, 114
– protéolytiques 112, 113, 114
Épendyme 43
Épicondyle 22
Épiderme 153
Épididyme 158
Épiglotte 92
Épine 18
– de l'omoplate 22
– tibiale 24
Épiphyse 18, 47, 181
Épithéliums 6
Épitrochlée 22
Épreuve de Beth-Vincent 86
Épreuve de Meltzer-Lyon 114
Épreuve de Simonin 86
Équilibration 146
Équilibre acide-base 201
Érection 166
Érythropoïétine 81, 131, 181
Érythrose 77
Espace de Kiernan 106
Espace mort 97
Espace sous-arachnoïdien 55
Esthésioneurocytes 152
Estomac 104
Étage inférieur ou sous-mésocolique 108
Étage supérieur ou sus-mésocolique 108
Ethmoïde 20
Excitabilité 31, 41
Excrétion tubulaire 127
Exons 13
Exopeptidases 113
Expiration 95
Extenseur commun des doigts 37
Extenseur commun des orteils 38
Extenseur propre de l'index 37
Extenseur propre du 5e doigt 37
Extension 61

F

Fab 188
Facilitation 44
Facteur antihémophilique B 117
Facteur atrionatriurétique 181
Facteur de nécrose des tumeurs (TNF) 188
Facteur intrinsèque 112
Facteurs antihémophiliques 83
Facteurs contact 83
Facteur Stuart 83, 117
Faim 122
Faisceau
– de His 74
– néo-spino-thalamique 56
– paléo-spino-thalamique 56
– pyramidal 45
– réticulo-spinal 46
– rubro-spinal 46
– rubro-thalamo-cortical 46
– spino-thalamique 56
– vestibulo-spinal 46, 147
Faisceaux
– cérébelleux de Flechsig 46
– cérébelleux de Gowers 46
– de Burdach 45, 46
– de Déjerine 45
– de Flechsig 45
– de Goll 45, 46
– de Gowers 45
Faux du cerveau 54
Fc 188
Fécondation 166
– artificielle 167
– intrapéritonéale 167
– intratubulaire 167
– *in vitro* 167
Fémur 23
Fente sphénoïdale 137
Fer 119, 200
Fibres
– adrénergiques 52
– alimentaires 114
– amyéliniques 41
– baro-sensibles 76
– blanches 31
– cholinergiques 52
– collagènes 6
– élastiques 6
– lentes 32
– myélinisées 41
– rapides 32
– rouges 31
Fibrine 82
Fibrinoformation 83
Fibrinogène 82, 117
Fibrinolyse 83
Fibrocytes 6
Filaments intermédiaires 3
Filtration glomérulaire 127
Flagelle 5
Fléchisseur
– commun des orteils 38
– commun profond 37
– commun superficiel 37
– propre du gros orteil 38
– propre du pouce 37
Flexion 61
Fluor 200
Fluorure de calcium 18
Foie 106
Follicule adulte 160
Follicule de de Graaf 160
Follicules clos 104, 187
Follicules en voie de croissance 160
Follicules primordiaux 160
Fonction thyroïdienne 171
Fonction uréopoïétique du foie 117
Fosse iliaque interne 23
Fosses nasales 92
Fossette olfactive 152
Fovea 137
Franges synoviales 27
Frontal 20
Frottis vaginaux 164
FSH 180
Fundus 104
Fuseau neuro-musculaire 44

G

Gaine de myéline 40
Gaine de Schwann 40
Gamètes 6
Gamétogenèse 162
Ganglion
– de Corti 146
– de Scarpa 147
– ophtalmique 138
– rachidien 49
– stellaire 51
Ganglions
– hypogastriques 131
– lymphatiques 73, 186
– sympathiques cervicaux 51
– sympathiques dorsaux 51
– sympathiques lombaires 51
– sympathiques sacrés 51
Ganglioplégiques 53
Gastrine 112
Gastrula 7
Gaz intestinaux 111
Gène dominant 12
Gène récessif 12

Gènes 12
Génie génétique 14
Génio-hyoïdien 35
Génotype 12, 88
GIP ou *Gastric Inhibitor Polypeptide* 112
Glaire cervicale 164
Gland 160
Glande
– lacrymale 138
– sublinguale 103
Glandes
– de Bartholin 162
– de Brunner 105
– de Lieberkühn 104
– de Meibomius 137
– mammaires 162
Glande sous-maxillaire 103
– parathyroïdes 172
– sébacées 154
– sudoripares 154
– surrénales 173
Glissement simple 61
Globe oculaire 136
Globule polaire 162
Globules 80
– blancs 80
– rouges 80
Globulins 80
Glomérule de Malpighi 124
Glucagon 176
Glucides 4
Glucocorticoïdes 173
Glucose 129
Glycémie 197
Glycogène 117
Glycogenèse 117
Glycogénolyse 117
Glycolyse 33
Glycosurie 130, 133, 198
GM–CSF 188
Golgi 155
Gonadostimuline A ou FSH 177
Gonadostimuline B ou LH 177
Gonadostimulines 180
Graisseuse 5
Grand adducteur 38
Grand bassin 23
Grand dentelé 36
Grand dorsal 35
Grand droit antérieur 35
Grand droit de l'abdomen 36
Grand épiploon 105
Grand et petit trochanters 23
Grand et petit zygomatiques 34
Grand oblique 36, 137
Grand os 23
Grand palmaire 37
Grand pectoral 35
Grand rond 36
Grande courbure 104
Grande veine lymphatique 73
Grandes lèvres 161
Grands calices 125
Granulations de Paccioni 54
Granulosa 160
Gros intestin 105
Grossesse 165
Grosse tubérosité 104
Groupe
– A 85
– AB 85
– B 85
– O 85
– Rhésus 87
Guanine 10
Gustation 150

H

Haptène 187
Haptoglobines 15, 88
HDL 117
Hématies 80
Hématopoïèse 80
Hématurie 130, 133
Hémianopsies 139
Hémisphères cérébraux 46
Hémoglobine 81
Hémostase 82
Hétéro-antigènes 187
Hétérochronisme 42
Hétérogreffe 190
Hétérozygote 12
Hexagone de Willis 71
Hile 124
– du foie 106
Hippuran I 131 134
Histiocytes 6, 81, 89
Histodysplasies 14
Homéostasie 194
Homogreffe 190
Homozygote 12
Hormone
– de croissance 179
– mélanotrope 180
– parathyroïdienne 172
Hormones
– androgènes 174
– corticosurrénales 173
– hypothalamiques 181
– lipolytiques 180
– métaboliques 173
– minérales 173
– œstrogènes 178
– œstrogéniques 178
– testiculaires 177
– thyroïdiennes 170
Houppe du menton 34
Humérus 22
Humeur aqueuse 137
Hyaline 5
Hyaloplasme 2
Hybridation 14
Hydrocortisone 174
Hymen 161
Hypercalcémie 172
Hypercapnie 98
Hypercoagulabilités 85
Hyperhydratation 197
Hypermétropie 139
Hyperparathyroïdie 172
Hypersensibilité retardée 190
Hypocoagulabilités 85
Hypogueusie 151
Hypophosphorémie 172
Hypophyse 47, 179
Hypothalamus 48, 50, 180
Hypoxie 98

I

Ilion 23
Îlots de Langerhans 176
Immunité 185
Immunoglobulines 15, 88, 187
Immunologie 185
Incisives 102
Inclusions cytoplasmiques 2
Incompatibilité Rhésus fœtomaternelle 87
Inhibine 177, 178
Inhibiteurs de la plasmine 117
INR 84
Inspiration 95
Insula 46
Insuline 176, 198
Interférons 188
Interleukines 188
Intermédine 180
Intestin grêle 104

Intima 70
Intradermo-réaction à la tuberculine 190
Introns 13
Iode 119, 201
Iodopsine 139
Ions
– ammonium NH_4 129
– bicarbonates 129
– hydrogène 129
Iris 136
Ischio-caverneux 159, 160
Ischio-coccygien 160
Ischion 23
Isochronisme 42
Isthme 161, 170
– du gosier 102
Ivoire 102

J

Jambier antérieur 38
Jambier postérieur 38
Jéjuno-iléon 105
Jéjunum 104
Joues 102
Jumeau inférieur 38
Jumeau supérieur 38
Jumeaux 38

K

Kallicréine 113
Kératine 154
Kératotomie 139

L

Labyrinthe 124
– membraneux 144
– membraneux 65
– osseux 145
Lactation 168
Lame 21
Lame des contours 145
Langue 102
Larynx 92
Lécithocèle 7
Leucocytes 80
Leucocyturie 133
Levier 60
– du deuxième genre 60
– du premier genre 60
Lèvres 102
LH 180
Ligament
– falciforme 106
– large 161
Ligaments 26
– ronds 161
– utéro-sacrés 161
Ligne 18
Lignée
– érythroblastique 81
– granuleuse 81
– lymphocytaire 81
– monocytaire 81
– plaquettaire 81
Limaçon 144
– osseux 145
Limbe scléro-cornéen 136
Lipase 113
– intestinale 114
Lipides 4
– complexes 198
– simples 198
Lipoprotéines 117, 198
Liquide céphalo-rachidien 54
Liquide interstitiel 73, 194, 196
Liquor folliculi 160
Lobe
– antérieur 179
– antérieur de l'hypophyse 179
– carré 106
– de Spiegel 106
– droit 106
– frontal 46, 47
– gauche 106
– intermédiaire 179
– occipital 46, 47
– pariétal 46, 47
– postérieur 179
– temporal 46, 47
Lobes 93
– latéraux 46
Locus 12, 88
Locus luteus 152
Locus niger 47
Loge
– épigastrique 108
– rénale 124
– sous-phrénique droite 108
– sous-phrénique gauche 108
Lois de l'olfaction 153
Long abducteur 37
Long du cou 35
Long extenseur du pouce 37
Long péronier latéral 38
Long supinateur 37
Lordose 21
Lymphe 73
Lymphoblastes 186
Lymphocytes 80, 186
– B 81, 115
– bursodépendants 186
– T 81, 115
– T auxiliaires 82
– T cytotoxiques 82
– thymodépendants 186
– T mémoire 82
– T répondeurs 82
– T suppresseurs 82
Lymphographie 77
Lymphokines 188
Lyse 82
Lysosomes 2

M

Macrophages 89
Macula 137
MAG 3 (mercaptoacétyltriglycine) 134
Magnésium 119, 200
Maladie de Recklinghausen 172
Maladie sérique 190
Maladies génétiques 14
Maladies génotypiques 14
Malaires 21
Malléole externe 24
Malléole péronière 24
Maltase 113, 114
Mamelon 162
Manubrium 22
Marche 64
Masséter 34
Mastication 110
Maxillaire inférieur 21
Maxillaires supérieurs 21
Méat urétral 126
Mécanorécepteurs 155
Média 70
Médiastin 93
Médiateur chimique 33
Médiateurs chimiques 42, 52
Médullodépendants 82
Médullosurrénale 173, 175
Mégacariocyte 81
Méiose 7, 162
Mélatonine 181

Membrana tectoria 146
Membrane cellulaire 2
Membrane nucléaire 3
Membrane otolithique 147
Mendel 12
Méninges 54
Ménisques 26
Ménopause 165
Menstruation 164
Menstrues 164
Mésentère 105, 107
Méso 107
Mésoblaste 7
Mésocôlon 107
Mésoduodénum 107
Mésogastre 107
Métabolisme 121
– basal 121, 194
– de base 171
– de l'eau 196
– des électrolytes 198
– des glucides 197
– des lipides 198
– des protides 197
Métacarpe 23
Métacarpiens 23
Métamorphose visqueuse 82
Métaphase 5
Métatarse 24
Microphages 89
Microtubules 3
Miction 131
Migration leucocytaire 184
Milieu intérieur 194
Minéralocorticoïdes 173
Mitose 5
– réductionnelle 7
Mobilité active 65
Mobilité passive 65
Moelle
– dite jaune 19
– épinière 43
– épinière 63
– osseuse 19, 187
– osseuse rouge 19
Molaires 102
Monocytes 80
Mononucléaires 80
Mont de Vénus 161
Morphodysplasies 14
Morula 7
Mouvement
– automatique 62
– réflexe 62
– volontaire 62
Mouvements péristaltiques 110, 111
Mouvements respiratoires 95
Moyen adducteur 38
MSH *(Melanocyte-Stimulating Hormone)* 180
Mucus 112
Multiplication des germes 185
Muqueuse 5, 6
– linguale 150
– olfactive 92, 152
– pituitaire 92, 152
– respiratoire 92
Muscle
– ciliaire 136
– digastrique 30
– orbiculaire 30
– orbiculaire des paupières 137
Muscles
– annulaires 30
– antagonistes 62
– auriculaires 34
– courts 30
– fessiers 37
– intercostaux 36
– interosseux 37
– interosseux dorsaux 38
– interosseux plantaires 38
– ischio-jambiers 38
– lisses 30
– lombricaux 37
– longs 30
– masticateurs 34
– peauciers 34
– pelvi-trochantériens 38
– plats 30
– sous-costaux 36
– spinaux 35
– striés 30
– sur-costaux 36
– synergiques 62
Mydriase 136, 139
Mylo-hyoïdien 35
Myocarde 69
Myofibrilles 30
Myogramme 32
Myomètre 161
Myopie 139
Myosis 136, 138, 139
Myrtiforme 34

N

Narine 92
Nécrose 5
Néoantigènes 187
Néoglycogenèse 117
Néphrogramme isotopique 134
Néphrons 124
Nerf
– auditif 48
– cochléaire 48
– crural 49
– cubital 49
– facial 48
– fémoro-cutané 49
– génito-crural 49
– glosso-pharyngien 48
– grand abdomino-génital 49
– grand hypoglosse 49
– grand sciatique 49
– honteux interne 49
– intermédiaire de Wrisberg 48
– maxillaire inférieur 48
– maxillaire supérieur 48
– moteur oculaire commun 48, 137
– moteur oculaire externe 48, 137
– obturateur 49
– olfactif 48
– ophtalmique de Willis 48
– optique 48, 137, 138
– pathétique 48, 137
– petit abdomino-génital 49
– pneumogastrique 49
– radial 49
– sciatique poplité externe 49
– sciatique poplité interne 49
– spinal 49
– trijumeau 48
– vestibulaire 48, 147
Nerfs
– crâniens 48
– rachidiens 48
Neurone 40
– bulbo-thalamique 150
– périphérique 150
– postganglionnaire 51
– préganglionnaire 51
– thalamo-cortical 150
Nidation 166
Nocicepteurs 155
Nœud de Flack 74
Nœud de Keith 74
Nœud vital de Flourens 50

Noradrénaline 42, 52, 175
Noyau 3
– caudé 47
– cochléaire 146
– d'Aschoff-Tawara 74
– du faisceau solitaire 150
– lenticulaire 47
Noyaux hypothalamiques 180
Nucléases 113
Nucléoles 3
Nucléotides 10
Nutrition 110
Nycthémère 57

O

Obliques de la tête 35
Obturateur externe 38
Obturateur interne 38
Occipital 20
Ocytocine 180
Odeur 152
Olécrane 22
Olfaction 151
Olives cérébelleuses 46
Oméga 3 119
Oméga 6 119
Omo-hyoïdien 35
Omoplate 22
Ongles 154
Opposant 37
– du 5e doigt 37
– du 5e orteil 38
Opsine 139
Orbiculaire des lèvres 34
Orbiculaire des paupières 34
Orbite 137
Oreille
– externe 144
– interne 144
– moyenne 144
Oreillette droite 68
Oreillettes 68
Organe de Corti 145
Organes chémorécepteurs 96
Organes érectiles 159
Organes lymphoïdes 186
Orgasme 166
Orifice auriculo-ventriculaire 68
Orps de Nissl 40
Os
– courts 18
– crochu 23
– hyoïde 21, 92, 103
– iliaque 23
– lacrymaux 21
– longs 18
– plats 18
– propres du nez 21
Osmorécepteurs 128
Osséine 18
Osselets de l'oreille moyenne 144
Ossification enchondrale 19
Ossification fibreuse 20
Ostéoblastes 18
Ostéoclastes 19
Ostéocytes 18
Ostéogenèse 19
Ovaire 160, 178
Ovocyte 160
– I 162
– II 162
Ovogonies 162
Ovotide 162
Ovulation 160
Ovule 7, 158
Oxyhémoglobine 81, 97

P

PAH 134
Palais 102
Palatins 21
Pâleur 77
Palmaire cutané 37
Pancréas 107
Pancréas endocrine 176
Papilles 124, 137, 154
– caliciformes 103, 150
– filiformes 150
– foliées 150
– fongiformes 150
– gustatives 103
– hémisphériques 150
Parathormone 172
Parathyroïdectomie 172
Pariétaux 20
Parosmie 153
Parotide 103
Partie interstitielle 161
Paupières 137
Pavillon 144, 161
Peau 153
Peaucier du cou 35
Pectiné 38
Pédicule 21
Pédicule hépatique 106
Pédieux 38
Pédoncule 136
Pénis 159
Pepsine 112
Pepsinogène 112
Peptidases 114
Péricarde 69
– fibreux 69
– séreux 69
Périlymphe 145
Périmysium 30
Périnée 160, 162
– anal 160
– uro-génital 160
Périoste 19
Péritoine 107
Péroné 24
Péronier antérieur 38
Persistance des germes 185
Perspiration cutanée insensible 155
Pertes d'eau 196
Petit adducteur 38
Petit bassin 23
Petit calice 125
Petit droit antérieur 35
Petite courbure 104
Petites lèvres 162
Petit oblique 36, 137
Petit palmaire 37
Petit pectoral 35
Petits dentelés postérieurs 35
pH 201
Phagocytose 4, 184
Phalanges 23, 24
pH artériel 100
Pharynx 92, 103
Phase de réveil 56
Phénomène d'Arthus 189
Phénomènes mécaniques de la digestion 110
Phénotype 12
Phéochromocytome 175
Phlébographie 77, 132
Phonation 92
Phosphate de calcium 18
Phosphate de magnésium 18
Phospholipases 113
Phospholipides 117
Phosphore 119, 200
Photons 139
Pie-mère 54
Pièce intermédiaire de Schweiger-Seidel 124

Pigments biliaires ___ 113
Pinocytose ___ 4
Pisiforme ___ 23
Pitressine ___ 180, 197
Placenta ___ 7, 165
Plaque motrice ___ 41
Plaques de Peyer ___ 105, 187
Plaquettes ___ 80
Plasma ___ 80
Plasmocytes ___ 186
Plèvres ___ 95
Plexus
– brachial ___ 49
– cervical ___ 49
– cervical profond ___ 49
– cervical superficiel ___ 49
– choroïdes ___ 54
– honteux ___ 49
– lombaire ___ 49
– sacré ___ 49
– sacro-coccygien ___ 49
Plis
– de locomotion ___ 153
– musculaires ___ 153
– papillaires ___ 153
– séniles ___ 153
Pneumographie ___ 99
Poche à air ___ 104
Poils ___ 154
Point d'appui ___ 60
Point de Mac Burney ___ 105
Points lacrymaux ___ 138
Polyglobulie ___ 131
Polygone de sustentation ___ 63
Polynucléaires ___ 80
– basophiles ___ 80
– éosinophiles ___ 80
– neutrophiles ___ 80
Polypeptide pancréatique humain ___ 177
Polypeptides ___ 113
Ponogènes ___ 57
Pont de Varole ___ 45
Poplité ___ 38
Pore urinaire ___ 125
Potassium ___ 119, 129, 199
Pouls ___ 76
Poumon ___ 93, 201
Précipitation ___ 189
Premier radial ___ 37
Premier sommeil ___ 56
Prémolaires ___ 102
Prépuce ___ 160
Presbytie ___ 138
Pression
– artérielle ___ 76
– diastolique ___ 76
– différentielle ___ 76
– partielle d'oxygène (PaO_2) ___ 100
– partielle de gaz carbonique ($PaCO_2$) ___ 100
– systolique ___ 76
Pro-élastase ___ 113
Proaccélérine ___ 83
Procès ciliaires ___ 136
Proconvertine ___ 83
Progestérone ___ 178
Prolactine ___ 180
Pronation ___ 23
Prophase ___ 5
Prostaglandines ___ 182
Prostate ___ 159
Prothrombine ___ 83, 117
Protides ___ 3
Protubérance annulaire ___ 45
Psoas-iliaque ___ 36
Ptérygoïdien externe ___ 34
Ptérygoïdien interne ___ 34
Ptyaline ___ 111
Puberté ___ 163, 165
Pubis ___ 23
Puissance ___ 60
Punctum proximum ___ 138
Punctum remotum ___ 138
Pupille ___ 136
Pyélographie ___ 132
Pylore ___ 104
Pyramidal ___ 23, 34
– de l'abdomen ___ 36
– du bassin ___ 38
Pyramides de Ferrein ___ 124
Pyramides de Malpighi ___ 124

Q

Quadriceps ___ 30
Quadriceps crural ___ 38

R

Rachis ___ 21
Racine antérieure ___ 49
Racine postérieure ___ 49
Radius ___ 22
Rampe tympanique ___ 145
Rampe vestibulaire ___ 145
Rapport ventilation-perfusion ___ 97
Rate ___ 107, 187
Ration
– alimentaire ___ 118
– d'entretien ___ 120
– de croissance ___ 120
– de travail ___ 120
Réabsorption tubulaire ___ 127
Réaction
– antigène-anticorps ___ 189
– immunitaire à médiation cellulaire ___ 185
– immunitaire à médiation humorale ___ 185
– inflammatoire ___ 184
Récepteurs ___ 52
– adrénergiques ___ 53
– barosensibles ___ 196
– chimiosensibles ___ 196
– cholinergiques ___ 52
– cutanés sensibles ___ 154
– nicotiniques ___ 53
– thermosensibles ___ 196
– α ___ 53
– β ___ 53
Rectum ___ 105
Réflexe
– myotatique ___ 44
– polysynaptique ___ 43
Réflexes ___ 43
– cutanés ___ 44
– extéroceptifs ___ 44
– intéroceptifs ___ 44
– proprioceptifs ___ 44
– tendineux ___ 44
Réflexogramme achilléen ___ 172
Région cœliaque ___ 108
Règles ___ 164
Rein ___ 124, 181, 201
Release plaquettaire ___ 82
Releveur de l'anus ___ 160
Releveur de la paupière supérieure ___ 137
Releveurs superficiel et profond de l'aile du nez et de la lèvre supérieure ___ 34
Rénine ___ 130, 181
Répartition de l'eau ___ 196
Repas d'Ewald ___ 112
Réponse cellulaire ___ 189
Réponse humorale ___ 189
Réponses immunitaires ___ 189
Reproduction ___ 165
Réseau admirable du rein ___ 125
Réseau de Purkinje ___ 74
Réserve alcaline ___ 202
Résistance ___ 60
Résonance magnétique nucléaire ___ 206
Respiration ___ 196

Rete testis 158
Réticulum endoplasmique 3
Rétine 136
Rétinol 139
Rétraction du caillot 83
Rhéobase 32
Rhino-pharynx 92
Rhodopsine 136, 139, 140
Rhomboïdes 35
Ribonucléase 113
Ribosomes 3
Risorius de Santorini 34
Rôle des lipides 198
Rôle énergétique 198
Rôle structural 198
Rond pronateur 37
Rotation 61
Rotule 24

S

Saccule 144
Saccule 65
Sacrum 21, 23
Salé 151
Salive 111
Sang 80
– artériel 69
– circulant 196
– veineux 69
Saturation oxyhémoglobinée 100
Saut 64
Saveurs physiologiques 151
Scalènes 35
Scanner 133, 205
Scanographie 75, 133, 205
Scaphoïde 23, 24
Scintigramme rénal 134
Scintigraphie
– de perfusion 100
– de ventilation 100
– myocardique 75
– thyroïdienne 172
Scissure 93
– de Rolando 46
– de Sylvius 46
– interhémisphérique 46
– perpendiculaire externe 46
Sclérotique 136
Scoliose 21
Sécrétine 112, 113
Secteur extracellulaire 196
Secteur intracellulaire 196
Sein 167
Sélénium 201
Selles 111
Sels biliaires 113
Sels minéraux 18
Semi-lunaire 23
Sensations
– douloureuses 156
– tactiles 156
– thermiques 156
Sensibilité
– extéroceptive 45
– intéroceptive 45
– profonde 45
– proprioceptive 45
Septum
– interauriculaire 68
– interventriculaire 68
– lingual 103
– orbitaire 137
Séreuse 6
Séro-anatoxithérapie 191
Séro-vaccination 191
Sérothérapie 191
Sérum 82
Sillon
– auriculo-ventriculaire 68
– interauriculaire 68
– interventriculaire 68
Sinus 92
– du rein 124
– veineux 54
Sodium 119, 199
Soif 122
Soléaire 38
Somatomédines 182
Somatostatine 177
Sommation spatiale 44
Sommation temporelle 44
Sommeil 56
– paradoxal 56
– psychique 57
– somatique 57
Soufre 201
Sources de l'eau 196
Sourcilier 34
Sous-clavier 35
Sous-épineux 36
Sous-scapulaire 36
Spermatides 162
Spermatocytes I 162
Spermatocytes II 162
Spermatogonies 162
Spermatozoïde 7, 158
Spermiogenèse 162
Sphénoïde 20
Sphérule 136
Sphincter 30
– d'Oddi 107
– externe de l'anus 160
– externe de l'urètre 160
– lisse 131
– strié 131
– strié de l'urètre 126
Splénius 35
Sterno-cléido-hyoïdien 35
Sterno-cléido-mastoïdien 35
Sterno-thyroïdien 35
Sternum 22
Stimulines 180
Stimuli nociceptifs 55
Strabisme 139
– convergent 139
– divergent 139
Stylo-hyoïdien 35
Substance
– colloïde 170
– corticale 124
– grise 43
– médullaire 124
– P 182
Substances à seuil 127
Substances sans seuil 127
Suc gastrique 112
Suc intestinal 114
Suc pancréatique 112
Sucrase 114
Sucré 151
Sudation 155, 196
Sueur 155
Supination 23
Surfactant pulmonaire 94
Sus-épineux 36
Symphyse pubienne 23
Synapses 41
Synarthroses 26
Synergie 62
Synoviale 27
Synovie 27
Système
– A, B, O 85
– cérébelleux 45
– extrapyramidal 45
– HLA 88
– immunitaire 185
– nerveux central 43

– nerveux cérébro-spinal 42
– nerveux intrinsèque 74
– nerveux périphérique 43
– nerveux végétatif 42, 50
– parasympathique 51
– rénine-angiotensine 129
– réticulo-endothélial 81, 89
– sympathique 50
Systèmes portes 70
Systèmes tampons 201
Systole auriculaire 73
Systole ventriculaire 74

T

T2 170
T3 170
T4 170
Tache jaune 137
Taches vestibulaires 147
Tact 153
Tarse 24
Tarse des paupières 137
Télophase 5
Température 195
Temporal 34
Temporaux 20
Temps de coagulation 83
Temps de Howell 84
Temps de Quick 84
Temps de saignement 83
Temps de thrombine concentrée 84
Tendon 30
Tenseur du fascia lata 38
Tente de l'hypophyse 54
Tente du cervelet 45, 54
Terminaisons nerveuses libres 154
Test de tolérance à l'héparine 84
Testicules 158, 177
Testostérone 177
Tétanos imparfait 32
Tétanos parfait 32
Tétra-iodo-thyronine 170
Thalamus 47
Théliolymphocytes 115
Thèque externe 160
Thèque interne 160
Thermogenèse 195
Thermolyse 195
Thermorécepteurs 155
Thrombine 83
Thrombinoformation 83
Thromboélastographie 84
Thromboplastine 83
Thromboplastine plaquettaire 83
Thromboplastinoformation 83
Thrombopoïétine 81
Thromboses 131
Thymine 10
Thymodépendants 82
Thymosines 181
Thymus 181, 186
Thyréoglobuline 170
Thyréostimuline 180
Thyro-hyoïdien 35
Thyrocalcitonine 170
Thyroxine 170
Tibia 24
Tissu
– compact 19
– conjonctif 6
– fibreux 6
– nodal 74
– osseux 18
– spongieux 19
Tolérance immunitaire 190
Tomodensitométrie 133, 205
Tonicité 31
Tonus musculaire 32
Tonus musculaire 61
Toucher 153
Trachée 93
Tractus intermediolateralis 50
Trans-rétinal 139
Transferrines 15, 88
Transfert intratubaire d'embryons 167
Transit intestinal 111
Transpiration 196
Transverse
– de l'abdomen 36
– du nez 34
– profond du périnée 160
– superficiel du périnée 160
Trapèze 23, 35
Trapézoïde 23
Tréhalase 114
Tri-iodo-thyronine 170
Triangulaire des lèvres 34
Triceps 30
– brachial 37
– sural 38
Trichromates anormaux 141
Trichromie 140
Triglycérides 117
Trigone 126
Trochin 22
Trochiter 22
Trochlée 22, 23
Trochléennes 26
Trochoïdes 26
Trompe d'Eustache 144
Trompes de Fallope 161
Trompes utérines 161
Tronc
– artériel brachio-céphalique 70
– cérébral 45
– cervico-intercostal 71
– cœliaque 71
– thyro-bicervico-scapulaire 71
– tibio-péronier 72
– veineux brachio-céphalique 72
Trophoblaste 7
Trou de conjugaison 21
Trou ischio-pubien ou obturateur 23
Trou optique 137
Trou rachidien 21
Trous de Monro 47
Trypsine 113
Trypsinogène 113
TSH 180
Tubage duodénal 113
Tubage gastrique 112
Tube contourné 124
Tube de Bellini 125
Tube distal 124
Tube droit 158
Tube proximal 124
Tubercule 18
Tubérosité 18
– bicipitale 23
Turgescence 5

U

Ultrasons 204
Unguis 21
Uracile 10
Urée 117, 129
Uretère 125
Urétéro-pyélographie rétrograde 132
Urètre 126, 159
– membraneux 126
– périnéal 126
– prostatique 126
– spongieux 126
Urine 126
Urine glomérulaire 127
Urochrome 130
Urographie intraveineuse 132

Utérus 161
Utilisation énergétique 197
Utilisation plastique 197
Utricule 65, 144
Utricule prostatique 159
Uvée 136

V

Vaccinations 189, 191
Vacuoles 3
Vagin 161
Vaginale 158
Valvule
– de Bauhin 105
– iléo-cæcale 105
– mitrale 68
– tricuspide 68
Valvules
– conniventes 104
– sigmoïdes aortiques 68
– sigmoïdes pulmonaires 68
Vasoconstriction 76
Vasodilatation 76
Vasomotricité 76
Vasopressine 180, 197
Vasopressine ou ADH 128
Veine
– basilique 72
– cave inférieure 68, 72
– cave supérieure 68, 72
– céphalique 72
– coronaire stomachique 73
– hypogastrique 73
– jugulaire antérieure 72
– jugulaire externe 72
– jugulaire interne 72
– jugulaire postérieure 72
– mésentérique inférieure 73
– mésentérique supérieure 73
– porte 73, 106
– rénale 125
– saphène externe 73
– saphène interne 73
– splénique 73, 107
Veines 69
– azygos 72
– bronchiques 94
– coronaires 72
– efférentes 125
– interpapillaires 125
– lombaires 73
– pulmonaires 68, 72, 94
– rénales 73
– sus-hépatiques 73, 106
Vélocimétrie Doppler 204
Ventricules 68
Ventricules latéraux 47
Verge 159
Vermis 46
Vertèbres 21
Veru montanum 159
Vésicule biliaire 107
Vésicule ombilicale 7
Vésicules séminales 159
Vésicules thyroïdiennes 170
Vessie 126
– automatique 131
Vestibule 145
Villosités intestinales 104
Viscéroceptifs 44
Vision crépusculaire 140
Vitamine K 117
Vitamines 119
– hydro-solubles 119
– lipo-solubles 119
VLDL 117
Voie biliaire accessoire 107
Voie biliaire principale 106
Voies auditives 146
Voies biliaires extrahépatiques 106
Voies biliaires intrahépatiques 106
Voies de l'équilibration 147
Voies gustatives 150
Voies lacrymales 138
Voies olfactives 152
Voies urinaires 125
Voiscope 93
Volorécepteurs 196
Volume
– courant 99
– de réserve expiratoire 99
– de réserve inspiratoire 99
– expiratoire maximal par seconde (VEMS) 100
– résiduel 99
Vomer 21
Vulve 161

X

Xénogreffe 190

Z

Zinc 201
Zone corticale 173
Zone médullaire 173
Zone motrice 63
Zonule de Zinn 137

Mise en page : Nord Compo

Achevé d'imprimer en juillet 2009
sur les presses de l'imprimerie Eurasia
Dépôt légal : juillet 2009
Imprimé en Chine